MW01206163

РУССКО-АНГЛИЙСКИЙ
**МЕДИЦИНСКИЙ**
СЛОВАРЬ-РАЗГОВОРНИК

*Russian-English*
*Medical*
*Dictionary*
*Phrase-Book*

*V. I. Petrov,*
*V. S. Chupyatova,*
*S. I. Corn*

# Russian-English Medical Dictionary Phrase-Book

*Third edition,*
*stereotype*

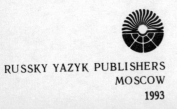

RUSSKY YAZYK PUBLISHERS
MOSCOW
1993

В. И. Петров,
В. С. Чупятова,
С. И. Корн

# РУССКО-АНГЛИЙСКИЙ
# МЕДИЦИНСКИЙ
## СЛОВАРЬ-РАЗГОВОРНИК

*Издание третье,*
*стереотипное*

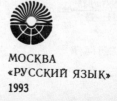

МОСКВА
«РУССКИЙ ЯЗЫК»
1993

ББК 5
П 30

Рецензенты:
Пугаев А. В., Приходько И. В.,
Розенбаум Л. Д., Дмитриева И. С., Волосова Р. М.

**Петров В. И.,** Чупятова В. С., Корн С. И.

П 30   Русско-английский медицинский словарь-разговорник. — 3-е изд., стереотип. — М.: Рус. яз., 1993. — 596 с.
ISBN 5-200-02184-7

Включает около 40000 слов и словосочетаний с речевыми единицами по основным медицинским специальностям.

Построен по тематическому принципу. Каждая из 30 глав состоит из терминологических гнезд в алфавитном порядке.

Книга входит в серию русско-иностранных словарей-разговорников для специалистов. Рассчитана на врачей, медицинских
научных работников, студентов и преподавателей.

Область использования книги — изучение языка, языковая
коммуникация при деловых контактах, практика перевода и
реферирования литературы по медицине.

П $\dfrac{4602030000-011}{015(01)-93}$ без объявл.          ББК 5+81.2 Анг
                                                           61+4И (Анг)

ISBN 5-200-02184-7

©Издательство „Русский язык", 1983
©Издательство „Русский язык", 1987,
с изменениями

# СОДЕРЖАНИЕ

# CONTENTS

# ПРЕДИСЛОВИЕ

Настоящий словарь-разговорник входит в серию русско-иностранных словарей-разговорников для специалистов. Он рассчитан в основном на врачей, медицинских научных работников, студентов-медиков, преподавателей иностранного языка в медицинских вузах. Область использования словаря-разговорника — изучение языка, языковая коммуникация при деловых контактах, практика перевода и реферирования литературы по медицине.

В словаре-разговорнике представлены основные медицинские специальности: хирургия, терапия, акушерство и гинекология, травматология и ортопедия, кожные и венерические болезни, болезни уха, горла, носа, глазные болезни, заболевания мочеполовой системы, инфекционные заболевания, нервные болезни, стоматология и эндокринология, психиатрия, а также разделы: «Гипербарическая оксигенация» и «Тропическая дерматовенерология».

Материалы словаря-разговорника отобраны с учетом современных трудов в области медицины.

Каждая глава включает словарь и фразы, в которых активизируется основная терминология словаря.

В предлагаемом словаре-разговорнике не ставилась задача классификации понятий или значений медицинских терминов, а сделана попытка представить материал по схеме, достаточно удобной для читателя и не противоречащей современным классификациям.

Анатомические термины даны согласно Русской номенклатуре (1980 г.), соответствующей Парижской международной номенклатуре.

## СТРУКТУРА СЛОВАРЯ-РАЗГОВОРНИКА

В основу построения словаря-разговорника положены тематический и инвентаризующий принципы. Словарь-разговорник включает 30 глав по определенным разделам медицины.

В основу представления материала в главах положен алфавитный принцип, а не строгая научная последовательность расположения материала, соблюдаемая в медицинских учебниках. Это позволяет пользоваться словарем не только узким специалистам, но и специалистам смежных специальностей.

В словаре синонимы даются через запятую, а в сочетаниях они даны через косую черту, это показывает, что любое из слов, между которыми поставлен этот знак, может быть употреблено в данном сочетании. В английской части словаря заменяемые слова или группы слов выделены полужирным шрифтом. Вариантность вопросов и ответов достигается путем подстановки слов, приведенных в круглых скобках. Факультативная часть фразы заключена в квадратные скобки.

Если заглавное слово представляет собой словосочетание, в нем, как правило, сохраняется прямой порядок слов. Во избежание повторений иногда терминологическое гнездо озаглавлено не одним термином, а двумя или несколькими, являющимися синонимами, например, «Рентгеновский снимок, рентгенограмма», «Мочеиспускательный канал, уретра», «Остановка кровотечения, гемостаз».

Терминологические гнезда во всех главах строятся по единой системе:

I. Сочетание заглавного слова с прилагательным или причастием;

II. Сочетание заглавного слова с существительным;

III. Сочетание заглавного слова с глаголом или свободные глаголы, которые по смыслу относятся к заглавному слову;

C. (в английской части обозначено буквой S). Это слова, которые по смыслу относятся к заглавному слову. В терминологическом гнезде может отсутствовать один, два или даже три подраздела, стройность структуры словаря в целом от этого не нарушается. Ряд терминов, входящих в гнездо, если они дополнительно раскрываются, помещаются самостоятельно за гнездом в алфавитном порядке, например:

## ЛЕЧЕБНАЯ ФИЗКУЛЬТУРА
I. активная (пассивная) лечебная физкультура
II. кабинет лечебной физкультуры
C. гимнастика
    дозированный бег
    массаж
    подвижные игры

## ГИМНАСТИКА
I. корригирующая гимнастика
   лечебная гимнастика

## МАССАЖ
I. аппаратный массаж
   вакуумный массаж
II. вибрация при массаже
C. массажист(ка)
III. делать массаж, массировать

Большие по объему материала главы имеют свои подразделы. Эти подразделы могут следовать не в алфавитном порядке, а согласно логике изложения материала. Фразы располагаются или в конце разделов, или в конце главы, под знаком ■ (врач — больной), под знаком ▲ (врач — врач, врач — медицинский персонал).

К каждой главе дается содержание, которое отражает соподчиненность разделов и гнезд. Рисунки иллюстрируют терминологию глав и анатомические термины. Английская реалия отмечена звездочкой.

Все критические замечания и пожелания просим направлять по адресу: 103012, Москва, Старопанский пер., 1/5. Издательство «Русский язык».

# ВВЕДЕНИЕ

Выходящий вторым изданием Русско-английский медицинский словарь-разговорник (С.-Р.) можно рассматривать как существенный фрагмент наиболее употребительной и практически актуальной части языковых средств, необходимых профессиональной медицинской устной разговорной речи на английском языке. По своим содержательным характеристикам словарная часть (dictionary) относится к типу отраслевых словарей. Вместе с тем ее нельзя считать в полной мере терминологической. Наряду с терминами она содержит также, в соответствии с целевой разговорной установкой всего издания, профессионально-ориентированные слова и словосочетания разного рода, не являющиеся терминами в строгом смысле этого слова.

Словарь адресован прежде всего и в основном врачу, который поставил перед собой задачу подготовиться к общению на английском языке в англоязычной среде за рубежом.

Эффективность профессиональной языковой коммуникации зависит от владения, по крайней мере, тремя базовыми компонентами:

— терминологическим фондом соответствующей специальности и относящейся к ней остальной профессионально-ориентированной лексикой;

— профессионально-ориентированными языковыми структурами разного рода (от словосочетаний, фразеологических единиц до предложений), исключающими сленг (профессиональный жаргон) и профессиональное просторечие;

— функционально-стилевыми и жанровыми вариантами профессиональной речи в связи с ролями коммуникантов, обстоятельствами и обстановкой.

Совмещение этих трех компонентов в одном издании составляет оригинальную жанровую особенность данного лексикографического произведения, каким является С.-Р. Его «синтетический» характер вполне отвечает специфике функциональных языков вообще и научно-производственному подъязыку медицины в частности.

Являясь как в русском, так и в английском литературном языке одной из специальных ветвей, принадлежащих к так называемым функциональным языкам, или функциональным стилям, обслуживающим сферы науки, производства, делопроизводства и т. д., подъязык медицины отличается от других профессиональных подъязыков прежде всего своим планом содержания. Он же предопределен объектом деятельности медицинских работников, т. е. всем тем, что входит в огромное комплексное понятие — ЗДРАВООХРАНЕНИЕ. Через план содержания специфика профессионального подъязыка медицины опосредованно отражается в его плане выражения — в выборе языковых средств из всей их наличности в языке.

Трудности, стоявшие перед авторами, и успешность их преодоления — очевидны. Ведь массив современной медицинской терминологии огромен. Количественная и качественная специфичность наполнения языковыми средствами текстов у представителей разных медицинских специальностей на обоих языках весьма велика. В сфере реального функционирования в каждом из мировых языков обращается несколько сот тысяч терминов. Установить полное словесное богатство медицины не представляется возможным, так как крайне трудно с достаточной четкостью определить границы ее областей, разделов, подразделов, не говоря уже о «стыковых», пограничных с медициной областях знаний. Особенно велик прирост названий для новых методов инструментального обследования больных, способов диагностики и лечения, вариантов оперативных доступов, хирургических операций. Ежегодно арсенал медицинской лексики пополняется сотнями новых наименований. При этом используются различные языковые источники, в том числе активно медицинская литература на английском языке. Более 60% медицинской информации публикуется на английском языке. Поэтому в сфере фиксации, т. е. в словарях и в справочниках, не удается отразить в полной мере словесное богатство медицины. Однако то, что имеется в современных медицинских словарях, поражает весьма внушительными цифрами даже по сравнению со словарями литературного языка. Так, напр., в словаре английского языка Вебстера содержится около 600 000 слов, а в проспекте нового издания того же словаря (1980 г.) на термины приходится около 50%. Наиболее авторитетный английский медицинский словарь Стедмана включает около 90 000 заголовочных терминов. В немецком Real Lexikon der Medizin u. ihrer Grenzgebiete (München, 1966-1977) насчитывается около 250 000 заголовочных терминов; французский словарь — Manuila A. Dictionnaire français de médecine et de biologie en 4 vol. (Paris, 1970-1972) охватывает лексический массив в 200 000 единиц. Словарь современного русского литературного языка в 17 томах содержит около 120 000 слов. В советском Энциклопедическом словаре медицинских терминов (1982-1984 гг.) число заголовочных слов около 60 000. В русско-английском медицинском словаре (1975 г.) зафиксировано около 50 000 слов, представляющих основную терминологию по всем разделам медицины.

Пожалуй, ни один отраслевой словарь не отличается таким богатством многообразия именуемых объектов и понятий профессиональной деятельности, как словарь медицины.

В плане содержания медицинской терминологии представлены: морфологические образования и процессы, характерные для организма человека в норме и патологии на различных стадиях его развития; болезни и патологические состояния человека, формы их течения и признаки (симптомы, синдромы), возбудители и переносчики болезней; факторы окружающей среды, влияющие благотворно или отрицательно на человеческий организм; показатели их гигиенического нормирования и оценки; методы диагностики, профилактики и терапевтического лечения болезней; оперативные доступы и хирургические операции; организационные формы оказания лечебно-профилактической помощи населению и санитарно-эпидемиологической службы; аппараты, приборы, инструменты и другие технические устройства, оборудование, мебель медицинского назначения; лекарственные средства, сгруппированные по принципу их фармакологического действия или терапевтического эффекта; отдельные лекарственные средства, лекарственные растения и т. д.

Большинство из вышеперечисленных объектов номинации, хотя и в минимизированном объеме, нашли отражение в С.-Р., в его тематических рубриках и подрубриках.

Следует также принимать во внимание разнообразие категорий понятий, в рамках которых реализуются десятки и сотни тысяч отдельных научных понятий. Среди таких категорий можно назвать, напр., следующие: вещь, процесс, сущность, явление, признак, свойство, качество, количество, отношение, взаимодействие, причинность и т. д.

В зависимости от характера именуемых отдельных понятий в терминоведении обычно различают термины и номенклатурные наименования, соответственно — терминологию и номенклатуру. Согласно распространенной точке зрения, термины служат выражению потребностей теоретического мышления, тяготеют, т. с., к области теории, номенклатурные же наименования не имеют прямого отношения к запросам теории. Их функция весьма ограничена: они как бы этикетируют конкретные объекты-вещи. К номенклатурным наименованиям обычно относят марки отдельных приборов, инструментов, технических устройств, фирменные, товарные знаки лекарственных средств и т. д.

Продолжительность жизни научного термина при всей возможной эволюции и даже радикальном изменении его значения в среднем более длительная; термины, как правило,— долгожители. Номенклатурные наименования (в их узкотерминоведческом смысле) быстрее заменяются другими, исключаются из практики, поскольку быстро устаревают в современную эпоху НТР обозначаемые ими конкретные предметы. В этом сказывается также действенная роль международной торговли.

Поэтому в двуязычных изданиях типа С.-Р. преимущество отдается терминам, а не номенклатурным наименованиям. Берущий в руки словарь-разговорник должен это иметь в виду. Для более широкого знакомства с арсеналом номенклатурных наименований в профессиональном подъязыке современной медицины придется обращаться к материалам экспресс-информации на английском языке, соответствующим справочникам.

Наряду с терминоведческим подходом к различию между терминологией и номенклатурой, в медицине и биологии издавна имеет место другое осмысление, не противопоставляющее их, а объединяющее в одно единое целое — медицинскую или биологическую терминологию. В медицине и биологии номенклатурами (анатомической, гистологической, эмбриологической, ботанической, микробиологической, паразитологической и т. д.) принято называть сгруппированные по определенной схеме и оформленные единым списком в рамках научной классификации перечни соответствующих объектов.

В профессиональной среде принято также говорить о номенклатуре болезней, о номенклатуре симптомов, о номенклатуре лекарственных средств и т. д. Таким образом, номенклатурами называют как совокупности конкретно-вещественных объектов, так и смоделированные на основе теории абстрактные понятия болезней, патологических процессов и состояний.

Наименования из некоторых медицинских номенклатур, в особенности из международной анатомической номенклатуры, нашли определенное отражение в словнике.

Лексическое значение термина, как известно, совпадает с дефиницией, т. е. кратким определением существенных признаков научного понятия, приводимым в толковых и энциклопедических словарях. Что же касается номенклатурных наименований (в их суженном терминоведческом смысле), то они обычно не нуждаются в дефиниции. Их значение как бы целиком покрывается своеобразием конкретной частной предметности, внешним видом, формой самого объекта. Поэтому для семантизации значений номенклатурных наименований нередко прибегают к помощи наглядного изображения. Этим же воспользовались авторы С.-Р. Они поместили в приложении рисунки, иллюстрирующие названия анатомических структур, некоторых хирургических инструментов и повязок.

Хотя терминология носит по преимуществу именной характер, так как в большинстве своем термины являются именами существительными или словосочетаниями с именем существительным в качестве стержневого слова, глаголы также могут быть терминами. Ведь термины-глаголы называют различные важные для той или иной специальности процессы и имеют параллели в других лексических слоях, напр., пальпировать — пальпация, протезировать — протезирование и т. д. Авторы поступили очень разумно, включив большое число глаголов, свободных или вместе с существительными, в словник словаря. Каждый из таких глаголов соотносится по смыслу с соответствующим заглавным словом — рубрикой.

Поскольку основная функция С.-Р.— пропедевтическая, учебная, а не справочная, авторам предстояло найти такую его структуру, которая наилучшим образом соответствовала бы особенностям профессионального подъязыка медицины, и в первую очередь специальной лексики, ядро которой составляют термины. Эта структура должна способствовать также быстрому нахождению и эффективному усвоению лексики и языковых образований.

В целом авторы сумели справиться с подобной задачей.

Если рассматривать весь огромный массив медицинских терминов как макросистему, то в ней можно выделить отдельные (частные) микротерминосистемы, обслуживающие узкие медицинские специальности и области знаний. Их лексиконы разрослись до весьма внушительных размеров. Так, напр., анатомическая и гистологическая номенклатуры насчитывают вместе около 10 000 наименований. Имеется около 20 000 названий функций органов, около 40 000 названий способов обследования, лечения и оперативных вмешательств. Существует свыше 10 300 названий болезней (нозологических единиц). Общее число диагнозов достигло 30 000. Встречается несколько десятков тысяч названий симптомов и т. д.

За последние десятилетия заметно увеличилось число частных микротерминосистем, выражающих научные понятия, связанные с диагностикой, лечением и профилактикой болезней, поражающих преимущественно отдельные органы и системы организма (пульмонология, нефрология, артрология, кардиология и ангиология, кардиоваскулярная хирургия, абдоминальная хирургия, нейрохирургия и т. д.). Отмечается тенденция быстрого роста узкоспециальных лексиконов рентгенологии и радиологии, иммунологии, реаниматологии и другие. Состав онкологической терминологии достиг к настоящему времени 35 000.

Конечно, узкие специальности опираются на общий для них всех, общеспециальный словарный фонд подъязыка медицины. Некоторая практически актуальная часть его вошла в словник. Однако прежде всего и в основном развиваются узкоспециальные лексиконы. В соответствии с этой ведущей тенденцией в развитии специальной медицинской лексики авторы С.-Р. распределили весь отобранный лексический материал по 30 главам, почти все из которых относятся к основным медицинским специальностям. Это само по себе было нелегким делом. К концу 70-х годов насчитывалось свыше 170 специальностей. Авторы отдали предпочтение тем из них, которые наиболее актуальны в повседневной врачебной деятельности.

Принцип организации языковых средств по узкоспециализированным главам дал возможность зафиксировать материал, необходимый и достаточный для эффективной профессиональной коммуникации на английском языке. Можно сказать, что С.-Р. состоит как бы из многочисленных частных, узкоспециализированных лексиконов-разговорников. Специалист, обратившийся к услугам С.-Р., найдет в интересующей его главе то, что ему необходимо. В то же время в случае надобности он может использовать любую другую главу при установлении речевых контактов с представителями иных узких специальностей. Правда, не следует переоценивать подобные возможности, поскольку по мере углубления узкой специализации все больше расширяются площади «невзаимопонимания» между представителями разных медицинских специальностей. Последнее обстоятельство также свидетельствует в пользу правильности избранного авторами общего структурного решения.

Не менее сложно предпочесть тот или иной способ распределения словарных единиц внутри глав. Авторы избрали способ гнездового расположения словарных единиц как наиболее практически целесообразный, повышающий эффективность обучающей функции С.-Р. Гнездовому способу было отдано предпочтение как перед алфавитным, так и перед строго логизированным системнотерминологическим подходом. Алфавитный порядок удобен в поисково-справочном пособии. Что же касается последовательного системнотерминологического упорядочения в соответствии с классификацией понятий, то это едва ли вообще возможно в лексикографическом жанре С.-Р. не только в силу его коммуникационно-разговорного назначения, но и из-за значительной неполноты, выборочности представления каждой отдельной микросистемы. Кроме того, как уже упоминалось, в словарном составе наряду с терминами имеется много тематически важных для профессионального общения слов и свободных словосочетаний нетерминологического характера. В каждой главе отдельно сгруппированы словарные единицы общей части, отдельно — специальной части, а также под буквой С. (семантика) семантически связанные с темой слова и словосочетания, в составе которых отсутствует стержневое слово гнезда.

В этих установленных для себя рамках авторы старались расположить словарный материал так, чтобы сохранялись определенные смысловые взаимоотношения, градации соподчинения между словарными единицами, объединенными в лексико-тематические группы, снабженные предметными заголовками и подзаголовками. Столь же последовательно размещены синонимы. Следует особо подчеркнуть, что сопряжение логических и ассоциативных линий, вдоль которых распределяются словарные единицы, с синонимией и гипонимией (соподчинением) соответствует объективному механизму поиска нужных терминов в памяти и повышает тем самым коэффициент полезного действия словаря. Так, словарные единицы, обозначающие болезни, патологические состояния, способы обследования, лечения и т. д., группируются в связи с соответствующей системой организма или анатомической структурой. В известном смысле подобная организация словарного материала сближает С.-Р. с тематическими и идеографическими словарями учебного типа, лексика которых располагается на основании критерия «смысловой близости», принадлежности единому семантическому полю.

При организации словарного материала внутри каждой главы нашли определенное отражение отношения между терминами каждой микротерминосистемы, конечно, в допустимо возможных пределах. Именно это последнее обстоятельство необходимо учитывать при использовании С.-Р.

«Синтетический» характер жанра С.-Р., как он был охарактеризован выше, требует в силу этого известных ограничений. Каждая микротерминосистема базируется на определенной классификации понятий. Термин, занимая соответствующее место в микросистеме, находится в фиксированных соподчинительных, родовидовых связях с другими терминами данной микросистемы. Причем градации гипонимии могут быть первой, второй и т. д. ступени. В главах С.-Р. отражены, естественно, не все градации. Родовидовые отношения лучше всего раскрываются составными терминами, представляющими собой именные словосочетания, т. е. такие, в которых в качестве компонентов участвуют имена существительные, или аттрибутивно-именные, где некоторые из компонентов являются прилагательными или причастиями. При объединении составных терминов в гнезда лексической основой служит родовой термин-слово. Преобладающая масса составных терминов — двусловные сочетания. Имеются и несколькословные составные термины. Постоянная часть составного термина, стержневое слово — имя существительное — выражает родовое понятие, а изменяемые части как в русском, так и в английском языках — прилагательные или существительные — обладают определяющей, уточняющей, ограничивающей функцией, т. е. выражают видовые понятия, вариативные признаки. Напр.: асептический перитонит, геморрагический перитонит, желчный перитонит, каловый перитонит и т. д.; артериальная гипертензия, гемодинамическая артериальная гипертензия, застойная артериальная гипертензия, неврогенная симпатическая артериальная гипертензия.

Номинативная терминизирующая функция подобных словосочетаний не вызывает сомнения.

Наряду с составными терминами, фактически смыкаясь с ними, важную роль играют сложные и производные слова, составленные из интернациональных корневых и аффиксальных морфем древнегреческого и латинского языков. Эти терминообразовательные средства принято называть терминоэлементами (гастр-, гастро-, мио-, кардио-, ангио-, -ома и т. д.). Англичане называют терминоэлементы типа гастро- (корневая морфема + соединительный гласный -o-) combining forms. Терминоэлементы участвуют в образовании терминов самых различных микросистем. В английском медицинском словаре их доля исключительно велика.

Общность арсеналов греко-латинских интернационализмов, как слов, так и терминоэлементов, в обоих языках создает солидную базу для терминологического взаимопонимания. Интернациональными являются также многие важнейшие словообразовательные модели, по которым строятся термины; напр.: модели названий заболеваний воспалительного характера в русском языке с суффиксом -ит, в английском — -itis, названий опухолей в русском языке с суффиксом -ома, в английском — -oma. Как правило, формальное различие между русскими и английскими аналогами терминов-интернационализмов минимально; напр., инфаркт — infarction, аневризма — aneurysm, тромбоэмболия — thromboembolism, пульмональный — pulmonary, бронхогенная киста — bronchogenic cyst и т. д.

Особую остроту для медицинской терминологии приобрела проблема синонимии. До сих пор в терминоведении нет полной теоретической ясности в отношении того, что следует считать синонимами в терминологии. Не вдаваясь в суть дискуссий по этому поводу, целесообразно признавать синонимами только такие языковые образования, своеязычные и иноязычные слова и словосочетания, которые, различаясь своими звуковыми комплексами, выражают в рамках соответствующей микросистемы тождественное понятие. Для специалиста, тем более в условиях иноязычной коммуникации, крайне важно получить верные ориентиры в синонимических отношениях. В медицинской терминологии синонимы занимают весьма заметные площади. Так, в Энциклопедическом словаре медицинских терминов на их долю из 60 000 заголовочных словарных единиц приходится 15 000. В некоторых областях медицины их число колеблется от 25% до 40%. Иногда одно и то же понятие выражается десятком и более синонимов. Даже некоторые важнейшие медицинские понятия имеют по нескольку синонимов; напр., понятие «опухоль» обозначается терминами tumour, mass, growth, swelling, neoplasm, formation, blastoma. Целым рядом синонимов выражается понятие «болезнь» disease, illness, sickness, ailment, disorder, trouble, distress, disturbance, condition.

Учитывая подобную «синонимную гипертрофию», в С.-Р. были отобраны только самые жизнестойкие, т. е. имеющие достаточное практическое применение английские синонимы, с которыми были гармонизированы столь же жизнестойкие русские синонимы.

Особо следует обратить внимание на синонимы — названия анатомических структур. В обоих языках анатомические наименования имеют своеязычное происхождение; напр., легкое — lung, сердце — heart, печень — liver, желчный пузырь — gallbladder и т. д. Вместе с тем в английской анатомической терминологии нередко одна и та же структура обозначается словами греко-латинского и английского происхождения; напр., пищевод — esophagus (греч.), gullet (англ.); живот — abdomen (лат.), belly (англ.) и т. д.; или имеется только грецизм (латинизм) без английского эквивалента; напр., pylorus — привратник, stomach — желудок, peritoneum — брюшина, mesentery — брыжейка кишки и т. д. Следует подчеркнуть, что даже при наличии только одного английского слова или двух — английского и греко-латинского синонимов (правильней их называть дублетами), в качестве производящей основы, напр., при образовании названий болезней, патологических состояний, оперативных вмешательств, а также при образовании прилагательных с анатомическими значениями, применяются терминоэлементы греко-латинского происхождения; напр.: печень — liver (англ.), но hepatitis — воспаление печени, гепатит; легкое — lung (англ.), но pulmonary — легочный, пульмональный; живот — abdomen (лат.), belly (англ.), но abdominal — брюшной, абдоминальный. В значении «желудок» употребляется только слово stomach греческого происхождения и прилагательное тоже греческого происхождения gastric, напр., gastric tuberculosis. Возможно дублирование терминов за счет использования в качестве производящих основ двух разных терминоэлементов-дублетов, греческого и латинского происхождения; напр., colpitis и vaginitis — воспаление влагалища, кольпит, вагинит; от греч. colpos и лат. vagina — влагалище; phlebographia и venographia — флебография и венография; от греч. phlebs, phlebos и лат. vena — вена и т. д.

Нередко в синонимическом ряду одно из наименований совпадает с краткой дефиницией; напр., пересечение блуждающего нерва и его ветвей/ваготомия transection of the vagus nerve and its branches, vagotomy; пункция брюшной полости/лапароцентез puncture of the abdominal cavity, laparocentesis.

Во всех вышеприведенных примерах речь шла об абсолютных синонимах, или дублетах. Взаимозаменяемость членов в подобных рядах не представляет никаких трудностей для участников коммуникации. Сложнее ориентироваться в синонимах, имеющих различные мотивирующие признаки, т. е. различающихся своей внутренней формой. В С.-Р. синонимы такого типа даны с достаточной полнотой; напр.: врожденная ахалазия пищевода, врожденный кардиоспазм congenital achalasia of the esophagus, congenital cardiospasm; эмпиема плевры, гнойный плеврит pleural empyema, suppurative pleurisy.

Ряд синонимов-глаголов в английской части в среднем длиннее эквивалентного русского ряда; напр.: вздуваться (о животе) to distend, to bloat, to swell [up]; срастаться (о переломе) to unite, to consolidate, to knit, to join (of fracture).

В русской и английской медицинской терминологии для обозначения многих понятий употребляются эпонимы, т. е. наименования, образованные от собственных имен врачей, ученых, литературных персонажей и т. д.; напр.: жгут Эсмарха Esmarch's tourniquet, зажим Кохера Kocher's clamp, болезнь Педжета Paget's disease и т. д. Очень часто эпонимы включены в синонимические ряды, напр., миеломная болезнь, плазмоцитома, болезнь Калера, миеломатоз, множественная миелома myeloid disease, plasmocytoma, Kahler's disease, myelomatosis, multiple myeloma.

Следует обратить внимание на такую закономерность: если какая-либо анатомическая структура обозначается синонимичными терминами, среди которых имеется и традиционный эпоним, то именно он используется в качестве производящей основы в названиях болезней, поражающих эту структуру; напр.: слуховая/евстахиева труба; воспаление слуховой трубы, евстахеит auditory/Eustachian tube; inflammation of the auditory tube, eustachitis; большая железа преддверия влагалища, бартолиниева железа;

воспаление бартолиниевой железы, бартолинит greater/Bartholin's gland; inflammation of Bartholin's gland, bartholinitis.

Разумеется, фиксируемые как равноценные в С.-Р. члены того или иного ряда синонимов могут в конкретных условиях англоязычного коллектива применяться не все. Речевая практика предпочтет какой-то один из членов ряда. Но так или иначе, С.-Р. дает вполне достаточный материал для правильной ориентации. Ведь научные термины-синонимы, как правило, известны узкому специалисту в силу их максимальной интернационализации. Иначе обстоит дело с синонимами общелитературного английского языка, в особенности со словами профессионально сниженного характера. Так, напр., при общении врача с больным вероятность использования терминов «тимпанит», «метеоризм» крайне мала по сравнению со словами и словосочетаниями «пучение, вздутие живота». Врач спросит у больного «есть ли у него боль под ложечкой», а не «в области эпигастрия»; «есть ли у него запор или задержка стула», а не «обстипация».

Целевая разговорная установка С.-Р. предопределила включение в него большого числа свободных словосочетаний общелитературного языка, хотя и имеющих профессионально-ориентированный характер; напр.: излечимая болезнь, невыносимая боль, серьезное заболевание, редкий случай болезни, внезапно начавшаяся сильная боль и др. Среди речевых «заготовок» немало выражений с глаголами; напр.: бороться с болезнью, кричать от боли, завоевывать доверие больного (о враче), состоять на учете в диспансере, договориться с врачом о приеме на определенный час, уметь подойти к больному и многое другое в подобном же роде. Вместе с тем С.-Р. щедро снабжает потенциального коммуниканта сугубо профессиональными английскими речевыми оборотами, которые трудно построить самостоятельно, оперируя знанием только «правильного» литературного английского языка, поскольку они отличаются сильной специфичностью словесного наполнения, отбора слов или использования их значения; напр.: сдача крови blood donation, внебольничный аборт back-street abortion, провал памяти spoty memory, defect memory, опоясывающие боли pains all round your middle, пеленать ребенка to dress a child, зажать нос больному to keep the patients nostrils closed, затампонировать рану to pack the wound, снять мышечный спазм to control a muscle spasm, запрокиньте голову throw the head back, анамнез собрать не удалось there is no history и т. д.

Профессиональный разговорный язык медицины в огромной степени стереотипен, идиоматичен, обладает статичностью синтаксических моделей, речевыми штампами (клише); напр.: наркоз по открытому контуру open anaesthesia, шум трения плевры pleural friction rub, ритм «галопа» "gallop" rhythm, ритм «перепела» "quail" rhythm, «сухое» сердце "dry" heart, «бычье» сердце "cor bovinum", операция по поводу operation for... , операция по жизненным показаниям life-saving operation, выйти из наркоза come out from anaestesie, в легких патологии не обнаружено the lungs are clear, купировать приступ болезни to control/check/arrest/stop an attack of a disease, накладывать пневмоторакс to apply/use pneumothorax, вправлять грыжу to reduce a hernia, сдвиг лейкоцитарной формулы влево deviation of the differential count to the left, фиксируйте шину бинтом fix the splint with a roller.

Эти и многие подобные речевые «заготовки» и целые предложения воспроизводятся в речи по мере надобности, как отдельные слова. Это готовые, воспроизводимые, стандартизированные единицы. Без оперативного владения ими коммуникация в англоязычной среде представляется малоуспешной. Речевые единицы предельно конкретны и лаконичны, в особенности в языке хирургов, что объясняется спецификой их деятельности. Обращает на себя внимание отсутствие сложных грамматических конструкций, столь характерных для письменной речи.

Вообще научно-производственная речь в высокой степени нормированна, что и демонстрирует С.-Р. Данный словарь-разговорник имеет установку на официальный характер общения. В лексике С.-Р. практически отсутствуют народные названия болезней. Потенциальный коммуникант, русскоязычный врач, готовящийся к практической работе в англоязычной среде, может эффективно овладеть нормативными закономерностями профессионального медицинского английского языка, т. е. отработанными и отобранными языковыми средствами.

Тексты, как в диалогическом, так и в утвердительном, констатирующем стиле, собранные в конце раздела каждой главы, составлены с учетом типовой социально-производственной ситуации. В них представлен разнообразный речевой материал практически актуальный для трех ролевых взаимодействий: врач — больной, врач — врач, врач — медперсонал. Смена ролей, естественно, сказывается на выборе языковых средств. Ближе всего к разговорному общелитературному языку стоит материал под буквой А (врач — больной). Особым жанровым стилем обладает история болезни (официально-деловой стиль).

В эпоху НТР неизмеримо усилилась роль, престиж отраслевых профессионально-ориентированных словарей, энциклопедических, толковых одноязычных, двуязычных и многоязычных. Они являются неотъемлемым средством научно-технического прогресса, обеспечения необходимого уровня профессиональной языковой коммуникации в таких сферах социальной деятельности, как производство, наука, образование и т. д. Данный русско-английский медицинский словарь-разговорник занимает среди них свое определенное место.

профессор **М. Н. Чернявский**

# БОЛЬНИЦА

# HOSPITAL

## БОЛЬНИЦА

## HOSPITAL

### АМБУЛАТОРИЯ

I. передвижная амбулатория

### AMBULATORY

I. mobile ambulatory

### БОЛЬНИЦА

I. гериатрическая больница
генекологическая больница
городская больница
детская больница
инфекционная больница
клиническая больница
многопрофильная больница
областная больница
общесоматическая больница *
однопрофильная больница
онкологическая больница
отоларингологическая больница
офтальмологическая больница
психиатрическая больница

### HOSPITAL

I. geriatric hospital
gynecologic hospital
**city/municipal** hospital
children's hospital
infectious diseases hospital
hospital
**multi-field/multi-type** hospital
district hospital
general hospital *
**one-field/one-type** hospital
oncologic hospital
otorhinolaryngologic hospital
ophthalmology hospital
mental hospital

психоневрологическая больница

рай의 больница
[сельская] участковая больница
туберкулезная больница
физиотерапевтическая больница
II. больница медицинской реабилитации
больница скорой медицинской помощи
оснащение больницы
отделение больницы
персонал/штат больницы
C. госпитализация [больного]

III. выписывать из больницы

выписываться из больницы
лежать в больнице
направлять в больницу
положить в больницу, госпитализировать
поступать в больницу

**psychoneurological/psychoneurology** hospital
regional hospital
rural hospital
**tuberculosis/TB** hospital
physiotherapeutic hospital
II. hospital of medical rehabilitation

emergency hospital

hospital facilities
hospital **department/unit**
**personnel/staff** of hospital
S. **admission/hospitalization** [of a patient]
III. to discharge smb. from a hospital
to be discharged from a hospital
to **be/stay** in hospital
to **direct/refer** smb. to a hospital
to **admit/take** smb. to a hospital
to enter a hospital, to be admitted to a hospital, to be hospitalized

**ГОСПИТАЛИЗАЦИЯ [БОЛЬНОГО]**

I. децентрализованная госпитализация
плановая госпитализация
централизованная госпитализация
экстренная /срочная/ неотложная госпитализация
II. госпитализация для лечения
госпитализация с целью активного динамического наблюдения/ с целью установления диагноза
III. госпитализировать

повторно госпитализировать

**ADMISSION, HOSPITALIZATION [OF A PATIENT]**

I. decentralized hospitalization

planned hospitalization
centralized hospitalization

**urgent/emergency** hospitalization
II. admission for treatment
admission for active and dynamic observation, admission for making a diagnosis
III. to admit smb. to a hospital, to place a patient in a hospital
to rehospitalize smb.

**ОСНАЩЕНИЕ БОЛЬНИЦЫ ОБОРУДОВАНИЕМ**

C. плохо (хорошо) оснащенная больница
III. оснащать больницу оборудованием
**ОТДЕЛЕНИЕ [БОЛЬНИЦЫ]**

I. беспокойное отделение [психиатрической больницы]
гастроэнтерологическое отделение

**HOSPITAL FACILITIES, HOSPITAL EQUIPMENT**

S. poorly (well) equipped hospital
III. to equip a hospital
**[HOSPITAL] DEPARTMENT, [HOSPITAL] UNIT**

I. violent patients department [of a mental hospital]
gastroenterology department

| | |
|---|---|
| гематологическое отделение | hematological department, hematology unit |
| гинекологическое отделение | gynecology department |
| глазное отделение | **eye/ophthalmology** department |
| детское отделение | children's department |
| кардиологическое отделение | cardiological department |
| кардиохирургическое отделение | cardiac surgery **department/unit** |
| неврологическое отделение | neurology unit |
| нейрохирургическое отделение | neurosurgery department |
| нефрологическое отделение | nephrological department, nephrology unit |
| ожоговое отделение | burns unit |
| онкологическое отделение | oncology department |
| оториноларингологическое отделение | otorhinolaryngologic[al] department |
| патологоанатомическое отделение | department of morbid anatomy |
| поликлиническое отделение | Out-Patient Department (OPD), polyclinic department |
| полубеспокойное отделение [психиатрической больницы] | semi-violent patients department [of a mental hospital] |
| приемное отделение | **admitting/admissions** office, Reception Ward, Admission Room, Emergency Department |
| проктологическое отделение | proctologic department, proctology unit |
| психосоматическое отделение | psychosomatic **department /unit** |
| радиологическое отделение | radiologic[al] department |
| реанимационное отделение | resuscitation department |
| родовое отделение | **obstetric/maternity** department |
| спокойное отделение [психиатрической больницы] | quiet mental patients department [of a mental hospital] |
| стационарное отделение | **in-patient/hospital** department |
| терапевтическое отделение | **medical/therapeutics** department |
| торакальное отделение | thoracic department |
| травматологическое отделение | traumatology department |
| урологическое отделение | urology department |
| хирургическое отделение | department of surgery, surgical unit |
| эндокринологическое отделение | endocrinology department |
| I. отделение гнойной хирургии | II. department of purulent surgery |
| отделение на ... коек | ... bedded **department/unit** |
| отделение неотложной помощи* | emergency room (ER)* |
| отделение неотложной хирургии | department of urgent surgery |
| отделение медицинской реабилитации | rehabilitation department |
| отделение первой помощи * | casualty department * |
| отделение хирургии легких | department of lung surgery |
| отделение хирургии печени и желчевыводящих путей | surgical department of liver and bile-excreting ducts |
| отделение хирургии сосудов | department of vascular surgery |

## ПРИЕМНОЕ ОТДЕЛЕНИЕ [БОЛЬНИЦЫ]

I. децентрализованное приемное отделение
   централизованное приемное отделение
C. бокс
   вестибюль для ожидания
   выписная комната
   диагностическая палата
   операционный блок

   перевязочная
   процедурный кабинет

   регистратура
   рентгеновский кабинет
   санитарный пропускник
   смотровой кабинет

   справочная
   экспресс-лаборатория

## ПЕРСОНАЛ/ШТАТ БОЛЬНИЦЫ

I. вспомогательный персонал [больницы]
   медицинский персонал [больницы]
       младший медицинский персонал [больницы]
       руководящий медицинский персонал [больницы]
       средний медицинский персонал [больницы]
II. штат врачей [больницы]
    штат медсестер [больницы]
C. больница, плохо (хорошо) укомплектованная штатами
   врач

   директор больницы *
   консультант больницы
   лаборант
   медбрат
   медицинская сестра, медсестра
   санитар(ка)
   сиделка
   фельдшер

## ВРАЧ

I. военный врач
   высококвалифицированный врач
   главный врач
   дежурный врач

## ADMITTING OFFICE. ADMISSIONS OFFICE

I. decentralized **admitting office/admissions office**
   centralized **admitting office/admissions office**
S. box receptacle, isolation ward
   entrance-hall for waiting
   room to discharge patients
   ward for diagnostics
   surgical premises, surgery **block/suite**
   dressing room
   room for medical procedures, medical treatment room
   registration office
   X-ray room
   sanitary inspection room
   room for seeing **patients/patients'** examination
   inquiry office
   express laboratory

## PERSONNEL OF HOSPITAL, STAFF OF HOSPITAL

I. **ancillary/auxiliary** personnel [of hospital]
   medical personnel [of hospital]
       junior medical personnel [of hospital]
       head medical personnel [of hospital]
       paramedical personnel [of hospital]
II. medical staff [of hospital]
    nursing staff [of hospital]
S. poorly (well) staffed hospital
   doctor, physician, medical man, medical doctor (MD)
   medical director *
   visiting medical doctor (MD)
   laboratory assistant
   [medical] brother
   sister, nurse

   aid-man (aid-woman), orderly
   approved nurse
   feldsher, doctor's assistant

## DOCTOR

I. military doctor
   highly **experienced/skilled** doctor
   head **physician/doctor**
   doctor on duty, duty doctor, physician on call

22

| | |
|---|---|
| домашний врач * | family **physician/doctor** * |
| лечащий врач, врач-ординатор, палатный врач | attending medical doctor (MD), doctor in charge, hospital physician |
| местный врач * | local doctor * |
| участковый врач | doctor in charge of a sector in a city area, district doctor |

II. врач первой (второй) категории

II. doctor of the first (second) category, first (second) category doctor

врач высшей категории

doctor of the highest category, highest category doctor

врач по диетпитанию, диетолог

dietitian, dietarian

врач по лечебной физкультуре и спорту

doctor in exercise therapy and sports medicine

врач санитарно-противоэпидемической группы

doctor belonging to a sanitary-antiepidemic group

C. акушер-гинеколог (гинеколог, акушер)

S. obstetrician-gynecologist (gynecologist, obstetrician)

| | |
|---|---|
| анестезиолог | anesthesiologist |
| дерматовенеролог (дерматолог, венеролог) | dermatovenereologist (dermatologist, skin specialist) |
| невропатолог | neuropathologist |
| онколог | oncologist |
| ортопед | orthopedist |
| отоларинголог, врач уха, горла, носа | otorhinolaryngologist, ENT specialist |
| офтальмолог, окулист, глазной врач | ophthalmologist, oculist, eye doctor |
| патологоанатом | morbid anatomist |
| педиатр, детский врач | pediatrician, children's doctor |
|     микропедиатр |     micropediatrician |
| проктолог | proctologist |
| психиатр | psychiatrist, alienist |
| радиолог | radiologist |
| реаниматолог | expert in resuscitation |
| рентгенолог | roentgenologist, X-ray specialist |
| стоматолог, зубной врач | stomatologist, dentist |
| терапевт | therapeutist, medical doctor, internist, therapist |
| травматолог | traumatologist |
| уролог | urologist |
| физиотерапевт | physiatrist, physical therapist |
| фтизиатр | TB doctor |
| хирург | surgeon |
| эндокринолог | endocrinologist |

II. завоевать доверие больного (*о враче*)

III. to gain the patient's confidence (*of a doctor*)

иметь врачебную практику по хирургии (терапии, акушерству и гинекологии)

to **practise/be engaged in** surgery (therapy, obstetrics and gynecology)

уметь подойти к больному (*о враче*)

to have a good bedside manner (*of a doctor*)

МЕДИЦИНСКАЯ СЕСТРА, МЕДСЕСТРА

[MEDICAL] SISTER, [MEDICAL] NURSE

I. дежурная медсестра
дипломированная медсестра *
младшая медсестра, сестра по уходу
процедурная медсестра

старшая медсестра

II. медсестра стационара, палатная/постовая медсестра

I. nurse on duty
registered nurse (RN) *
junior sister, sister for patient's care
sister in charge of injections and other medical procedures
**departmental/head/senior** sister

II. **charge/ward** nurse

## ГОСПИТАЛЬ

## HOSPITAL

I. авиационный госпиталь
военно-морской госпиталь
военный госпиталь
нейрохирургический госпиталь
II. госпиталь для инвалидов
госпиталь для легкораненых

III. см. больница

I. aviation hospital
naval hospital
military hospital
neurosurgical hospital
II. hospital for invalids
hospital for the lightly wounded

III. see hospital

## ДИСПАНСЕР

## DISPENSARY

I. врачебно-физкультурный диспансер
кардио [ревмато] логический диспансер
кожно-венерологический диспансер
наркологический диспансер
онкологический диспансер
противозобный диспансер
противотуберкулезный диспансер
психоневрологический диспансер
трахоматозный диспансер
С. диспансеризация

наблюдение врачом
диспансерное наблюдение
III. проводить диспансеризацию

проходить диспансеризацию

состоять на учете в диспансере

I. medical exercises dispensary

cardio [rheumato] logic [al] dispensary
dermatovenereologic dispensary
narcotics dispensary
oncologic dispensary
antithyroid dispensary
TB dispensary

psychoneurologic dispensary

trachomatous dispensary
S. prophylactic medical examination
medical supervision
dispensary observation
III. to carry out prophylactic medical examination
to undergo prophylactic medical examination
to be registered in a dispensary

## ПОЛИКЛИНИКА

## OUT-PATIENT DEPARTMENT, POLYCLINIC

I. детская поликлиника

I. children's out-patient department

| | |
|---|---|
| II. поликлиника для взрослых | II. adult polyclinic |
| С. больничный лист, листок не-трудоспособности | S. [medical] certificate |
| врач на приеме | doctor on duty |
| вызов врача на дом | calling a doctor [in] |
| индивидуальная амбулаторная карта больного | patient's card |
| кабинет врача | doctor's consulting room |
| кабинет доврачебного осмотра | before-doctor examination room |
| консультация врача | doctor's advice |
| направление на приём | appointment card |
| приём больных | reception of patients |
| талон на приём | slip |
| III. быть у врача на приёме | III. to be at the doctor's |
| вызывать врача [на дом] | to call in a doctor |
| выписывать больничный лист | to write out a certificate |
| договориться с врачом о при-ёме на определенный час * | to make an appointment with the doctor at a certain time * |
| записаться к врачу на приём | to arrange to see a doctor |
| заполнять карту больного | to fill in a patient's card |
| идти к врачу на приём | to go to the doctor |
| обратиться к врачу | to come to see a doctor, to consult a doctor |
| продлить больничный лист | to extend a certificate |

## РОДИЛЬНЫЙ ДОМ см. стр. 419

## MATERNITY HOME, MATERNITY HOSPITAL see p. 419

III. см. больница

III. see hospital

## ФЕЛЬДШЕРСКИЙ ПУНКТ

## FELDSHER'S STATION

■ Вы лежали в туберкулезной (инфекционной, районной) больнице?

■ Have you been treated in a TB (infectious diseases, district) hospital?

Вы лечились в хирургическом (терапевтическом, гинеколо-гическом) отделении?

Have you been treated in a surgical (therapeutic, gynecology) department?

Вы наблюдаетесь (лись) у невропатолога (онколога, психиатра, фтизиатра)?

Are you being (were you) followed up by a neuropathologist (oncologist, psychiatrist, TB doctor)?

Вы состоите на учете в кож-новенерологическом (кардио-[ревмато]логическом, онко-логическом) диспансере?

Are you registered in a dermatovenereologic (cardio[rheumato]logic, oncologic) dispensary?

Вы прошли диспансеризацию?

Have you undergone prophylactic medical examination?

Вы консультировались по пово-ду этого заболевания у своего врача?

Have you consulted your own doctor about this illness?

Кто ваш лечащий врач?

What is the name of your own doctor?

| Ваше состояние требует срочной госпитализации | You need [urgent] admission to [a] hospital |
|---|---|
| Вы согласны лечь в больницу (госпиталь)? | Are you willing to be admitted to hospital? |
| Я вас госпитализирую, как только будет свободное место (если вам станет хуже) | I'll admit you to the hospital as soon as we have a vacant bed (if you get worse) |
| Я вас выпишу после того, как вы пройдете курс лечения (как только вам станет лучше) | I'll discharge you after you have undergone the course of treatment (as soon as you are better) |
| ■ Войдите, пожалуйста! | ■ Come in, please |
| Что вас беспокоит? | What can I do for you? |
| Я осмотрю вас! Я вас должен осмотреть | I'll examine you. I must examine you |
| Вытяните руку, ногу! | Extend your arm, leg |
| Дайте руку! | Give me your hand |
| Ложитесь на живот! | Lie down flat on your stomach |
| Ложитесь на кушетку! | Lie down on the couch |
| Ложитесь на левый (правый) бок! | Lie down on your left (right) side |
| Ложитесь на спину, я хочу осмотреть ваш живот! | Lie down on your back, I want to examine your abdomen |
| Не двигайтесь! | Keep still |
| Откройте рот! Скажите «а»! | Open your mouth. Say "Ah" |
| Одевайтесь! Можете одеваться! | Put your clothes on. You may put your clothes on |
| Подойдите, пожалуйста, сюда! | Please come over here |
| Поверните голову! | Turn your head, please |
| Поднимите рукав! | Roll your sleeve up |
| Разденьтесь! | Take your clothes off. Remove your clothes |
| Разденьтесь до пояса, пожалуйста! | Will you strip to the waist, please? |
| Разденьтесь совсем! | Take everything off |
| Расслабьтесь! Постарайтесь расслабиться! | Relax, please. Try to relax |
| Сделайте глотательное движение! | Swallow, please |
| Следите за моим пальцем! | Watch my finger |
| Садитесь, пожалуйста! Сядьте! | Sit down, please. Sit down |
| Сядьте [из положения лежа]! | Sit up |

| Согните, выпрямите ногу в коленном (тазобедренном) суставе! | Bend, straighten your leg at the knee (hip) joint |
|---|---|
| Сидите спокойно! | Sit still |
| Наклонитесь! | Bend your body forward |
| Стойте спокойно! | Stand still |
| Посмотрите вверх (вниз)! | Look up (down) |
| Я вам выпишу больничный лист | I'll write out a certificate for you |
| Я освобожу вас от работы на 3 (5) дня(ей) | I'll excuse you from work for 3 (5) days |
| Не волнуйтесь, ничего серьезного! | Don't worry, nothing serious |
| Вот больничный лист! | Here is your certificate |
| Следуйте моим советам | Do as I have advised you |
| Вот талон (направление) на понедельник (вторник, среду) | Here is the slip (appointment card) for Monday (Tuesday, Wednesday) |
| Я вам продлю больничный лист | I'll extend your certificate |
| Я (не) принимаю сегодня (вечером, утром) | I (don't) receive patients today (in the evening, in the morning) |
| Приходите на прием в назначенное время (в определенный час) | Call again at the appointed time (at a certain hour) |
| Это не по моей специальности (моему профилю) | That is not in my field |
| Я вас направлю к врачу-специалисту (онкологу, дерматологу, хирургу) | I'll refer you to a specialist (oncologist, dermatologist, surgeon) |
| Вы обращались к невропатологу (окулисту, травматологу)? | Have you consulted a neuropathologist (an ophthalmologist, a traumatologist)? |
| Вас следует проконсультировать у терапевта (инфекциониста, дерматолога) | You should consult an internist (an infectious diseases specialist, a dermatologist) |
| Я вас направлю в лабораторию (в рентгеновский кабинет, в кабинет функциональной диагностики, на физиотерапевтическое лечение, на лечебную физкультуру) | I'll refer you to the laboratory (to the X-ray room, to the functional diagnostics room, for physiotherapy treatment, for exercise [therapy]) |
| ▲ Вы давно работаете хирургом (терапевтом, гинекологом)? | ▲ Have you been working as a surgeon (therapeutist, gynecologist) for a long time? |

| | |
|---|---|
| Больной(ая) поступил(а) в приемное отделение самостоятельно [без направления] (с направлением из поликлиники)? | Has the patient come to the admissions office of his (her) own accord [without a referral] (with a referral from the out-patient department)? |
| Больной(ая) доставлен(а) в приемное отделение (отделение неотложной помощи) * машиной скорой помощи | The patient has been brought to the admissions office (the Emergency Room [ER] *) by ambulance |
| Когда поступил(а) больной (ая)? | When was the patient admitted? |
| В каком состоянии больной (ая) был(а) выписан(а) из больницы? | In what condition was the patient discharged from the hospital? |
| Больной(ая) выписан(а) из больницы (на ... день после операции) в удовлетворительном состоянии | The patient was discharged from the hospital (on the ... day after surgery) in a satisfactory condition |
| Больной(ая) госпитализирован(а)? | Has the patient been admitted to the hospital? |
| Больной(ая) госпитализирован(а) по поводу острого аппендицита (острого панкреатита, острого холецистита) | The patient has been admitted to the hospital with acute appendicitis (acute pancreatitis, acute cholecystitis) |
| Я его (её) госпитализирую, если ему (ей) станет хуже | I'll admit him (her) to the hospital if he (she) gets worse |
| Этот (эта) больной(ая) должен(а) быть госпитализирован(а) | This patient must be hospitalized |
| Больной(ая) нуждается в госпитализации | The patient needs to be admitted |
| Больной(ая) (не) подлежит госпитализации | For admission (Not for admission) (of a patient) |
| Больному(ой) отказано в госпитализации | Admission is refused |

# ОБЩЕЕ ОБСЛЕДО-ВАНИЕ БОЛЬНОГО. ИСТОРИЯ БОЛЕЗНИ

# GENERAL EXAMI-NATION OF A PATI-ENT. HISTORY OF THE CASE

## ОБЩАЯ ЧАСТЬ

## GENERAL

### БОЛЕЗНЬ(И), ЗАБОЛЕВА-НИЕ(Я)

### DISEASE(S), ILLNESS(ES), SICKNESS(ES), AILMENT(S), DISORDER(S), TROUBLE(S), DISTRESS(ES), DISTURBAN-CE(S), CONDITION(S)

I. аддисонова/бронзовая болезнь
бронхоэктатическая болезнь

венерическая болезнь

вибрационная болезнь
вторичная/гомологичная бо-лезнь
высотная болезнь
гипертоническая болезнь,
первичная/эссенциальная
артериальная гипертензия
детская болезнь

желчнокаменная болезнь, холе-литиаз
излечимая болезнь
интеркуррентное заболевание
инфекционная болезнь

I. **Addison's/bronze** disease
bronchiectatic disease,
bronchiectasis
venereal disease (V.D.), bad
blood
vibration disease
**secondary/homologous** disease

high altitude sickness
hypertensive disease, **pri-mary/essential** arterial
hypertension
child disease, disease of
childhood
cholelithiasis

curable disease
intercurrent disease
**infectious/contagious** disease

| | |
|---|---|
| ишемическая болезнь конечностей, облитерирующий эндартериит/тромбангиоз, болезнь Винивартера | ischemic disease of **limbs/ extremities,** obliterating **endarteritis/endoarteritis/ thrombangiosis,** Winiwarter's disease |
| кессонная болезнь | caisson disease, decompression **illness/sickness** |
| кишечное заболевание | intestinal **disease/disturbance** |
| коронарная болезнь, ишемическая болезнь сердца | coronary disease, ischemic heart disease |
| конкурирующее заболевание | **competitive/rival** disease |
| лекарственная болезнь | drug-induced disease |
| лучевая болезнь | radial **sickness/illness** |
| наследственное заболевание | hereditary disease |
| неизлечимая болезнь | incurable disease |
| нераспознанное заболевание | unrecognized disease |
| миеломная болезнь, болезнь Калера | multiple myeloma |
| мочекаменная болезнь | urolithiasis |
| основное заболевание | basic disease |
| ожоговая болезнь | burn disease |
| острое заболевание | acute disease |
| периодическая болезнь, пароксизмальный перитонит | paroxysmal peritonitis |
| повторное заболевание | **repeat/recurrent** disease |
| приобретенная болезнь | acquired disease |
| природно-очаговая болезнь | natural focal disease |
| прогрессирующее заболевание | progressive disorder |
| неуклонно прогрессирующее заболевание | relentlessly progressive disorder |
| почечнокаменная болезнь, нефролитиаз, уролитиаз | nephrolithiasis, urolithiasis |
| профессиональное заболевание | **occupational/industrial** disease |
| распознаваемое заболевание | recognized condition |
| ремиттирующее заболевание | remittent disease |
| семейное заболевание | familial disease |
| серьезное заболевание | **grave/serious** disease |
| системное заболевание | systemic disease |
| сопутствующее заболевание | **associated/concomitant** disease |
| сосудистое заболевание | vascular disease |
| спаечная болезнь | adhesive disease, peritoneal adhesions |
| сывороточная болезнь | serum sickness |
| тропические болезни, болезни жарких стран | tropical diseases |
| тяжёлая болезнь | **severe/grave** disease |
| фоновое заболевание | background disease |
| хроническое заболевание | chronic disease |
| язвенная болезнь | peptic ulcer, ulcerative disease |
| ятрогенное заболевание, ятрогения | iatrogenic disease, iatrogeny |
| II. болезнь, которая проходит без лечения | II. self-limited disease |

| возврат/рецидив болезни | **recurrence/relapse** of a disease |
|---|---|
| временное ослабление болезни, ремиссия | temporary remission of a disease, remission |
| длительность заболевания | duration of a disease |
| заболевание в запущенной стадии | advanced case |
| заболевание в начальной стадии | early case |
| заболевание неизвестной этиологии | disease of unknown etiology |
| источник заболевания | source of trouble |
| исход болезни | outcome of a disease |
| клиническая картина болезни | clinical characteristics of a disease |
| кризис болезни | turning point in the course of a disease |
| начало болезни | onset of a disease |
| острое начало болезни | acute onset of a disease |
| неясное начало болезни | **vague/indefinite** onset of a disease |
| невосприимчивость к болезни | immunity against a disease |
| обострение болезни | exacerbation, acute condition |
| подверженность заболеванию | susceptibility to a disease |
| последствия болезни | after-effects of a disease |
| тяжелые последствия болезни | bad after-effects of a disease |
| признаки/симптомы болезни | **signs/symptoms** of a disease |
| приступ болезни | **attack/episode** of a disease |
| патогенез болезни | **pathogeny/pathogenesis** of a disease |
| предвестники болезни | precursors of a disease |
| профилактика/предупреждение болезни | **prophylaxis/prevention** of a disease |
| прогноз болезни | prognosis for a disease |
| благоприятный (неблагоприятный, сомнительный, смертельный) прогноз болезни | favourable (unfavourable, doubtful, fatal) prognosis for a disease |
| проявления болезни | manifestations of a disease |
| распознание болезни и её определение, диагноз | **recognition/identification** of a disease and its definition, diagnosis |
| развитие болезни | course of a disease |
| случай болезни | case |
| запущенный случай болезни | **advanced/neglected** case |
| редкий случай болезни | rare case |
| форма болезни | form of a disease |
| легкая (тяжелая) форма болезни | mild (severe) form of a disease |
| острая (хроническая) форма болезни | acute (chronic) form of a disease |
| этиология болезни | etiology of a disease |
| С. заболеваемость | S. **morbidity/sick** rate |
| III. бороться с болезнью | III. to fight against a disease, to combat a disease |

| болеть | to be **ill/sick** |
| заболеть | to **fall/become** ill, to develop a disease, to take sick |
| заразиться болезнью | to **catch/contract** a disease |
| купировать приступ болезни | to **control/check/arrest/stop** an attack of a disease |
| лечить кого-нибудь по поводу болезни | to treat somebody for a disease |
| лечиться от болезни | to be treated for a disease |
| определять/диагностировать болезнь | to identify a disease, to diagnose a case |
| переносить болезнь | to have an illness |
| поражать (*о болезни*) | to affect, to afflict (*of a disease*) |
| предупреждать болезнь | to prevent a disease |
| приостановить развитие болезни | to check a disease |
| проявляться вновь, рецидивировать (*о болезни*) | to recur, to reappear (*of a disease*) |
| развиваться, прогрессировать (*о болезни*) | to progress (*of a disease*) |
| симулировать болезнь | to malinger |
| унаследовать болезнь | to inherit a disease |

### ДИАГНОЗ

### DIAGNOSIS

I. гистологический диагноз — I. histologic[al] diagnosis
дифференциальный диагноз — differential diagnosis
клинический диагноз — clinical diagnosis
неопределенный/неясный диагноз — uncertain diagnosis
неправильный/ошибочный диагноз — wrong diagnosis, misdiagnosis
нозологический диагноз — nosologic diagnosis
окончательный диагноз — final diagnosis
основной диагноз — basic diagnosis
патогенетический диагноз — pathogenic diagnosis
патолого-анатомический/посмертный/анатомический диагноз — **pathologic/postmortem** diagnosis

первоначальный диагноз — initial diagnosis
послеоперационный диагноз — postoperative diagnosis
правильный диагноз — **right/correct** diagnosis
предварительный/предположительный/рабочий/гипотетический диагноз — **provisional/tentative/suggested/working/hypothetic** diagnosis
прежний диагноз — the former diagnosis
ретроспективный диагноз — retrospective diagnosis
симптоматический диагноз — symptomatic diagnosis
синдромный диагноз — syndromic diagnosis
сомнительный диагноз — doubtful diagnosis
спорный диагноз — disputable diagnosis
судебно-медицинский диагноз — legal [medicine] diagnosis
точный диагноз — **precise/accurate/exact** diagnosis
функциональный диагноз — functional diagnosis
этиологический диагноз — etiologic diagnosis
II. диагноз при выписке больного — II. diagnosis on discharge

| | |
|---|---|
| диагноз при поступлении больного | admission diagnosis |
| обоснование диагноза | substantiation of a diagnosis |
| расхождение диагноза | divergence/difference in diagnosis |
| диагноз, основанный на оценке результатов проведенного лечения | diagnosis founded on the assessed data of given treatment |
| С. диагностическая ошибка | S. diagnostic mistake/error |
| онкологическая настороженность | oncologic alarm |
| III. допустить ошибку в диагнозе | III. to misdiagnose, to overlook a diagnosis |
| подтвердить диагноз | to confirm a diagnosis |
| поставить диагноз | to make a diagnosis, to diagnose [a case] |

## СИМПТОМ(Ы) БОЛЕЗНИ
## SYMPTOM(S) OF A DISEASE

| | |
|---|---|
| I. клинический симптом болезни | I. clinical symptom of a disease |
| настораживающий симптом болезни | alarming symptom of a disease |
| общие симптомы болезни | generalized symptoms of a disease |
| очаговый симптом болезни | focal symptom of a disease |
| патогномоничный симптом болезни | pathognomonic symptom of a disease |
| превалирующий симптом болезни | predominating/prevailing symptom of a disease |
| II. нарастание симптомов болезни | II. augmentation of symptoms of a disease |
| С. симптомокомплекс болезни, синдром | S. symptom-complex, symptom-group, set of symptoms, syndrome |

## СИНДРОМ
## SYNDROME

| | |
|---|---|
| II. синдром дискомфорта | II. syndrome of discomfort |
| синдром «малых признаков» | syndrome of minor signs |

## БОЛЬ(И)
## PAIN(S)

| | |
|---|---|
| I. ангинозная боль | I. anginal pain |
| внезапная боль | sudden pain |
| выраженная боль | marked/pronounced pain |
| генерализованная боль | generalized pain |
| головная боль, цефалгия | headache, cephalalgia, cerebralgia |
| голодная боль | fasting pain |
| грызущая боль | gnawing pain |
| давящая боль | pressing pain |
| жгучая боль | burning pain |
| загрудинная боль | retrosternal pain |
| зубная боль | toothache |

| иррадиирующая боль | **radiating/referred/extending** pain |
| кинжальная боль | knife-like pain |
| коликообразная боль | colicky pain |
| колющая боль | **piercing/stabbing** pain |
| лицевая боль, прозопалгия | prosopalgia |
| ломящая боль | **aching/rheumatic** pain |
| межменструальная боль | intermenstrual pain |
| мучительная боль | **troublesome/excruciating** pain |
| мышечная боль | **muscle/muscular** pain |
| невралгическая боль | neuralgic pain |
| невыносимая боль | unbearable pain |
| ночные боли | **night/nocturnal** pains |
| опоясывающая боль | girdle pain |
| острая боль | acute pain |
| внезапная острая боль | sudden acute pain |
| отраженная боль | reflected pain |
| постоянная/непрерывная боль | **constant/persistent/continuous** pain |
| предменструальная боль | premenstrual pain |
| приступообразная/периодически возникающая боль | **paroxysmal/periodical** pain |
| продолжительная боль | long-standing pain |
| проекционная боль | projectional pain |
| проходящая боль | transient pain |
| пульсирующая боль | throbbing pain |
| распирающая боль | arching pain |
| режущая боль | cutting pain |
| резкая боль | sharp pain |
| внезапная резкая боль | pang [of pain], sudden sharp pain |
| сжимающая боль | **tightening/pressing** pain |
| сильная боль | **severe/intense/violent/bad** pain |
| внезапно начавшаяся сильная боль | sudden severe pain, severe pain of sudden onset |
| слабая боль | slight pain |
| стойкая боль | **steady/lasting** pain |
| стреляющая боль | shooting pain |
| схваткообразная боль | **cramping/cramp-like/spasmodic** pain |
| таламическая боль | thalamic pain |
| тупая боль | dull pain |
| продолжительная тупая боль | long-standing dull pain |
| фантомная боль | phantom limb pain |
| II. боли неясного происхождения | II. pains of unknown origin |
| боли, похожие на боли при стенокардии | angina like pains, stenocardia like pains |
| боли при дефекации | pain on defecation |
| боли при менструации | menstrual **colic/pains** |
| боли при мочеиспускании | pains on urination |
| боли сжимающего характера | **compressing/pressing** pains |
| боли с иррадиацией в... | pain with **extension/radiation** into... |
| боль в груди | chest pain |

| | |
|---|---|
| боль в молочной железе, масталгия, мастодиния | pain in the mammary gland, mastalgia, mastodynia |
| боль в желудке | stomach ache |
| боль в животе | abdominal pain |
| боль во время дыхания | painful breathing |
| боль в пояснице | back pain |
| боль в состоянии покоя | rest pain |
| боль в суставах | joint pain, arthralgia |
| начало боли | onset of pain |
| внезапное (постепенное) начало боли | sudden (gradual) onset of pain |
| обострение/усиление боли | exacerbation of pain, increased pain |
| приступ боли | **episode/attack** of pain, occurance of pain |
| на высоте приступа боли | at the height of the pains |
| характер боли | character of pain |
| чувствительность к боли | sensitivity to pain |
| С. болезненность | S. tenderness, painfulness |
| III. болеть, иметь боль | III. to hurt, to have pain, to be painful |
| быть связанной с... (о боли) | to be related to smth. (of *pain*) |
| вызывать боль | to **induce/cause** pain, to bring pain on |
| кричать от боли | to cry with pain |
| локализоваться (о боли) | to locate in, to settle in, to be limited to (of *pain*) |
| мучиться от боли | to suffer from pain, to have excruciating pain |
| начинаться (о боли) | to start, to occur, to come on (of *pain*) |
| облегчать боль | to **relieve/allay/alleviate/ mitigate** pain |
| отдавать, распространяться, иррадиировать (о боли) | to radiate, to extend to (into) (of *pain*) |
| переносить боль | to **bear/indure/stand** pain |
| прекращаться, проходить (о боли) | to cease, to pass (of *pain*) |
| приглушить/притупить боль | to deaden the pain |
| снять боль | to **eliminate/kill/control/relieve** pain |
| стихать, уменьшаться (о боли) | to subside, to remit (of *pain*) |
| терпеть боль | to **endure/bear/stand/tolerate** pain |
| усиливаться (о боли) | to increase, to worsen, to precipitate (of *pain*) |
| чувствовать боль | to **feel/have/experience** pain |

**БОЛЕЗНЕННОСТЬ**

**TENDERNESS, PAINFULNESS**

| | |
|---|---|
| I. выраженная болезненность | I. **marked/pronounced/demonstrable/expressed** tenderness |
| местная/локальная болезненность | local tenderness |
| легкая болезненность | slight tenderness |
| разлитая болезненность | diffuse tenderness |

36

III. определять болезненность

III. to localize tenderness

Что обычно вызывает боль?

What usually causes the pain?

После чего возникает боль?

After what does the pain occur?

Какая у вас боль? Постоянная (приступообразная, сильная, слабая, острая, тупая)?

What kind of pain do you have? Is it constant (paroxysmal, severe, slight, sharp, dull)?

Куда отдает боль? В какую сторону, в какой бок, вверх, вниз, в руку (ногу, плечо)?

Where does the pain radiate to? To which side, flank, upwards, downwards, into the arm (leg, shoulder)?

Это первый приступ боли?

Is this the first occurrence of pain?

Боль прошла (не проходит, стала меньше (больше), усилилась, уменьшилась)?

Has the pain gone? (Does the pain persist? Has the pain become less intense (more intense) worsened, decreased)?

С чем вы связываете эти боли?

What do you attribute these pains to?

Боль обычно сосредоточивается в...(отдает в...)?

Is the pain usually confined to... (does the pain extend into...)?

Покажите, где вы чувствуете боль сейчас. В каком положении вы чувствуете боль сильнее?

Will you show me where it hurts now? In what body position do you feel pain the most?

Боль началась внезапно (постепенно)?

Was the onset of pain sudden (gradual)?

Что облегчает боль?

What relieves the pain?

Чем облегчается боль? Покоем, лекарствами, особой пищей, голоданием?

What is the pain relieved by? By rest, drugs, particular food, fasting?

Чувствуете ли вы боль при...?

Do you feel pain when...?

Больно? (Болит?)

Is it painful? (Does it hurt?)

Болит внутри (только в одном месте)?

Does it hurt inside (only in one place)?

Вы тяжело больны

You are seriously ill

Болезнь ослабила ваш организм

The illness has weakened your body

Полагаю, что у вас...

I believe you have...

Течение болезни обострилось

The disease has worsened

Болезнь находится в активной фазе

The disease is in an active phase

Болезнь имеет (не)типичное течение

The disease is (not) taking a normal course

| | |
|---------|---------|
| Больной(ая) недавно перенес(ла) тяжелую болезнь | There may be a recent history of serious illness here |
| Это проявление другой болезни | It is manifestation of another illness |
| Исход этой болезни, как правило, (не)благоприятный | The outcome of this disease is as a rule (un)favourable |
| Эта болезнь обычно поражает детей | This disease affects mostly children |
| Это неизлечимое (заразное, наследственное) заболевание | This is an incurable (a contagious, a hereditary) disease |
| Это заболевание неизвестной этиологии | This disease is of unknown etiology |
| У больного(ой) перитонит в запущенной стадии | It is an advanced case of peritonitis |
| Какой диагноз? | What is the diagnosis? |
| Этот диагноз исключается | This diagnosis is ruled out |
| Какой диагноз вы поставили (считаете правильным)? | What diagnosis have you made (do you consider right)? |
| Мой диагноз — острый аппендицит (ущемленная паховая грыжа, прободная язва желудка) | My diagnosis is acute appendicitis (strangulated inguinal hernia, perforating ulcer of the stomach) |
| Я полагаю, что это единственно правильный диагноз | I think this is the only correct diagnosis |
| Диагноз должен опираться на результаты полного клинического обследования больного(ой) | Diagnosis must be based on a complete clinical examination of the patient |
| Ваш диагноз (не) совпадает с моим | Your diagnosis agrees (does not agree) with mine |
| Диагноз был полностью подтвержден рентгенологическими исследованиями | The diagnosis has been fully confirmed by X-ray examinations |
| Я настаиваю на своем первоначальном диагнозе | I stand by my first diagnosis |
| По анамнезу и характеру болей можно предположить... | The history and character of the pain suggest... |
| Диагноз следует ставить исходя из... | The diagnosis must be made from... |
| Диагноз ясен даже при беглом осмотре | The diagnosis is obvious even from gross inspection |
| Вы согласны с диагнозом? | Do you agree with the diagnosis? |
| Диагноз спорный (сомнительный) | The diagnosis is disputable (doubtful) |
| Это похоже на прободную язву желудка | It sounds like perforating ulcer of the stomach |

Каковы клинические симптомы этой болезни? (Каковы симптомы?)

What are the clinical symptoms of this disease? (What are the symptoms?)

Клинические симптомы этой болезни обманчивы (довольно необычны)

The clinical symptoms of this disease are misleading (rather unusual)

Это сочетание симптомов поставило меня в тупик (в затруднительное положение)

This combination of symptoms baffles me

У больного(ой) нет необычных (настораживающих) симптомов [болезни]

The patient has no unusual (alarming) symptoms

## ИСТОРИЯ БОЛЕЗНИ, КАРТА СТАЦИОНАРНОГО БОЛЬНОГО

## CASE REPORT, MEDICAL CARD

### ИСТОРИЯ БОЛЕЗНИ. КАРТА СТАЦИОНАРНОГО БОЛЬНОГО

### CASE REPORT, PATIENT'S HISTORY, CASE RECORD, MEDICAL HISTORY. MEDICAL CARD, IN-PATIENT CARD, IN-PATIENT CHART

I. тщательно составленная история болезни

I. careful history

II. запись в истории болезни
заполнение истории болезни
C. жалобы больного
паспортные данные больного

II. record in a case report
filling in a patient's card
S. patient's complaints
patient's **passport/identification** data
history

совокупность сведений о больном и развитии болезни, анамнез

III. заполнять историю болезни

III. to fill in a history case

### АНАМНЕЗ

### HISTORY

I. акушерский анамнез
аллергологический анамнез
гинекологический анамнез
семейный/наследственный анамнез
социальный анамнез
урологический анамнез
фармакологический анамнез
хирургический анамнез
эпидемиологический анамнез

I. obstetric [al] history
allergological history
gynecological history
family history (FH), hereditary history
social history (SH)
urological history
pharmacologic history
surgical history
epidemiological history

II. анамнез болезни, история настоящего заболевания
анамнез жизни, история жизни
анамнез перенесенных заболеваний, история перенесенных заболеваний
собирание анамнеза

II. present history, history of present illness
life history, past history (PH)
past medical history

history taking

АНАМНЕЗ ЖИЗНИ, ИСТОРИЯ ЖИЗНИ

C. привычки больного
трудовая жизнь/деятельность больного

## Привычки больного

I. вредная привычка
III. иметь пристрастие к...

## Трудовая жизнь/деятельность больного

C. перемена профессии

продолжительность рабочего дня
профессиональные вредности
профессиональный стаж
режим труда

СЕМЕЙНЫЙ/НАСЛЕДСТВЕННЫЙ АНАМНЕЗ

C. бабка со стороны матери (отца)
дед со стороны матери (отца)

дети:
  дочь
  сын
наследственность

родители
родственники
  ближайшие родственники
III. передаваться по наследству (о болезни)

СОЦИАЛЬНЫЙ АНАМНЕЗ

C. водопровод
дом
жилищные условия
канализация
квартира
материально-бытовые условия
отопление
  центральное отопление

## ЖАЛОБА (Ы) [БОЛЬНОГО]

I. настоящая жалоба
основная жалоба
типичная жалоба
II. жалоба на...
III. жаловаться на...

---

LIFE HISTORY, PAST HISTORY (PH)

S. patient's habits
patient's labour activity

## Patient's habits

I. harmful habit
III. to be addicted to...; to have a... habit

## Patient's labour activities

S. change of **profession/occupation**
working hours

**occupational/industrial** hazards
professional record of service
regime of work, work regime

FAMILY HISTORY (FH), HEREDITARY HISTORY

S. grandmother on the mother's (father's) side
grandfather on the mother's (father's) side
children:
  daughter
  son
heredity, hereditary characteristics
parents
relatives, relations
  close relatives
III. to be inherited (of illness)

SOCIAL HISTORY (SH)

S. **running/main** water
house
housing conditions
sewerage
flat
living conditions
heating
  central heating

## [PATIENT'S] COMPLAINT(S)

I. present complaint
chief complaint (CC)
typical complaint
II. complaint of smth.
III. to complain of smth.

## ПАСПОРТНЫЕ ДАННЫЕ [БОЛЬНОГО]. ОБЩИЕ АНКЕТНЫЕ СВЕДЕНИЯ [О БОЛЬНОМ]

C. адрес
  домашний адрес
  рабочий адрес
  возраст
  имя
  имя и фамилия
  инвалидность
  национальность
  образование
  пенсия
  пол
    женский (мужской) пол
  профессия
  семейное положение
  фамилия

## [PATIENT'S] PASSPORT, [PATIENT] IDENTIFICATION DATA. GENERAL BIOGRAPHICAL PARTICULARS [CONCERNING A PATIENT]

S. address
  home address
  business address
  age
  name
  full name
  disability, disablement
  nationality
  education
  pension
  sex
    female (male) sex
  occupation, profession
  marital status
  family name, surname, second name, name

## ИНВАЛИДНОСТЬ, СТОЙКАЯ НЕТРУДОСПОСОБНОСТЬ

I. полная инвалидность
  профессиональная инвалидность
C. инвалид
  инвалид войны
  инвалид по заболеванию
  инвалид труда

## DISABILITY, DISABLEMENT

I. total disability
  **occupational/industrial** disability
S. invalid, disabled person
  invalid as a result of war
  invalid because of a disease
  invalid from work

## ОБРАЗОВАНИЕ

I. высшее образование
  начальное образование
  среднее образование
C. неграмотный

## EDUCATION

I. higher education
  primary education
  secondary education
S. illiterate person

## ПЕНСИЯ

I. пенсия по нетрудоспособности/инвалидности
  пенсия по возрасту
III. получать пенсию
  уйти на пенсию

## PENSION

I. disability pension

  old-age pension
III. to get a pension
  to retire on a pension

## ПРОФЕССИЯ

C. место работы
  общий стаж работы

## OCCUPATION, PROFESSION

S. place of employment
  total years of service

## СЕМЕЙНОЕ ПОЛОЖЕНИЕ

C. женат
  замужем
  не замужем
  холост(ой)
III. быть в разводе

## MARITAL STATUS

S. married
  got married
  single
  single
III. to be divorced [from...]

| | |
|---|---|
| ■ Вы говорите на английском (немецком, французском, испанском) языке? | ■ Do you speak English (German, French, Spanish)? |
| Фамилия, имя? Напишите, пожалуйста | [What is] your full name? Will you write it here, please? |
| Сколько вам лет? (Ваш возраст?) Напишите цифрой | How old are you? (Your age?) Put down the figures |
| Ваша национальность? | [What's] your nationality? |
| Вы холост (не замужем), женаты (замужем)? | Are you single, married? |
| Образование? | [What's] your education? |
| Кто вы по профессии? | What do you do? (What is your occupation?) |
| Где вы работаете? | Where do you work? |
| Чем вы занимаетесь? | What work are you engaged on? |
| Вы на пенсии? | Are you on a pension? |
| Вы на пенсии по возрасту или по состоянию здоровья? | Are you on a pension because of your age or your health? |
| Вы инвалид? | Are you an invalid? |
| Вы инвалид какой группы? | What type of invalid are you? |
| Ваш домашний адрес? | Your home address, please? |
| Адрес вашей работы? | Your business address? |
| Дата рождения? | [What's] your date of birth? |
| Место рождения? | [Your] Place of birth? |
| Ваш домашний (рабочий) телефон? | Your home (business) telephone number? |
| На что жалуетесь? | What is your complaint? |
| Что случилось с вами? | What is the matter? |
| Что [еще] беспокоит? | What [else] is wrong with you? |
| Что вас привело в больницу? | What's brought you to the hospital? |
| Как вы себя чувствуете? | How do you feel? |
| Есть еще какие-нибудь жалобы? | Any other problems? |
| Жалоб нет? Никаких жалоб? | No complaints whatever? No complaints? |
| Когда появились первые признаки заболевания? | When did the first symptoms appear? |
| Как давно вы болеете? | How long have you been ill? |
| Вы лечились по поводу своей болезни? | Were you treated for your illness? |

| В чем состояло лечение? | What was the treatment? |
|---|---|
| Какими болезнями вы болели в прошлом? | What diseases have you had in the past? |
| Какие болезни вы перенесли в детстве (в детском возрасте)? | What diseases did you have as a child? |
| Какими детскими болезнями вы болели? | What childhood diseases did you have? |
| Вы болели скарлатиной (корью, ветряной оспой, краснухой, коклюшем, инфекционным паротитом)? | Have you ever had scarlet fever (measles, chickenpox, rubella, whooping cough, mumps)? |
| Вы болели венерическими заболеваниями (малярией, сахарным диабетом)? | Have you ever had a venereal disease (malaria, diabetes mellitus)? |
| У вас не было инфекционных заболеваний (туберкулеза, сифилиса, сердечных приступов, припадков)? | Have you ever had an infectious disease (tuberculosis, syphilis, heart attacks, fits)? |
| Вы болели какими-нибудь серьезными заболеваниями прежде? | Have you been seriously ill before? |
| Вы лежали когда-нибудь в больнице, если да, то по поводу чего? | Have you ever been in hospital, if yes, for what reason? |
| У вас есть повышенная чувствительность к каким-нибудь лекарствам? | Are you allergic to any drugs? |
| У вас была (есть) необычная реакция на лекарства, сыворотки? | Have you had (have you) any unusual reaction to any drug, serum? |
| Вы курите? Сколько сигарет в течение дня вы выкуриваете? | Do you smoke? How many cigarettes a day do you smoke? |
| У вас есть пристрастие к наркотикам (спиртным напиткам, какому-нибудь лекарству)? | Have you a narcotic habit (an excessive drinking habit, some drug habit)? |
| Какое количество наркотиков вы употребляете в течение суток? | What amount of narcotics do you take daily? |
| Какие производственные вредности на вашем предприятии? | What industrial hazards are there at your place of work? |
| С какого возраста начали работать? | At what age did you begin working? |
| Где и кем? | Where and what? |
| Сколько лет вы работаете на данном предприятии (по данной профессии)? | For how many years have you been working at this place (in this profession)? |

| | |
|---|---|
| Почему поменяли работу? | Why have you changed your work? |
| Какие санитарные условия у вас на работе? | What are the sanitary conditions at your work? |
| Работа ночная (дневная, сменная)? | Are you on nightshift (dayshift)? (Are you a shift-worker?) |
| Какая у вас квартира? | What kind of flat do you live in? |
| На каком этаже? Сколько комнат? | On what floor? How many rooms do you have? |
| Сколько человек проживает на данной площади вместе с вами? | How many people share the flat with you? |
| Какие санитарные условия у вас дома? | What are your home [sanitary] conditions? |
| Помещение сухое (сырое, теплое), хорошо (плохо) проветриваемое? | Is the dwelling dry (damp, warm), well (poorly) ventilated? |
| Каковы материальные условия в вашей семье? (Как вы обеспечены материально?) | How is your family situated financially? (What's your financial state?) |
| Сколько человек в семье? | How many of you are there in your family? |
| У вас есть дети? Сколько? | Have you got children? How many? |
| Дети здоровы? | Are your children well? |
| Ваши родители живы, умерли? | Are your parents living or dead? |
| От чего они умерли? В каком возрасте? | What caused their death? At what age? |
| У вас есть братья, сестры? | Do you have brothers, sisters? |
| Они здоровы? | Are they healthy? |
| В вашей семье кто-нибудь (был) серьезно болен? | Is anyone in your family seriously ill? (Has anyone in your family been seriously ill?) |
| В вашей семье были (есть) больные туберкулезом (сифилисом, раком, сахарным диабетом, заболеваниями почек, сердца, желудка, бронхиальной астмой, сенной лихорадкой, эпилепсией, гипертонией, алкоголизмом)? | Is there any history of tuberculosis (syphilis, cancer, diabetes mellitus, kidney disorders, heart diseases, stomach disorders, bronchial asthma, hay fever, epilepsy, hypertension, alcoholism) in your family? |
| У вас в семье есть (были) душевнобольные или покончившие жизнь самоубийством? | Has there been anyone in your family who is (was) insane or committed suicide? |

44

В вашей семье еще кто-нибудь имеет подобные жалобы?

Is there anybody in your family who has similar complaints?

# ОБЩЕЕ ОБСЛЕДОВАНИЕ БОЛЬНОГО

# GENERAL EXAMINATION OF A PATIENT

## МЕТОДЫ ОБЪЕКТИВНОГО ОБСЛЕДОВАНИЯ БОЛЬНОГО

## METHODS OF PATIENT'S OBJECTIVE INVESTIGATION

C. аускультация, выслушивание
пальпация, ощупывание
перкуссия, выстукивание

S. auscultation
palpation
percussion

### АУСКУЛЬТАЦИЯ, ВЫСЛУ-ШИВАНИЕ

### AUSCULTATION

I. непрямая аускультация
сравнительная аускультация
C. бронхофония
стетоскоп
акушерский стетоскоп

складной стетоскоп
фонендоскоп

I. mediate auscultation
comparative auscultation
S. bronchophony
stethoscope
fetoscope, obstetrical stethoscope
collapsible stethoscope
phonendoscope

III. выслушивать кишечные шумы
выслушивать легкие
выслушивать сердце
выслушивать стетоскопом
(фонендоскопом, непосредственно ухом)

выслушивать шум трения плевры
выслушивать шум трения перикарда

III. to listen to intestinal tones
to listen to the lungs
to listen to the heart
to **listen to/sound/examine**
with a stethoscope (phonendoscope, applying the ear to ...)
to listen to pleural murmur

to listen to pericardial murmur

### ПАЛЬПАЦИЯ

### PALPATION

I. баллотирующая пальпация
бимануальная пальпация
глубокая пальпация
легкая пальпация
методическая пальпация,
пальпация по Образцову-Стражеско
осторожная пальпация
поверхностная скользящая/
ориентировочная пальпация
сравнительная пальпация
C. голосовое дрожание
определение голосового дрожания
пальпировать осторожно (тщательно)
реагировать на пальпацию
[при надавливании]

I. balloting palpation
bimanual palpation
deep palpation
light palpation
methodical palpation

gentle palpation
superficial sliding palpation

comparative palpation
S. vocal fremitus
vocal fremitus palpation

to palpate gently (thoroughly)

to feel pain [on pressure]

## ПЕРКУССИЯ

I. аускультаторная перкуссия
непосредственная перкуссия
опосредованная перкуссия
сравнительная перкуссия
топографическая перкуссия
С. границы абсолютной (относительной) тупости
область притупления
перкуторный звук

### ОБЛАСТЬ ПРИТУПЛЕНИЯ

II. изменение области притупления

### ПЕРКУТОРНЫЙ ЗВУК

С. коробочный звук
металлический звук
приглушенный/притупленный звук
тимпанический звук
тупой/бедренный звук
ясный/легочный звук

## ОБСЛЕДОВАНИЕ ПО СИСТЕМАМ

С. видимые слизистые оболочки
кожные покровы
костно-суставная система

лимфатическая система
мышечная система
мочеполовая система

нервная система
подкожная жировая клетчатка
сердечно-сосудистая система
система органов дыхания
система органов пищеварения

### ЛИМФАТИЧЕСКАЯ СИСТЕМА

С. лимфатический узел

### ЛИМФАТИЧЕСКИЙ(ИЕ) УЗЕЛ(Ы)

I. болезненный (безболезненный) лимфатический узел
гладкий лимфатический узел
надключичные лимфатические узлы
околоушные лимфатические узлы

## PERCUSSION

I. auscultatory percussion
immediate percussion
mediate percussion
comparative percussion
topographic percussion
S. borders of absolute (relative) dullness
area of dullness
percussion sound

### AREA OF DULLNESS

II. change in area of dullness

### PERCUSSION SOUND

S. **wooden/bandbox** sound
metallic ringing
**muffled/blunted** sound

tympanic sound
**dull/thigh** sound
**clear/pulmonary** sound

## SYSTEMS REVIEW

S. visible mucous membranes
skin integument
osteal-articular system,
osseous-articular system
lymphatic system
muscular system
**urogenital/genitourinary** system
nervous system
subcutaneous fat
cardiovascular system
respiratory system
**digestive/alimentary** system

### LYMPHATIC SYSTEM

S. lymph **node/gland**

### LYMPH NODE(S), LYMPH GLAND(S)

I. tender (non-tender) lymph node
smooth lymph gland
supraclavicular lymph nodes

parotid lymph nodes

| | |
|---|---|
| паховые лимфатические узлы | inguinal lymph nodes |
| плотный лимфатический узел | **firm/hard** lymph node |
| подвижный (неподвижный) лимфатический узел | movable (**immobile/immobile**) lymph node |
| подключичные лимфатические узлы | **subclavicular/subclavian** lymph nodes |
| подмышечные лимфатические узлы | axillary lymph nodes |
| подчелюстные лимфатические узлы | submandibular lymph nodes |
| регионарные лимфатические узлы | regional lymph nodes |
| шейные лимфатические узлы | cervical lymph nodes |
| II. конгломерат лимфатических узлов | II. lymph nodes conglomerate |
| консистенция лимфатического узла | lymph node consistency |
| размеры лимфатического узла | lymph node size |
| цвет лимфатического узла | lymph node colour |
| цепочка лимфатических узлов | lymph node chain |

**ПОДКОЖНАЯ ЖИРОВАЯ/ПОДКОЖНАЯ КЛЕТЧАТКА** — **SUBCUTANEOUS FAT**

| | |
|---|---|
| I. нормально выраженная подкожная жировая клетчатка | I. normally developed subcutaneous **fat/fatty tissue** |
| слабо выраженная подкожная жировая клетчатка | poorly developed subcutaneous **fat/fatty tissue** |
| чрезмерно выраженная подкожная жировая клетчатка | excessively developed [subcutaneous] **fat/fatty tissue** |
| С. отек(и) | S. edema, dropsy |
| ОТЕК(И) | EDEMA, DROPSY, SWELLING |

| | |
|---|---|
| I. выраженные отеки | I. marked edema |
| застойные отеки | congestive edema |
| местные отеки | local edema |
| незначительные отеки, пастозность | slight edema, puffiness |
| общие отеки, распространенный отек подкожной жировой клетчатки, анасарка | general edema, anasarca |
| II. отек Квинке, ангионевротический отек | II. Quincke's edema, angioneurotic edema |
| отеки почечного происхождения | renal edema |
| отеки сердечного происхождения | cardiac edema |
| С. вдавление при отеке | S. pitting edema |

**СОСТОЯНИЕ БОЛЬНОГО** — **PATIENT'S STATE, PATIENT'S CONDITION**

| | |
|---|---|
| I. настоящее состояние больного | I. present state of the patient |
| общее состояние больного | general state of the patient |
| удовлетворительное (тяжелое) состояние больного | satisfactory (grave) condition of the patient |

II. состояние здоровья
состояние средней тяжести

состояние психики
состояние сознания
C. вес
конституция
общий вид
положение больного
рост
телосложение
температура тела

II. state of health
state of moderate severity,
moderately grave condition

mental state
state of consciousness
S. weight
constitution
appearance habitus
patient's position
height
body build
body temperature

**ВЕС**

II. потеря в весе
большая (малая) потеря
в весе
C. степень упитанности
пониженная (умеренная, хорошая) степень упитанности
резкое истощение, кахексия
III. прибавить в весе
потерять в весе

**WEIGHT**

II. weight loss
heavy (slight) weight
loss
S. degree of nourishment
reduced (moderate, good)
degree of nourishment
severe emaciation, cachexia
III. to gain weight
to **reduce**/**lose** one's weight

**КОНСТИТУЦИЯ**

I. астеническая конституция
атлетическая/нормостеничес-
кая конституция
генетическая конституция,
генотип
гиперстеническая/пикническая
конституция
гипопараноическая конституция
кушингоидная конституция,
кушингоид
невротическая конституция
психастеническая конституция
психопатическая конституция
циклотимическая конституция
шизоидная конституция
эпилептическая конституция

**CONSTITUTION**

I. asthenic constitution
**athletic**/**normosthenic**
constitution
genetic constitution, geno-
type
**hypersthenic**/**picnic** constitution
hypoparanoiac constitution

cushingoid constitution,
cushingoid
neurotic constitution
psychoasthenic constitution
psychopathic constitution
cyclothymic constitution
schizoid constitution
epileptic constitution

**ПОЛОЖЕНИЕ БОЛЬНОГО**

I. активное положение больного
вынужденное положение больного
пассивное положение больного

**PATIENT'S POSITION, PATIENT'S
ATTITUDE**

I. active patient's position
forced patient's **attitude**/
**position**
passive patient's position

**ТЕЛОСЛОЖЕНИЕ**

I. астеническое/лептосомное
телосложение

**BODY BUILD, PHYSIQUE**

I. asthenic [body] build/phy-
sique

48

| | |
|---|---|
| атлетическое телосложение | athletic **build/physique** |
| диспластическое телосложение | dysplastic **build/physique** |
| неправильное телосложение | irregular **build/physique** |
| пикническое телосложение | picnic **build/physique** |
| правильное телосложение | regular **build/physique** |

У вас отекает(ют) лицо (веки)?

Does your face get swollen? (Do your eyelids get swollen?)

У вас появляются отеки ног к вечеру вокруг лодыжек (на тыле стопы)?

Do your legs and feet get swollen by the evening round the ankles (at the back of the foot)?

Утром отеки исчезают?

Does the swelling disappear in the morning?

После длительной ходьбы или сидения вы замечали, что обувь становится тесной?

Have you noticed that your shoes become tight after walking or sitting for a long time?

У вас остаются следы вдавления от обуви после того, как вы ее снимете?

Do your shoes leave marks on your feet after you take them off?

Какой ваш нормальный вес?

What is your normal weight?

За последнее время вы прибавили (потеряли) в весе?

Have you gained (lost) weight recently?

Лимфатические узлы (не) пальпируются, (не) увеличены, (без)болезненные, (не)подвижные

Lymph nodes are (not) palpated, (not) enlarged, (non) tender, (im)movable

Лимфатические узлы небольших размеров (эластической консистенции)

Lymph nodes are small in size (soft)

Подкожная жировая клетчатка развита слабо (умеренно, чрезмерно)

The patient is poorly (moderately, excessively) nourished

Отек не спадает

Edema is persistent

Отек явно (не) выражен
Отеков нет

Edema is (not) apparent [There is] no edema

Больной(ая) правильного телосложения

The patient is of regular [body]build

Больной(ая) пониженного (повышенного) питания

The patient is poorly (excessively) nourished

Общее состояние больного(ой) крайне тяжелое (тяжелое, средней тяжести, удовлетворительное, хорошее)

The patient's general condition is extremely grave (grave, moderately grave, satisfactory, good)

Изменений в весе нет

The patient maintains his weight

Сознание сохранено (спутанно, утрачено)

Consciousness is retained (confused, lost)

Больной(ая) возбужден(а) (безразличен(на), в приподнятом настроении, эйфоричен(на)

У больного(ой) отмечается цианоз лица (симптом Либермейстера, пневмоторакс, кровохарканье)

Пульс нитевидный (едва прощупываемый, с перебоями, полный, напряженный, частый, мягкий, с выпадениями)

The patient is excited (indifferent, in high spirits, euphoric)

The patient has facial cyanosis (Liebermeister's sign, pneumothorax, hemoptysis)

The pulse is thready (barely palpable, with dropped beats, full, tense, rapid, soft, intermittent)

# ЛАБОРАТОРНЫЕ ИССЛЕДОВАНИЯ

# LABORATORY INVESTIGATIONS

## ОБЩАЯ ЧАСТЬ

### АНАЛИЗ(Ы)

## GENERAL

### ANALYSIS (ANALYSES), STUDY (STUDIES), TEST(S), EXAMINATION(S)

I. лабораторные анализы
   клинические лабораторные анализы
   общеклинические лабораторные анализы

II. анализ желудочного сока
   анализ желчи
   анализ кала

   анализ крови

   общий клинический анализ крови
   анализ крови (мочи, желчи) на наличие паразитов
   анализ мокроты
   анализ мочи

   направление на анализ

   результаты анализов
C. бланк на анализ
III. делать анализ

   заполнять направление на анализ

I. laboratory analyses
   clinical laboratory analyses

   routine laboratory studies

II. gastric juice analysis
   examination of bile
   stool **test/study,** examination of feces
   blood **analysis/examination/ test/count**
   general blood analysis

   examination of blood (urine, bile) for parasites
   sputum examination
   urinalysis, analysis of urine
   appointment for **examination/ analysis**
   laboratory **reports/results**
S. blank analysis form, form
III. to **make/do/perform** an analysis, to have an analysis made, to fill in an analysis form

## ИССЛЕДОВАНИЕ(Я)

I. бактериологические исследования
биохимические исследования
гематологические исследования
гистологические исследования
иммунологические исследования
лабораторные исследования

повторные исследования

серологические исследования
II. данные исследований
данные клинического исследования крови
исследования аспирата из пищевода
исследование промывных вод желудка
исследование рвотных масс
III. проводить исследование

## КЛЕТКА(И)

I. бокаловидная клетка

гигантская клетка
живая клетка
жировая клетка
злокачественная клетка
лимфоидная клетка
мезотелиальная клетка
мононуклеарная клетка
мышечная клетка
нервная клетка
плазматическая клетка
пигментная клетка
раковая клетка
серповидная клетка
тучная клетка
фолликулярная клетка
II. клетка крови
клетка соединительной ткани
цитоплазма клетки
ядро клетки
ядрышко клетки
III. подсчитать клетки
C. митохондрия

органелла
рибосома

## INVESTIGATION(S), STUDY (STUDIES), EXAMINATION(S), TEST(S), RESEARCH(ES)

I. bacteriologic **tests/researches**
biochemical examination
hematologic study

histological identification
immunologic study

laboratory **investigations/studies**
re-examination, repeat [ed] examinations
serologic study
II. examination **data/findings**
clinical blood examination **data/findings**
blood count ,examination of esophageal aspirate
examination of stomach washings
examination of vomitus
III. to carry out **investigation/research**, to investigate, to do research

## CELL(S)

I. **goblet/beaker** cell, caliciform cell
giant cell
living cell
fat [ty] cell, adipose cell
malignant cell
lymphoid cell
mesothelial cell
mononuclear cell
**muscular/muscle cell**
nerve cell
plasma cell
pigment cell
cancer cell
sickle cell
mast cell
follicular cell
II. blood cell
connective tissue cell
cellular cytoplasm
nucleus of a cell
nucleolus of a cell
III. to count cells
S. mitochondrion (*pl.* mitochondria)
organella
ribosome

## КУЛЬТУРА

I. бактериальная культура
II. культура клеток
    культура тканей

## ЛАБОРАТОРИЯ

I. бактериологическая лаборатория

   биохимическая лаборатория
   вирусологическая лаборатория
   клинико-диагностическая лаборатория
   паразитологическая лаборатория

C. оснащение лаборатории
   персонал лаборатории

## ОСНАЩЕНИЕ ЛАБОРАТОРИИ

C. автоматический анализатор крови, техникон
   весы
       аналитические весы
       технические весы
   аппарат Ван-Слайка для количественного определения газов крови
   аппарат Варбурга
   аппарат для встряхивания колб и пробирок
   аппарат микро-Аструп
   бюретка
   вискозиметр
   водяная баня
   вытяжной шкаф
   воронка
       воронка с фильтром
   газовая горелка
   гемокоагулограф
   гемометр Сали
   градуированный цилиндр
   дистиллятор
   игла скарификатор [со съемным копьем]
   капилляр Панченкова
   колориметр
   колба
   лакмусовая бумажка
   мензурка

   микроанализатор кислотно-щелочного состояния
   микроскоп
   микротитратор
   перо-скарификатор
   пипетка

## CULTURE

I. bacterial culture
II. cellular culture
    tissue culture

## LABORATORY

I. bacteriological laboratory

   biochemical laboratory
   virologic laboratory
   clinicodiagnostic laboratory

   parasitologic laboratory

S. laboratory facilities
   laboratory personnel

## LABORATORY FACILITIES

S. automatic tester of blood, technicon
   scales, balance
       analytical **scales/balance**
       scales
   Van Slyke blood gas apparatus

   Warburg's apparatus
   apparatus for shaking [of] flasks and test-tubes
   micro-Astrup apparatus
   buret [te]
   rheometer
   water-bath
   fuming board
   funnel
       filter funnel
   gas burner
   hemocoagulograph
   Sahli hemoglobinometer
   graduated glass
   distillator
   blood lancet

   Panchenkov's capillary
   colorimeter
   flask
   litmus paper
   measuring-glass, graduated glass
   blood mirco equipment, acid-base balance microanalyser
   microscope
   microtitrator
   arrow-shaped blade
   pipette

| покровное стекло | coverslide, cover-slip |
| предметное стекло | microscope slide |
| пробирка | test-tube |
| реактив(ы) | reagent(s) |
| смеситель, меланжер | mixer |
| спектроскоп | spectroscope |
| спектрофотометр | spectrophotometer |
| сушильный шкаф | drying chamber |
| счетная камера | counting chamber |
| термостат | thermostat |
| тигли | crucibles |
| тромбоэластометр | thromboelastometer |
| фарфоровая ступка | porcelain mortar |
| фильтровальная бумага | **blotting/filter** paper |
| фотометр | photometer |
| фото [электро] колориметр | photo [electro] colorimeter |
| холодильник | refrigerator |
| центрифуга | centrifuge |
| центрифужная пробирка | centrifugal test-tube |
| чашка Петри | Pétri dish |
| штатив | support, tripod |
| эксикатор | disiccator |
| электронный счетчик кровяных клеток | electronic blood cell counter |

## МИКРОСКОП

## MICROSCOPE

I. бинокулярный микроскоп
голографический микроскоп
люминесцентный микроскоп
поляризационный микроскоп
стереоскопический микроскоп
телевизионный микроскоп
фазово-контрастный микроскоп
цветовой микроскоп
электронный микроскоп
II. исследование под микроскопом

объектив микроскопа
окуляр микроскопа
предметный столик
фазово-контрастное устройство

I. взять материал для исследования под микроскопом

I. binocular microscope
holographic microscope
luminescent microscope
polarizing microscope
stereoscopic microscope
television microscope
phase-contrast microscope
colour microscope
electron microscope
II. examination under a microscope
microscope objective
microscope eye-piece
S. objective stage
phase-contrast viewing attachment
III. to take material for microscopic examination

## ПЕРСОНАЛ ЛАБОРАТОРИИ

## LABORATORY PERSONNEL

врач-лаборант
лаборант
техник-лаборант

S. doctor-laboratory assistant
laboratory-assistant
laboratory technician

## МАЗОК

## SMEAR, SWAB

свежевзятый мазок
мазок гноя
мазок из влагалища
мазок из зева

I. newly taken **smear/swab**
II. pus smear
vaginal smear
throat swab

| | |
|---|---|
| мазок из шейки матки | cervical smear |
| мазок крови | blood smear |
| мазок со слизистой щеки на половой хроматин | buccal smear for sex chromatin |
| III. брать мазок | III. to take a swab |
| высушивать мазок | to dry a smear |
| делать мазок | to **make/prepare** a smear |
| окрашивать мазок | to stain a smear |
| фиксировать мазок | to fix a smear |

## ПОСЕВ

## CULTURE

| | |
|---|---|
| II. посев из носа | II. nasal culture |
| посев из раны на флору и на чувствительность к антибиотикам | culture of a wound for flora and for sensitivity to antibiotics |
| посев из ротовой полости | culture from the oral cavity |
| посев испражнений | fecal culture |
| посев/культура крови | blood culture |

## ПРОБА

## TEST, TRIAL, ASSAY, SAMPLE

| | |
|---|---|
| I. аллергическая проба | I. allergy test |
| бензидиновая проба | benzidine test |
| внутрикожная проба | intracutaneous test |
| кожная проба | **skin/cutaneous** test |
| тимоловая проба | thymol turbidity test |
| туберкулиновая проба | tuberculin test |
| кожная туберкулиновая проба | skin tuberculin test |
| функциональные пробы печени | liver function tests |
| II. проба Зимницкого | II. Zymnitsky's test |
| проба Манту | Mantoux **reaction/test** |
| проба на белок | albumin test |
| проба на наличие беременности | **pregnancy/Bercovitz** test |
| проба на сахар | test for sugar |
| проба на скрытую кровь | occult blood test |
| проба Пирке | Pirquet's **request/test** |
| проба с атропином | atropine test |
| проба с сахарной нагрузкой | glucose tolerance test |
| III. провести/сделать пробу на чувствительность к... | III. to do sensitivity test to smth. |

## РЕАКЦИЯ

## REACTION, RESPONSE, TEST

| | |
|---|---|
| I. серологическая реакция | I. serologic [al] test |
| серологическая реакция на сифилис | serological test for syphilis |
| II. реакция агглютинации | II. agglutination test |
| реакция Ашгейм-Цондека | Aschheim-Zondek test |
| реакция Борде-Жангу, реакция связывания комплемента | Bordet-Gengou test, reaction of binding complement |
| реакция Вассермана | Wassermann **reaction/test** |
| реакция Видаля | Widal's reaction |

реакция на групповую совместимость крови  
реакция преципитации  
реакция псевдоагглютинации

cross-match test

precipitation test  
pseudoagglutination **test/
reaction**

III. поставить реакцию

III. to **do/carry** out a reaction

■ Вам сделали анализ крови
(мочи, кала)?

■ Have you had your blood
count (urinalysis, exami-
nation of feces)?

У вас есть результаты [ваших]
анализов?

Do you have the results of
[your] analyses? (Do you have
the analysis reports?)

От какого числа ваши ана-
лизы?

On what date did you have
[your] tests?

Это старый анализ. Нужен но-
вый

This is an old analysis. We
want a new one

Я вам дам направление на
повторный анализ крови
(мочи, кала)

I'll give you an analysis
form for another blood count
(urinalysis, stool test)

Вы (вам) [раньше] делали
анализ мазков на выявление
гонококка (анализ крови на
выявление малярийного плаз-
модия)?

Have your smears been tested
[previously] for gonococci?
(Has your blood been tested
for malaria plasmodium?)

Я предполагаю у вас венери-
ческое заболевание. Вам необходимо немедленно сделать
анализ крови на реакцию Вассермана

I suspect you have a venereal
disease. You must have the
Wassermann test immediately

Вам делали анализы крови
на реакцию Борде-Жангу
(Вассермана)?

Have you had the Bordet-Gen-
gou test (Wassermann reaction test)?

Сколько раз вам исследовали
кровь на реакцию Вассермана?

How many times has your
blood been tested for the Wassermann reaction?

▲ Вы отправили кал (кровь,
мочу) в лабораторию на анализ (исследование)?

▲ Have you sent feces (blood,
urine) to the laboratory for
testing?

Эти анализы надо сделать
немедленно!

These analyses should be
made immediately

Готовы результаты анализов
больного(ой)? Принесите их
мне, пожалуйста

Are the laboratory reports
of the patient ready? Bring
them to me, please

Какие результаты анализов
мочи (кала, желудочного сока)?

What are the results of the
urinalysis (feces, gastric
juice) examination?

Лабораторные анализы нор-
мальные (плохие, без изменений, стали лучше, хуже)

The laboratory analyses are
normal (bad, unchanged, have
become better, worse)

| | |
|---|---|
| Больному(ой) следует ежедневно делать анализ крови на гемоглобин и лейкоциты (анализ мочи на белок) | The patient should have his (her) blood tested daily for hemoglobin and leucocytes (urine tested daily for albumin) |
| После лечения повторить все анализы | After treatment have all the analyses repeated |
| Продолжайте делать анализы! Возьмите мазок у больного(ой) из зева | Go on with analyses Take a throat swab from the patient |
| Сделайте мазки из шейки матки и влагалища для цитологического исследования | Prepare cervical and vaginal smears for cytological examination |
| Обратите внимание на наличие злокачественных клеток | Pay attention to presence of cancer cells |
| В мазках (культуре) обнаружена нормальная флора, (не) специфическая смешанная флора | In the smears (culture) there has been found normal flora, (non)specific mixed flora |
| Во взятых мазках (не) обнаружены патологические элементы: паразиты, опухолевые клетки | The smears taken have (not) revealed [any] pathology: parasites, tumour cells |
| Рост культуры идет медленно (быстро) | Culture growth is slow (rapid) |
| Посев не дал роста. Посев дал выраженный рост бета-гемолитического стрептококка (золотистого стафилококка) | The culture showed no growth. The culture showed a heavy growth of beta-hemolytic streptococcus (staphylococcus aureus) |
| Сделайте больному(ой) пробу Пирке (Манту) | Do Pirquet's (Mantoux) test on the patient |
| Поставьте туберкулиновую пробу | Carry out tuberculin test |
| Наберите кровь в смеситель до метки 0,5 | Collect blood into the mixer to the mark of 0,5 |
| Поставьте капилляр в строго вертикальное положение | Place the capillary tube into the strictly vertical position |
| Набранную кровь выдуйте в пробирку с лимоннокислым натрием | Blow out the blood collected into the test-tube containing sodium citrate |
| Зажмите верхнее отверстие капилляра указательным пальцем | Keep the upper orifice of the capillary tube closed with the forefinger |
| Притрите покровное стекло в камере | Press the coverslip on the chamber |
| Включите центрифугу на 200 оборотов в минуту | Switch the centrifuge on at a speed of 200 revolutions per minute |

# СПЕЦИАЛЬНАЯ ЧАСТЬ

# SPECIAL

## ИССЛЕДОВАНИЕ ДУОДЕНАЛЬНОГО СОДЕРЖИМОГО

## INVESTIGATION OF DUODENAL CONTENTS

C. дуоденальное зондирование
   многофракционное дуоденальное зондирование
   желчь

S. duodenal intubation
   multifractional duodenal intubation
   bile

### ЖЕЛЧЬ

### BILE

II. белок желчи
   билирубин желчи
   дуоденальная/холедоходуоденальная желчь, желчь А, порция А

II **biliary/bile** protein
   **biliary/bile** bilirubin
   duodenal bile, A-bile

   печеночная желчь, желчь С, порция С

   hepatic bile, C-bile

   пузырная желчь, желчь В, порция В

   cystic bile, B-bile

   реакция желчи
   удельный вес желчи
   холестерин желчи

   bile reaction
   specific gravity of bile
   bile cholesterol

C. желчные кислоты
   желчные пигменты
   лямблии
   лейкоциты

S. bile acids
   bile pigments
   Lamblia
   leucocytes, white [blood] cells

   микролиты

   microliths

## ИССЛЕДОВАНИЕ ЖЕЛУДОЧНОГО СОДЕРЖИМОГО

## EXAMINATION OF GASTRIC JUICE CONTENTS

C. гастромукопротеины
   дрожжевые грибы(ки)
   желудочный сок
   крахмальные зерна
   наличие скрытой крови
   молочная кислота
   палочка молочнокислого брожения

S. gastromucoproteins
   yeast fungi
   gastric juice
   starch grains
   presence of occult blood
   lactic acid
   lactobacillus

   пепсин
   пепсиноген
   растительная клетчатка
   непереваримая клетчатка
   переваримая клетчатка
   слизь
   соляная кислота
      свободная соляная кислота

   pepsin
   pepsinogen
   cellulose
   non-digestable cellulose
   digestable cellulose
   mucus
   hydrochloric acid
      free hydrochloric acid

      связанная соляная кислота

      **combined/fixed** hydrochloric acid

   цилиндрический эпителий

   **cylindrical/columnar** epithelium

## ЖЕЛУДОЧНЫЙ СОК

II. исследование желудочного
сока фракционным методом
исследование желудочного
сока после пробного завтрака

кислотность желудочного сока

## КИСЛОТНОСТЬ ЖЕЛУДОЧНОГО СОКА

I. общая кислотность желудочного сока
повышенная кислотность желудочного сока
пониженная кислотность желудочного сока

## ИССЛЕДОВАНИЕ КАЛА/ИС-
ПРАЖНЕНИЙ/ФЕКАЛИЙ/ЭК-
СКРЕМЕНТОВ

С. запах кала
зловонный запах кала
кисловатый запах кала
кишечные паразиты в кале
консистенция кала
кристаллы Шарко-Лейдена
непереваренные мышечные
волокна
остатки непереваренной пищи в кале, лиентерия
патологические примеси в
кале
повышенное содержание жира,
жирных кислот и мыл в кале,
стеаторея
форма кала
цвет кала

## КИШЕЧНЫЕ ПАРАЗИТЫ В КАЛЕ

С. аскарида(ы)
бычий солитер, невооруженный
цепень
власоглав
острица(ы)
рыбий солитер, широкий лентец
свиной солитер, вооруженный
цепень
цисты лямблий
членики ленточных гельмин-
тов/глистов
яйца гельминтов/глистов

## GASTRIC JUICE

II. gastric juice examination
by a fractional method
gastric juice examination
after having test meal

gastric juice acidity

## GASTRIC JUICE ACIDITY

II. gastric juice total acidity

gastric juice hyperacidity

gastric juice hypoacidity

## EXAMINATION OF FECES,
EXAMINATION OF EXCRETA

S. odour of feces
foul, smelly odour of feces
sourish odour of feces
intestinal parasites in feces
consistency of feces
Charcot-Leyden crystals
indigested muscular fibers

remnants of undigested food
in feces, lientery
pathological admixtures in
feces
excessive fat, fatty acids
and soaps in feces, stea-
[to]rrhea
form of feces
colour of feces

## INTESTINAL PARASITES IN FECES

S. ascaride(s)
beef tapeworm, nonarmed
tapeworm
Trichuris trichiura
pinworm(s)
fish tapeworm, broad tapeworm
pork tapeworm, armed tapeworm
lamblia cysts
segments of tapeworms

eggs of worms, worm
ova

. водянистая консистенция кала, водянистый кал
желеобразная консистенция
кала, желеобразный кал
жидкая консистенция кала,
жидкий кал
кашицеобразная консистенция
кала, кашицеобразный кал
мазеобразная консистенция
кала, мазеобразный кал
плотная консистенция кала,
плотный кал

I.  watery consistency of feces,
watery feces
jelly-like consistency of
feces, jelly-like feces
loose consistency of feces,
liquid feces
chyme-like consistency of
feces, semi-liquid feces
ointment-like consistency of
feces, ointment-like feces
**solid/hard** consistency of
feces, solid feces

АТОЛОГИЧЕСКИЕ ПРИМЕСИ
КАЛЕ

**PATHOLOGICAL ADMIXTURES
IN FECES**

. гной
желчные камни
кровь в кале
    скрытая кровь в кале
слизь
частицы опухоли

S.  pus
gallstones
blood in feces
    occult blood in feces
mucus
tumour particles

ОРМА КАЛА

**FORM OF FECES**

колбасовидная/цилиндричес-
кая форма кала, колбасовид-
ный кал
комковидная форма кала,
овечий/комковидный кал
лентовидная форма кала,
лентовидный кал
(не)оформленный стул

I.  **sausage-like/cylindrical**
form of feces, sausage-like
feces
bolus-like feces

tape-like feces

S.  (non-)formed stool

ЕТ КАЛА

**COLOUR OF FECES**

глинистый/ахолический цвет
кала, ахолический кал

буро-коричневый цвет кала,
буро-коричневый кал
дегтеобразный цвет кала,
дегтеобразный кал/стул, мелена
светло-желтый цвет кала,
светло-желтый кал

I.  clay-coloured feces, acholic
colour of feces, acholic
feces
red-brown colour of feces,
red-brown feces
tarry colour of feces,
tarry **feces/stool**, melena

light-yellow colour of feces,
light-yellow feces

## СЛЕДОВАНИЕ КРОВИ

## BLOOD EXAMINATION

данные клинического исследования крови
аммиак крови
аминокислоты плазмы крови
белок сыворотки крови
билирубин сыворотки крови
витамины крови
вязкость крови

II. clinical blood examination
**data/findings,** blood count
S.  blood ammonia
blood [plasma] amino acids
[blood] serum protein
[blood] serum bilirubin
blood **vitamins/factors**
blood viscosity

| | |
|---|---|
| гематокритное число, гемато-критная величина, гематокрит | hematocrit (Hct) |
| гемоглобин крови | [blood] hemoglobin (Hb) |
| гормоны крови | blood hormones |
| изменение состава крови | change in blood composition |
| картина крови | blood picture |
| кетоновые тела сыворотки крови | serum ketonic bodies |
| желчные кислоты сыворотки крови | serum bile acids |
| кислотно-щелочное состояние | acid-base balance |
| креатинин плазмы крови | blood plasma creatinine |
| липиды сыворотки крови | [blood] serum lipids |
| мочевая кислота крови | blood uric acid |
| мочевина сыворотки крови | [blood] serum urea |
| нарушение кислотно-щелочного состояния в организме в сторону увеличения анионов кислот, ацидоз | blood hyperacidity, acidosis |
| нарушение кислотно-щелочного состояния в организме в сторону увеличения катионов оснований, алкалоз | alkalosis |
| остаточный азот сыворотки крови | blood serum urea nitrogen |
| протромбин крови | blood prothrombin |
| сахар крови; глюкоза крови | blood sugar; blood glucose |
| свертываемость крови | blood **clotting/coagulation** |
| время свертываемости крови | **clotting/coagulation** time |
| сгущение крови, гемоконцентрация | hemoconcentration |
| скорость оседания эритроцитов, СОЭ | erythrocyte sedimentation rate, ESR |
| значительное (незначительное) повышение скорости оседания эритроцитов | considerable (slight) eleva tion of the erythrocyte se mentation rate |
| триглицериды сыворотки крови | serum triglycerides |
| ферменты крови | blood **ferments/enzymes** |
| форменные элементы крови | formed elements of blood |
| формула крови | blood count |
| общая формула крови | Complete Blood Count (CE |
| формула белой крови, лейкоцитарная формула | White Blood Count (WB( |
| фосфолипиды сыворотки крови | phospholipids, phosphatides |
| общий холестерин | total cholesterol (TC) |
| холестерин сыворотки крови | serum cholesterol |
| цветной показатель | colour index (CI) |
| электролиты крови | blood electrolytes |
| III. брать/взять кровь | III. to take blood, to draw a blood sample |
| брать кровь из пальца (вены) | to take blood from a finge (vein) |
| исследовать кровь на... | to **test/examine** blood for s |
| определять в крови... | to **estimate/determine** smth in blood |

## БЕЛОК СЫВОРОТКИ КРОВИ

I. общий белок крови
   С-реактивный белок крови

II. повышенное содержание белка
    сыворотки крови, гиперпро-
    теинемия
    пониженное содержание белка
    сыворотки крови, гипопротеи-
    немия
C. альбумины сыворотки крови
   пониженное содержание
   альбуминов, гипоальбумине-
   мия
   глобулины сыворотки крови

## БИЛИРУБИН СЫВОРОТКИ КРОВИ

I. непрямой/свободный/неконъюги-
   рованный билирубин крови

   прямой/связанный/конъюгиро-
   ванный билирубин крови
   общий билирубин крови
II. повышение содержания били-
    рубина в сыворотке крови,
    гипербилирубинемия

## ЛЕЙКОЦИТАРНАЯ ФОРМУЛА

II. сдвиг лейкоцитарной формулы
    влево (вправо)
C. базофилы
   лимфоциты
   моноциты
   нейтрофилы
      палочкоядерные нейтрофилы
      сегментоядерные нейтрофилы
      юные нейтрофилы
   эозинофилы
III. подсчитать лейкоцитарную
     формулу

## САХАР КРОВИ; ГЛЮКОЗА КРОВИ

II. повышенное содержание сахара
    в крови, гипергликемия
    пониженное содержание сахара
    в крови, гипогликемия
    сахар крови натощак

## ФЕРМЕНТЫ КРОВИ

C. аланиновая трансаминаза
   амилаза сыворотки крови
   аспарагиновая трансаминаза
   кислая фосфатаза

## [BLOOD] SERUM PROTEIN

I. total [blood] protein [TP]
   C-reactive [blood] protein
   (C-RP)
II. hyperproteinemia


   hypoproteinemia


S. serum albumins (SA)
      hypoalbuminemia


   serum globulins (SG)

## [BLOOD] SERUM BILIRUBIN

I. indirect bilirubin (IB),
   **free/non-conjugated** blood
   bilirubin
   direct bilirubin (DB), **com-
   bined/conjugated** blood bilirubin
   total blood bilirubin (TB)
II. hyperbilirubinemia

## DIFFERENTIAL BLOOD COUNT

II. deviation of the differenti-
    al count to the left (right)
S. basophils
   lymphocytes
   monocytes
   neutrophils
      **stab/band** neutrophils
      segmented neutrophils
      juvenile neutrophils
   eosinophils
III. to **estimate/determine** diffe-
     rential blood count [ing]

## BLOOD SUGAR; BLOOD GLUCOSE

II. high blood sugar, hyper-
    glycemia
    low blood sugar, hypogly-
    cemia
    fasting blood sugar (FBS)

## BLOOD FERMENTS, BLOOD ENZYMES

S. alanine transaminase
   serum amylase
   asparagine transaminase
   acid phosphatase

холинэстераза
щелочная фосфатаза

cholinesterase
alkaline phosphatase

## ФОРМЕННЫЕ ЭЛЕМЕНТЫ КРОВИ

## FORMED ELEMENTS OF BLOOD

II. количество форменных элементов крови
повышенное (пониженное) количество форменных элементов крови

II. number of formed elements of blood
raised (low) number of formed elements of blood

C. лейкоцит(ы)

S. leucocyte(s), white [blood] cell(s), pus cell(s)

ретикулоцит(ы)
тромбоцит(ы)

reticulocyte(s)
thrombocyte(s), [blood] platelet(s)

эритроцит(ы)

erythrocyte(s)

## ЭЛЕКТРОЛИТЫ КРОВИ

## BLOOD ELECTROLYTES

C. железо сыворотки крови
калий сыворотки крови
кальций сыворотки крови
нарушение водно-электролитного баланса
натрий сыворотки крови

S. [blood] serum iron
serum potassium
serum calcium
electrolyte imbalance

[blood] serum sodium

# ИССЛЕДОВАНИЕ МОКРОТЫ

# SPUTUM EXAMINATION

C. мокрота

S. sputum

## МОКРОТА

## SPUTUM, PHLEGM

I. бесцветная мокрота
вязкая мокрота
гнойная мокрота
желто-зеленая мокрота
жемчужная мокрота
пенистая мокрота
ржавая мокрота
серозная мокрота
слизистая мокрота
II. количество мокроты
количество мокроты, выделенное за сутки
мокрота в виде малинового желе
мокрота с прожилками крови
примеси в мокроте
слоистость мокроты

I. **colourless/clear** sputum
**viscid/viscous** sputum
purulent sputum
yellow-green sputum
pearl sputum
foamy sputum
rusty sputum
serous sputum
mucous sputum
II. amount of sputum
daily amount of sputum

sputum in the form of raspberry jelly
blood-streaked sputum
sputum admixtures
stratified sputum

ПРИМЕСИ В МОКРОТЕ

SPUTUM ADMIXTURES

C. альвеолярные макрофаги
желчь
клетки альвеолярного эпителия
«клетки сердечных пороков»

S. alveolar macrophages
bile
alveolar epithelium cells

heart failure cells

| | |
|---|---|
| кристаллы Шарко-Лейдена | Charcot-Leyden crystals |
| кровь | blood |
| опухолевые клетки | tumour cells |
| пробки Диттриха | Dittrich's plugs |
| спирали Куршмана | Curschmann's spirals |
| цилиндрический мерцательный эпителий | columnar ciliated epithelium |
| элементы эхинококка | echinococcus elements |
| эластические волокна | elastic fibers |

# ИССЛЕДОВАНИЕ МОЧИ

# EXAMINATION OF URINE, URINARY TESTS

C. моча

S. urine

**МОЧА**

**URINE**

I. гноесодержащая моча
кислая моча
красная моча
мутная моча
отстоявшаяся моча
остаточная моча
черная моча
щелочная моча

I. pyuria
acid urine, aciduria, oxyuria
red urine
cloudy urine
stagnant residual urine
residual urine
black urine
alkaline urine, alkalinuria

II. амилаза/диастаза мочи
выделение белка с мочой, протеинурия
выделение кетоновых тел с мочой, кетонурия
выделение сахара с мочой, глюкозурия
количество выделенной мочи, диурез
креатинин мочи
кровь и эритроциты в моче, гематурия
моча, собранная в течение суток, суточный диурез
моча с запахом ацетона
моча цвета пива
осадок мочи
увеличение мочевины в моче, гиперазотурия, азотурия
удельный вес мочи
уробилин мочи
уробилиноген мочи
цвет мочи

II. urinary **amylase/diastase**
albuminuria, proteinuria

ketonuria

glucosuria

amount of excreted urine, diuresis
urinary creatinine
blood and erythrocytes in urine, hematuria
24 hour urine collection, daily urine
acetone-odour urine
beer-coloured urine
urinary sediment
hyperazoturia, azoturia

specific gravity of urine
urinary urobilin
urinary urobilinogen
colour of urine

. желчные кислоты

S. bile acids

II. брать мочу катетером

измерять диурез
собирать мочу

III. to take urine by way of catheter
to measure diuresis
to collect urine

ОСАДОК МОЧИ

II. анализ осадка мочи по
    Каковскому-Аддису

C. жирные кислоты
   скопление лейкоцитов в моче
   кристаллы ксантина
   кристаллы лейцина
   кристаллы мочевой кислоты
   кристаллы фосфорнокислого
   кальция
   соли мочевой кислоты, ураты
   соли щавелевой кислоты,
   оксалаты
   цилиндры

**Цилиндры**

I. восковидные цилиндры
   гемоглобиновые цилиндры
   гиалиновые цилиндры
   зернистые цилиндры
   кровяные цилиндры
   лейкоцитарные цилиндры
   эпителиальные цилиндры

■ Приходите утром [натощак]
  для анализа крови

  Вам нужно собрать немного
  кала и принести для [повтор-
  ного] исследования (собрать
  мочу в чистую посуду и принести на исследование в лабораторию)

  Примите пробный завтрак натощак в течение 10 минут

▲ Необходимо сделать клинический анализ крови

  Попросите лаборанта прийти
  в палату и взять кровь для
  исследования у больного(ой)

  Вот анализ крови больного (ой)

  Скорость оседания эритроцитов в два раза выше нормы
  (очень высокая, ... мм в час)

  Какое содержание сахара
  крови (белка, холестерина,
  липидов сыворотки крови)?

URINARY SEDIMENT

II. urinary sediment examina-
    tion according to Kakovsky-
    Addis, Kakovsky-Addis urine
    sediment count
S. fatty acids
   clump of pus cells in urine
   xanthine crystals
   leucine crystals
   uric acid crystals
   calcium phosphate crystals

   salts of uric acid, urates
   salts of oxalic acid,
   oxalates
   casts

**Casts**

I. waxy casts
   hemoglobin casts
   hyaline casts
   granular casts
   blood casts
   leukocytic casts
   epithelial casts

■ Come in the morning [on
  an empty stomach] for
  your blood to be tested

  You have to collect
  some feces and take them for
  [another] examination
  (collect urine in a clean
  vessel and bring it to the
  laboratory for examination)

  Have your test meal on an
  empty stomach for 10 minutes

▲ Routine blood examination
  is necessary

  Ask a laboratory-assistant
  to come to the ward and
  take blood for examination
  from the patient

  Here is the blood analysis
  report of the patient

  Erythrocyte sedimentation
  rate is twice normal (very
  rapid, ... mm per hour)

  What is the [blood] sugar
  (protein, cholesterol, serum
  lipid) content?

Концентрация сахара в крови низкая (очень высокая, нормальная)

[Blood] Sugar content is low (very high, normal)

Белок (холестерин, липиды) незначительно повышен(ы) (понижен(ы)

Protein (cholesterol, lipids) is (are) slightly raised (low)

Гематокрит [ная величина] составляет ... %

The hematocrit (Hct) is... %

Гемоглобин повысился (снизился) до...

Hemoglobin (Hb) rose (fell) to...

Концентрация холестерина...

The cholesterol concentration is ...

Уровень калия (натрия, кальция) сыворотки крови восстановился до нормы (снизился, повысился)

The serum potassium (sodium, calcium) level returned to normal (fell, rose)

Формула крови у больного(ой) нормальная

The patient's complete blood count is normal

Время кровотечения, свертываемость крови и протромбиновое время в пределах нормы

Bleeding time, clotting time, prothrombin time is normal

Срочно подсчитайте количество лейкоцитов

Count WBC urgently

Сдвига лейкоцитарной формулы нет

Differential is normal

Сделайте исследование суточного количества мочи по Зимницкому (на сахар), мокроты на раковые клетки (на туберкулезную палочку)

Examine daily amount of urine according to Zymnitsky (for sugar), sputum for cancer cells (for tubercle bacillus)

Определите суточное выделение мокроты (мочи)

Measure daily excretion of sputum (urine)

В моче постоянно определяется повышенное количество эритроцитов (лейкоцитов, клеток почечного эпителия, цилиндров)

Urine contains constantly raised amount of red cells (white cells, renal epithelial cells, casts)

Какого цвета моча?

What colour is the urine?

Моча соломенного цвета (цвета мясных помоев, бурого цвета, янтарного цвета)

The urine is straw (brown-red, brown, amber) coloured

Моча [совершенно] прозрачная (мутная)

The urine is [quite] clear (turbid)

Удельный вес мочи 1017

The specific gravity of the urine is 1017 (one thousand and seventeen)

В моче нет ни сахара, ни белка

The urine is free from sugar and albumin

| | |
|---|---|
| Анализ мочи нормальный | The urine is clear |
| В моче есть (нет) следы(ов) белка | There are (no) traces of protein in the urine |
| Эритроциты вновь обнаружены в осадке мочи | Red cells have been found in the urinary sediment again |
| Кал мягкой (плотной, мазеобразной, кашицеобразной) консистенции | The feces are of soft (solid, ointment-like, chime-like) consistency |
| Кал (не)оформленный. Кал коричневого (белого, серовато-белого)цвета | The feces are (non-)formed (of brown colour, of white colour, of greyish-white colour) |
| Кал маслянистый (щелочной, кислой реакции) | The feces are oily (of alkaline (acid) reaction) |
| В кале (не) обнаружены яйца гельминтов (членики гельминтов, дизентерийные бациллы) | Ova (worm segments, dysenteric bacilli) are (not) found in the feces |
| В кале большое количество слизи с примесью свежей крови | The feces contain much mucus with bright red blood admixture |
| Промойте больному(ой) желудок | Wash the patient's stomach |
| Предупредите его (ее), чтобы он (она) ничего не ел(а) до приема пробного завтрака | Warn him (her) not to eat anything before having the test meal |
| Желудочная секреция в пределах нормы? | Is gastric secretion within normal limits? |
| Содержание соляной кислоты в желудочном соке повышено (понижено) | The amount of hydrochloric acid in gastric juice is above (below) normal |

# РЕНТГЕНОЛОГИ-
ЧЕСКОЕ ИССЛЕДО-
ВАНИЕ

# ROENTGENOLOGI-
CAL INVESTI-
GATION

# РЕНТГЕНОЛОГИЧЕСКОЕ ИССЛЕДОВАНИЕ

# ROENTGENOLOGICAL INVESTIGATION

**РЕНТГЕНОЛОГИЧЕСКОЕ/ РЕНТГЕНОВСКОЕ ИССЛЕДОВАНИЕ**

**ROENTGENOLOGICAL STUDY, X-RAY EXAMINATION**

I. контрольное рентгеновское исследование
повторное рентгеновское исследование

II. рентгеновское исследование брюшной полости
рентгеновское исследование органов грудной клетки
методы рентгенологического исследования
направление на рентгенологическое исследование

III. исследовать/просвечивать мягкими (жесткими) рентгеновскими лучами
направить больного(ую) на рентгеновское исследование

подготовить больного(ую) к рентгеновскому исследованию
проводить/делать рентгеновское исследование

I. control X-ray examination

repeated X-ray examination

II. abdominal X-ray

chest X-ray

methods of X-ray examination

X-ray examination **form/slip**

III. to **X-ray/examine** with soft (hard) X-rays

to refer a patient for X-ray,
to refer a patient to be X-rayed
to prepare a patient for X-rays
to X-ray, to do X-rays

## МЕТОДЫ РЕНТГЕНОЛОГИЧЕ-
## СКОГО ИССЛЕДОВАНИЯ

C. искусственное контрастирование органов и систем
   рентгенография
   рентгенокимография
   рентгенокинематография
   рентгеноскопия
   телерентгенография
   томография
   флюорография

     крупнокадровая флюоро-
     графия
     мелкокадровая флюоро-
     графия
   электрокимография
   электрорентгенография

## ИСКУССТВЕННОЕ КОНТРАСТИ-
## РОВАНИЕ ОРГАНОВ И СИСТЕМ

C. азигография
   ангиография, вазография
   ангиокардиография
   ангиокардиопневмография
   ангиопульмонография
   аортография
   артериография
   артрография
   бронхография
   везикулография
   венография, флебография
     венография конечностей
     селективная венография
     почки
   венокавография
   вентрикулография
   гепатовенография
   гистеросальпингография
   дакриоцистография
   двойное контрастирование
     двойное контрастирование
     желудка (мочевого пузы-
     ря, пищевода, толстой киш-
     ки)
   диагностический пневмоперитонеум
   диагностический пневмоторакс
   дискография
   дуоденография
     релаксационная дуодено-
     графия
   контрастирование желудка
   (пищевода)
   контрастирование толстой
   кишки

## METHODS OF X-RAY EXAMI-
## NATION

S. artificial contrast study
   of organs and systems
   roentgenography
   roentgenokymography
   roentgenocinematography
   roentgenoscopy
   teleroentgenography
   tomography
   photoroentgenography, roent-
   genophotography
     large picture frame photo-
     roentgenography
     small picture frame photo-
     roentgenography
   electrokymography
   electroroentgenography

## ARTIFICIAL CONTRAST STUDY
## OF ORGANS AND SYSTEMS

S. azygography
   angiography, vasography
   angiocardiography
   angiocardiopneumography
   angiopneumography
   aortography
   arteriography
   arthrography
   bronchography
   vesiculography
   venography, phlebography
     venography of limbs
     selective renal venography

   venocavography
   ventriculography
   hepatovenography
   hysterosalpingography
   dacryocystography
   double contrast study
     double contrast study of
     stomach (urinary bladder,
     esophagus, colon)

   diagnostic pneumoperitoneum

   diagnostic pneumothorax
   discography
   duodenography
     **hypotonic/relaxative** duo-
     denography
   contrast study of stomach
   (esophagus)
   contrast study of colon

пероральное контрасти-
рование толстой кишки
ретроградное контрастирование толстой кишки, ирри-
госкопия
контрастирование тонкой
кишки
пероральное контрасти-
рование тонкой кишки
чреззондовое контрастиро-
вание тонкой кишки, энте-
роклизма
коронарография
лиенография
лимфаденоангиография
лимфография
лимфография забрюшин-
ного пространства
лимфография конечностей
и таза
мезентерикография
миелография
орбитография
панкреат [ик] ография
париетография (желудка, мочевого пузыря, пищевода,
прямой кишки, толстой кишки)
пиелография
антеградная пиелография
восходящая/ретроградная
пиелография
пневмомиелография
пневмомиография
пневмопельвиография
биконтрастная пневмопель-
виография
пневмопиелография
пневморен
пневморетроперитонеум
пневмоцистография
осадочная пневмоцисто-
графия
простатография
сиалография
спленопортография
трансумбиликальная порто-
графия
уретрография
урография
урокинематография
фистулография
фистулоплеврография
холангиография
холеграфия, холангио [цисто] -
графия

peroral contrast study of
colon
retrograde contrast study of
colon, irrigoscopy

contrast study of small
intestine
peroral contrast study
of small intestine
contrast study of small intestine by enema, entero-
enema
coronary arteriography
lienography
lymphadenoangiography
lymphography
lymphography of retroperitoneal space
lymphography of **limbs/ex-
tremities** and pelvis
mesentericography
myelography
orbitography
pancreat [ic] ography
parietography of (stomach,
urinary bladder, esophagus,
rectum, colon)

pyelography
antegrade pyelography
**ascending/retrograde** pyelography
pneumomyelography
pneumomyography
pneumopelviography
bicontrast pneumopelvio-
graphy
pneumopyelography
pneumoren
pneumoretroperitoneum
pneumocystography
sedimentary pneumocysto-
graphy
prostatography
sialography
splenoportography
transumbilical portography

urethrography
urography
urocinematography
fistulography
fistulopleurography
cholangiography
cholegraphy, cholengio [cysto] -
graphy

холецистография
целиакография
цистография
эпидидимография
III. наложить диагностический
пневмоперитонеум

cholecystography
celiacography
cystography
epididymography
III. to inflate gas into peritoneum
for diagnostics

## Ангиография

## Angiography

I. вертебральная ангиография
газовая ангиография, пневмо-
ангиография, капоангиография
каротидная ангиография
почечная ангиография
тазовая ангиография

I. vertebral angiography
gas [eous] angiography,
pneumoangiography
carotid angiography
renal angiography
pelvic angiography

## Ангиопульмонография

## Angiopneumography

I. концевая ангиопульмонография

общая ангиопульмонография
селективная ангиопульмонография

I. **end/terminal** angiopneumography
general angiopneumography
selective angiopneumography

## Аортография

## Aortography

I. абдоминальная аортография
венозная аортография
катетеризационная аортография
паралюмбальная/транслюмбаль-
ная аортография
пункционная аортография
торакальная аортография

I. abdominal aortography
venous aortography
catheterizing aortography
**paralumbal/translumbal**
aortography
puncture aortography
thoracic aortography

## Артериография

## Arteriography

I. бронхиальная артериография
лицевая артериография
селективная артериография
почки
церебральная артериография
артериография таза

I. bronchial arteriography
facial arteriography
selective renal arteriography

cerebral arteriography
arteriography of pelvis

## Уретрография

## Urethrography

восходящая (нисходящая)
уретрография

ascending (descending)
urethrography

## Урография

## Urography

I. восходящая/ретроградная урография
комбинированная урография
нисходящая урография
экскреторная/выделительная
урография
внутривенная урография
инфузионная урография

I. **ascending/retrograde**
urography
combined urography
descending urography
excretory urography

intravenous urography
infusion urography

## Холангиография

I. интраоперационная холангиография
лапароскопическая холангиография
трансдуоденальная эндоскопи-
ческая холангиография
транспариетальная холангиография
чрескожная чреспеченочная
холангиография
холангиография на операци-
онном столе
холангиография через дренаж-
ную трубку

## Холеграфия

I. внутривенная холеграфия,
внутривенная холецистохо-
лангиография
инфузионная холеграфия
пероральная холеграфия

## Холецистография

I. лапароскопическая холецистография
пероральная/оральная холецистография
серийная холецистография

## РЕНТГЕНОЛОГИЧЕСКОЕ ОТ-
ДЕЛЕНИЕ

C. высоковольтный генератор
закрепитель, фиксаж
индивидуальный дозиметр
для учета суммарной дозы
рентгеновского излучения
кассета
пустая/незаряженная кассета
кассета с пленкой, заряжен-
ная кассета
комната управления
негатоскоп
просвинцованная резиновая
пластинка
процедурная для рентгено-
скопии
проявитель
проявочный бак

промывочный бак

рентгеновский аппарат

## Cholangiography

I. intraoperation cholangiography
laparoscopic cholangiography

transduodenal endoscopic
cholangiography
transparietal cholangio-
graphy
transdermal transhepatic
cholangiography
operative cholangiography

trans-drainage tube cholangiography

## Cholegraphy

I. intravenous cholegraphy,
intravenous cholecystocholangio-
graphy
infusion cholegraphy
peroral cholegraphy

## Cholecystography

I. laparoscopic cholecystography
**peroral/oral** cholecystography
serial cholecystography

## X-RAY DEPARTMENT, ROENT-
GENOLOGICAL DEPARTMENT

S. high-voltage generator
fixing agent
individual X-ray radiation
dosimeter to determine total
dose of X-ray radiation
X-ray cassette
**free/empty** cassette
cassette charged with an
X-ray film
control room
X-ray film **viewer/viewing box**
lead-impregnated rubber
plate
treatment room for roentgenoscopy
developer
tank for development of X-ray
films
tank for washing out [of]
X-ray films
X-ray apparatus

| | |
|---|---|
| передвижной рентгеновский аппарат | mobile X-ray apparatus |
| рентгеновский/рентгенодиагностический кабинет | X-ray roentgenodiagnostic room |
| рентгеновская пленка | X-ray film |
| рамка для рентгеновской пленки | frame for a film |
| рентгенозащитные перчатки | X-ray protective gloves |
| рентгенозащитный фартук | X-ray protective apron |
| рентгенозащитный экран | X-ray **screen/protective** shield |
| рентгеноконтрастное вещество | X-ray contrast **substance/material/medium/dye** |
| рентгенолог | roentgenologist |
| рентгенооперационная | X-ray operation room |
| рентгенотехник, рентгенолаборант | X-ray technician, X-ray **laborant-assistant/laboratory assistant** |
| санитар | assistant |
| светозащитная шторка | light-protective blind |
| танк для проявления пленки | tank to develop a film |
| фотолаборатория | photolaboratory |
| электрорентгенографическая лаборатория | electroroentgenographic laboratory |
| II. зарядить кассету | III. to charge a cassette |
| затемнять кабинет | to darken the room |
| проявлять пленку | to develop a film |

**РЕНТГЕНОКОНТРАСТНОЕ ВЕЩЕСТВО**

**X-RAY CONTRAST SUBSTANCE,**
**X-RAY CONTRAST MATERIAL,**
**X-RAY CONTRAST MEDIUM,**
**X-RAY CONTRAST DYE**

| | |
|---|---|
| . йодсодержащее рентгеноконтрастное вещество | I. contrast substance containing iodine |
| . билигност | S. adipiodone, Bilignostum |
| билитраст | pheniodol, Bilitrastum |
| верографин, урографин | Sodium amidotrizoate, verografin, urotrast, urografin |
| газ | gas |
| йодолипол | Iodolipol, iodized oil, Iodolipolum, Lipiodol |
| кардиотраст | Cardiotrastum, Diiodonum, Urograf |
| сульфат бария | barium sulphate |
| взвесь сульфата бария | barium meal |
| холевид | Cholevid, Iopanoic acid, Teletrast |
| I. вводить контрастное вещество | III. to introduce a contrast substance |
| катетеризовать мочеточник (артерию, вену) | to catheterize ureter (artery, vein) |
| наполнять газом | to **inflate/fill** with gas |
| поступать в... (о контрастном веществе) | to pass into smth., to enter smth. (of a contrast substance) |
| пунктировать диск (плевру, перидуральное пространство) | to puncture disk (pleura, peridural space) |

75

| ВЗВЕСЬ СУЛЬФАТА БАРИЯ | BARIUM MEAL |
|---|---|

I. водная взвесь сульфата бария  
II. введение бариевой взвеси в кишку через зонд (через свищ, через шеечный канал в матку)

    исследование с помощью бариевой взвеси  
    прием внутрь бариевой взвеси

I. barium **solution/suspension**  
II. introducing barium meal into bowel through a probe (via a fistula, via the uterine neck into uterus)  
barium swallow **study/examination**  
barium swallow

## РЕНТГЕНОВСКИЙ СНИМОК, РЕНТГЕНОГРАММА

## X-RAY FILM, X-RAY PICTURE, X-RAY ROENTGENOGRAM

I. контрольный рентгеновский снимок  
  обзорный рентгеновский снимок  
    обзорный рентгеновский снимок брюшной полости  
    обзорный рентгеновский снимок брюшной полости в положении лежа (стоя)  
  повторный рентгеновский снимок  
  прицельный рентгеновский снимок  
II. рентгеновский снимок в боковой проекции  
  рентгеновский снимок в косой проекции  
  рентгеновский снимок в прямой проекции  
  рентгеновский снимок органов грудной клетки  
  рентгеновский снимок черепа  
  серия рентгенограмм желчного пузыря  
III. делать рентгеновский снимок

  зарисовать границы сердца (легких)  
  засветить рентгеновский снимок  
  описывать рентгеновский снимок  
  проявлять рентгеновский снимок

I. control X-ray [film]  
  plain film  
    plain film of the abdomen  
    **supine/flat (erect/straight /upright)** abdominal X-ray film  
  repeat X-ray film  
  target X-ray, localized film  
II. lateral **film/view**  
  oblique view of the film  
  straight X-ray  
  chest X-ray  
  X-ray of the skull  
  series of gallbladder X-rays  
III. to make an X-ray film, to have an X-ray taken  
  to sketch out the borders of the heart (lungs)  
  to light up **a film/an X-ray**, spoil **a film/an X-ray**  
  to report a film, interpret **a film/an X-ray**  
  to develop **a film/an X-ray**

## РЕНТГЕНОЛОГИЧЕСКАЯ КАРТИНА [В НОРМЕ И ПРИ ПАТОЛОГИИ] ДИАФРАГМЫ

## ROENTGENOLOGICAL PICTURE ROENTGENOLOGICAL APPEARANCE [AS NORMAL AND IN PATHOLOGY] OF THE DIAPHRAGM

II. купол диафрагмы

II. dome of the diaphragm

| | |
|---|---|
| высокое стояние правого (левого) купола диафрагмы | high[er] position of the right (left) dome of the diaphragm |
| смещение диафрагмы | displacement of the diaphragm |

## РЕНТГЕНОЛОГИЧЕСКАЯ КАРТИНА [В НОРМЕ И ПРИ ПАТОЛОГИИ] ЖЕЛУДКА (КИШЕЧНИКА, ПИЩЕВОДА)

## ROENTGENOLOGICAL PICTURE, ROENTGENOLOGICAL APPEARANCE [AS NORMAL AND IN PATHOLOGY] OF THE STOMACH (INTESTINE[S], ESOPHAGUS)

| | |
|---|---|
| I. извитой/четкообразный/штопорообразный пищевод | I. **meandering/beeded, moniliform/ corkscrew-like** esophagus |
| каскадный желудок | cascade stomach |
| раздраженный/гипермоторный желудок | **irritated/hypermotor** stomach |
| улиткообразный желудок | cochlea-like stomach |
| II. воздушный пузырь желудка | II. air in the stomach, gas on the bottom of the stomach |
| желудок в виде «песочных часов» | **hourglass/bilocular** stomach |
| расширение желудка (кишечника) | gastric **(intestinal/bowel)** distension |
| расширение (сужение) пищевода | dilation (narrowing) of the esophagus |
| складки слизистой оболочки (желудка, кишечника, пищевода) | mucosal folds (of the stomach, of the intestine, of the esophagus) |
| перистальтика (желудка, кишечника, пищевода) | peristalsis (of the stomach, of the intestine, of the esophagus) |
| C. газо-жидкостные уровни, чаши Клойбера | S. air-fluid levels, Kloiber's cups |
| дефект наполнения | filling defect |
| ограниченный дефект наполнения | pad sign |
| симптом «ниши» | "niche" sign, Haudek's "niche" |

## СКЛАДКИ СЛИЗИСТОЙ ОБОЛОЧКИ

## MUCOSAL FOLDS

| | |
|---|---|
| II. выпрямление складок | II. **straightened/spread** folds |
| извилистость складок | waviness of folds |
| истончение складок | faded folds, thinness of folds |
| неподвижность складок | **stillness/rigidity/immobility** of folds |
| обрыв складок | **attenuation/annihilation** of folds |
| расхождение/дивергенция складок | spreading of folds |
| схождение/конвергенция складок | convergence of folds |
| утолщение складок | thickened folds |

77

## РЕНТГЕНОЛОГИЧЕСКАЯ КАРТИНА [В НОРМЕ И ПРИ ПАТОЛОГИИ] КОСТЕЙ (СУСТАВОВ)

## ROENTGENOLOGICAL PICTURE [AS NORMAL AND IN PATHOLOGY] OF BONES (JOINTS)

II. деструкция кости

дефект кости
разрежение кости, остеопороз

склероз кости, остеосклероз

II. destruction of bone, bone destruction
**osseous/osteal** defect
rarefaction of the bone, osteoporosis
osteosclerosis

C. костная мозоль
избыточное образование костной мозоли
костные трабекулы
костный фрагмент
линия перелома
ось конечности
периостальное утолщение
полное (неполное) соответствие суставных поверхностей

расширение суставной щели

секвестр
сужение суставной щели

S. callus
extra formation of callus

osteal trabeculae
osseous fragment
fracture line
extremity axis
periosteal thickening
complete (incomplete) **congruence/fitness** of joint surfaces
widening of an articular space
sequestrum
narrowing of an articular space

## РЕНТГЕНОЛОГИЧЕСКАЯ КАРТИНА [В НОРМЕ И ПРИ ПАТОЛОГИИ] ЛЕГКИХ

## ROENTGENOLOGICAL PICTURE, ROENTGENOLOGIC APPEARANCE [AS NORMAL AND IN PATHOLOGY] OF THE LUNGS

C. корень легкого
легочная диссеминация
легочное поле
легочный рисунок
участок уплотнения в легком

S. root of the lung
**lung/pulmonary** dissemination
lung field
lung pattern
patch of consolidation in the lung

### КОРЕНЬ ЛЕГКОГО

### ROOT OF THE LUNG

II. деформация корня легкого

инфильтрация корня легкого
увеличение корня легкого
C. обызвествление лимфатических узлов
увеличение лимфатических узлов

II. deformation of the root of the lung
infiltration of the lung root
enlarged root of the lung
S. calcification of lymphatic glands
enlargement of lymphatic glands

### ЛЕГОЧНАЯ ДИССЕМИНАЦИЯ

### LUNG DISSEMINATION

I. крупноочаговая (мелкоочаговая) легочная диссеминация
милиарная легочная диссеминация

I. gross-focal (microfocal) pulmonary dissemination
miliary pulmonary dissemination

среднеочаговая легочная диссеминация

median-focal pulmonary dissemination

## ЛЕГОЧНОЕ ПОЛЕ

## LUNG FIELD

II. затемнение легочного поля
ограниченное затемнение
легочного поля
субтотальное затемнение
легочного поля
тотальное затемнение легочного поля
прозрачность легочного поля
повышенная прозрачность
легочного поля
тень в легочном поле
кольцевидная тень в легочном
поле
круглая тень в легочном поле

II. lung field shadow [ing]
limited shadow [ing] of the
lung field
subtotal lung field sha-
dow [ing]
total lung field shadow [ing]

clear lung field
particularly clear lung field

shadow in the lung field
ring-shaped shadow in the
lung field
rounded shadow in the lung
field

## ЛЕГОЧНЫЙ РИСУНОК

## LUNG PATTERN

II. деформация легочного рисунка
обеднение легочного рисунка
ослабление легочного рисунка
усиление легочного рисунка

II. deformation of lung pattern
scanty lung pattern
decreased lung pattern
increased lung pattern

## РЕНТГЕНОЛОГИЧЕСКАЯ КАР-
ТИНА [В НОРМЕ И ПРИ ПА-
ТОЛОГИИ] СЕРДЦА

## ROENTGENOLOGICAL PICTURE,
ROENTGENOLOGICAL APPEA-
RANCE [AS NORMAL AND IN
PATHOLOGY] OF THE HEART

I. вертикально расположенное
сердце
горизонтально расположенное
сердце
косо расположенное сердце
II. талия сердца
форма/конфигурация сердца

C. атрио-вазальный угол
симптом «коромысла»

I. vertical heart

horizontal heart

oblique heart
II. waist of the heart
**shape/configuration** of the
heart
S. atrio-vasal angle
"yoke" sign

## ФОРМА/КОНФИГУРАЦИЯ СЕРДЦА

## CONFIGURATION OF THE HEART

I. аортальная форма сердца
митральная форма сердца
шаровидная форма сердца

I. aortic configurated heart
mitral configurated heart
spherical configurated heart

## РЕНТГЕНОЛОГИЧЕСКАЯ КАР-
ТИНА [В НОРМЕ И ПРИ ПА-
ТОЛОГИИ] ТЕНИ
(ЗАТЕМНЕНИЯ)

## ROENTGENOLOGICAL PICTURE,
ROENTGENOLOGICAL APPEA-
RANCE [AS NORMAL AND IN
PATHOLOGY] OF SHADOW/
SILHOUETTE (SHADOWING)

II. интенсивность тени
контур тени

II. intensity of shadow
outline of shadow

| | |
|---|---|
| положение тени | position of shadow |
| размер тени | size of shadow |
| структура тени | structure of shadow |
| неоднородный (однородный) рисунок тени | nonhomogeneous (homogeneous) shadow |
| смещение тени | displacement of shadow |
| тень аорты | aortic shadow |
| тень сердца | cardiac silhouette |
| форма тени | shape of shadow |

## КОНТУР ТЕНИ

**OUTLINE OF SHADOW**

I. верхний (нижний) контур тени

I. upper (lower) outline of shadow

неровный контур тени
размытый контур тени

uneven outline of shadow
**poorly defined/indistinct** outline of shadow

четкий/резкий контур тени

well defined outline of shadow

## ФОРМА ТЕНИ

SHAPE OF SHADOW

I. круглая форма тени
овальная форма тени
правильная форма тени

I. rounded shape of shadow
oval shape of shadow
regular shape of shadow

C. узловатая тень

S. nodular shadow

Вот, пожалуйста, направление на рентгеновское исследование

Here is the slip for X-ray[s]

В день рентгеновского исследования ничего не ешьте

Eat nothing on the day of the X-ray examination

Вы должны проходить рентгеновское исследование грудной клетки каждый год

You must come for chest X-ray[s] every year

Вам нужно сделать рентгеновское исследование грудной клетки (желчного пузыря, почек)

Your chest (gallbladder, kidneys) will have to be X-rayed

Где ваши рентгеновские снимки?

Where are your X-ray pictures?

Давайте посмотрим снимки

Let's have a look at the pictures

На этом снимке нет изменений

This picture shows no pathology

С какой целью делали рентгеновские снимки?

Why were X-ray pictures taken?

На вашем снимке определяется язва двенадцатиперстной кишки (расширение желудка)

The X-ray reveals duodenal ulcer (gastrodistension)

Вам нужно срочно сделать снимок легких (черепа)

You need your lungs (skull) to be X-rayed urgently

У вас есть (была) повышенная чувствительность к йоду (йодистым препаратам)?

Are you (have you been) sensitive to iodine (iodine preparations)?

Встаньте за экран (на подставку, ближе к экрану, спиной к экрану)

Stand behind the screen (on the platform, closer to the screen, with your back to the screen)

Положите руки на пояс (на затылок)

Hands on the waist (to the back of the head)

Отведите локти (больше) вперед

Elbows forward (further forward)

Повернитесь левым (правым) боком

Turn your left (right) side

Дышите глубже

Breathe more deeply

Задержите дыхание. Не дышать!

Hold your breath. Don't breathe

Сделайте небольшой глоток бария (бариевой взвеси)

Swallow a bit of barium (barium meal)

Можете выходить из-за экрана. Осторожно, ступенька

You may come from behind the screen. Mind the step

▲ Разъясните больному(ой) необходимость рентгенологического исследования

▲ Will you explain to the patient the necessity of his (her) being X-rayed

Дайте больному(ой) рекомендации по режиму дня и порядку приема рентгеноконтрастного вещества

Give recommendations to the patient concerning his (her) daily regimen and the way he (she) has to take a contrast substance

Больной(ая) подготовлен(а) к рентгеновскому исследованию?

Has the patient been prepared for X-ray?

Проведите пробу на чувствительность к йоду

Do an iodine test

Перед рентгеновским исследованием сделайте больному(ой) очистительную клизму

Before X-rays give the patient a cleansing enema

Предупредите больного(ую), чтобы перед рентгеновским исследованием он (она) ничего не ел(а)

Warn the patient not to eat anything before X-ray examination

Отвезите (отведите) больного(ую) в рентгеновский кабинет (рентгенологическое отделение)

Take (bring) the patient to the X-ray room (X-ray department)

Кассета заряжена?

Has the cassette been charged?

Затемните кабинет. Я еще не адаптировался(лась) к темноте

Darken the room. I have not adapted myself to darkness

Включите рентгеновский аппарат

Switch on the X-ray apparatus

| | |
|---|---|
| Поставьте снимки в негатоскоп | Put the films on the viewing box |
| Мне понадобится контрастное вещество. Приготовьте его, пожалуйста | I'll need a contrast substance. Be ready with it, please |
| Сделайте бариевую взвесь гуще, чем молоко | Make barium meal thicker than milk |
| Введите контрастное вещество в бронхи (свищ, артерию) | Introduce the contrast substance into bronchi (fistula, artery) |
| У больного(ой) не было реакции на введение контрастного вещества? | Has the patient reacted against introduction of a contrast substance? |
| Больной(ая) мог(ла) проглотить только небольшое количество бариевой взвеси | The patient was able to swallow only a little barium solution |
| Контрастное вещество прошло по желудочно-кишечному тракту удовлетворительно, не задержалось дольше обычного | The dye has passed through the gastrointestinal tract satisfactorily, has passed no longer than usual |
| Повторите исследование с двойной дозой контрастного вещества | Repeat the study with a double dose of dye |
| Снимки следует делать одновременно с введением контрастного вещества | Pictures should be taken while the injection is still in progress |
| Очень плохая подготовка к рентгеновскому исследованию | Very bad preparation for X-rays |
| В толстом кишечнике отмечается большое количество каловых масс | In the large bowel there is a large amount of feces |
| Извините за двойное изображение... на снимке | Sorry for double exposure of... on the film |
| Рекомендуется сделать снимок в боковой (прямой, косой) проекции, если это возможно | Recommend lateral (straight, oblique) view if possible |
| При необходимости рекомендуется провести томографию (повторное рентгенологическое исследование через несколько дней) | If necessary tomography (repeated X-ray examination in a few days) is recommended |
| Вот рентгеновский снимок в боковой проекции после приема взвеси бария (контрольный рентгеновский снимок после репозиции отломков и наложения гипса) | Here is the lateral view after barium swallow (the control X-ray film after reposition of the fragments and plaster bandage) |
| По сравнению с предыдущими рентгенограммами никакой динамики не отмечается | No changes to the previous X-rays |

| | |
|---|---|
| Вы сделали обзорный снимок брюшной полости? | Is a plain abdominal film made? |
| Снимки, которые вы заказывали, готовы | The films you requested are ready |
| Рентгеновские снимки еще не описаны? | Are the X-rays not yet reported? |
| Давайте посмотрим описание снимков | Let's see the roentgenologist's reports |
| Зачитайте описание снимка, пожалуйста | Read the report, please |
| Что показала предоперационная рентгенограмма органов грудной клетки? | What did the preoperative chest roentgenogram show? |
| На рентгенограмме патологических изменений не обнаружено | The X-ray did not reveal any pathology |
| На снимках органов грудной клетки обнаружен(а) ателектаз (большая полость в верхней доле правого легкого, значительный выпот в правой плевральной полости) | Chest X-rays show atelectasis (large cavity in the right upper lobe, a large amount of pleural effusion in the right side) |
| Легочные поля без очаговых и инфильтративных теней | The lung fields are without focal and infiltrative shadows |
| Легочный рисунок усилен | The lung pattern is increased |
| Корни легкого уплотнены | The roots of the lung are consolidated |
| Сердце обычных размеров и конфигурации (митральной конфигурации) | The cardiac silhouette is normal in size and shape (of mitral configuration) |
| Отмечается застой в легких (выраженное отклонение пищевода по дуге малого радиуса, гипертрофия левого желудочка и увеличение аорты) | There is noted pulmonary congestion (large impression of the esophagus by the left atrium, hypertrophy of the left heart and enlarged aorta) |
| Снимок плохого качества. Сделайте новый | The X-ray is of bad quality. Have another film made |
| На обзорной рентгенограмме брюшной полости свободного газа под правым куполом диафрагмы не обнаружено | The plain abdominal X-ray has not revealed peritoneal free gas under the right dome of the diaphragm |
| Обзорный снимок брюшной полости показал повышенное количество газов в тонкой и толстой кишках (свободный газ под правым куполом диафрагмы, чаши Клойбера) | The plain film of the abdomen revealed an increased amount of gas in the small bowel and colon (free air under the right dome of the diaphragm, Kloiber's cups) |

| | |
|---|---|
| Границы луковицы двенадцатиперстной кишки не изменены? | Is duodenal bulb normal? |
| На рентгенограмме обнаружен дефект наполнения в луковице двенадцатиперстной кишки. Подозрение на рак (пролабирующий полип) | The X-ray shows filling defect in the duodenal bulb. Suggestion for cancer (prolapsing polyp) |
| Рекомендуется гастроскопия | Recommend gastroscopy |
| Нижняя часть пищевода сужена | The lower part of the esophagus is narrowed |
| Стеноз незначителен по сравнению с функциональными изменениями | Stenosis is less pronounced than functional changes |
| Червеобразный отросток хорошо (плохо) контрастируется? | Does the vermiform appendix fill well (poorly)? |
| Терминальная часть подвздошной кишки не контрастируется | The terminal ileum does not fill |
| В описании снимков отмечается вялая перистальтика пищевода (плохая подвижность пищевода, деформация луковицы двенадцатиперстной кишки) | The reports reveal esophageal peristalsis diminished in strength (poor mobility of the esophagus, duodenal bulb deformation) |
| Вы сделали повторную холецистографию? | Have you repeated the cholecystogram? |
| Да, дважды, но желчный пузырь не контрастируется | Yes, twice, but the gallbladder does not fill |
| При внутривенной холангиографии патологических изменений в общем желчном протоке не обнаружено | In obtaining an intravenous cholangiogram no pathological changes have been found in the common bile duct (CBD) |
| Камней, стриктур и расширений нет | [There are] No stones, strictures and dilatations |
| На рентгенограмме черепа обнаружена умеренная деминерализация (черепных) костей | The skull film showed moderate demineralization of (cranial) bones |
| Вы сделали снимки других костей? | Have you X-rayed other bones? |
| Отмечается деструкция костной ткани наряду с ее избыточным обызвествлением (периостальное утолщение костей с избыточным обызвествлением) | There is bone destruction along with extracalcification (periosteal thickening of bone with extracalcification) |
| Повреждение костей и суставов не отмечается | There is no bone or articular destruction |
| Смещение отломков практически отсутствует | Displacement of bone fragments is practically absent |
| Костные отломки образуют угол открытый кзади | Osseous fragments make a corner opened dorsally |

| | |
|---|---|
| На рентгенограмме определяется косой уровень затемнения | The X-ray reveals an oblique level of shadow |
| Вот полоска обызвествления по границе сердца (опухоли) | Here is the streak of calcification along the borders of the heart (tumour) |
| Я вижу обызвествление опухоли | I see calcification in the mass |
| Ее границы ровные | Its borders are smooth |
| Контуры тени вырисовываются четко (нечетко)? | Is the outline of the shadow well (poorly) defined? |
| Контуры сердца нормальные | The cardiac silhouette is normal |
| Тень средостения смещена в непораженную сторону | The mediastinal shadow is displaced towards the unaffected side |
| Я полагаю, что тень средостения слегка расширена | I believe the mediastinal shadow is a bit widened |
| Тень сердца обычной формы и размеров | The cardiac silhouette is normal in size and shape |
| Эта тень распространяется на (в)... | This shadow spreads out onto (into)... |
| Верхний (нижний) контур этой тени ровный | The upper (lower) outline of this shadow is smooth |
| При рентгенографии выявлено несколько узелковых теней в легких | The chest film has revealed a few nodular shadows in the lungs |
| На основании проведенного рентгенологического исследования можно предположить наличие полипа (язвы малой кривизны желудка, частичной непроходимости нижней трети пищевода) | On the basis of the X-ray examination done one can suggest the presence of a polyp (ulcer of the lesser curvature of the stomach, partial obstruction of the lower third of the esophagus) |
| На основании рентгенологических данных профессор рекомендовал исследовать прямую кишку методом ректороманоскопии (произвести гастроскопию, бронхоскопию) | On the basis of roentgenological findings the professor recommended rectal examination by colonoscopy method (gastroscopy, bronchoscopy) |

# ОБЕЗБОЛИВАНИЕ. РЕАНИМАЦИЯ

# ANESTHESIA. RESUSCITATION

# ОБЕЗБОЛИВАНИЕ. РЕАНИМАЦИЯ

## ОБЩАЯ ЧАСТЬ

### АППАРАТУРА. ИНСТРУМЕН-ТАРИЙ

# ANESTHESIA. RESUSCITATION

## GENERAL

### APPARATUS. INSTRUMENTS

С. анестезиологические щипцы
аппарат для искусственной
вентиляции легких:
  РО-5
  Энгстрем-300
баллон с кислородом (закисью
азота, циклопропаном)

бронхоблокатор
воздуховод
желудочный зонд
зубная распорка
дефибриллятор
интубационные щипцы
ларингоскоп
  ларингоскоп с изогнутым
  клинком
  ларингоскоп с прямым
  клинком
мандрен, проводник для ин-
тубационной трубки
  металлический мандрен
  пластмассовый мандрен
маска для наркоза

монитор-компьютер
наркозный аппарат
отсос
  ножной отсос
  электроотсос
переходник, коннектор
распылитель для местных ане-
стетиков
роторасширитель
трахеальный катетер
трахеостомическая трубка

S. anesthesiology forceps
apparatus for artificial ventilation of the lungs:
  Ro-5 apparatus
  Engström-300 apparatus
oxygen cylinder (nitrous
oxide cylinder, cyclopropane
cylinder)
bronchus blocker
air-way
gastric tube (GT)
teeth spreader
defibrillator
intubation forceps
laryngoscope
  indirect laryngoscope

  direct laryngoscope

stylet, intubation tube guide

  metal stylet
  plastic stylet
mask for narcosis, anesthesia mask
monitor-computer
anesthesia apparatus
suction-machine
  suction-machine driven by foot
  electro-suction machine
connector
spray for local anesthetics

  mouth dilator
  tracheal catheter
  tracheostomy tube

тройник с клапаном

эндотрахеальная/интубацион-
ная трубка
языкодержатель

## БРОНХОБЛОКАТОР

II. бронхоблокатор Макинтоша-
Литорделла
бронхоблокатор Мэгилла
бронхоблокатор Томпсона
бронхоблокатор Штюрцбехера

## МАСКА ДЛЯ НАРКОЗА

C. застежка для крепления маски
маска Ванкувера
маска Эсмарха

## НАРКОЗНЫЙ АППАРАТ

I. универсальный наркозный
аппарат

C. адаптер
адсорбер
дозиметр газов
дыхательный контур
дыхательный мешок
дыхательный шланг
испаритель летучих наркоти-
ческих веществ
редукционное устройство
редукционное устройство
с двумя манометрами для
кислорода
эфирница

## ЭНДОТРАХЕАЛЬНАЯ/ИНТУБАЦИОН-
## НАЯ ТРУБКА

I. эндотрахеальная трубка Ге-
бауэра
эндотрахеальная трубка Гор-
дона-Грина
эндотрахеальная трубка Кар-
ленса
эндотрахеальная трубка Ки-
пренского
эндотрахеальная трубка Коула
эндотрахеальная трубка Куб-
рякова
эндотрахеальная трубка
Прайса-Смита
эндотрахеальная трубка с
манжеткой
эндотрахеальная трубка Уай-
та

Siamese connection with a
valve, Y-connector
**endotracheal/intubation** tube

tongue-holding forceps,
tongue depressor

## ENDOTRACHEAL TUBE

II. bronchus blocker of Macin-
tosh-Litordell
bronchus blocker of Magill
bronchus blocker of Thompson
bronchus blocker of Sturtz-
becher

## MASK FOR NARCOSIS,
## ANESTHESIA MASK

S. fastening to fix a mask
Vancouver mask
Esmarch mask

## ANESTHETIC APPARATUS

I. universal anesthetic apparatus

S. adapter
adsorber
gas flow meter
respiratory contour
respiratory sac
respiratory **hose/tube**
vaporizer of volatile narcotic
**agents/substances/remedies**
reducing **gear/device**
reducing gear with two ma-
nometers for oxygen

ether cup

## ENDOTRACHEAL TUBE,
## INTUBATION TUBE

II. endotracheal tube of Hebauer

endotracheal tube of Gordon-
Green
endotracheal tube of Karlens

endotracheal tube of Kipren-
sky
endotracheal tube of Koul
endotracheal tube of Kubria-
kov
endotracheal tube of Price-
Smith
endotracheal tube with a cuff

endotracheal tube of White

# ОСНОВНЫЕ ПРЕПАРАТЫ, ПРИМЕНЯЕМЫЕ ПРИ ОБЕЗБОЛИВАНИИ И РЕАНИМАЦИИ

# MAIN PREPARATIONS USED IN ANESTHESIA AND RESUSCITATION

C. антигистаминные препараты
  антидот(ы)
  антихолинэстеразные препараты

  ганглиоблокаторы
  галоперидол
  гексенал
  гормональные препараты
  дроперидол
  закись азота
  ингаляционные анестетики,
  средства для ингаляционного
  наркоза
  местноанестезирующие средства, местные анестетики
  миорелаксант(ы), мышечные
  релаксанты
  наркотические анальгетики
  неингаляционные анестетики,
  средства для неингаляционного наркоза
  препараты для нейролептаналгезии
  седативные препараты

  сердечно-сосудистые препараты
  снотворные препараты
  тиопентал натрия
  холинолитики

S. antihistamine preparations
  antidote(s)
  anticholinesterase preparations
  ganglionblockers
  haloperidol
  hexenal
  hormonal preparations
  droperidol
  nitrous oxide
  inhalation anesthetics, preparations for inhalation narcosis
  local anesthetics

  muscular relaxants, myorelaxant(s)
  narcotic analgesics
  non-inhalation anesthetics, preparations for non-inhalation narcosis
  neuroleptics

  sedatives, sedative preparations
  cardio-vascular preparations

  hypnotics
  sodium thiopental
  cholinolytic preparations

## АНТИДОТ(ы)

## ANTIDOTE(S)

C. бемегрид, этимид, мегимид
  налорфин, анторфин
  прозерин

S. bemegride, etimide, megimide
  nalorphine hydrochloride
  proserin

## МЕСТНОАНЕСТЕЗИРУЮЩЕЕ(ИЕ) СРЕДСТВО(А), МЕСТНЫЙ(Е) АНЕСТЕТИК(И)

## LOCAL ANESTHETIC(S)

C. дикаин

  лидокаин
  новокаин

  тримекаин

S. tetracaine hydrochloride, amethocaine hydrochloride
  lidocaine hydrochloride
  novocain, procaine hydrochloride
  trimecaine hydrochloride

## МИОРЕЛАКСАНТ(ы), МЫШЕЧНЫЕ РЕЛАКСАНТЫ

## MYORELAXANT(S), MUSCULAR RELAXANTS

1. деполяризующие миорелаксанты
  недеполяризующие/антидеполяризующие миорелаксанты

1 depolarizing myorelaxants
  nondepolarizing/antidepolarizing myorelaxants

C. морфий(ин)

омнопон
промедол

фентанил

S. morphia, morphine hydrochloride
omnopon, pantopon
promedol, trimeperidine hydrochloride
phentanyl

▲ Проверьте в баллонах количество (давление) кислорода
и закиси азота (герметич-
ность наркозной сис-
темы, заземление наркозно-
го аппарата)

▲ Check the amount (pressure)
of oxygen and nitrous oxide
in cylinders (whether the
whole system is sealed well,
and if the anesthetic ap-
paratus is grounded)

Проверьте режим работы ис-
парителя анестетика (экст-
ренную подачу газов, дыхательные шланги)

Check the working of the
anesthetic vaporizer (urgent
gas supply, respiratory
hoses)

Заполните адсорбер свежим
химическим поглотителем
(эфирницу — эфиром)

Fill the adsorber with a newly obtained chemical adsorber
(the ether cup with ether)

Подключите баллоны с кис-
лородом (закисью азота) к
соответствующему дозиметру
аппарата

Connect the oxygen cylinders
(nitrous oxide cylinders)
with an appropriate apparatus
flow meter

Неправильное подключение
аппарата может привести к
смерти больного(ой)

Wrong connection of cylinders
may lead to the patient's
death

После проверки аппарата заполните систему кислородом
и провентилируйте ее

After the apparatus' check
inflate the system with
oxygen and ventilate it

Внимательно следите за по-
казателями дозиметра

Watch closely the readings
on the flow meter

Открывайте вентили баллонов
только специальным ключом
или рукой

Open the cylinders valves
only with a special wrench
or by hand

Введите воздуховод через нос
(рот)

Pass an airway via the nose
(mouth)

Проверьте, подходит ли к
адаптеру маска (переходник
для эндотрахеальной трубки)

Check if the mask fits the
adapter (if the connector fits
for the endotracheal tube)

Перед началом наркоза подышите [сами] через маску аппарата

Before you administer anesthesia take a breath yourself
through the apparatus mask

Не стучите по вентилям

Don't hit the valves

Установите на дозиметрах подачу кислорода (азота)...
л/мин

Adjust the reading to...
litre per min. on the flow
meters for oxygen (nitrogen)
supply

Включите подачу эфира
Уменьшите (увеличьте) подачу кислорода

Connect the ether supply
Reduce (increase) the oxygen supply

Произведите интубацию трахеи у больного

Pass the endotracheal tube into the patient

Заинтубируйте больного при помощи ларингоскопа или по пальцу

Use a laryngoscope or the finger for control on intubation

# ОБЕЗБОЛИВАНИЕ. АНЕСТЕЗИЯ

# ANALGESIA. ANESTHESIA

## ИСКУССТВЕННАЯ ГИБЕРНАЦИЯ

## ARTIFICIAL HIBERNATION

С. литический коктейль

S. lytic cocktail

## ИСКУССТВЕННАЯ ГИПОТЕРМИЯ

## ARTIFICIAL HYPOTHERMIA

I. глубокая искусственная гипотермия
умеренная искусственная гипотермия
поверхностная/легкая искусственная гипотермия
С. автогипотерм (ы)
искусственное кровообращение охлажденной кровью

I. deep artificial hypothermia
moderate artificial hypothermia
**superficial/light** artificial hypothermia
S. autohypotherm (s)
artificial circulation by cooled blood

## ИСКУССТВЕННАЯ УПРАВЛЯЕМАЯ ГИПОТОНИЯ
## ОБЕЗБОЛИВАНИЕ, АНЕСТЕЗИЯ

## ARTIFICIAL CONTROLLED HYPOTENSION
## ANALGESIA, ANESTHESIA

I. временное обезболивание, временная анестезия
длительное обезболивание, длительная анестезия
кратковременное обезболивание, кратковременная анестезия
местное обезболивание, местная анестезия
общее обезболивание, общая анестезия, наркоз
III. делать обезболивание/анестезию, обезболивать, анестезировать

I. temporary anesthesia

**continuous/prolonged** anesthesia
short-term anesthesia

local anesthesia

general anesthesia, narcosis

III. to anesthetize, to **give/induce/introduce/administer** anesthesia

### МЕСТНОЕ ОБЕЗБОЛИВАНИЕ, МЕСТНАЯ АНЕСТЕЗИЯ

### LOCAL ANESTHESIA, TOPICAL ANESTHESIA

С. анестезия орошением
анестезия смазыванием
внутрикостная анестезия
инфильтрационная/послойная анестезия

S. anesthesia by irrigation
anesthesia by coating
intracostal anesthesia
infiltration anesthesia

«лимонная корочка»

паравертебральная анестезия
перидуральная/эпидуральная
анестезия
пресакральная/парасакраль-
ная анестезия
проводниковая анестезия
регионарная анестезия
межреберная анестезия
спинномозговая/спинальная/
субарахноидальная анестезия
эндоневральная/интранев-
ральная анестезия

**НАРКОЗ**

I. балансированный наркоз
вводный наркоз
внутрибрюшинный наркоз

внутривенный наркоз
внутрикостный наркоз
внутримышечный наркоз
газовый наркоз
глубокий наркоз
дополнительный наркоз
ингаляционный наркоз
интубационный наркоз
капельный наркоз
комбинированный наркоз
масочный наркоз
многокомпонентный наркоз
назофарингеальный наркоз
неингаляционный наркоз
оглушающий наркоз, рауш-
наркоз
однолегочный наркоз
пероральный наркоз
поверхностный наркоз
подкожный наркоз
потенцированный наркоз
прямокишечный/ректальный
наркоз
смешанный наркоз
стероидный наркоз
эндотрахеальный/интратрахе-
альный наркоз
эфирно-кислородный наркоз

II. базис-наркоз
глубина наркоза
наркоз закисью азота
наркоз по закрытому контуру
наркоз по открытому контуру
наркоз по полузакрытому
контуру
наркоз по полуоткрытому
контуру

"intradermal bleb of local
anesthesia"
paravertebral anesthesia
**peridural/epidural** anesthesia

**presacral/parasacral** anesthesia
conductive anesthesia
regional anesthesia
intercostal anesthesia
**spinal/subarachnoid** [al]
anesthesia
**endoneural/intraneural** anesthesia

**NARCOSIS, ANESTHESIA**

I. balanced **narcosis/anesthesia**
initial narcosis
intraperitoneal **narcosis/
anesthesia**
intravenous anesthesia
intraosseous anesthesia
intra-muscular anesthesia
**gas/vapor** anesthesia
deep anesthesia
additional anesthesia
inhalation anesthesia
intubation anesthesia
drip narcosis
combined anesthesia
mask narcosis
multicomponent anesthesia
nasopharyngeal narcosis
noninhalation anesthesia
**torpor/Rausch** narcosis

one-lung **narcosis/anesthesia**
peroral **narcosis/anesthesia**
superficial anesthesia
subcutaneous anesthesia
potentialized narcosis
rectal anesthesia

mixed anesthesia
steroid anesthesia
**endotracheal/intratracheal**
narcosis
ether-oxygen anesthesia

II. basal narcosis
depth of anesthesia
nitrous oxide anesthesia
closed anesthesia
open anesthesia
semi-closed anesthesia

semi-open anesthesia

наркоз фторотаном
наркоз хлороформом
наркоз циклопропаном
осложнение наркоза
стадия наркоза
C. нейролептаналгезия

III. выйти из наркоза, пробуж-
даться после наркоза
наркотизировать, проводить
наркоз

halothane/fluothane anesthesia
chloroform anesthesia
cyclopropane anesthesia
complication in anesthesia
stage of anesthesia
S. neuroleptanalgesia

III. to **recover/wake/come out**
from anesthesia
to **give/induce/administer**
anesthesia

ОСЛОЖНЕНИЕ(Я) НАРКОЗА

COMPLICATION(S) IN
ANESTHESIA

C. аспирация желудочного со-
держимого
асфиксия, удушье
бронхоспазм, бронхиолоспазм
гиповентиляция
западение языка
кислородная недостаточность,
гипоксия
ларингоспазм
нарушение ритма сердечных
сокращений, аритмия сердца
остановка дыхания
временная остановка дыха-
ния, апноэ
первичная/эссенциальная артериальная гипотензия
рвота
повышение содержания дву-
окиси углерода в крови (тка-
нях), гиперкапния
регургитация
угнетение дыхания

S aspiration of stomach contents
asphyxia, suffocation, choking
bronchospasm, bronchiolospasm
hypoventilation
tongue **retraction/falling back**
oxygen insufficiency, hypoxia

laryngospasm
cardiac rhythm disturbance,
cardiac arrhythmia
respiratory **standstill/arrest**
temporary arrest of respiration, apnea
**primary/essential** arterial
hypotension
vomiting
increase of carbon dioxide
content in the blood (tissues), hypercapnia
regurgitation
respiratory depression

ТАДИЯ(И) НАРКОЗА

STAGE(S) OF ANESTHESIA

хирургическая стадия наркоза
стадия аналгезии/оглуше-
ния/привыкания/усыпления

стадия возбуждения/растор-
моженности
стадия пробуждения

I. surgical stage of anesthesia
S. analgesia stage, stage of
**torpor/adaptation/putting
to sleep**
excitement stage, stage of
disinhibition
stage of recovery

Вас оперировали под общим
или местным обезболиванием?

Как вы перенесли наркоз?

Были ли осложнения после
наркоза?

У вас есть съемные зубные
протезы?

Were you operated on under
general or local anesthesia?

How did you tolerate anesthesia?

Were there any complications
as a result of anesthesia?

Do you have removable dentures?

| | |
|---|---|
| Сегодня вечером ничего не ешьте | Eat nothing this evening |
| На ночь вам сделают очистительную клизму | You will be given a cleansing enema at bedtime |
| Перед операцией вы должны помочиться | Before the operation you must empty your bladder |
| ▲ Определите вид обезболивания и назначьте премедикацию | ▲ Determine the type of anesthesia and order premedication |
| Мочу следует выпустить мягким катетером | Urine should be led out by a soft catheter |
| Опорожните желудок с помощью зонда | Empty the stomach with the aid of a stomach tube |
| Дайте больному(ой) на ночь таблетку снотворного (успокоительную таблетку) | Before the night give the patient a sleeping (sedative) pill |
| За 40—60 минут до операции введите подкожно пипольфен (супрастин, дипразин, промедол, атропин) | 40-60 minutes before operation give subcutaneously pipolphen (suprastin, diprazin, promedol, atropine) |
| Больному(ой) проведена премедикация | The patient has been given [proper] premedication |
| Он (она) не должен(а) вставать с постели | He (she) must not leave his (her) bed |
| Больной(ая) должен(а) быть доставлен(а) в операционную на каталке | The patient should be taken to the operating room in a wheel-chair |
| Уложите больного(ую) на операционный стол в принятом (необходимом) для данной операции положении | Place the patient on the operating table in the position assumed for the operation |
| Сосчитайте пульс Наложите манжетку сфигмоманометра | Count the pulse Apply the sphygmomanometer cuff |
| Измерьте артериальное давление | Take the arterial pressure |
| Укрепите датчики приборов Сделайте венепункцию (венесекцию) | Fasten apparatus sensors Do venepuncture (venesection) |
| Наладьте систему для внутривенного вливания Можно начинать наркоз | Adjust the system for intravenous infusion Anesthesia may be started |
| Дайте больному(ой) ингаляционный наркоз закисью азота (вводный наркоз барбитуратами) | Give the patient nitrous oxide anesthesia (barbiturate initial narcosis) |
| Соотношение закиси азота с кислородом должно быть два к одному | The ratio of nitrous oxide to oxygen must be two to one |

| | |
|---|---|
| Введите медленно внутривенно гексенал (в прямую кишку через катетер свежеприготовленный раствор авертина) | Administer slowly intravenously hexenal (newly prepared solution of avertin rectally through a catheter) |
| Углубите наркоз эфиром (барбитуратами) | Intensify anesthesia by ether (barbiturates) |
| Занесите в карту течения обезболивания дозу введенного морфия | Record the given dosage of morphia in the anesthesia chart |
| Зафиксируйте динамику кровопотери (объем перелитых растворов, почасовой диурез) | Record the bloodloss dynamics (volume of given solutions, hourly diuresis) |
| Определите центральное венозное давление (ЦВД) (кислотно-щелочное состояние (КЩС), содержание электролитов крови, газовый состав крови) | Determine central venous pressure (acid-base balance, electrolyte content of blood, gas composition of blood) |
| Появились признаки накопления углекислоты Уменьшите подачу эфира (закиси азота) Увеличьте подачу кислорода до...л/мин. | There have appeared signs of accumulating carbon dioxide Diminish the supply of ether (nitrous oxide) Increase the oxygen supply to ... litre per min. |
| Расслабление мышц недостаточно | Muscular relaxation is insufficient |
| Дополнительно введите мышечные релаксанты | Give muscular relaxants additionally |
| У больного(ой) восстановилось спонтанное дыхание. Введите антидеполяризующие миорелаксанты | The patient's spontaneous breathing has returned. Administer antidepolarizing myorelaxants |
| Сочетайте управляемую гипотензию с гипотермией (поверхностную гибернацию с потенцированным наркозом, поверхностный наркоз с мышечными релаксантами) | Combine controlled hypotension with hypothermia (superficial hibernation with potentialized narcosis, superficial narcosis with muscular relaxants) |
| Наступила хирургическая стадия наркоза | Surgical stage of anesthesia has been reached |
| Поддерживайте наркоз на $III_1$—$III_2$ стадии | Maintain anesthesia at the $III_1$—$III_2$ stage |
| У больного(ой) ларингоспазм | The patient has laryngospasm |
| Увеличьте концентрацию кислорода во вдыхаемой смеси | Increase the concentration of oxygen in the inspired mixture |
| Приготовьте все для экстренной трахеотомии | Get ready for urgent tracheotomy |
| Введите деполяризующие миорелаксанты | Administer depolarizing myorelaxants |

| | |
|---|---|
| Интубируйте трахею через рот (нос) под контролем ларингоскопа | Intubate the trachea via the mouth (nose) using a laryngoscope |
| Уложите голову больного(ой) в [классическое] положение «Джексона» | Place the patient's head in the "Jackson" [classical] position |
| Запрокиньте голову назад. Приподнимите подбородок вверх. Выдвиньте нижнюю челюсть вперед | Throw the head back. Raise the chin up. Pull the lower jaw forward |
| Зафиксируйте трубку | Fix the tube |
| Больной(ая) заинтубирован(а) правильно | The patient has been intubated in the right way |
| Грудная клетка приподнимается синхронно нажатию на дыхательный мешок | The chest is being inflated synchronously to compressing a breathing bag |
| При аускультации над легкими определяются дыхательные шумы | On auscultation there are noted respiratory noises over the lungs |
| В фазе вдоха воздух [струей] выходит из интубационной трубки | On inspiration air leaves the intubation tube [in a jet stream] |
| Произошло(шел) смещение (перегиб, сдавление) эндотрахеальной трубки | There is displacement (twist, compression) of the endotracheal tube |
| Какой вид обезболивания будет применен? | What type of anesthesia will be employed? |
| Это новокаин? | Is it novocain? |
| Покажите надпись на флаконе (ампуле) | Show me the inscription on the bottle's (ampoule's) label |
| Сначала сделайте «лимонную корочку» | (At] First inject "intradermal bleb of local anesthesia" |
| Проведите иглу в подкожно-жировую клетчатку | Pass the needle into the subcutaneous fat |
| Инфильтрируйте клетчатку на всем протяжении разреза | Infiltrate the fat along the course of the incision |
| Введите новокаин в боковые отделы операционного поля | Administer novocain into the sides of the operative field |
| У больного(ой) развился коллапс. Появилась(лись) одышка, тахикардия, клонико-тонические судороги | The patient developed vascular collapse. There was dyspnea, tachycardia, tonoclonic cramps |
| У больного(ой) отравление новокаином (кокаином) | The patient has novocain (cocaine) poisoning |
| Переведите больного(ую) в положение Тренделенбурга | Transfer the patient into the Trendelenburg position |

| | |
|---|---|
| Дайте ему (ей) вдохнуть 2—3 капли амилнитрита | Let him (her) inhale 2—3 drops of amyl nitrite |
| Промойте слизистые оболочки носоглотки изотоническим раствором хлористого натрия | Wash nasopharyngeal mucous membranes with an isotonic solution of sodium chloride |

## РЕАНИМАЦИЯ. ИНТЕН-СИВНАЯ ТЕРАПИЯ

### КРИТИЧЕСКОЕ СОСТОЯНИЕ

## RESUSCITATION. INTENSIVE THERAPY

### CRITICAL CONDITION

C. коллапс
    кома
    обморок
    отравление
    шок

S. collapse
    coma
    fainting, syncope
    poisoning
    shock

**КОЛЛАПС**

**COLLAPSE**

I. геморрагический коллапс
    гипоксемический/гипокси-ческий коллапс
    инфекционный коллапс
    кардиогенный коллапс/шок
    ортостатический коллапс
    панкреатический коллапс
    пароксизмальный коллапс Семерау-Семяновского
    токсический коллапс
    циркуляторный коллапс

I. hemorrhagic collapse
    **hypoxemic/hypoxic** collapse

    septicaemic shock
    cardiogenic **collapse/shock**
    orthostatic collapse
    pancreatic collapse
    Semerau-Siemianowski's
    paroxysmal collapse
    toxic collapse
    circulatory collapse

**КОМА**

**COMA**

I. апоплектическая кома
    астматическая кома
    гемолитическая кома
    гипертермическая кома
    гипогликемическая кома
    гипокортикоидная/надпочеч-никовая кома
    гипоксическая/аноксическая кома
    гипотиреоидная кома
    голодная/алиментарно-ди-строфическая кома
    диабетическая кома
    печеночная кома
    респираторная/гипокси-ческая кома
    тиреотоксическая кома
    токсическая кома
    травматическая кома
    угарная кома
    уремическая кома
    экламптическая кома

I. apoplectic coma
    asthmatic coma
    hemolytic coma
    hyperthermal coma
    hypoglycemic coma
    **hypocorticoid/adrenal** coma
    **hypoxic/anoxic** coma

    hypothyroidal coma
    **fasting/alimentary-distro-phic** coma
    diabetic coma
    hepatic coma
    **respiratory/hypoxic** coma

    thyrotoxic coma
    toxic coma
    traumatic coma
    polluted coma
    uremic coma
    eclamptic coma

эпилептическая кома
III. впасть в состояние комы

epileptic coma
III. to go into coma, to be comatose

## ОТРАВЛЕНИЕ

II. отравление антифризом
отравление барбитуратами
отравление медным купоросом
отравление наркотиками
отравление сулемой
отравление тиофосом
отравление углекислым газом
отравление уксусной кислотой
отравление хлороформом
отравление хлорофосом
отравление четыреххлористым углеродом

## POISONING

II. antifreeze poisoning
barbiturate poisoning
copper sulfate poisoning
narcotic poisoning
sublimate poisoning
thiophos poisoning
carbon dioxide poisoning
acetic acid poisoning
chloroform poisoning
chlorophos poisoning
carbon tetrachloride poisoning

## ШОК

I. абдоминальный шок
адреналовый шок
анафилактический шок
бактериемический шок
болевой шок
гемолитический шок
геморрагический/гиповолемический шок
гемотрансфузионный/пост-трансфузионный шок
инфекционно-токсический шок
кардиогенный шок
компрессионный шок
нефрогенный шок
ожоговый шок
операционный шок
токсико-инфекционный шок
травматический шок
холодовый шок
электрический шок
II. фаза шока
торпидная фаза шока
эректильная фаза шока
III. бороться с шоком
впадать в шок
вызывать шок

## SHOCK

I. abdominal shock
adrenal shock
anaphylactic shock
bacteriemic shock
pain shock
hemolytic shock
**hemorrhagic/hypovolemic** shock
**hemotransfusion [al]/post-transfusion** shock
infective toxic shock
cardiogenic shock
compression shock
nephrogenic shock
burn shock
operative shock
toxico-infective shock
traumatic shock
cold shock
electroshock
II. phase of shock
torpid phase of shock
erectile phase of shock
III. to combat shock
to go into shock
to **produce/cause** shock

## ОСНОВНЫЕ МЕТОДЫ РЕАНИМАЦИИ

## PRINCIPAL METHODS OF RESUSCITATION

C. искусственная вентиляция легких, искусственное дыхание
массаж сердца

S. artificial ventilation of the lungs, artificial respiration
cardiac massage

## ИСКУССТВЕННАЯ ВЕНТИ-
ЛЯЦИЯ ЛЕГКИХ, ИСКУССТ-
ВЕННОЕ ДЫХАНИЕ

I. искусственная автоматичес-
кая вентиляция легких
II. искусственная вентиляция
легких по способу изо рта
в рот
искусственная вентиляция
легких изо рта в нос

искусственная вентиляция
легких с помощью мешка
Амбу
искусственная вентиляция
легких с помощью эндотра-
хеальной трубки

## МАССАЖ СЕРДЦА

I. наружный/непрямой массаж
сердца
открытый/прямой массаж
сердца

## ТЕРМИНАЛЬНОЕ
СОСТОЯНИЕ

C. агональное состояние
клиническая смерть
преагональное состояние

▲ Больной(ая) в коматозном
(прекоматозном состоянии,
в шоке)

Коллапс вызван острой ад-
ренокортикальной недоста-
точностью (массивной кро-
вопотерей)

У больного(ой) отравление
наркотиками (уксусной кислотой, окисью углерода, ме-
тиловым спиртом)

У больного(ой) обморок

Положите больного(ую)

Расстегните одежду

Травмы черепа нет?

Опустите голову ниже ос-
тальных частей тела

Дайте ему (ей) подышать
нашатырным спиртом (креп-
кий чай, кофе)

## ARTIFICIAL PULMONARY
VENTILATION, ARTIFICIAL
RESPIRATION

I. artificial automatic pulmonary ventilation
II. artificial pulmonary ventilation by mouth to mouth
breathing
artificial pulmonary ventilation by mouth to nose
breathing
artificial pulmonary ventilation with the aid of Ambou
breathing bag
artificial pulmonary ventilation by way of endotracheal tube

## CARDIAC MASSAGE

I. **external/indirect** cardiac
massage
**open/direct** cardiac massage

## TERMINAL STATE

S. agonal state
clinical death
preagonal state

▲ The patient is in comatose
state (precomatose state,
in shock)

The collapse has been caused by acute adrenocortical
failure (massive blood loss)

The patient has narcotic
(acetic acid, carbon oxide,
methyl alcohol) poisoning

The patient has fainted

Lay the patient down

Unbutton the clothes

Is there any injury to the
skull?

Place the patient's head
lower than the rest of the body

Let him (her) inhale ammonia
spirit (give him (her) strong
tea, coffee)

| | |
|---|---|
| Перелейте цельную кровь (плазму) | Transfuse whole blood (plasma) |
| Интубируйте трахею трубкой с манжеткой | Intubate the trachea with a cuffed tube |
| Введите осторожно мягкий неспадающийся зонд через нос (рот) | Gently insert a soft non-collapsible tube via the nose (mouth) |
| Промойте желудок через зонд | Wash the stomach by way of a stomach tube |
| Введите бемегрид (внутривенно метиленовую синьку, через зонд 100 мл антидота Стрижевского, 2—3 столовых ложки активированного угля) | Administer bemegride (methylene blue intravenously, 100 ml of Stryzhevsky antidote, 2—3 tablespoons of activated charcoal) |
| Показан(о) экстракорпоральный диализ (внутриперитонеальный диализ, обменное переливание крови) | There indicated extracorporeal dialysis (intraperitoneal dialysis, exchange blood transfusion) |
| Проведите сеанс гипербарической оксигенации | Give the patient a session of hyperbaric oxygen therapy |
| Поддерживайте в помещении достаточный воздухообмен | Maintain an adequate airway in the room |
| Снимите боль | Control the pain |
| Больной(ая) без сознания | The patient is unconscious |
| Ургентный случай. Анамнеза собрать не удалось | It's an urgent case. There is no history |
| У больного(ой) угнетение дыхания (черепно-мозговая травма). Морфий противопоказан | The patient has depressed respiration (cranial injury). Morphia is contraindicated |
| Избегайте передозировки морфия | Avoid overdosage with morphia |
| Введите катетер для постоянного выведения мочи | Insert a catheter to monitor urine flow |
| Поддерживайте диурез на уровне (свыше) 50—60 мл/час. | Keep urine flow (above) 50—60 ml per hour |
| Проведите противошоковые мероприятия | Give [the patient] antishock therapy |
| Пульс на сонных и бедренных артериях не определяется | Pulse in carotid and femoral arteries is not felt |
| Зрачки расширены. Реакция на свет отсутствует | Pupils are dilated. No reaction to light |
| Необходимо срочно провести искусственное дыхание (непрямой массаж сердца, дефибрилляцию сердца) | It is necessary to perform urgent artificial respiration (external chest massage, cardiac defibrillation) |
| Не теряйте времени. Следует восстановить проходимость дыхательных путей | Don't waist time. It is necessary to establish an adequate airway |

| | |
|---|---|
| Положите пострадавшего (больного) на спину на твердую поверхность | Place the injured into the spinal position on some firm surface |
| Положите валик под плечи больного (ой) | Place a bolster under the patient's shoulder |
| Это выпрямит его (ее) дыхательные пути | This will straighten his (her) respiratory tract |
| Выдвиньте вперед нижнюю челюсть и откройте рот больного (ой) | Pull the lower jaw forward and open the patient's mouth |
| Вытяните язык. Выньте изо рта зубные протезы (искусственные зубы) | Pull the tongue out. Remove dentures (false teeth) |
| Очистите нос и глотку от слизи | Remove mucus from the nose and pharynx |
| Дыхание очень ослаблено | Breathing is very poor |
| Встаньте [на колени] у изголовья больного (пострадавшего) | Kneel at the head of the patient (the injured) |
| Максимально запрокиньте ему (ей) голову назад | Throw his (her) head back as far as possible |
| Зажмите нос больному (ой). Сделайте резкий выдох в рот больному (ой) | Keep the patient's nostrils closed. Exhale sharply into the patient's mouth |
| Пропальпируйте мечевидный отросток | Feel for the xiphoid process |
| Положите кисть ладонной поверхностью на два пальца выше мечевидного отростка | Put your palm two fingers above the xiphoid process |
| Положите вторую руку сверху | Place the second hand on top |
| Пальцы не должны касаться грудной клетки | Fingers should not touch the chest |
| Сделайте толчкообразные сдавления грудины | Press the sternum in pushing movements |
| Расслабьте руки, не отрывая от грудины | Relax your hands without taking them away from the sternum |
| Повторяйте толчкообразные движения 60—80 раз в течение минуты | Repeat pushing movements 60—80 times per minute |
| Сочетайте наружный массаж сердца с искусственной вентиляцией легких | Do external cardiac massage in combination with artificial ventilation of the lungs |

# КРОВОТЕЧЕНИЕ

# BLEEDING

## КРОВОТЕЧЕНИЕ

### КРОВОТЕЧЕНИЕ

I. аррозионное кровотечение
артериальное кровотечение
атоническое кровотечение
венозное кровотечение
викарное кровотечение

внутреннее кровотечение
внутрираневое кровотечение
вторичное кровотечение
выраженное/обильное/сильное/профузное кровотечение

геморроидальное кровотечение
диапедезное кровотечение
диффузное кровотечение
желудочное кровотечение, гасторрагия
интерстициальное/внутритканевое кровотечение
менструальное кровотечение

капиллярное кровотечение
кишечное кровотечение
легочное кровотечение
маточное кровотечение, метроррагия
многократное кровотечение

наружное кровотечение
носовое кровотечение
паренхиматозное кровотечение

## BLEEDING

### BLEEDING, HEMORRHAGE

I. arrosive hemorrhage
arterial hemorrhage
atonic hemorrhage
venous hemorrhage
vicarious **bleeding/hemorrhage**
internal hemorrhage
wound bleeding
secondary hemorrhage
**gross/pronounced/marked/profuse/severe/heavy** hemorrhage
hemorrhoidal hemorrhage
diapedetic hemorrhage
diffuse bleeding
gastric bleeding, gastrorrhagia
**interstitial/tissue** hemorrhage
menstrual **hemorrhage/bleeding**
capillary hemorrhage
intestinal bleeding
pulmonary bleeding
uterine bleeding, metrorrhagia
**recurrent/multiple** hemorrhage
external **hemorrhage/bleeding**
nasal bleeding, epistaxis
parenchymatous hemorrhage

первичное кровотечение

повторное/рецидивирующее/ вторичное кровотечение

послеоперационное кровотечение

продолжающееся кровотечение

профузное кровотечение

самопроизвольное/спонтанное кровотечение

сигнальное кровотечение

скрытое кровотечение

смешанное кровотечение

сопутствующее кровотечение

фибринолитическое кровотечение

холемическое кровотечение

экспульсивное кровотечение

язвенное кровотечение

II. больной с кровотечением

кровотечение в брюшную полость

кровотечение в грудную полость

кровотечение из прямой кишки, проктоpparия

место кровотечения

остановка кровотечения, гемостаз

С. геморрагическая пурпура, геморрагический токсикоз капилляров

гемофилия

больной гемофилией

кровавая рвота, гематемезис

кровоизлияние, геморрагия, экстравазат

кровохарканье

скопление крови в полости брюшины, гемоперитонеум, лапарогеморрагия

потеря крови

скопление крови в плевральной полости, гемоторакс

скопление крови в полости перикарда, гемоперикард

тампонада сердца

II. вызывать кровотечение

кровоточить

остановить кровотечение

предупредить кровотечение

просачиваться (*о крови в результате кровотечения*)

---

**primary/associated** hemorrhage

**repeated/relapsing/secondary** hemorrhage

postoperative hemorrhage

persistent hemorrhage

profuse hemorrhage

spontaneous **hemorrhage/ bleeding**

signal hemorrhage

occult bleeding

mixed **bleeding/hemorrhage**

**associated/attendant** bleeding, concomitant hemorrhage

fibrinolytic **bleeding/hemorrhage**

cholemic **hemorrhage/bleeding**

expulsive **bleeding/hemorrhage**

ulcerative **bleeding/hemorrhage**

II. patient with hemorrhage

**intraperitoneal/intraabdominal** hemorrhage, bleeding into the abdomen

bleeding into the thoracic cavity

rectal bleeding, proctorrhagia

site of bleeding

control of bleeding, hemostasis

S. purpura hemorrhagica, hemorrhagic toxicosis of capillaries

hemophilia

hemophiliac

hematemesis

hemorrhage, hematoma, bleeding, extravasate

pneumorrhagia, hemoptysis

accumulation of blood in the abdominal cavity, hemoperitoneum, laparohemorrhage

blood loss

accumulation of blood in the thoracic cavity, hemothorax

accumulation of blood in the pericardium, hemopericardium

cardiac tamponade

III. to cause **bleeding/hemorrhage**

to bleed

to **stop/control/check/arrest** bleeding

to prevent bleeding

to ooze (*of blood as a result of bleeding*)

## КРОВОИЗЛИЯНИЕ(Я), ГЕМОРРАГИЯ(И), ЭКСТРАВАЗАТ(Ы)

I. аррозионное кровоизлияние
внутримозговое кровоизлияние
внутричерепное кровоизлияние

диапедезное кровоизлияние

желудочковое кровоизлияние
интрадуральное кровоизлияние
интрамуральное кровоизлияние
массивное кровоизлияние
множественные кровоизлияния
петехиальное/точечное кровоизлияние, петехия
подкожное кровоизлияние
полостное кровоизлияние
ретинальное кровоизлияние
субарахноидальное кровоизлияние
субдуральное кровоизлияние
эпидуральное кровоизлияние
C. гематома

## ГЕМАТОМА

I. асептическая гематома
внутрижелудочковая гематома
внутримозговая гематома
внутримышечная гематома
внутристеночная гематома
кишки
внутричерепная гематома
забрюшинная гематома
околопочечная гематома
оссифицированная гематома
поверхностная гематома
подкапсулярная гематома
поднадкостничная гематома
предбрюшинная гематома
пульсирующая (непульси-
рующая) гематома
распирающая гематома
родовая гематома
свернувшаяся гематома
субарахноидальная гематома
субдуральная гематома
тазовая гематома
экстраплевральная гематома
эпидуральная/экстрадуральная
гематома
II. гематома печени
гематома почки
рассасывание гематомы

## HEMORRHAGE, HEMATOMA, BLEEDING, EXTRAVASATE

I. arrosion hemorrhage
intracerebral bleeding
intracraneal **hemorrhage/
hematoma**
**diapedetic/diapedesis** hemorrhage
ventricular hemorrhage
intradural hemorrhage
intramural hemorrhage
massive hemorrhage
multiple hemorrhage
**petechial/punctate** hemorrhage, petechia
subcutaneous hemorrhage
cavity hemorrhage
retinal hemorrhage
subarachnoidal hemorrhage

subdural hemorrhage
epidural hemorrhage
S. hematoma

## HEMATOMA

I. aseptic hematoma
intraventricular hematoma
intracerebral hematoma
intramuscular hematoma
intraparietal hematoma of
the bowel
intracranial hematoma
retroperitoneal hematoma
perirenal hematoma
ossified hematoma
superficial hematoma
subcapsular hematoma
subperiosteal hematoma
anteperitoneal hematoma
pulsatile (nonpulsatile)
hematoma
arching hematoma
labor hematoma
coagulated hematoma
subarachnoid hematoma
subdural hematoma
pelvic hematoma
extrapleural hematoma
**epidural/extradural** hematoma

II. hematoma of the liver
hematoma of the kidney
**resolution/resolving of a**
hematoma, hematoma **resolu-
tion/resolving**

С. симптом флюктуации/зыбле-
ния

## ОСТАНОВКА КРОВОТЕЧЕНИЯ, ГЕМОСТАЗ

I. временная остановка кровотечения
окончательная остановка кровотечения
II. метод остановки кровотечения
С. закручивание конца сосуда
(артерии)
клипирование сосуда (клип-
са, клипсодержатель)
кровоостанавливающий жгут
кровоостанавливающее/гемоста-
тическое средство
перевязка сосуда
перевязка сосуда на про-
тяжении
прижатие артерии
точка для прижатия артерии


приподнятое положение кро-
воточащей области (конеч-
ности)
тампонада раны (полости)
электрокоагуляция
III. коагулировать сосуд


оставить на сосуде зажим на
длительное время до его от-
падения


пережать кровоточащий со-
суд
прошить кровоточащий сосуд
тампонировать рану (полость)

[КРОВООСТАНАВЛИВАЮЩИЙ]
ЖГУТ

I. импровизированный жгут
(кусок материи, веревка,
шарф, платок, ремень)
матерчатый жгут-закрутка
провизорный жгут
резиновый ленточный жгут
II. жгут Винера
жгут Кидде
жгут Эсмарха
II¹ затягивание жгута
наложение жгута
ослабление жгута

---

S. fluctuation sign

## CONTROL OF BLEEDING, CONTROL OF HEMORRHAGE, HEMOSTASIS

I. temporary hemostasis

**final/permanent** hemostasis

II. method to control bleeding,
method to gain hemostasis
S. vasoversion (arterioversion)

clipping of a vessel (clip,
clipholder)
arresting bleeding tourniquet
hemostatic

ligating/tying a vessel
ligating a vessel at a
distance
compression of artery
pressure point, point of
application of pressure
to artery
elevated position of the
bleeding area (extremity)

tamponade of a wound (cavity)
electrocoagulation
III. to coagulate a vessel, to
make a vessel coagulated
to leave a clamp on a vessel
à demeure/for a long time
till it drops/falls off by
itself
to clamp a bleeding vessel

to under-run a bleeding vessel
to pack a wound (cavity)

[ARRESTING BLEEDING]
TOURNIQUET

I. improvised tourniquet (a
piece of cloth, rope, scarf,
kerchief, strap)
cloth tourniquet
provisional tourniquet
rubber band tourniquet
II. Viner's tourniquet
Kidde's tourniquet
Esmarch's tourniquet
II¹ tying/tightening a tourniquet
applying a tourniquet
loosening a tourniquet

C. турникет
турникетный шок
III. затянуть жгут
наложить жгут
ослабить жгут

снять жгут


S. tourniquet
tourniquet shock
III. to tie a tourniquet
to apply a tourniquet
to **loosen/slacken/release** a tourniquet
to **remove/put off** a tourniquet


КРОВООСТАНАВЛИВАЮЩЕЕ(ИЕ)/
ГЕМОСТАТИЧЕСКОЕ(ИЕ)
СРЕДСТВО(А)

HEMOSTATIC(S)


C. амбен
викасол
гемостатическая губка
гемостатическая коллагеновая
губка
гемофобин
желатиновая губка

инипрол
конакион
контрикал
протамина сульфат
протромбиновый комплекс
трасилол
тромбин
тромбопластин
фибриноген
эпсилон-аминокапроновая
кислота


S. Ambenum, Pamba
Vikasolum
hemostatic sponge
hemostatic collagenous
sponge
Haemophobin
gelatinous sponge, Spongia
gelatinosa
Iniprol
Konakion
Contrykal
Protamine sulfate
prothrombin complex
Trasylol
Thrombin
Thromboplastin
Fibrinogen
E-Aminocaproic acid, Amino-
capron, Amicar


■ Имеется ли в вашей семье
повышенная кровоточивость
у мужчин по линии матери?

У вас обычно быстро останав-
ливается кровотечение из
раны?

Вызывает ли у вас незначительная травма появление
обширных кровоподтеков [в
области суставов]?

▲ Кровотечение было силь-
ным? Сколько крови потерял
больной(ая)?

Потеря крови [во время опе-
рации] составила...

Потеря крови замещена?


Рана начала кровоточить


Кровь продолжает просачи-
ваться через повязку


■ Is there in your family enhanced bleeding in men on
your mother's side?

Does bleeding from a wound
usually stop quickly?

Does a slight trauma cause
in you extensive ecchymoses
[in the regions of the
joints]?

▲ Was bleeding profuse? How
much blood has the patient
lost?

The [operative] blood loss
was calculated as...

Has the [estimated] surgical
blood loss been replaced?

The wound has started bleeding

Blood oozing persists
through the bandage

| Снова началось сильное кровотечение | Severe hemorrhage recurred |
|---|---|
| Кровотечение остановлено (остановилось)? | Has bleeding been controlled? (Has bleeding stopped?) |
| Я не могу остановить кровотечение! | I can't stop the bleeding! |
| Для остановки кровотечения приготовьте горячий физиологический раствор | To stop bleeding prepare a hot saline solution |
| Для быстрой остановки кровотечения мне нужен электрокоагулятор | To control blood quickly I need an electrocoagulator |
| Электрокоагулятор, пожалуйста! | Electrocoagulator, please! |
| Дайте мне, пожалуйста, кусок гемостатической губки | Give me a hemostatic sponge, please |
| Для остановки кровотечения произведите перевязку плечевой (бедренной) артерии на протяжении | To control bleeding ligate the brachial (femoral) artery at a distance |
| Прошейте кровоточащий сосуд вместе с мягкими (окружающими) тканями. Затампонируйте полость марлей с порошком гемостатической губки (протромбином) | Grasp by stitches the bleeding vessel together with the soft tissues (en masse). Pack the wound by gauze with hemostatic sponge powder (with prothrombin) |
| Стенки полости обильно кровоточат. Произведите тугую тампонаду раны (полости) | The walls of the cavity bleed severely. Do firm packing of the wound (cavity) |
| Произошло соскальзывание (прорезывание) лигатуры, наложенной на сосуд | There is displacement (coming out) of the ligature applied to the vessel |
| Крупные сосуды перевязаны, мелкие коагулированы | Larger vessels have been tied, smaller ones coagulated |
| Кровотечение остановлено тугой тампонадой раны | The bleeding has been controlled by firm packing of the wound |
| Наложите на место кровотечения давящую повязку (пузырь со льдом) | Will you apply a pressure bandage (an ice-bag) to the site of bleeding |
| Кровотечение остановлено при помощи зажимов | Bleeding has been controlled with clamps |
| Произведена полная остановка кровотечения | Bleeding is stopped completely |
| Произошла самопроизвольная остановка кровотечения | The bleeding has stopped spontaneously |
| На кровоточащую поверхность наложите стерильную салфетку, пропитанную тромбином (гемостатическую губку) | Cover the bleeding surface [of the wound] with a sterile towel soaked with thrombin (with a hemostatic sponge) |

| У больной кровотечение из влагалища или из прямой кишки? | Is bleeding vaginal or rectal? |
|---|---|
| У больной наблюдается кровотечение из прямой кишки | The patient has rectal bleeding |
| Проведите проктосигмоскопию, ирригоскопию | Do proctosigmoidoscopic examination, irrigoscopy |
| Обнаружено значительное количество крови в брюшной (грудной) полости (забрюшинном пространстве) | There has been found considerable blood in the abdominal cavity (in the thoracic cavity, throughout the retroperitoneal area) |
| У больного началось кровотечение в брюшную (грудную) полость | The patient is bleeding into the abdomen (thoracic cavity) |
| У больного(ой) послеоперационное кровотечение в брюшную полость | The patient is bleeding into the abdomen after the operation |
| Отмечается нарастание острого малокровия | There is noted progressive acute anemia |
| Наблюдается падение гематокрита (числа эритроцитов, гемоглобина) | There is fall in Hct (erythrocyte count, Hb (hemoglobin) content) |
| Произведите лапаротомию (ревизию органов брюшной полости для выявления источника кровотечения). Остановите кровотечение. Восполните кровопотерю | Perform laparotomy (inspect the abdominal viscera to detect the source of bleeding). Stop bleeding. Replace the bloodloss |
| У больного(ой) отмечается рвота цвета кофейной гущи (дегтеобразный стул) | The patient has coffee grounds vomiting (tarry stool) |
| У больного(ой) желудочное кровотечение | The patient has stomach bleeding |
| Введите внутривенно капельно 100 мл стерильного 5% раствора эпсилон-аминокапроновой кислоты | Inject intravenously in the drip 100 ml of sterile 5% E-Aminocaproic acid solution |
| При необходимости инъекцию повторите с интервалом в 4 часа | If necessary repeat the injection at 4 hour interval |
| Проведите активную гемостатическую терапию: полный покой, холод на живот, хлористый кальций внутривенно, викасол внутримышечно, переливание крови | Carry out active hemostatic therapy: complete rest, cold on the abdomen, calcium chloride intravenously (i/v), Vikasolum intramuscularly (i/m), transfusion of blood |
| Признаков внутреннего кровотечения нет | There are no signs of internal bleeding |

| Произведите первичную хирургическую обработку огнестрельной раны с ревизией [соответствующих] крупных сосудов | Debride the shot wound revising [appropriate] larger vessels |
|---|---|
| Наложите на конечность жгут | Apply a tourniquet to the extremity |
| Наложите жгут на плечо (бедро, голень, предплечье) | Apply a tourniquet to the shoulder· (thigh, **shin/shank**, forearm) |
| Наложите жгут выше раны (ближе к ране) | Apply a tourniquet above the wound (closer to the wound) |
| Растяните резиновую ленту жгута Оберните ее вокруг конечности | Spread the rubber band of the tourniquet Loop it around the extremity |
| Затяните жгут | Tie the tourniquet |
| Затяните жгут потуже | Tie the tourniquet tightёr |
| Затяните жгут как можно туже | Tie the tourniquet as tight as possible |
| Затяните жгут до прекращения кровотечения из раны (исчезновения пульса ниже места наложения жгута) | Tie the tourniquet before bleeding from the wound stops (before pulse fails to be detected below the site of applying the tourniquet) |
| Напишите в сопроводительной записке (на карточке больного(ой) по экстренным мерам *) слово «жгут», время наложения жгута, фамилию и имя больного(ой), свою фамилию | Write down "tourniquet", time of applying a tourniquet, patient's full name, your name on a note which is pushed in under a tourniquet (on the patient's emergency medical tag *) |
| Когда наложен жгут? | When was the tourniquet put on? |
| Жгут наложен час назад (более, чем два часа назад) | The tourniquet was applied an hour ago (more than two hours ago) |
| Ослабьте жгут Ослабляйте жгут каждые два часа, иначе наступит гангрена | Loosen the tourniquet Loosen the tourniquet every two hours, or gangrene will result |
| Переложите жгут выше | Reapply the tourniquet to a site above this one |
| Снимите жгут, пожалуйста | Will you remove the tourniquet, please? |

# ПЕРЕЛИВАНИЕ КРОВИ, ГЕМОТРАНСФУЗИЯ

# TRANSFUSION OF BLOOD, BLOOD TRANSFUSION

## ПЕРЕЛИВАНИЕ КРОВИ, ГЕМОТРАНСФУЗИЯ

## TRANSFUSION OF BLOOD, BLOOD TRANSFUSION

### АППАРАТУРА ДЛЯ ПЕРЕЛИВАНИЯ КРОВИ

### APPARATUS FOR BLOOD TRANSFUSION

С. ампула для струйного переливания крови
аппарат Боброва
аппарат для переливания крови
аппарат для прямого переливания крови

S. blood transfusion bottle

Bobrov's apparatus
blood transfusion **apparatus/set**
apparatus for direct blood transfusion

система для переливания
крови

III. наладить больному капельное переливание крови

**СИСТЕМА ДЛЯ ПЕРЕЛИВАНИЯ
КРОВИ**

I. пластиковая система для переливания крови
система для внутриартери-
ального переливания крови
система для капельного вну-
тривенного переливания крови
система однократного применения для переливания крови,
кровезаменителей и инфузи-
онных растворов
фильтр в системе для переливания крови

C. капельница

# ГРУППА КРОВИ

II. определение группы крови

C. резус-фактор

**ОПРЕДЕЛЕНИЕ ГРУППЫ
КРОВИ**

II. определение группы крови
перекрестным способом
стандартные сыворотки для
определения группы крови
техника определения группы
крови перекрестным способом
C. агглютинация
II. определять группу крови

определять группу крови
перекрестным способом

АГГЛЮТИНАЦИЯ

I. неспецифическая агглютинация
перекрестная агглютинация
псевдоагглютинация
специфическая агглютинация
холодовая агглютинация, агглютинация на холоду

blood transfusion **set/tubing/
system**

III. to adjust drip intravenous
blood transfusion for the
patient

**BLOOD TRANSFUSION SET, BLOOD
TRANSFUSION TUBING, BLOOD
TRANSFUSION SYSTEM**

I. plastic blood transfusion
**tubing/set**
system for intra-arterial
blood transfusion
system for drip intravenous
blood transfusion, drip
stand
disposable system for
blood transfusion, for transfusion of substitutes of
blood and infusion solutions
filter in the drip chamber,
filter in the blood transfusion **set/system**

S. dropper, drop-counter, drop-
ping tube

# BLOOD GROUP

II. determining of the blood
group, blood **grouping/typing**
S. rhesus (Rh) blood factor

**BLOOD GROUPING, BLOOD TYPING,
DETERMINING OF THE
BLOOD GROUP**

II. blood cross-match

standard sera for blood
typing
cross-matching **technique/
procedures**
S. agglutination
II. to determine blood group,
to type blood
to cross-match blood, to
get blood cross-matched

AGGLUTINATION

I. nonspecific agglutination

cross agglutination
pseudo-agglutination
specific agglutination
cold agglutination

## ДОНОРСТВО

I. безвозмездное донорство
   кадровое донорство
II. донорство родственников

C. взятие крови

   донор
   сдача крови
III. давать/дать/сдавать кровь
   сдать кровь для больного,
   нуждающегося в переливании

### ВЗЯТИЕ КРОВИ

II. дата взятия крови
   игла для взятия крови

### ДОНОР

I. активный донор
   безвозмездный донор
   кадровый донор
   резервный донор
   резус-отрицательный донор
   резус-положительный донор
   универсальный донор
      «опасный» универсальный
      донор
II. донор иммунной плазмы
   донор костного мозга
   донор крови
   донор стандартных эритроцитов
C. дополнительное питание для
   донора

## КОНСЕРВАЦИЯ КРОВИ

C. вещество, задерживающее
   свертываемость крови, анти-
   коагулянт
   консервант крови
   контейнер для перевозки и
   хранения крови
   кровь
   стабилизатор крови

   хранение крови

### КРОВЬ

I. консервированная кровь

## DONORSHIP

I. unpaid donorship
   donorship of cadre
II. donorship of **relations/rela-
   tives**
S. taking the blood, blood **tak-
   ing/collection,** withdrawal
   of blood
   donor
   blood donation
III. to **give/contribute** blood
   to give blood for the patient who needs blood transfusion

### TAKING THE BLOOD, BLOOD TAKING, BLOOD COLLECTION, WITHDRAWAL OF BLOOD

II. date the blood was taken
   needle for blood taking,
   blood collecting needle

### DONOR

I. active donor
   unpaid donor
   donor of cadre
   reserve donor
   Rh-negative donor
   Rh-positive donor
   universal donor
      "dangerous" universal donor

II. immune plasma donor
   bone marrow donor
   blood donor
   standard erythrocyte donor

S. extra **nutrition/food** for
   a donor

## CONSERVING OF THE BLOOD

S. anticoagulant

   preserving medium
   container for transportation
   and preservation of blood
   blood
   blood stabilizer, stabili-
   zing solution
   keeping the blood

### BLOOD

I. **conserved/banked** blood

оксигенированная кровь
свежезамороженная кровь
свежеконсервированная
кровь

трупная кровь
цитратная кровь
III. консервировать кровь
хранить кровь

oxygenated blood
freshly frozen blood
freshly conserved blood

cadaveric blood
citrated blood
III. to conserve blood
to keep blood

## ПЕРЕЛИВАНИЕ КРОВИ, ГЕМОТРАНСФУЗИЯ

## BLOOD TRANSFUSION, TRANSFUSION OF BLOOD

I. внутриартериальное переливание крови
внутрикостное переливание
крови
внутривенное переливание
крови
внутриматочное переливание
крови
внутрисердечное переливание
крови
непрямое переливание крови
обменное переливание крови,
кровезамена
массивное переливание крови
повторное переливание крови
прямое переливание крови
струйное переливание крови
II. кровь пригодная (непригод-
ная) для переливания
осложнение на переливание
крови
переливание больному соб-
ственной крови, излившейся
в полость, аутореинфузия
переливание крови капель-
ным способом, капельное переливание крови
переливание небольших ко-
личеств крови
переливание собственной
крови, аутогемотрансфузия
показания для переливания
крови
противопоказания для переливания крови
реакция на переливание крови

I. intra-arterial blood transfusion
intraosseous blood trans-
fusion
intravenous blood transfusion
[intra]uterine blood transfusion
[intra]cardiac blood transfusion
indirect blood transfusion
[total] exchange blood transfusion, blood substitution
massive blood transfusion
repeated blood transfusion
direct blood transfusion
stream blood transfusion
II. blood fit (unfit) for **trans-
fusion/being transfused**
complication in blood transfusion
autoreinfusion

drip transfusion, transfusion in the drip, drop by
drop administration of blood
transfusion of small amounts
of blood
autohemotransfusion of the
blood
indications for blood transfusion
contraindications for blood
transfusion
reaction in blood transfusion

## ОСЛОЖНЕНИЕ НА ПЕРЕЛИВАНИЕ КРОВИ

## COMPLICATION IN BLOOD TRANSFUSION

S. анафилактический шок
воздушная эмболия
гемотрансфузионная реакция

S. anaphylactic shock
air embolism
hemolytic transfusion reaction

гемотрансфузионная реакция с осложнениями на почки

hemolytic transfusion reaction with complications of renal function

острое расширение сердца
цитратный шок

acute cardiac dilatation
citrate shock

## ПОКАЗАНИЯ ДЛЯ ПЕРЕЛИВАНИЯ КРОВИ

## INDICATIONS FOR BLOOD TRANSFUSION

C. анемия
кровопотеря
предоперационная подготовка
шок
  послеоперационный шок
  посттравматический шок
III. возместить кровопотерю

S. anemia
blood loss, loss of blood
preoperative preparation
shock
  postoperative shock
  post-traumatic shock
III. to replace blood loss

## АНЕМИЯ

## ANEMIA

I. вторичная анемия
**выраженная анемия**

гемолитическая анемия
острая анемия
постгеморрагическая анемия
III. бороться с анемией
устранять анемию

I. secondary anemia
**severe/marked/pronounced**
anemia
hemolytic anemia
acute anemia
posthemorrhagic anemia

III. to combat anemia
to correct anemia

## ПЛАЗМОЗАМЕНИТЕЛИ, КРОВЕЗАМЕНИТЕЛИ, КРОВЕЗАМЕЩАЮЩИЕ РАСТВОРЫ, ГЕМОКОРРЕКТОРЫ, КРОВЕЗАМЕЩАЮЩИЕ ЖИДКОСТИ

## PLASMA SUBSTITUTES, BLOOD SUBSTITUTES, BLOOD SUBSTITUTE SOLUTIONS, HEMOCORRECTORS, BLOOD SUBSTITUTE LIQUIDS

C. аминокровин
гемодез
изотонический раствор хлорида натрия
маннитол
полиглюкин
раствор Рингера-Локка

S. aminokrovin
hemodez
isotonic solution of sodium chloride
mannitol
polyglucin
Ringer-Locke's solution

## ПРЕПАРАТЫ КРОВИ

## BLOOD PREPARATIONS

C. альбумин
лейкоцитарная масса
плазма
протеин
тромбоцитарная масса
эритроцитарная масса

S. albumin
packed white cells
plasma
protein
platelet concentrate
packed red cells

## ПЛАЗМА

## PLASMA

I. лиофилизированная плазма
нативная плазма
сухая плазма

I. lyophilized plasma
native plasma
dried plasma

## СЛУЖБА КРОВИ

C. банк крови
   институт переливания крови
   кабинет переливания крови
   отделение переливания крови
   станция переливания крови

■ Какая у вас группа крови, какой резус-фактор?

Вы знаете какая у вас группа крови?

Группа крови I (II, III, IV), резус-отрицательная (резус-положительная)

У вас рождались мертвые дети (дети с желтухой)?

▲ Определите групповую совместимость (индивидуальную совместимость, биологическую совместимость, резус-фактор)

Возьмите стандартные резус-отрицательные (резус-положительные) сыворотки

Возьмите кровь для определения группы крови перекрестным способом

Обозначьте на пластине группы крови

Накапайте по 0,1 мл стандартной сыворотки каждого образца

Каждую сыворотку берите строго определенной пипеткой

Нанесите рядом с сыворотками маленькие капли крови

Смешайте каплю крови с каплей сыворотки

Прибавьте к капле физиологический раствор

Осторожно покачайте пластину в течение 5 минут

В капле агглютинация отсутствует

Кровь резус-отрицательная
Наступила агглютинация с сыворотками I, II, III группы. У больного(-ой) IV группа крови

## BLOOD SUPPLY SERVICE

S. Blood Bank
   blood transfusion institute
   blood transfusion room
   blood transfusion department
   blood transfusion station

■ What is your blood group number, Rhesus factor?

Do you know the blood group you belong to?

Group I (II, III, IV), Rh-negative (Rh-positive)

Did you ever give birth to still-born children (icteric children)?

▲ Determine group compatibility (individual compatibility, biological compatibility, Rhesus blood factor)

Take standard Rh-negative (Rh-positive) sera

Take blood for cross-matching

Mark the blood groups on the slide

Place dropwise standard sera, 0,1 ml of each specimen

Collect each serum with a separate pipette

Place small drops of blood near drops of sera

Mix the blood drop with the serum drop

Add physiological saline solution to the drop

Shake the slide gently for five minutes

Agglutination is absent in the drop

The blood is Rh-negative
The blood has agglutinated with the sera of the first, second and third groups. The patient's blood belongs to the fourth group

| Агглютинации с сыворотками нет | No agglutination occurs with the sera |
|---|---|
| У больного(ой) первая группа крови | The patient's blood belongs to the first group |
| Реакция агглютинации сомнительная (нечеткая) | The agglutination reaction is doubtful (not distinct) |
| Повторите определение группы крови | Repeat blood typing |
| После определения группы крови начните переливание двух единиц * (250 мл) цельной крови | Blood cross-match done, start transfusion of two units * (250 ml) of whole blood |
| Подготовьте систему для переливания крови | Get the system for blood transfusion ready |
| Больному(ой) налажено капельное переливание крови? | Is the patient on a drip for blood? |
| Немедленно поставьте систему для капельного внутривенного вливания | Get the drip stand immediately |
| Проверьте, нет ли воздуха в системе для переливания крови | Check the blood transfusion system for absence of air |
| Присоедините систему для переливания крови к игле | Get the system for blood transfusion connected with the needle |
| Возьмите кровь у донора Н. | Take blood from donor N. |
| ■ У вас есть направление на сдачу крови? | ■ Have you got a permit for blood donation? |
| ▲ Исследуйте взятую порцию крови на стерильность (реакцию Вассермана) | ▲ Examine the blood taken for sterility (Wassermann's test) |
| Строго соблюдая правила асептики, закупорьте флакон с кровью | Strictly observing the rules of asepsis, plug the phial with blood |
| Напишите на этикетке фамилию донора, группу крови, дозу и дату взятия крови | On the label put down the donor's name, blood group, amount of blood taken and the date the blood was taken |
| ■ Вы (не) можете быть донором | ■ You may be a donor (You must not be a donor) |
| Вы болели вирусным гепатитом (малярией, сифилисом) | You had virus hepatitis (malaria, syphilis) |
| ▲ Сделайте венепункцию | ▲ Do venepuncture |
| Подготовьте все для аутореинфузии | Get ready for autoreinfusion |
| Возьмите ампулу с консервированной кровью. Определите | Take an ampoule with conserved blood. Determine if the |

| | |
|---|---|
| годность крови для переливания. | blood is fit for transfusion |
| Кровь имеет сгустки. Плазма мутная (с хлопьями, пленками) | There are clots in the blood. The plasma is turbid (with flakes, films) |
| Кровь непригодна для переливания | The blood is not fit for transfusion |
| Проверьте кровь на гемолиз | Examine the blood for signs of hemolysis |
| Когда истекает срок годности этой единицы крови * (ампулы крови)? | What is the expiring date for this blood unit * (ampoule of blood)? |
| Обработайте конец (пробку) ампулы спиртом | Wipe the glass nipple (the plug) of the ampoule with alcohol |
| Введите иглу [до упора] в пробку флакона | Insert the needle [moving it up] to the ampoule stopper |
| Пережмите резиновую трубку | Clamp the rubber tube |
| Снимите зажим с трубки | Remove the clamp |
| Отрегулируйте число капель до... в минуту | Make the number of drops... per minute |
| Увеличьте (уменьшите) число капель | Increase (reduce) the number of drops |
| Сколько крови было перелито во время операции? | How much blood was replaced during the operation? |
| Во время операции было перелито две единицы крови * (250 мл) крови | During the operation two units of blood * (250 ml) were transfused |
| Перелейте струйно (капельно) 300 мл крови | Transfuse 300 ml of blood in a stream (drop by drop) |
| Перелейте внутривенно медленно 250 мл крови | Infuse 250 ml of blood slowly intravenously |
| ■ Вам когда-нибудь делали переливание крови? | ■ Have you ever been given blood transfusion? |
| У вас был(а, и) озноб (судороги, желтуха) после переливания крови? | Did you have chills (cramps, jaundice) after blood transfusion? |
| ▲ Какая реакция больного(ой) на переливание крови? | ▲ What is the patient's reaction to blood transfusion? |
| Как больной(ая) перенес(ла) переливание крови? | How did the patient stand blood transfusion? |
| После переливания крови у больного(ой) появился(лась) зуд, крапивница, поднялась температура | After blood transfusion the patient developed pruritus, urticaria, high temperature |
| Больной(ая) жалуется на стеснение в груди (резкие боли в | The patient complains of compression in the chest (sharp |

поясничной области, резкие боли внизу живота, тошноту)

pains in the lumbar region, sharp pains in the lower abdomen, nausea)

У больного(ой) появились(лся, лось) признаки беспокойства (судороги, цианоз, учащение пульса, снижение артериального давление)

The patient has shown some signs of disturbance (cramps, cyanosis, rapid pulse, drop in the arterial pressure)

Немедленно прекратите переливание крови

Stop blood transfusion immediately

Сделайте двухстороннюю паранефральную блокаду

Do bilateral paranephric block

Проведите форсированный диурез Подключите искусственную почку для проведения гемодиализа

Carry out forced diuresis Use an artificial kidney to perform hemodialysis

Капельно перелейте 500-700 мл одногруппной индивидуально и биологически совместимой крови

Transfuse drop by drop 500-700 ml of blood which is identical to that of the patient in group, individual and biological compatibility

Дайте больному(ой) антигистаминные препараты

Give the patient antihistaminic preparations

Проведите обменное замещающее переливание крови

Perform exchange blood transfusion

У больного(ой) развилась острая анемия

The patient has developed severe anemia

У больного(ой) все признаки постгеморрагической анемии

The patient has all the signs of posthemorrhagic anemia

Больной(ая) в шоке (в агональном состоянии)

The patient is in shock (in agony)

Показано переливание крови Немедленно начните внутриартериальное переливание крови под давлением 200-250 мм рт. ст.

Blood transfusion is indicated Start immediately intra-arterial transfusion under pressure of 200-250 mm Hg.

Больному(ой) требуется переливание крови

The patient needs blood transfusion

Переливание крови противопоказано

Blood transfusion is contraindicated

У больного(ой) острый гепатит с нарушением функции почек (амилоидоз, активный туберкулез, декомпенсация сердечной деятельности с явлениями отеков нижних конечностей)

The patient has acute hepatitis with disturbance of renal function (amyloidosis, active tuberculosis, cardiac decompensation with edematous lower extremities)

В случае необходимости делайте переливание крови

If necessary give blood transfusion

Сколько у вас запасных единиц крови * (ампул крови)?

How many reserve blood units * (ampoules with blood) have you?

Закажите четыре единицы * (литр крови) в банке крови (на станции переливания крови)

Will you request four blood units * (one litre of blood) from the Blood Bank (from the blood transfusion station)

Храните кровь в холодильнике при температуре 4 °C

Keep blood in a refrigerator at a temperature of 4 °C

Консервированная кровь должна храниться в прохладном месте

Conserved blood must be kept in a cool place

Дайте мне ампулу сухой плазмы и ампулу бидистиллированной воды

Will you give me an ampoule with dried plasma and an ampoule with double-distilled water?

У больного (ой) выраженная лейкопения (апластическая анемия, болезнь Верльгофа)

The patient has pronounced leucopenia (aplastic anemia, Werlhof's disease)

Перелейте 250 мл лейкоцитарной (эритроцитарной, тромбоцитарной) массы

Transfuse 250 ml of white cell (red cell, platelet) concentrate

# ОСНОВНОЙ ХИРУРГИЧЕСКИЙ ИНСТРУМЕНТАРИЙ И ОБОРУДОВАНИЕ ОПЕРАЦИОННОГО БЛОКА

# MAJOR SURGICAL INSTRUMENTS AND EQUIPMENT OF SURGICAL BLOCK

## ОБЩАЯ ЧАСТЬ

## GENERAL

### АППАРАТУРА

### APPARATUS, EQUIPMENT

I. регистрационная аппаратура

C. прибор

III. включать аппаратуру/прибор

выключать аппаратуру/прибор
настраивать аппаратуру/прибор

I. recording apparatus, data acquisition equipment
S. set, apparatus, instrument, device, gear
III. to switch on **apparatus/device**
to switch off **apparatus/device**
to adjust **apparatus/device**

#### ПРИБОР

#### SET, DEVICE, APPARATUS, INSTRUMENT, GEAR

II. настройка прибора
показатели прибора
стрелка прибора
шкала прибора
нулевая точка [шкалы прибора]

II. adjustment of an instrument
reading(s)
finger of a device
scale of an apparatus
zero [of an apparatus scale]

### ИНСТРУМЕНТ

### INSTRUMENT

I. колющий инструмент
окончатый инструмент
остроконечный инструмент
острый инструмент
режущий инструмент
тупой инструмент
тупоконечный инструмент
хирургический инструмент
II. задержка продвижения инструмента
замок инструмента
зубцы замка инструмента
кончик инструмента
тонкий кончик инструмента
набор инструментов
наконечник инструмента
прорезь в инструменте
рабочая часть рассекающего инструмента
ручка инструмента
III. передавать инструмент
подготовить инструмент

I. **piercing/pricking** instrument
fenestrated instrument
pointed instrument
sharp instrument
cutting instrument
blunt instrument
blunt-ended instrument
surgical instrument
II. hold up of an instrument

lock of an instrument
teeth of the lock
tip of an instrument
fine tip of an instrument
set of instruments
nozzle of an instrument
slit of an instrument
blade of an instrument

handle of an instrument
III. to hand an instrument
to be ready with an instrument, to get an instrument prepared

# ОБЩИЙ ИНСТРУМЕНТА- РИЙ

# GENERAL INSTRUMENTS

## ИНСТРУМЕНТ(Ы) ДЛЯ ОСТАНОВКИ КРОВОТЕ- ЧЕНИЯ

## INSTRUMENT(S) TO ARREST BLEEDING

C. зажим
   сосудистая клемма Блелока, зажим Блелока
   электрокоагулятор

S. forceps, clamp
   Blalock's clamp

   electrocoagulator

### ЗАЖИМ

### FORCEPS, CLAMP

I. кровоостанавливающий зажим

   изогнутый кровоостанавли- вающий зажим
   прямой кровоостанавливаю- щий зажим

II. зажим Бильрота

   изогнутый зажим Бильрота

   прямой зажим Бильрота

   зажим Гепфнера
   зажим Кохера
   изогнутый зажим Кохера
   прямой зажим Кохера
   зажим Люэра
   зажим Микулича
   зажим типа «москит»

   изогнутый зажим «москит»

   прямой зажим «москит»

   зажим Пеана
   зажим Хартманна
   зажим Холстеда

III. накладывать зажим [на со- суд]
   снимать зажим [с сосуда]

   соскакивать (о зажиме)

I. hemostatic clamp, artery forceps
   curved hemostatic forceps

   straight hemostatic forceps

II. Bilroth's hemostatic for- ceps
   curved Bilroth's hemostatic forceps
   straight Bilroth's hemo- static forceps
   Höpfner's forceps
   Kocher's clamp
   curved Kocher's clamp
   straight Kocher's clamp
   Luer's forceps
   Miculicz clamp
   hemostatic "mosquito" for- ceps
   curved hemostatic "mosquito" forceps
   straight hemostatic "mosqui- to" forceps
   Péan's forceps
   Hartmann's forceps
   Halstead's forceps

III. to clamp a vessel, to **apply/ place** a clamp [on a vessel]
   to **take/remove** a clamp off [a vessel]
   to slip off (of a clamp)

## ИНСТРУМЕНТ(Ы) ДЛЯ РАЗЪЕДИНЕНИЯ ТКАНЕЙ

## INSTRUMENT(S) FOR PARTING TISSUE, INSTRUMENT(S) FOR DIVIDING TISSUE, INSTRU- MENT(S) FOR SEPARATING TISSUE

C. ножницы
   скальпель

S. scissors, shears, clippers
   knife, scalpel, lancet

## НОЖНИЦЫ

I. анатомические ножницы
   глазные ножницы
      глазные изогнутые ножницы
   изогнутые ножницы
   остроконечные ножницы
   прямые ножницы
   сосудистые ножницы
   тупоконечные ножницы
   хирургические ножницы
II. ножницы для рассечения
   мягких тканей в глубине
   ножницы изогнутые по плоскости, ножницы Купера
   ножницы изогнутые по ребру,
   ножницы Рихтера
III. рассекать ножницами

## СКАЛЬПЕЛЬ

I. брюшистый скальпель

   глазной скальпель
   криоскальпель
   лазерный скальпель
   остроконечный скальпель
   резекционный скальпель/нож
   стоматологический скальпель
II. брюшко скальпеля, рабочая
   часть скальпеля
   лезвие скальпеля
   лезвие скальпеля разового
   использования
   скальпель в положении ку-
   хонного ножа
   скальпель в положении пис-
   чего пера
   скальпель в положении смыч-
   ка
   скальпель со съемным лез-
   вием
III. рассекать скальпелем
   точить скальпель

## ИНСТРУМЕНТ(Ы) ДЛЯ СОЕДИНЕНИЯ ТКАНЕЙ

C. игла
   иглодержатель
   скобка(и) Мишеля

## ИГЛА

I. атравматическая игла
   большая (маленькая) игла
   колющая игла

## SCISSORS, SHEARS, CLIPPERS

I. rib-cutting forceps
   **eye/ophthalmic** scissors
      eye curved scissors
   curved scissors
   pointed scissors
   straight scissors
   blood vessel scissors
   blunt scissors
   surgical scissors
II. dissecting scissors for deep
   work
   Cooper's scissors

   Richter's scissors

III. to cut with scissors

## KNIFE, SCALPEL, LANCET

I. bellied scalpel, general operating knife
   ophthalmic scalpel
   cryoscalpel
   laser scalpel
   sharp-pointed scalpel
   resection **scalpel/knife**
   dental scalpel
II. belly of a scalpel

   scalpel blade
   scalpel blade for single
   use
   "kitchen-knife" position of
   a scalpel
   "pen-grip" position of a
   scalpel
   "fiddlestick" position of a
   scalpel
   scalpel with a removable
   blade
III. to cut with a scalpel
   to sharpen a knife

## INSTRUMENT(S) FOR SUTURING TISSUE

S. needle
   needle-holder, needle carrier
   Michel clip(s)

## NEEDLE

I. atraumatic needle
   large (small) needle
   pricking needle

| | |
|---|---|
| круглая колющая игла | round pricking needle |
| лигатурная игла | ligature needle |
| лигатурная игла Дешана | Dechamp's needle |
| прямая игла | straight needle |
| режущая игла | cutting needle |
| изогнутая режущая игла | curved cutting needle |
| тонкая игла | **fine/narrow** needle |
| хирургическая игла | **surgeon's/suture** needle |
| II. игла для наложения шва | II. suture needle |
| ушко иглы | needle's eye |
| III. вдеть нитку в иглу, | III. to thread a needle |
| зарядить иглу | |
| прокалывать кожу (ткани) | to pierce the skin (tissue), |
| иглой | to needle the skin (tissue), |
| | to insert needle through the |
| | skin (tissue) |

| | |
|---|---|
| ХИРУРГИЧЕСКАЯ ИГЛА | SURGEON'S NEEDLE, SUTURE NEEDLE |
| I. атравматическая хирургиче-ская игла | I. **atraumatic/swagged** needle, noninjuring suture needle |
| изогнутая хирургическая игла | surgeon's circle needle |
| кишечная хирургическая игла | intestinal suture needle |
| кожная хирургическая игла | skin suture needle |

| | |
|---|---|
| ИГЛОДЕРЖАТЕЛЬ | NEEDLE-HOLDER, NEEDLE CARRIER |
| I. гинекологический иглодержа-тель, иглодержатель Гегара | I. **gynecological/Hégar's** needle-holder |
| глазной иглодержатель | ophthalmic needle-holder |
| иглодержатель для глубоких полостей | deep-cavity needle-holder |
| иглодержатель Матье | Mathieu's needle-holder |
| иглодержатель Троянова | Troyanov's needle-holder |

| | |
|---|---|
| СКОБКА(И) МИШЕЛЯ | MICHEL CLIP(S) |
| II. пинцет для снятия скобок Мишеля | II. Michel clips remover |
| S. скобочник Мишеля | S. Michel clips box |

| | |
|---|---|
| ФИКСАЦИОННЫЙ ИНСТРУ-МЕНТ. ВСПОМОГАТЕЛЬНЫЙ ИНСТРУМЕНТ | FIXATION INSTRUMENT. ACCESSORY INSTRUMENT |
| S. зажим для операционного белья, цапка | S. towel clip |
| зажим Микулича | Miculicz clamp |
| зонд | catheter, director, probe, tube |
| корнцанг | packer, dressing forceps |
| крючок(чки) | retractor(s), hook(s) |
| лопаточки Буяльского | Buiallsky's spatula |
| пинцет | forceps |

## ЗОНД

I. желобоватый зонд
   пуговчатый зонд
II. зонд Кохера

## КОРНЦАНГ

I. изогнутый корнцанг
   прямой корнцанг

## КРЮЧОК

I. острый (тупой) крючок
   острый однозубый крючок

   хирургический крючок

## ХИРУРГИЧЕСКИЙ КРЮЧОК

I. зубчатый хирургический
   крючок
   острый (тупой) хирургический
   крючок
   пластинчатый хирургический крючок Фарабефа

## ПИНЦЕТ

I. анатомический пинцет
   глазной пинцет
   зубчато-лапчатый пинцет,
   пинцет Отта
   изогнутый пинцет
   кровоостанавливающий пинцет
   окончатый пинцет
   прямой пинцет
   хирургический пинцет

## ШПРИЦ

I. комбинированный шприц

   неразборный/одноразовый
   шприц, шприц одноразового
   применения
   разборный шприц
   стеклянный шприц типа Люэра
II. игла для шприца
   поршень шприца
   шприц-автомат, сиретта
   шприц Жане
   шприц непрерывного действия
   шприц с тройным переключе-
   нием
   шприц типа «Рекорд»
III. разбирать шприц

## CATHETER, DIRECTOR, PROBE, TUBE

I. grooved probe
   bulbous-end probe
II. Kocher's probe

## PACKER, DRESSING FORCEPS

I. curved packer
   straight packer

## RETRACTOR, HOOK

I. sharp (blunt) retractor
   sharp single-toothed retractor

   surgical **hook/retractor**

## SURGICAL HOOK, SURGICAL RETRACTOR

I. pronged surgical retractor

   sharp (blunt) pronged surgical retractor
   S-shaped laminar surgical
   hook by Farabeuf, plate surgical retractor

## FORCEPS

I. surgical forceps
   ophthalmic forceps
   pronged-tenaculum forceps

   curved forceps
   hemostatic forceps
   fenestrated forceps
   straight forceps
   [dressing] thumb forceps

## SYRINGE

I. **combined/glass-and-metal**
   syringe
   **disposable/one piece**
   syringe

   **sectional/non-disposable** syringe
   glass Luer's syringe
II. syringe needle
   plunger of a syringe
   automatic syringe
   Janet's syringe
   continuous-action syringe
   syringe with a three way tap

   "Record" type syringe
III. to take a syringe apart

## СПЕЦИАЛЬНЫЙ ХИРУР- ГИЧЕСКИЙ ИНСТРУ- МЕНТАРИЙ

## SPECIAL SURGICAL INSTRUMENTS

### ИНСТРУМЕНТ(Ы) ДЛЯ АМПУТАЦИИ КОНЕЧНОСТИ

### INSTRUMENT(S) FOR AMPUTA- TION OF AN EXTREMITY

C. костные кусачки/щипцы
костодержатель, фиксацион-
ные щипцы
нож
пила
распатор
ретрактор

S. bone-cutting forceps
bone-holding forceps

knife
saw
raspatory
retractor

### КОСТНЫЕ КУСАЧКИ/ЩИПЦЫ

### BONE-CUTTING FORCEPS

II. костные кусачки Листона

костные кусачки Люэра

II. Liston's bone cutting forceps
Luer's forceps

### НОЖ

### KNIFE

I. ампутационный нож
большой (малый, средний)
ампутационный нож

брюшистый резекционный нож
хирургический нож

I. amputating knife
large (small) amputating
knife (amputating knife
of middle size)
bellied excision knife
**surgery/operating** knife

### ПИЛА

### SAW

I. листовая пила

проволочная пила
рамочная пила
II. рама пилы
III. пилить

I. hand type bone saw, dissecting
blade saw
thread saw
bow-type bone saw
II. frame of a saw
III. to saw

### РАСПАТОР

### RASPATORY, RASP

I. изогнутый распатор Фарабефа
прямой распатор Фарабефа

I. curved rasp of Farabeuf
straight rasp of Farabeuf

### ИНСТРУМЕНТ(Ы) ДЛЯ ГИНЕКОЛОГИЧЕСКИХ И АКУШЕРСКИХ ОПЕРАЦИЙ

### INSTRUMENT(S) EMPLOYED IN [PERFORMING] GYNECOLO- GICAL AND OBSTETRICAL OPERATIONS

C. вакуум-экстрактор
влагалищное зеркало
двустворчатое влагалищное
зеркало
ложкообразное влагалищное
зеркало
декапитационный крючок
Брауна

S. vacuum extractor
vaginal speculum
bivalve vaginal speculum

spoon-shaped vaginal
speculum
Braun's decapitation hook

| копьевидный перфоратор Бло | Blot's lanceolated perforator |
| краниокласт Брауна | Braun's cranioclast |
| кюретка для выскабливания [полости] матки | curette for uterine scraping |
| маточный зонд | uterine probe |
| метрейринтер | metreurynter, cervical dilator |
| нож для пересечения пуповины | umbilical cord knife, knife for umbilical cord dissection |
| ножницы для рассечения плода | embryotomy scissors |
| расширитель шейки матки Гегара | uterine dilator by Hégar |
| щипцы | forceps |

**ЩИПЦЫ**

**FORCEPS**

I. абортные щипцы
   акушерские щипцы
   акушерские щипцы Лазаревича
   акушерские щипцы Негеле
   акушерские щипцы Пальфина
   акушерские щипцы Симпсона-Феноменова
   акушерские щипцы Чемберлена
   кожно-головные щипцы
   костные акушерские щипцы, краниокласт
   овариальные щипцы
   окончатые щипцы, абортцанг
   полостные щипцы
   пулевые щипцы

I. abortion forceps
   obstetrical forceps
   Lazarevitch's forceps
   Negel's forceps
   Palfyn's forceps
   Simpson-Fenomenov's forceps

   Chamberlain's forceps
   craniodermal forceps
   bone obstetrical forceps, cranioclast
   ovarian forceps
   fenestrated/ovum forceps
   cavity forceps
   bullet forceps

# ИНСТРУМЕНТ(Ы) ДЛЯ НЕЙРОХИРУРГИЧЕСКИХ ОПЕРАЦИЙ

# INSTRUMENT(S) FOR [PERFORMING] NEUROSURGERY OPERATIONS

C. автоматический ранорасширитель Адсона
   автоматический ранорасширитель Янсена
   диссектор
   канюля для пункции мозга
   кусачки Дальгрена
   костные кусачки Люэра
   мозговой шпатель
   нейрохирургические клипсы
   нейрохирургические ножницы
   нейрохирургический пинцет
   ножницы для рассечения твердой мозговой оболочки
   окончатые пинцеты для удаления опухоли
   проволочная пилка Джильи
   проволочная пилка Оливекруны

   трепан

S. automatic **dilator/retractor** by Adson
   automatic **dilator/retractor** by Jansen
   dissector
   cannula for brain puncture
   Dahlgren's forceps
   Luer's forceps
   neurosurgical spatula
   neurosurgical clips
   neurosurgical scissors
   brain forceps
   scissors for dissecting dura mater encephali
   fenestrated forceps for removal of **tumour/mass**
   wire **file/chain** saw by Gigli
   wire **file/chain** saw by Olivecrona
   trepan

ТРЕПАН

I. ручной трепан
   электротрепан
C. копьевидная фреза
   шаровидная фреза

TREPAN

I. **manual/hand** trepan
   electrotrepan
S. lancet-shaped cutter
   circular-shaped cutter

## ИНСТРУМЕНТ(ы) ДЛЯ ОПЕРАЦИИ НА ГРУДНОЙ СТЕНКЕ И ОРГАНАХ ГРУДНОЙ ПОЛОСТИ

C. аппарат для ушивания корня
   легкого (УКЛ)
   аппарат для ушивания крупных сосудов (УКС)
   аппарат для ушивания культи бронха (УКБ)
   аппарат для ушивания легочной ткани (УТЛ)
   аппарат искусственного кровообращения (АИК)
   бронходержатель
   буж
   дилататор
   зажим Люэра
   кусачки типа Листона с двойной передачей
   проволочное зеркало
   распатор для первого ребра
   реберные ножницы Дуайена
   реберный распатор Дуайена
   стимулятор сердца
   торакальный ранорасширитель

## INSTRUMENT(S) FOR OPERATION ON THE THORACIC WALL AND THORACIC ORGANS / VISCERA

S. apparatus for suturing the
   root of the lung
   apparatus for suturing major
   vessels
   apparatus for **suturing/closure** of a bronchial stump
   apparatus for suturing **lung/pulmonary** tissue
   heart-lung apparatus

   broncho-retractor
   bougie
   dilator
   Luer's **clamp/forceps**
   Liston's type cutting forceps with double mechanism
   wire speculum
   first-rib rasp
   Doyen's rib-cutting shears
   Doyen's rib rasp
   pace-maker
   thoracic **dilator/retractor**

БУЖ

I. полый буж
   рентгеноконтрастный буж
   эластический буж
II. вводить буж, бужировать
   (*пищевод*)

BOUGIE

I. hollow bougie
   X-ray-contrast bougie
   elastic bougie
II. to **introduce/pass in** a bougie (*into the esophagus*)

ДИЛАТАТОР

I. аортальный дилататор
   двухлопастный дилататор
   митральный дилататор
   трехлопастный дилататор
II. дилататор типа Брока
   дилататор типа Дюбо
   дилататор типа Логана
   дилататор типа Тюбса

DILATOR

I. aortic dilator
   two-paddle dilator
   mitral dilator
   three-paddle dilator
II. dilator of Brock's type
   dilator of Dubost's type
   dilator of Logan's type
   dilator of Tubes's type

## ИНСТРУМЕНТ(ы) ДЛЯ ОПЕРАЦИИ НА КОСТЯХ

C. долото

## INSTRUMENT(S) FOR [PERFORMING] OPERATIONS ON BONES

S. chisel, scoop, gouge

[костное] желобоватое долото     [bone] gouge

[костное] плоское долото     chisel

дрель для просверливания костей     drill for bone-drilling

коловорот     brace

ложечка Фолькмана     Volkmann's small spoon

металлические пластинки для остеосинтеза     metal plates for osteosynthesis

металлические шурупы для остеосинтеза     metal screws for osteosynthesis

молоток     hammer, mallet

секвестральные щипцы     sequestral forceps

трехлопастный гвоздь для остеосинтеза     three-flange nail for osteosynthesis

штифт для остеосинтеза     [joint-] **pin/sprig** for osteosynthesis

## МОЛОТОК

I. деревянный молоток
   металлический молоток
   хирургический молоток

## HAMMER, MALLET

I. wooden hammer
   metal mallet
   surgical mallet

## ИНСТРУМЕНТ(Ы) ДЛЯ ОПЕРАЦИЙ НА ОРГАНАХ БРЮШНОЙ ПОЛОСТИ

## INSTRUMENT(S) FOR OPERATIONS ON ABDOMINAL CAVITY ORGANS

C. аппарат для наложения желудочно-кишечного анастомоза (НКЖ)
   аппарат для наложения пищеводно-кишечного желудочного анастомоза (ПКС)
   аппарат для ушивания культи желудка (УКЖ)
   зажим Микулича
   зеркало для брюшной стенки
   зеркало для отведения печени
   кишечный зажим
   металлический печеночный буж
   ранорасширитель
   троакар
   хирургический шпатель Ревердена

S. apparatus for applying gastrointestinal anastomosis
   apparatus for applying esophagointestinal gastric anastomosis
   apparatus for closure of a stomach stump
   Miculicz clamp
   abdominal retractor
   liver retractor
   intestinal clamp
   metal hepatic bougie
   retractor, dilator
   troc [h]ar
   surgical spatula by Réverdin

## АППАРАТ ДЛЯ УШИВАНИЯ КУЛЬТИ ЖЕЛУДКА

## APPARATUS FOR CLOSURE OF A STOMACH STUMP

II. скрепки аппарата
    толкатель скрепок в аппарате
III. заряжать аппарат скрепками

II. staples, clips
    pusher of clips in the apparatus
III. to **fill in/set in/load** a suturing apparatus with clips

## КИШЕЧНЫЙ ЗАЖИМ

## INTESTINAL CLAMP

I. безбраншевый кишечный зажим
   эластический кишечный зажим

I. handleless intestinal clamp
   **non-crushing/spring** clamp

C. раздавливающий кишечный
   жом, жом Пайра
III. накладывать кишечный зажим
   (жом)

   снимать кишечный зажим
   (жом)

**РАНОРАСШИРИТЕЛЬ**

I. брюшной гинекологический
   ранорасширитель
   винтовой ранорасширитель
   замковый ранорасширитель
   рамочный ранорасширитель
   реечный ранорасширитель
II. ранорасширитель [типа]
   Микулича
III. разводить ранорасширитель

**ТРОАКАР**

I. изогнутый троакар
   прямой троакар
II. стилет троакара

# ИНСТРУМЕНТ(ы) ДЛЯ ОПЕРА-ЦИЙ НА ПОЧКАХ И МОЧЕВЫ-ВОДЯЩИХ ПУТЯХ

C. буж
   зажим Федорова, зажим для
   почечной ножки
   изогнутые щипцы Левковича
   катетер
   камнедробитель, литотриптор
   ложечные щипцы
   ложка(и) для извлечения
   камней из мочевого пузыря

   почечное зеркало
   проводник для ретроградного
   введения катетера
   пузырное зеркало
   ранорасширитель для мочевого пузыря
   резектоскоп
   цистоскоп
   экстрактор для удаления камней из мочеточника

**БУЖ**

I. головчатый буж, буж Гюйона

S. crushing forceps, constrictor, Payr clamp
III. to apply an intestinal clamp
   (constrictor), to place
   [an intestinal] clamp (constrictor)
   to remove [an intestinal]
   clamp (constrictor), to take
   off [an intestinal] clamp
   (constrictor)

**RETRACTOR, DILATOR**

I. gynecological abdominal
   [wound] retractor
   screw-type retractor
   lock retractor
   frame retractor
   yard retractor
II. self-retaining retractor
   of Miculicz [type]
III. to pull a retractor apart

**TROC[H]AR**

I. curved troc[h]ar
   straight troc[h]a'r
II. stylet of a troc[h]ar

# INSTRUMENT(S) FOR [PER-FORMING] OPERATIONS ON KIDNEYS AND URINOEXCRE-TORY WAYS

S. bougie
   Fyodorov's forceps

   Levkovitch curved forceps
   catheter
   lithotriptor
   spoon-shaped forceps
   scoop(s) for extraction of
   stones from the [urinary]
   bladder
   kidney retractor
   guide for retrograde inser-
   tion of a catheter
   urinary bladder speculum
   urinary bladder retractor

   resectoscope
   cystoscope
   extractor for removal of
   stones from the ureter

**BOUGIE**

I. **bulbous/capitate** bougie,
   Guyon's bougie

женский прямой уретраль-
ный буж
конический буж
металлический буж
мужской изогнутый уретральный буж
нитевидный буж Лефора
нитевидный/филиформный буж
уретральный буж
уретральный буж-щуп,
камнеискатель

female straight urethral
bougie
tapered bougie
metal bougie
male curved urethral
bougie
threadlike bougie by Le Fort
threadlike bougie
urethral bougie
urethral bougie-probe,
stone searcher

## КАТЕТЕР

I. временный катетер

   головчатый катетер
   женский уретральный
   катетер
   металлический катетер
   мочеточниковый катетер
   мужской уретральный катетер
   петлевидный катетер Цейса,
   петля-катетер
   постоянный катетер
   резиновый катетер
II. катетер Нелатона
   катетер Малеко
   катетер Пеццера
   катетер Померанцева-Фолея
   катетер с двойным током
   катетер Тиманна

## CATHETER

I. **temporary/non-indwelling**
   catheter
   bulbous catheter
   female urethral catheter

   metal catheter
   urethral catheter
   male urethral catheter
   loop-shaped/ansiform Zeiss
   catheter, loop-catheter
   **permanent/indwelling** catheter
   rubber catheter
II. Nélaton's catheter
   Malécot's catheter
   Pezzer's catheter
   Pomerantsev-Foley's catheter
   two-way catheter
   Thiemann's catheter

## ЦИСТОСКОП

I. операционный цистоскоп
   промывной/эвакуационный/ир-
   ригационный цистоскоп
   смотровой цистоскоп
   цистоскоп, работающий на
   батареях
II. лампа цистоскопа
   цистоскоп-литотриптор,
   цистолитотриптор

## CYSTOSCOPE

I. operation cystoscope
   **washing/evacuation/irriga-
   tion** cystoscope
   observation cystoscope
   battery operated cystoscope

II. cystoscopic lamp
   cystoscope-lithotriptor,
   cystolithotriptor

### ЭКСТРАКТОР ДЛЯ УДАЛЕНИЯ
### КАМНЕЙ ИЗ МОЧЕТОЧНИКА

I. корзиночный экстрактор, экстрактор Дормиа
   петлевидный экстрактор, экстрактор Цейса

### EXTRACTOR FOR REMOVAL OF
### STONES FROM THE URETER

I. **basket/Dormia's** extractor

   **loop-like/Zeiss** extractor

## ИНСТРУМЕНТ(Ы) ДЛЯ ОПЕРА-
## ЦИЙ НА ПРЯМОЙ КИШКЕ

С. окончатые геморроидальные
   щипцы

## INSTRUMENT(S) USED IN
## OPERATIONS ON RECTUM

S. fenestrated hemorrhoidal
   forceps

окончатый зажим Люэра
ректальное зеркало
ректоскоп

fenestrated Luer's forceps
rectal speculum
proctoscope

## ИНСТРУМЕНТ(ы) ДЛЯ ТРАХЕОСТОМИИ

С. однозубый острый крючок

расширитель трахеи Лаборда
расширитель трахеи Труссо
трахеостомическая трубка
    внутренняя (наружная) канюля трахеостомической трубки
трахеостомическая трубка с надувной манжеткой

## INSTRUMENT(S) FOR PERFORMING TRACHEOSTOMY

S. single-toothed sharp
**tenaculum/retractor/hook**
tracheal dilator of Laborde
tracheal dilator of Troussean
tracheostomy tube
    internal (external) cannula
    of the tracheostomy tube
tracheostomy tube with an
inflated cuff

# ОБОРУДОВАНИЕ ОПЕРА-ЦИОННОЙ

# OPERATING ROOM EQUIP-MENT

## ОБОРУДОВАНИЕ ОПЕРАЦИОН-НОЙ

С. бестеневая стационарная лампа
бикс, стерилизационная коробка
    подставка для бикса
винтовой табурет
кондиционер(ы)
наркозный аппарат
операционный микроскоп
операционный стол
передвижной рентгеновский аппарат
переносная лампа-рефлектор
рентгенотелевизионная установка
стол для инструментов

стол для медикаментов
таз для использованного материала и инструментов
электрооборудование

## OPERATING ROOM EQUIPMENT, OPERATING ROOM FACILITIES

S. shadowless lamp

drum

    drum stand
adjustable-height stool
conditioner(s)
anesthetic apparatus
operative microscope
operating table
portable X-ray apparatus

portable lamp-reflector
X-ray screen televisual
apparatus
instrument table, table for
instruments
table for medicaments
basin for used instruments
and dressing material
electric[al] equipment

## ЕРАЦИОННЫЙ СТОЛ

универсальный операционный стол
универсальный операционный стол с дистанционным управлением
операционный стол с ручным подъемом
валик
дуга
подставка для головы, подголовник

## OPERATING TABLE

I. universal operating table

universal operating table
with distance steering

II. operating table lifted by
hand
S. bolster
arch
head support

подставка для рук больного
секция стола
  ножная (головная, средняя)
  секция стола
съемная подставка для ног
больного
упоры для фиксации тела
больного

arm support
**end/section** of the table
  foot end (head end, middle
  part) of the table
separate removable leg
support
**stops/rests** for fastening
the patient's body [to the
table], **stops/rests** to secure
the patient on the table

## СТОЛ ДЛЯ ИНСТРУМЕНТОВ

I. большой (малый) стол для
   инструментов
   переносной стол для инструментов
III. «накрывать» инструменталь-
   ный стол

## INSTRUMENT TABLE, TABLE FOR INSTRUMENTS

I. large (small) table for
   instruments
   portable table for instruments
III. to place instruments on
   the instrument table

## ЭЛЕКТРООБОРУДОВАНИЕ

C. волновод
   дефибриллятор
   кардиоскоп
   нож-электрокаутер
   ультразвуковой генератор
   электрокоагулятор
   электронож
   электроотсос

## ELECTRIC[AL] EQUIPMENT

S. waveguide
   defibrillator
   cardioscope
   cautery knife
   supersonic generator
   electrocoagulator
   electric knife
   electric suction machine

▲ Положите больного(ую) на
операционный стол

Положите больного(ую) на
спину (на правый (левый) бок,
на край стола, в промежност-
ное [гинекологическое] положение, в положение Тренде-
ленбурга)

Придайте больному(ой) си-
дячее положение с опущен-
ным ножным концом стола

Положите валик под поясни-
цу (под плечи) больного(ой)

Наклоните стол на бок!
Поднимите (опустите) операционный стол. Закрепите его
в этом положении

Опустите (поднимите) головной (ножной) конец стола

Приподнимите среднюю сек-
цию стола

▲ Place the patient on the operating table

Place the patient in a dorsal position (on the right
(left) side, on the edge of the
table, in a perineal position, in the Trendelenbourg
position)

Put the patient in a sitting
position with the foot end
of the [operating] table lower

Place a bolster under the
patient's small of the back
(shoulders)

Tilt the table laterally
Turn the wheel up (down).
Fix the table in this posi-
tion

Lower (raise) the head (foot)
of the table

Raise the middle of the
table

| | |
|---|---|
| Зафиксируйте ноги больного(ой) в приподнятом положении на подставках | Fix the patient's legs on foot supports in an elevated position |
| Согните левую ногу больного(ой) в коленном и тазобедренном суставах. Правую ногу выпрямите | Bend the patient's left leg at the knee and hip joints. Extend his (her) right leg |
| Зафиксируйте больного(ую) на столе | Fix the patient to the table |
| Подготовьте и проверьте электрооборудование | Prepare and check the electrical equipment |
| Вы научились обращаться с электрооборудованием? | Have you learned to operate the electrical equipment? |
| Убедитесь, что электрооборудование заземлено | Make sure that the electric equipment is grounded |
| Включите электроотсос (ультразвуковой генератор) | Switch on the electric suction machine (supersonic generator) |
| Установите прибор на ноль! | Adjust to zero |
| Включите (выключите) прибор! | Switch on (switch off) the device |
| Что показывает прибор? | What is the reading? |
| Какие инструменты вам подготовить? | What instruments are to be prepared? (What instruments are you going to use?) |
| Вы подготовили инструменты для операции на легких (желудке, прямой кишке)? | Are you ready with the instruments for the operation on lungs (stomach, rectum)? |
| Вы зарядили аппарат для ушивания корня легкого (бронха, культи желудка)? | Have you loaded the apparatus for suturing the root of the lung (suturing of a bronchial) stump, closure of a stomach stump) with staples? |
| Выньте скрепки из кассеты! | Take the clips out of the cassette |
| Зарядите аппарат танталовыми скрепками при помощи анатомического пинцета | Load the apparatus with tantalic staples with the aid of thumb forceps |
| Нажмите осторожно толкатель скрепок | Press the button gently |
| Возьмите катетер пинцетом | Handle the catheter with forceps |
| Смажьте катетер стерильным вазелиновым маслом | Coat the catheter with sterile vaseline oil |
| Введите [мягкий резиновый] катетер в мочеиспускательный канал и закрепите его | Introduce a [soft rubber] catheter into urethra and fasten it |
| Моча (не) выделяется по катетеру? | Is urine (not) running in the catheter? |

| | |
|---|---|
| Продолжайте вводить катетер | Go on passing the catheter |
| Дайте глазной (брюшистый, остроконечный) скальпель | [Will you] get me an ophthalmic (bellied, sharp-pointed) scalpel |
| Возьмите скальпель в положение «писчего пера» («смычка», «кухонного ножа») | Take the scalpel in the position of a "pen" ("fiddlestick", "kitchen-knife") |
| Скальпель (ножницы) затупился (лись) | The scalpel (scissors) has (have) become blunt |
| Смените инструмент | Change the instrument |
| Прикрепите цапками операционное белье к краям раны | Fasten towels to the wound margins with towel clips |
| Разведите края раны крючками | Pull apart the edges of the wound with retractors |
| Зарядите иглу Дешана (иглодержатель для глубоких полостей) и передайте мне | Thread a Dechamp's needle (deep-cavity needle-holder) and hand it to me |
| Подавайте мне инструменты так, чтобы я мог свободно взяться за ручку | Hand me the instruments in such a way that the handle is clear for me to grasp (Hold the instruments in a way easy for me to take) |
| Захватите иглу кончиком иглодержателя (ближе к ушку) | Grip the needle with the needle-holder (at the site closer to the needle's eye) |
| Наложите [кровоостанавливающий] зажим на сосуд | Control the vessel with a clamp |
| Захватите сосуд вместе с тканями изогнутым зажимом Бильрота | Grip the vessel together with the tissues by a curved Bilroth's hemostatic forceps |
| Подведите иглу Дешана (диссектор, изогнутый зажим «москит») с длинной лигатурой под сосуд | Bring the Dechamp's needle (dissector, curved hemostatic "mosquito" forceps) with a long ligature under the vessel |
| Возьмите правильно пинцет | Hold the forceps properly |
| Сдвиньте надкостницу распатором Фарабефа (реберным распатором) | Move aside the periosteum with Farabef's rasp (rib rasp) |
| Просверлите трепаном (коловоротом, дрелью) отверстие в кости | Drill a hole in the bone with a trepan (brace, drill) |
| Возьмите ручку ампутационного ножа в кулак | Take the amputating knife handle in the fist |
| Рассеките мышцы ампутационным ножом по краю оттянутой кожи | Dissect muscles with the amputating knife along the margin of retracted skin |
| Оттяните ретрактором мягкие ткани проксимально | Pull soft tissues proximally with the retractor |

# ОПЕРАЦИЯ

# OPERATION

# ОПЕРАЦИЯ

## ОБЩАЯ ЧАСТЬ

### ДРЕНИРОВАНИЕ

I. аспирационное дренирование
аспирационное дренирование аппаратом отрицательного давления
закрытое дренирование
интралюминарное дренирование
постоперационное дренирование
экстралюминарное дренирование

C. водоструйный насос

дренаж
III. дренировать полость (рану)
ДРЕНАЖ (*ПРОЦЕСС*)

I. активный/аспирационный дренаж
внутренний дренаж
временный дренаж
декомпрессивный/разгрузочный дренаж
наружный дренаж
постоянный дренаж
страхующий/страховочный дренаж

# OPERATION

## GENERAL

### DRAINAGE

I. aspiration drainage
aspiration drainage with negative pressure apparatus

closed drainage
intraluminal drainage
postoperative drainage

extraluminal drainage

S. water-jet, water-suction pump
drain
III. to drain cavity (wound)
DRAINAGE (*PROCESS*)

I. aspiration drainage

internal drainage
transient drainage
decompression drainage

external drainage
**permanent/constant** drainage
**insuring/spare** drain

II. дренаж по Бюлау
**ДРЕНАЖ, ДРЕНАЖНАЯ СИСТЕМА**

I. капиллярный дренаж
клапанный дренаж
пластинчатый дренаж, тонкая полоска резины
сигар[ет]ный дренаж
скрытый/забытый/потерянный дренаж
сифонный дренаж
Т-образный дренаж, дренаж Дивера
трубчатый дренаж
Y-образный дренаж, дренаж Кера

C. марлевый дренаж/тампон
марлевая полоска
полиэтиленовая трубка
резиновая полоска
резиновая трубка
силиконовая трубка

# ОПЕРАЦИЯ(И), ОПЕРАТИВНОЕ ВМЕШАТЕЛЬСТВО

I. акушерская операция
бескровная операция
большая операция
восстановительная операция
гинекологическая операция
гнойная операция
двухмоментная операция
диагностическая/эксплоративная операция
дренирующая операция
косметическая операция
кровавая операция
малая операция
многомоментная операция
одномоментная операция
паллиативная операция
плановая/несрочная операция
пластическая операция
пробная операция
радикальная операция
реконструктивная операция
сложная операция
срочная операция
экстренная операция
боязнь смерти у больного перед операцией
исход операции
благоприятный (неблагоприятный) исход операции
летальный исход операции

---

II. drainage according to Bülau
**DRAIN, DRAINAGE SYSTEM**

I. capillary drain
valvular drain
rubber strap

cigarette drain
**left/forgotten** drain

siphon drainage
T-drain, Deaver's drain

tube drain
Y-drain, Kehr's drain

S. gauze **drain/tampon**
gauze strap
polyethylene tube
rubber **band/strap**
rubber tube
silicon drainage tube

# OPERATION(S), OPERATIVE INTERVENTION

I. obstetrical operation
bloodless operation
major operation
restorative operation
gynecological operation
purulent operation
double-stage operation
**diagnostic/explorative** operation
drainage operation
cosmetic operation
bloody operation
minor operation
multi-stage operation
one-stage operation
palliative operation
**planned/non-urgent** operation
plastic operation
test operation
radical operation
reconstructive operation
difficult operation
emergency operation
urgent operation
II. blue funk

operation **outcome/issue**
successful (fatal) **outcome/issue** of the operation
lethal outcome of the operation

методика операции

операция выбора
операция по жизненным показаниям
операция по поводу...
отказ от операции
показания к операции
противопоказания для операции
результаты операции
ближайшие (отдаленные) результаты операции
согласие больного на операцию

отсутствие [письменного] согласия больного на операцию

C. оперативное вмешательство, операция
оперативный доступ
III. делать операцию, оперировать

оперироваться
определить срок оперативного вмешательства
отменить операцию
перенести/отложить/операцию [на другой срок]
перенести операцию (о больном(ой)
подготовить больного к операции
получить [письменное]* согласие больного на операцию
согласиться на операцию

**ОПЕРАТИВНЫЙ ДОСТУП**

C. достаточный доступ
ограниченный доступ
торакоабдоминальный доступ
косой торакоабдоминальный доступ
трансторакальный доступ
чрезбрюшинный доступ
широкий доступ

**РАЗДЕЛЕНИЕ ТКАНИ(ЕЙ).
РАССЕЧЕНИЕ ТКАНИ(ЕЙ).**

C. ампутация [конечности, органа]
вскрытие [абсцесса, полости]

operation **technique/procedure**
operation of choice
life-saving operation

operation for...
refusal of operation
indications for operation
contraindications for operation
results of the operation
immediate (late) results of the operation
patient's consent to the operation
absence of [signed] consent [of the patient] to the operation

S. operative intervention, operation
operative access/**approach**
III. to **perform/do/make/carry out** operation, to operate
to be operated on (upon)
to time operative intervention
to cancel operation
to postpone operation [till another **date/day**]
to **undergo/withstand** operation (*of a patient*)
to get the patient fit for the operation
to **get/obtain** [signed]* patient's consent to the operation
to agree to the operation

**OPERATIVE ACCESS,
OPERATIVE APPROACH**

S. adequate access
limited access
thoracoabdominal access
oblique thoracoabdominal access
transthoracic approach
transperitoneal approach
wide access

**PARTING OF TISSUE, SEPARATION OF TISSUE. DISSECTION OF TISSUE, SECTION OF TISSUE**

S. amputation [of an extremity, organ]
opening [of an abscess, cavity]

выделение ткани(ей)
вылущивание [опухоли]
выскабливание полости
иссечение ткани(ей)
отсечение [конечности, органа, тканей]

пересечение тканей

разделение ткани(ей)
рассечение ткани(ей)
резекция ткани (органа)

III. вылущивать [опухоль]
выскабливать [полость]
делать ампутацию

отсекать конечность (орган, ткань)
пересекать ткани

резецировать ткань (орган)

**exposure/freeing** of tissue
**enucleation** [of tumour]
**scraping** of [the] cavity
excision of tissue
**cutting off/dissecting away** [extremity, organ, tissue]
**division/dissecting/crossing** of tissue
**parting/separation** of tissue
**dissection/section** of tissue
resection of tissue (an organ)

III. to enucleate [tumour]
to scrape [cavity]
to amputate, to **do/perform** amputation
to **cut off/dissect away** extremity (organ, tissue)
to **divide/dissect/cross** tissue
to resect tissue (an organ)

## ВСКРЫТИЕ АБСЦЕССА (ПОЛОСТИ)

III. вскрывать абсцесс
вскрывать брюшную (грудную) полость

## OPENING OF AN ABSCESS (A CAVITY)

III. to open an abscess
to open the abdominal (**chest/thoracic**) cavity

## ВЫДЕЛЕНИЕ ТКАНИ(ЕЙ)

C. выделение опухоли (органа, сосуда)
III. выделять опухоль (орган, сосуд)

## EXPOSURE OF TISSUE, FREEING OF TISSUE

S. **exposure/freeing** of tumour (organ, vessel)
III. to **expose/free** tumour (organ, vessel)

## ИССЕЧЕНИЕ ТКАНИ(ЕЙ)

I. полное иссечение ткани
частичное иссечение ткани
III. иссекать ткань

## EXCISION OF TISSUE

I. complete excision of tissue
partial excision of tissue
III. to excise tissue

## РАЗДЕЛЕНИЕ ТКАНИ(ЕЙ)

II. разделение тканей острым путем
разделение ткани тупым способом
разделение тканей тупым способом при помощи марлевого шарика (инструмента)
III. разделять мышечные волокна

разделять сращения

## PARTING OF TISSUE, SEPARATION OF TISSUE, DISSECTION OF TISSUE

II. sharp dissection of tissue

blunt dissection of tissue

blunt dissection of tissue by means of a gauze ball (an instrument)
III. to **part/separate** muscular fibers
to divide adhesions

С. поперечное рассечение прямых мышц живота

рассечение спаек
разрез
III. рассекать ткани

РАЗРЕЗ

I. арбалетный разрез
вертикальный разрез
дугообразный разрез

кожный разрез
комбинированный разрез
косой разрез
  косой переменный разрез
крестообразный разрез
лампасный разрез
маленький разрез
парамедиальный разрез
параректальный разрез
полукружный разрез
поперечный разрез

послабляющий разрез
продольный разрез
радиальный разрез
срединный разрез
Т-образный разрез
торакоабдоминальный разрез
трансректальный разрез
II. разрез брюшной (грудной)
стенки
III. делать разрез скальпелем
(ножницами)
расширять разрез
углублять разрез
удлинять разрез


СОЕДИНЕНИЕ ТКАНИ(ЕЙ)

С. анастомоз
узел
шов

АНАСТОМОЗ

I. обходной анастомоз
II. анастомоз «бок в бок»
анастомоз «конец в бок»
анастомоз «конец в конец»
III. накладывать анастомоз

S. transverse section of **muscles recti abdominis/
straight abdominal muscles**
division of adhesions
cut, section, incision
III. to dissect tissue

CUT, SECTION, INCISION

I. arbalest incision
vertical incision
**arched/curved/semilunar** incision
skin incision
combined incision
oblique incision
  oblique alternating incision
crucial incision
stripe incision
small incision
paramedian incision
pararectal incision
semicircular incision
transection, transverse incision
relief incision
longitudinal incision
radial incision
median incision
T-shaped incision
thoracoabdominal incision
transrectal incision
II. abdominal (thoracic) section

III. to incise with a **knife/
scalpel** (scissors)
to expand the incision
to deepen the incision
to extend the incision


SUTURING OF TISSUE, UNITING
OF TISSUE

S. anastomosis
knot
suture, stitch

ANASTOMOSIS

I. collateral anastomosis
II. side-to-side anastomosis
end-to-side anastomosis
end-to-end anastomosis
III. to anastomose

## УЗЕЛ

I. «бабий»/женский узел
   двойной узел
   затянутый узел
      туго (нетуго) затянутый
      узел
   морской узел
   простой узел
   скользящий узел
   хирургический узел
III. завязывать узел
   затягивать узел
   развязывать узел
   развязываться (*об узле*)

## ШОВ (ШВЫ)

I. блоковый/полиспастный шов
   боковой шов
   внутрикожный шов
   восьмиобразный шов
   вторичный шов
   выворачивающий шов
   вворачивающий непрерывный
   шов, шов Шмидена
   гемостатический шов
   двухрядный шов
   захлестывающий шов
   инвагинирующий/погружающий
   шов
   кетгутовый шов
   кисетный шов
   кишечный шов
   круговой [хирургический]
   шов
   матрасный шов
   непрерывный шов
   обвивной непрерывный
   захлестывающий шов
   однорядный/одноэтажный
   шов
   отсроченный шов
   вторично (первично)
   отсроченный шов
   поздний шов
   провизорный шов
   ранний шов
   рассасывающийся (нерассасы-
   вающийся) шов
   ручной шов
   сближающий шов

   скобочный/механический шов
   скорняжный шов
   сосудистый шов
   сухожильный шов
   трехрядный шов

## KNOT

I. Granny knot
   **double/square** knot
   tight knot
      tight (**lightly/loosely**) tied
      knot
   sea knot
   simple knot
   **slip/running** knot
   **surgical/friction** knot
III. to tie a knot
   to tie a knot tight
   to untie a knot
   to slip (*of a knot*)

## SUTURE(S), STITCH(ES)

I. **block/polyspast** suture
   lateral suture
   subcuticular suture
   **figure-of-8/twist** suture
   secondary suture
   turning [inside out] suture
   screwing in continuous suture,
   Schmieden's suture
   hemostatic suture
   two-row suture
   winding round suture
   **invaginating/plunging** suture

   catgut suture
   purse-string suture
   intestinal suture
   circular suture

   mattress suture
   continuous **suture/thread**
   blanket suture

   one-row suture

   delayed suture
   secondarily (primarily)
   delayed suture
   late suture
   relaxation suture
   early suture
   absorbable (non-absorbable)
   suture
   hand **sewing/suture**
   **apposition/approximating**
   suture
   **staple/clip/mechanical** suture
   glover's suture
   vascular suture
   tendon suture
   three-row suture

узловатый шов
Z-образный шов
II. длина шва
линия шва
    натяжение линии шва
наложение шва
расхождение шва
следы от шва
стежок шва
швы-держалки
шов нерва
шов сосуда
III. накладывать шов, шить

расходиться (*о шве*)
сделать стежок
снимать швы

снимать швы через один


КИШЕЧНЫЙ ШОВ

I. кишечный шов через все
слои, «грязный» шов
непрерывный кишечный шов
серозно-мышечный кишечный
шов
серо-серозный кишечный шов
«чистый»/асептический кишечный шов
II. кишечный шов Альберта
кишечный шов Вольфлера
кишечный шов Черни
кишечный шов Шмидена

С. петля Ревердена


# СПЕЦИАЛЬНАЯ ЧАСТЬ

## ВЕНЕПУНКЦИЯ

С. жгут, турникет
игла для венепункции
неправильное положение
иглы в вене
срединная локтевая вена
III. провести катетер в вену

прокалывать/пунктировать
вену

## ВЕНЕСЕКЦИЯ

II. набор для венесекции
III. выделить вену при венесекции

---

interrupted suture
Z-suture
II. extent of suture
suture line
    tension at the suture line
placing [of] a suture
parting of a suture
stitch tracks
stitch
guy sutures
nerve suture
vessel suture
III. to place a suture, to sew,
to suture
to part (*of a suture*)
to thread a stitch
to remove sutures, to
take out stitches
to remove alternate **sutu-
res/stitches**


INTESTINAL SUTURE

I. **"danger"/"dirty"** intestinal
suture **through/via** all layers
continuous intestinal suture
sero-muscular intestinal
suture
sero-serous intestinal suture
**"safe"/aseptic** intestinal
suture
II. Albert's suture
Wölfler's suture
Czerny's suture
Schmieden's intestinal suture
S. lock stitch


# SPECIAL

## VENEPUNCTURE, VEIN PUNCTURE

S. tourniquet
needle for vein puncture
incorrect position of the
needle in the vein
median cubital vein
III. to insert a catheter into
the vein
to pierce the vein


## VENESECTION

II. **cut-down/venesection** set
III. to **bare/expose/isolate**
the vein in venesection

## ОПЕРАЦИЯ НА ГОЛОВЕ

C. трепанация сосцевидного отростка
трепанация черепа

### ТРЕПАНАЦИЯ ЧЕРЕПА

I. декомпрессивная трепанация черепа
костнопластическая трепанация черепа


## ОПЕРАЦИЯ НА ГРУДНОЙ КЛЕТКЕ И ОРГАНАХ ГРУДНОЙ ПОЛОСТИ

C. митральная комиссуротомия
операция наложения искусственного пневмоторакса
операция наложения экстраплеврального пневмоторакса
операция удаления ребер для спадения легкого, торакопластика
перевязка незаращенного артериального протока
пункция плевральной полости, торакоцентез
пункция перикарда
резекция молочной железы
резекция ребра
    поднадкостичная резекция ребра
удаление доли легкого, лобэктомия
удаление легкого, пневмонэктомия
удаление молочной железы, мастэктомия
ушивание дефекта межжелудочковой перегородки
ушивание раны сердца


### МАСТЭКТОМИЯ

I. простая мастэктомия
радикальная мастэктомия
расширенная мастэктомия

## ОПЕРАЦИЯ НА КОНЕЧНОСТИ

C. ампутация конечности
вычленение, экзартикуляция


## OPERATION ON THE HEAD

S. mastoidotomy

cranial trepanation

### CRANIAL TREPANATION, CRANIOTOMY

I. decompressive trepanation of the skull
osteoplastic trepanation of the skull


## OPERATION ON THE THORAX AND THORACIC ORGANS

S. mitral commissurotomy
operation of applying artificial pneumothorax
operation of applying extrapleural pneumothorax
rib resection for the lung to collapse, thoracoplasty

ligation of the patent ductus arteriosus
puncture of the pleural cavity, thoracocentesis
puncture of the pericardium
mammary gland resection
rib resection
    subperiosteal rib resection

excision of a lobe of the lung, lobectomy
removal of a lung, pneumonectomy
excision of the **breast/ mammary gland**, mastectomy
**closure/repair** of ventricular septal defect
**repair/closure** of the heart wound


### MASTECTOMY

I. **plain/simple** mastectomy
radical mastectomy
extensive mastectomy

## OPERATION ON AN EXTREMITY

S. amputation of an extremity
exarticulation

| | |
|---|---|
| I. апериостальная/безнадкост-<br>ничная ампутация, ампутация<br>Бунге | I. aperiosteal amputation,<br>Bunge's amputation |
| вторичная ампутация | secondary amputation |
| гильотинная ампутация | guillotine amputation |
| двулоскутная ампутация | double flap amputation |
| костно-пластическая ампу-<br>тация | osteoplastic amputation |
| лоскутная ампутация | flap amputation |
| первичная ампутация | primary amputation |
| повторная ампутация, реам-<br>путация | reamputation |
| поднадкостичная/субпери-<br>остальная ампутация | subperiosteal amputation |
| циркулярная/круговая ам-<br>путация | circular amputation |
| II. ампутация Берже | II. Berger's amputation |
| ампутация Бира | Bier's amputation |
| ампутация верхней (нижней)<br>конечности | amputation of the upper<br>(lower) extremity |
| ампутация фаланг пальцев<br>кисти (стопы) | amputation of the hand<br>(foot) phalanges |
| C. сдвигать надкостницу | S. to **shift/displace** periosteum |
| III. делать ампутацию | III. to amputate, to **do/perform**<br>amputation |

## ОПЕРАЦИЯ НА МОЧЕПОЛОВЫХ ОРГАНАХ

## OPERATION ON GENITOURINARY ORGANS

| | |
|---|---|
| C. вскрытие лоханки почки и<br>удаление конкремента(ов),<br>пиело[нефро]литотомия | S. incision of the renal pelvis<br>and removal of calculus (cal-<br>culi), pyelo[nephro]litho-<br>tomy |
| вскрытие мочевого пузыря<br>с наложением свища, цисто-<br>стомия | incision of the bladder with<br>drainage, cystostomy |
| высокое сечение мочевого пу-<br>зыря, эпицистотомия | high section of the [urinary]<br>bladder, epicystotomia |
| декапсуляция почки | renal decapsulation |
| дренирование почки | renal drainage |
| низведение яичка | bringing the **testicle/testis**<br>downwards |
| операция наложения свища<br>почки, нефростомия | incision of the kidney with<br>drainage, nephrostomy |
| операция Винкельмана-Берг-<br>мана | Winkelmann-Bergmann's opera-<br>tion |
| операция при водянке оболо-<br>чек яичка | operation for hydrocele |
| операция при крипторхизме/<br>неспустившемся яичке | operation for **cryptorchism/<br>undescended testis** |
| операция при фимозе | operation for phimosis |
| операция удаления аденомы<br>предстательной железы, аде-<br>номэктомия простаты | operation for removal of pro-<br>static adenoma, prostatectomy |

| | |
|---|---|
| операция удаления почки, нефрэктомия | operation for **excision/removal** of a kidney, nephrectomy |
| пластика мочеточника, уретеропластика | ureteroplasty |
| пластика уретры, уретропластика | urethroplasty |
| рассечение почки, нефротомия | incision of a kidney, nephrotomy |
| резекция мочевого пузыря | resection of the bladder |
| фиксация почки, нефропексия | surgical fixation of a kidney, nephropexy |
| фиксация яичка, орхипексия | surgical fixation of a testis, orchi[do]pexy |

## ОПЕРАЦИЯ НА ПЕРЕДНЕЙ БРЮШНОЙ СТЕНКЕ И ОРГАНАХ БРЮШНОЙ ПОЛОСТИ

## OPERATION ON THE ANTERIOR ABDOMINAL WALL AND ABDOMINAL ORGANS

| | |
|---|---|
| C. вскрытие брюшной полости, лапаротомия, чревосечение | S. opening of the abdominal cavity, laparotomy |
| вскрытие общего желчного протока, холедохотомия | **incision/opening** of the common bile duct, choledochotomy |
| вскрытие общего желчного протока (и удаление конкремента(ов), холедохо-[лито]томия | **incision/opening** of the common bile duct (and removal of stone(s), choledocho[litho]-tomy |
| вскрытие просвета желчного пузыря, холецистотомия | **incision/opening** of the gallbladder, cholecystotomy |
| вскрытие просвета тонкой кишки, энтеротомия | **incision/opening** of the small intestine, enterotomy |
| наложение желудочно-кишечного анастомоза | applying of gastroentero-anastomosis |
| наложение противоестественного/искусственного заднего прохода | formation of artificial anus |
| наложение соустья между желчным пузырем и двенадцатиперстной кишкой, холецистодуоденостомия | formation of an opening between gallbladder and duodenum, cholecystoduodenostomy |
| наложение соустья между общим желчным протоком и двенадцатиперстной кишкой, холедоходуоденостомия | anastomosis of common bile duct to duodenum, choledocho-duodenostomy |
| наложение соустья между общим желчным протоком и тощей кишкой, холедохоеюностомия | anastomosis of common bile duct to jejunum, choledochojejunostomy |
| наружное дренирование желчного пузыря, холецистостомия | external drainage of the gallbladder, cholecystostomy |
| наружное дренирование общего желчного протока, холедохостомия | external drainage of the common bile duct, choledochostomy |
| наружное дренирование печеночного протока, гепатикостомия | external drainage of the hepatic duct, hepaticostomy |
| операция наложения калового свища, колостомия | operation of fecal fistulization of the colon, colostomy |

операция наложения свища слепой кишки, цекостомия
операция наложения свища тощей кишки, еюностомия
операция наложения тонкокишечного свища, энтеростомия
операция наложения искусственного наружного свища желудка, гастростомия
пересечение блуждающего нерва и его ветвей, ваготомия
пластика привратника желудка, пилоропластика
пункция брюшной полости, лапароцентез
рассечение большого дуоденального сосочка и сфинктера Одди, папиллосфинктеротомия

fistulization of the cecum, cecostomy
fistulization of the jejunum, jejunostomy
fistulization of the small intestine, enterostomy

operation of establishing an artificial fistula of the stomach, gastrostomy
transection of the vagus nerve and its branches, vagotomy
plastic surgery of the pylorus, pyloroplasty
puncture of the abdominal cavity, laparocentesis
papillosphyncterotomy

рассечение привратника желудка, пилоротомия
рассечение стенки желудка, гастротомия
резекция желудка
резекция кишки
резекция печени

incision of the pylorus, pylorotomy
incision of the stomach wall, gastrotomy
stomach resection
bowel resection
liver resection, resection of the liver

удаление [всего] желудка, гастрэктомия
удаление желчного пузыря, холецистэктомия
удаление половины ободочной кишки, гемиколэктомия
удаление селезенки, спленэктомия
удаление червеобразного отростка, аппендэктомия

**removal/excision** of the [total] stomach, gastrectomy
**excision/removal** of the gallbladder, cholecystectomy
excision of the half of the colon, hemicolectomy
**removal/excision** of the spleen, splenectomy
**removal/excision** of the **appendix/vermiform appendix,** append [ic] ectomy

ушивание отверстия в желудке при прободной язве
трансумбиликальная/чрезпупочная катетеризация пупочной вены
фиксация желудка к передней брюшной стенке, гастропексия

closure of stomach opening in perforating ulcer
transumbilical catheterization of the umbilical vein

surgical fixation of the stomach to the anterior abdominal wall, gastropexy

## АППЕНДЭКТОМИЯ

I.  антеградная/типичная аппендэктомия, удаление червеобразного отростка от верхушки
ретроградная аппендэктомия, удаление червеобразного отростка от основания

## APPEND [IC] ECTOMY

I.  antegrade appendectomy, excision of the vermiform appendix from the apex
retrograde appendectomy, apendectomy done from the base

III. вывести/извлечь слепую кишку (червеобразный отросток) в рану
наложить кисетный шов на купол слепой кишки
прошить брыжеечку червеобразного отростка
перевязать червеобразный отросток
пересекать брыжеечку червеобразного отростка
погружать культю червеобразного отростка
раздавить основание червеобразного отростка
удалить червеобразный отросток

III. to **draw out/deliver** the cecum (appendix) into the wound

to apply a purse-string suture on the cecum cupola
to suture the appendicular mesentery
to ligate the appendix

to transect the appendicular mesentery
to plunge the appendicular stump
to crush the appendix

to **remove/excise** the appendix

## ВАГОТОМИЯ

I. избирательная/селективная ваготомия
селективная проксимальная ваготомия
стволовая/трункулярная ваготомия

## VAGOTOMY

I. selective vagotomy

selective proximal vagotomy

stem/**trunkular** vagotomy

## ГАСТРОСТОМИЯ

II. гастростомия по Витцелю

гастростомия по Кадеру

гастростомия по Топроверу

С. губовидный свищ желудка

каналовидный/трубчатый свищ желудка

## GASTROSTOMY

II. gastrostomy according to Witzel
gastrostomy according to Kader
gastrostomy according to Toprover
S. lip-form fistula of the stomach
tubal fistula of the stomach

## ГЕМИКОЛЭКТОМИЯ

I. левосторонняя гемиколэктомия
правосторонняя гемиколэктомия

## HEMICOLECTOMY

I. left-sided hemicolectomy
right-sided hemicolectomy

## ЛАПАРОТОМИЯ

I. абдоминоторакальная лапаротомия, тораколапаротомия
боковая трансмускулярная лапаротомия
внебрюшинная лапаротомия
диагностическая/эксплоративная лапаротомия
герниолапаротомия
косая лапаротомия
микролапаротомия

## LAPAROTOMY

I. abdominothoracic laparotomy, thoracolaparotomy
lateral transmuscular laparotomy
extraperitoneal laparotomy
**diagnostic/exploratory** laparotomy
herniolaparotomy
oblique laparotomy
microlaparotomy

парамедиальная лапаротомия
параректальная лапаротомия
подреберная лапаротомия
продольная лапаротомия
повторная лапаротомия, ре-
лапаротомия
срединная лапаротомия
  верхняя (нижняя) срединная
  лапаротомия
стерномедиастинолапаротомия
тораколапаротомия
трансдиафрагмальная транс-
торакальная лапаротомия
трансректальная/парамедиан-
ная лапаротомия
C. ревизия органов брюшной полости
III. делать/производить лапарото-
мию

paramedian laparotomy
pararectal laparotomy
subcostal laparotomy
longitudinal laparotomy
repeat[ed] laparotomy

median laparotomy
  superior (inferior) median
  laparotomy
sternomediastinolaparotomy
thoracolaparotomy
transdiaphragmal transthoracic laparotomy
**transrectal/paramedian** laparotomy
S. **revision/inspection** of abdominal organs
III. to **do/perform** laparotomy

## ПИЛОРОПЛАСТИКА

II. пилоропластика по Гейнеке-
Микуличу
пилоропластика по Финнею

C. гастродуоденостомия по Джа-
булею

## PYLOROPLASTY

II. pyloroplasty according to
Heineke-Mikulicz
pyloroplasty according to
Finney
S. gastroduodenostomy by
Jaboulay

## РЕЗЕКЦИЯ ЖЕЛУДКА

I. паллиативная резекция желудка, резекция желудка на
выключение
пилороантральная резекция
желудка
проксимальная резекция желудка
ступенчатая резекция желудка
субтотальная резекция желудка

II. резекция желудка по Бильрот
I (II)
резекция желудка по Гофмейс-
тер-Финстереру
резекция желудка по Келлингу-
Мадленеру
резекция желудка по Микуличу

резекция желудка по Мойнихе-
му
резекция желудка по Полиа-
Райхель
резекция желудка по Ру,
гастроэнтеростомия по Ру

резекция желудка по Спасоку-
коцкому-Вильмсу

## STOMACH RESECTION

I. palliative stomach resection

pyloroantral stomach re-
section
proximal stomach resection

stepped stomach resection
subtotal resection of the
stomach
II. stomach resection according to Bilroth I (II)
stomach resection according
to Hofmeister-Finsterer
stomach resection by Kelling-
Madleder
stomach resection by Miku-
licz
stomach resection by Moy-
niham
stomach resection according
to Polya-Reichel
stomach resection accord-
ing to Roux, gastroen-
terostomy by Roux
stomach resection by
Spasokukotsky-Wilms

## РЕЗЕКЦИЯ ПЕЧЕНИ

I. атипичная резекция печени

клиновидная резекция печени

краевая резекция печени

поперечная резекция печени

типичная резекция печени

## ХОЛЕЦИСТЭКТОМИЯ

II. холецистэктомия от дна, ретроградная холецистэктомия

холецистэктомия от шейки, антеградная холецистэктомия

## ЦЕКОСТОМИЯ, ТИФЛОСТОМИЯ

I. разгрузочная цекостомия

## ОПЕРАЦИЯ НА ПРЯМОЙ КИШКЕ

C. перевязка геморроидальных узлов
радикальное удаление прямой кишки, экстирпация прямой кишки

## ПЕРЕСАДКА/ТРАНСПЛАНТАЦИЯ ОРГАНА(ОВ) (ТКАНИ(ЕЙ)

II. пересадка кожи
пересадка почки
пересадка сердца
C. донор
несовместимость тканей
реципиент
трансплантат

## ПЕРЕСАДКА КОЖИ, КОЖНАЯ ПЛАСТИКА

II. пересадка всей толщи кожи

пересадка кожи гофрированным лоскутом
пластика кожи по Блейру-Брауну

пластика кожи по Дугласу

## LIVER RESECTION, RESECTION OF THE LIVER

I. atypical resection of the liver
wedge-like resection of the liver
marginal resection of the liver
transverse resection of the liver
typical resection of the liver

## CHOLECYSTECTOMY

II. cholecystectomy from the bottom, retrograde cholecystectomy
cholecystectomy from the neck, antegrade cholecystectomy

## CECOSTOMY, TYPHLOSTOMY

I. **unloading/suspension** cecostomy

## OPERATION ON THE RECTUM

S. ligation of hemorrhoids

radical removal of rectum, extirpation of the rectum

## GRAFTING OF ORGAN(S) (TISSUE), TRANSPLANTATION OF ORGAN(S) (TISSUE)

II. skin transplantation
transplantation of kidney
heart transplantation
S. donor
incompatibility of tissue
recipient
transplant, graft

## SKIN TRANSPLANTATION, SKIN PLASTIC SURGERY

II. full-thickness skin transplantation
accordion graft

skin plastic surgery by Blair-Brown
skin plastic surgery by Douglas

пластика кожи по Ревердену
пластика кожи по Тиршу
пластика кожи трубчатым лоскутом
C. лоскут кожи без подкожно-
жировой клетчатки

лоскут кожи с подкожно-
жировой клетчаткой
решетчатый лоскут кожи
свободный лоскут кожи
III. выкраивать кожный лоскут
накладывать кожный лоскут

Reverdin's graft
Tiersch's graft
tube graft

S. skin flap without subcutaneous **fat/fatty tissue,**
Wolfe's graft
whole thickness graft

sieve graft
skin **graft/flap**
III. to raise a skin **graft/flap**
to apply a skin **graft/flap**

**ТРАНСПЛАНТАТ**

I. аллотрансплантат
аутотрансплантат
кожный трансплантат
костный трансплантат
II. отторжение трансплантата
криз отторжения транс-
плантата
приживление трансплантата
III. купировать криз отторжения
трансплантата
отторгаться (*о транспланта-
те*)

приживаться (*о транспланта-
те*)

**TRANSPLANT, GRAFT**

I. allotransplant
autograft
skin **graft/flap**
bone graft
II. rejection of a transplant
crisis of transplant rejection
transplant taking [root]
III. to control the crisis of
transplant rejection
to reject (*of a transplant*)

to take root (*of a transplant*)

▲ Сделайте больному(ой) ве-
несекцию (венепункцию)

Наложите на верхнюю ко-
нечность жгут (манжетку
сфигмоманометра)

Затяните жгут

В анамнезе нет аллергий?

Обработайте кожу антисеп-
тиком

■ Сожмите и разожмите кулак!

▲ Продвиньте немного иглу в
вену

Проведите через иглу катетер

Поправьте иглу

Оставьте иглу в вене с ман-
дреном

Выньте иглу

▲ Do venesection (vein puncture) to the patient

Apply a tourniquet (sphyg-
momanometer cuff) to the
upper extremity

Tie the tourniquet

Is there any history of
allergy?

Treat the skin with an
antiseptic

■ Close and open your fist

▲ Advance the needle a short
way into the vein

Advance the catheter
through the needle

Change the position of the
needle

Leave the needle in the
vein with mandrin

Withdraw the needle

| Игла затромбировалась | The needle has been blocked with a clot |
| Снимите жгут | Remove the tourniquet |
| Подведите под вену две лигатуры | Bring two ligatures under the vein |
| Рассеките вену сосудистыми ножницами на половину ее диаметра | Dissect the vein along half of its diameter using vascular scissors |
| Вставьте в вену канюлю (иглу Дюфо, катетер) | Insert cannula (Dyufaut needle, catheter) into the vein |
| Закрепите ее (его) лигатурой | Fasten it with a ligature |
| ■ Вы согласны оперироваться? (Вы даете согласие на операцию?) | ■ Are you willing to be operated on? (Do you give your consent for the operation?) |
| Подпишите, пожалуйста, документ о вашем (не)согласии на операцию | Sign your form of consent for (refusal of) the operation, please |
| Вас оперировали прежде? По поводу чего? | Have you been operated on before? For what reason? |
| ▲ Встает вопрос об операции | ▲ We should consider surgery here (Surgery should be considered) |
| Больной(ая) нуждается в срочной операции (в операции по жизненным показаниям) | The patient needs an urgent operation (a life-saving operation) |
| Необходима резекция легкого (пластика привратника, селективная ваготомия) | Lung resection (pyloric plastic repair, selective vagotomy) is imperative |
| Показана ампутация бедра в нижней трети (радикальная мастэктомия, экстирпация прямой кишки) | There is indicated amputation of the femur in the lower third (radical mastectomy, extirpation of the rectum) |
| Операция довольно сложная | The operation is rather difficult |
| Может больной(ая) перенести такую длительную (тяжелую) операцию? | Can the patient withstand such a long (major) operation? |
| Только немедленная операция может спасти жизнь больному(ой) | Only immediate operation may be life-saving |
| В этом случае об операции не может быть и речи | The patient is in no condition for operation |
| Мало шансов на успех | There are few chances |
| Исход этой операции благоприятный (может быть неблагоприятным) | Operation outcome is successful (may be unfavourable) |

| | |
|---|---|
| Больной(ая) подготовлен(а) к операции? | Is the patient fit for operation? |
| Я оперировал(а) этого (эту) больного(ую) по поводу аппендицита (грыжи, прободной язвы желудка) | I operated on the patient for appendicitis (hernia, perforating ulcer of the stomach) |
| Я начну оперировать через... минут | I'll begin operating in... minutes |
| Больного(ую) в операционную немедленно! | Rush the patient to the operating room! |
| Пора оперировать! | It's time to operate |
| Все готово? | Is everything ready? |
| Какая премедикация была сделана больному(ой)? | What kind of premedication has been given to the patient? |
| Кто сегодня мне ассистирует? | Who is assisting me today? |
| Кто первый (второй) ассистент? | Who is the first (second) assistant? |
| Анестезиолог на месте? | Is the anesthesiologist ready? |
| Как чувствует себя больной (ая)? | How does the patient feel now? |
| Какой пульс, давление, дыхание? | What is the pulse, pressure, respiration? |
| Что показывает электрокардиограмма? | What does the ECG show? |
| Завяжите маску, пожалуйста | Tie the mask up, please |
| Какой у вас номер перчаток? | What is the number of your gloves? |
| Номер семь, пожалуйста! | Number 7, please |
| Помогите мне надеть халат и перчатки | Will you help me with the gown and gloves? |
| Я готов(а) оперировать! | I'm ready to operate |
| Наведите свет на операционное поле! | Concentrate the light on the operative field |
| Обработайте операционное поле антисептиком (йодонатом) | Paint the operative field with an antiseptic (iodonatum) |
| Сегодня мне понадобится(ятся) шелк № 1 (отсос, кетгут 00 для непрерывного шва, хромированный кетгут, лавсан, нейлон, капрон, атравматические иглы) | Today I'll need silk No 1 (the suction machine, catgut 00 for continuous suture, chromic catgut, lavsan, nylon, capron, atraumatic needles) |
| Сестра, шприц и иглу, пожалуйста! | Sister, get me syringe and needle, please |

| | |
|---|---|
| Что вы собираетесь делать? | What are you going to do? |
| Я буду удалять червеобразный отросток (опухоль, инородное тело прямой кишки) | I'll remove appendix (tumour, rectal foreign body) |
| Я буду делать ревизию брюшной полости (грудной полости, вскрывать абсцесс передней брюшной стенки) | I'll inspect the abdominal cavity (thoracic cavity, open the abscess of the anterior abdominal wall) |
| Наметьте линию разреза | Mark the skin |
| Сделайте разрез по белой линии живота (разрез до глубокой фасции, парамедиальный разрез справа) | Take the dissection down the linea alba (the dissection to the deep fascia. Make a paramedian incision on the right) |
| Разрез недостаточно глубокий | The incision is not deep enough |
| Углубите разрез | Deepen the incision |
| Прикрепите цапками операционное белье к краям раны | Fasten operative linen to the margins of the wound with towel clips |
| Изолируйте разрез двойными салфетками сверху и снизу | Use double thickness drapes above and below the incision |
| Подшейте салфетки к краям раны | Stitch the towels to the wound margins |
| Дайте салфетку с отверстием | Get me a towel with a hole |
| Разведите края раны | Retract the wound edges |
| Разведите [шире] ранорасширитель | Retract the dilator [further] |
| Приподнимите брюшину кровоостанавливающим зажимом и пинцетом | Elevate peritoneum with hemostatic forceps and pincers |
| Приподнимите кончик зажима | Elevate the tip of the forceps |
| Снимите зажим | Withdraw the clamp |
| Осушите рану | Dry the wound |
| Возьмите иглодержатель Гегара. Он удобен для наложения швов в глубине раны | Take Hegar's needle-holder. It fits for placing sutures in the depth of the wound |
| Вот опухоль (червеобразный отросток) | Here is the tumour (appendix) |
| Возьмите | Here you are |
| Будьте осторожны | Be careful |
| Я сделаю все остальное | I'll do the rest |
| Приготовьте влажные салфетки | Have wet pads ready |
| Не хватает марли (стерильного материала) | There is shortage of gauze (sterile material) |

| | |
|---|---|
| Откройте бикс | Open the drum |
| Пожалуйста, вытрите мне лоб | Please wipe my forehead |
| Мне необходимо проконсультироваться с главным хирургом * (ответственным хирургом) | I have to consult our chief surgeon * (our surgeon in charge) |
| Попросите (пригласите), пожалуйста, ответственного хирурга (главного хирурга) * в операционную | Please ask the surgeon in charge (the chief surgeon *) to come into the operating room |
| Отведите желудок в сторону (вверх) | Push the stomach aside (up) |
| Заправьте остальные внутренности (желудок) в брюшную полость | Pack off unwanted viscera (stomach) into abdominal cavity |
| Наложите швы (второй ряд швов) атравматической иглой | Place sutures (the second row of sutures) with an atraumatic needle |
| Ушейте культю желудка непрерывным гемостатическим швом | Sew the stump of the stomach by means of continuous hemostatic stitch |
| Наложите на переднюю губу анастомоза сквозные кетгутовые швы | Place anterior through catgut sutures to the entire wall |
| Подшейте апоневроз наружной косой мышцы к паховой связке (желудок к брыжейке поперечно-ободной кишки) | Stitch the aponeurosis of the external oblique muscle to the inguinal ligament (stomach to the mesentery of the transverse colon) |
| Затяните кисетный шов | Tighten the purse-string suture |
| Прошейте под зажимом | Stitch under the clamp |
| Пораженный участок необходимо полностью иссечь (иссечь до жизнеспособных тканей, иссечь на достаточную глубину) | The involved area is to be excised completely (excised to obtain a viable base, excised at a sufficient depth) |
| Перевяжите сосуды | Ligate the vessels |
| Прошейте и перевяжите геморроидальные узлы. Иссеките геморроидальные узлы. Наложите швы | Suture and ligate the hemorrhoids. Excise the hemorrhoids. Place sutures |
| Наложите кожный трансплантат «край в край» | Apply the skin graft edge to edge |
| Прошейте брыжеечку и перевяжите | Stitch and ligate the mesentery |
| Подведите лигатуру под основание отростка | Bring the ligature under the base of the process |
| Наложите на основание отростка зажим | Clamp the base of the appendix |

Держите лигатуру, я буду погружать культю отростка (культю кишки)

Hold the ligature, I'll be burying the stump of the appendix (the stump of the bowel)

Яичко низведено в мошонку (удалено, фиксировано)

The testis has been brought to the scrotum (removed, fixed)

Выделите желчный пузырь из его ложа (почку из окружающих тканей)

Expose the gallbladder in its bed (the kidney from the surrounding tissue)

Сделайте пункцию плевральной полости (брюшной полости, перикарда)

Tap the pleural cavity (the abdomen, the pericardium)

Сдвиньте надкостницу дистально (проксимально)

Shift the periosteum distally (proximally)

Ушейте рану кишки в поперечном направлении

Suture the intestinal wound transversely

Мобилизуйте желудок по большой (малой) кривизне

Mobilize the stomach along the greater (lesser) curvature

Выведите начальную петлю тощей кишки (слепую кишку с червеобразным отростком) в рану

Deliver the initial loop of the jejunum (the cecum with the vermiform appendix) into the wound

Вскройте желчный пузырь (мочевой пузырь)

Open the gallbladder (urinary bladder)

Фиксируйте желудок к передней брюшной стенке (культю двенадцатиперстной кишки к капсуле поджелудочной железы)

Fix the stomach to the anterior abdominal wall (duodenal stump to the sheath of the pancreas)

«Грязный» этап операции окончен

The "danger" stage of the operation is over

Смените перчатки, дайте чистый инструмент и салфетки

Change gloves, get us aseptic instruments and towels

Закройте рану стерильными салфетками

Cover the wound with sterile towels

Удалите (введите, оставьте) дренаж (тампон)

Remove (insert, leave) a drain (tampon)

Ушейте рану передней брюшной стенки наглухо (послойно)

Close the abdominal cavity solidly (in layers)

Выверните кожные края раны

Invert the skin margins of the wound

На сегодня все. Спасибо

That's all for today. Thank you

Отвезите больного(ую) на каталке из операционной в палату

Take the patient on a trolley from the operating room to the ward

Дренаж следует удалить на...
день (как только по нему
перестанет выделяться желчь)

The drain should be removed
on... day (as soon as bile
ceases to be discharged
by it)

Швы следует снять через один
на... день, а остальные на...
день после операции

Alternate sutures should be
removed on the... day; and
the remainder on the... day
after operation

Произведена кожная плас-
тика полнослойным лоскутом
(диагностическая лапаротомия, резекция 3/4 желудка)

There has been performed
skin plastic repair by full
layer graft (explorative laparotomy, stomach resection by
3/4 of its bulk)

# ЛЕЧЕНИЕ БОЛЬНОГО. ОБЩИЙ УХОД ЗА БОЛЬНЫМ

# MANAGEMENT OF THE PATIENT. GENERAL CARE OF THE PATIENT

## ЛЕЧЕНИЕ БОЛЬНОГО

## MANAGEMENT OF THE PATIENT

# ЛЕЧЕБНАЯ ФИЗКУЛЬТУРА (ЛФК)

I.  активная (пассивная) лечебная физкультура
II. кабинет лечебной физкультуры
C.  гимнастика
дозированный бег
дозированная гребля
дозированная ходьба
дозированное хождение на лыжах
массаж
подвижные игры
спортивные игры
физические упражнения
общие (специальные) физические упражнения

# ГИМНАСТИКА

I.  корригирующая гимнастика
лечебная гимнастика

утренняя гигиеническая гимнастика, зарядка

# МАССАЖ

I.  аппаратный массаж
вакуумный массаж, пневмомассаж
вибромассаж

гигиенический массаж
глубокий массаж
гидромассаж
классический массаж
лечебный массаж
местный массаж
поверхностный массаж
подводный массаж
ручной массаж
сегментарно-рефлекторный массаж

спортивный массаж
точечный массаж
I.  вибрация при массаже

поглаживание при массаже
поколачивание при массаже
разминание при массаже
растирание при массаже
массажист (ка)
I.  делать массаж, массировать
прекратить массаж
проводить массаж

# EXERCISE [THERAPY], REMEDIAL GYMNASTICS, REMEDIAL EXERCISES

I.  active (passive) exercise

II. exercise [therapy] room
S.  gymnastics
dosaged running
dosaged rowing
dosaged walking
dosaged skiing

massage
outdoor games
sports
physical exercise [s]
general (special) physical exercise [s]

# GYMNASTICS

I.  correcting gymnastics
**medical/therapeutic** gymnastics
morning hygienic gymnastics, morning exercise

# MASSAGE

I.  mechanical massage
vacuum massage, pneumomassage
vibromassage, vibratory massage
hygienic massage
deep massage
hydromassage
classical massage
**therapeutic/medical** massage
local massage
superficial massage
underwater massage
manual massage
segmentary-reflex massage

sport [ing] massage
nerve-point massage
II. vibration while doing massage
stroking massage
tapping massage
**petrissage/kneading** massage
rubbing massage
S.  masseur (masseuse)
III. to massage, to do massage
to discontinue massage
to do massage

# ЛЕЧЕНИЕ, ТЕРАПИЯ

I. амбулаторное лечение
консервативное лечение
курортное/санаторно-курорт-
ное/санаторное лечение
оперативное лечение
патогномоничное/надлежащее/
соответствующее лечение
последующее повторное ле-
чение
правильное лечение
принудительное лечение
профилактическое лечение
радикальное лечение
самолечение
симптоматическое лечение

стационарное лечение

терапевтическое лечение
хирургическое лечение
эффективное лечение
II. вид лечения
курс лечения

лечение выбора
метод лечения
отмена лечения
показания для лечения
реакция/ответ на лечение

режим лечения
C. выздоровление
долечивание
наблюдение за больным

обход [больных] врачом
III. вылечить, излечить
добиться окончательного
излечения
лечить
лечить консервативно (опе-
ративно)

лечиться

лечиться в домашних усло-
виях
лечиться по поводу...
лечиться самому
назначить лечение
назначить соответствующее
лечение

# TREATMENT, MANAGEMENT, THERAPY

I. out-patient treatment
conservative treatment
**resort/sanatorium-resort/
sanatorium** therapy
operative treatment
**pathognomonic/due/appro-
priate** treatment
aftertreatment, subsequent
treatment
adequate treatment
**forced/compulsory** therapy
preventive treatment
radical treatment
selftreatment
**symptomatic/expected** treatment
**hospital/institutional**
treatment
medical **treatment/therapy**
surgical treatment
effective treatment
II. **form/kind** of treatment
course of treatment, pe-
riod of treatment, treatment
treatment of choice
method of treatment
withdrawal of treatment
indications for treatment
**reaction/response** to treatment
regime [n] of treatment
S. recovery, convalescence
after-care
observation of the patient,
supervision over the patient
doctor's **round/visit**
III. to get a patient cured, to cure
to make a complete cure,
to secure a lasting cure
to treat, to manage
to treat conservatively
(surgically), to give
conservative (surgical)
treatment
to be treated, to be on
treatment, to receive
treatment
to be on home treatment

to be treated for...
to medicate oneself
to **order/prescribe** treatment
to order an appropriate
treatment

отвечать/реагировать на лечение

to respond to treatment

переносить плохо (хорошо) лечение

to tolerate treatment badly (well)

подкреплять лечение

to **supplement/support** treatment

проводить лечение

to administer therapy

соблюдать режим лечения

to follow regime[n] of treatment

## ВЫЗДОРОВЛЕНИЕ [БОЛЬНОГО]

## RECOVERY, CONVALESCENCE

I. неполное (полное) выздоровление

I. incomplete (complete) recovery

C. выздоравливающий [больной]

S. convalescent patient

III. выздоравливать
выздороветь, поправиться

III. to recover
to be well again, to get well, to recover

ускорить выздоровление

to hasten recovery

## КУРС ЛЕЧЕНИЯ

## COURSE OF TREATMENT, PERIOD OF TREATMENT

I. полный курс лечения

I. complete course of treatment

III. предписать курс лечения

III. to prescribe a course of treatment

прервать курс лечения

to interrupt the course of treatment

провести курс лечения
пройти курс лечения

to give a course of treatment
to undergo a course of treatment

## НАБЛЮДЕНИЕ ЗА БОЛЬНЫМ

## OBSERVATION OF THE PATIENT, SUPERVISION OVER THE PATIENT

I. врачебное наблюдение

I. medical **supervision/observation**

повседневное наблюдение

daily observation

II. наблюдение за больным после выписки из больницы

II. follow-up of a patient

III. находиться под наблюдением больницы (врача)

III. to be under hospital (doctor's) supervision

## ОБХОД [БОЛЬНЫХ ВРАЧОМ]

## DOCTOR'S ROUND, DOCTOR'S VISIT

I. дневной обход
ночной обход
утренний обход

I. day round
night round
morning round

II. обход палат
на обходе

II. ward round
on round

III. идти на обход

III. to go on a round

## ТЕРАПИЯ

## THERAPY

антибиотикотерапия
интенсивная антибиотикотерапия

I. antibiotic treatment
intensive antibiotic treatment

| | |
|---|---|
| гормональная терапия | hormone therapy, hormono-therapy |
| дезинтоксикационная терапия | **disintoxication/detoxication** therapy |
| десенсибилизирующая терапия | desensitizing therapy |
| диетотерапия, лечебное пи-тание | diet therapy |
| заместительная терапия | **substitution/replacement** therapy |
| иглотерапия, иглоукалывание, акупунктура | acupuncture |
| иммунодепрессивная терапия | immunodepressive therapy |
| инсулинотерапия | insulin therapy |
| интенсивная терапия | intensive therapy |
| кислородная терапия, окси-генотерапия | oxygenotherapy |
| консервативная терапия | conservative therapy |
| лекарственная терапия | **medicinal/drug** therapy |
| лучевая терапия | radiotherapy |
| неотложная/ургентная терапия | urgent therapy |
| парафинотерапия | paraffin therapy |
| патогенетическая терапия | pathogenetic therapy |
| общеукрепляющая терапия | general improving health therapy |
| пенициллинотерапия | penicillin therapy |
| поддерживающая терапия | **maintenance/supportive** therapy |
| противовоспалительная тера-пия | antiinflammatory therapy |
| радиотерапия, лучевая терапия | radiotherapy |
| рациональная терапия | rational therapy |
| рентгенотерапия | X-ray therapy |
| рефлексотерапия, рефлектор-ная терапия | reflex therapy |
| стероидная терапия | steroid therapy |
| стимулирующая терапия | stimulating therapy |
| судорожная терапия | convulsive therapy |
| физиотерапия | physical therapy, physio-therapy |
| химиотерапия | chemotherapy |
| цитостатическая терапия | cytostatic therapy |
| этиотропная терапия | etiotropic therapy |
| II. терапия сном | II. treatment by sleep, sleep therapy |

| | |
|---|---|
| **ДИЕТОТЕРАПИЯ, ЛЕЧЕБНОЕ ПИТАНИЕ** | **DIET THERAPY** |
| C. диета | S. diet |
| диетический стол, стол лечебного питания | dietary menu |

| | |
|---|---|
| **ДИЕТА** | **DIET** |
| I. безбелковая диета | I. protein-free diet |
| белковая диета | protein diet |
| бессахарная диета | sugar-free diet |

| | |
|---|---|
| бессолевая диета | salt-free diet |
| высокобелковая диета | high-protein diet |
| высококалорийная диета | high-calorie diet |
| гипоаллергенная диета | hypoallergic diet |
| гипонатриевая диета | low-sodium diet |
| голодная диета | fasting diet |
| диабетическая диета | diabetic diet |
| жидкая диета | liquid diet |
| жировая диета | fatty diet |
| калиевая диета | potassium diet |
| контрастная/зигзагообразная диета | **contrast/zigzag** diet |
| легкая диета | **light/soft** diet |
| магниевая диета | magnesium diet |
| молочная диета | milk diet |
| молочно-кислая диета | sour-milk diet |
| низкокалорийная диета | low-calorie diet |
| овощная диета | vegetable diet |
| окисляющая диета | oxidizing diet |
| ощелачивающая диета | alkalizing diet |
| разгрузочная диета | fasting diet |
| редуцированная диета | reduced diet |
| сбалансированная диета | balanced diet |
| строгая диета | **strict/rigid** diet |
| углеводистая диета | carbohydrate diet |
| высокоуглеводистая диета | high-carbohydrate diet |
| с низким содержанием белка | with low protein content |
| щадящая диета | sparing diet |
| элиминационная диета | elimination diet |
| II. диета Балинта | II. Balint's diet |
| диета Джованетти | Giovanetti's diet |
| диета Мейленграхта | Meulengracht's diet |
| диета с большим содержанием белка | high-protein diet |
| диета со строгим учетом воды | water balance diet |
| C. врач по диетпитанию, диетолог | S. dietarian, dietician |
| голодание | starvation, fasting |
| голодные/разгрузочные дни | fasting days |
| разгрузочные полуголодные дни | **fasting/semi-fasting** days |
| белковые (мясные, рыбные, фруктовые) разгрузочные дни | protein (meat, fish, fruit) fasting days |
| сестра по диетпитанию | dietary sister |
| III. находиться на диете | III. to be on a diet |
| назначать диету | to **order/administer** a diet |
| подобрать диету | to **choose/select** a diet |
| прописать диету | to prescribe a diet |
| соблюдать диету | to follow a diet, to keep to a diet |

| | |
|---|---|
| ДИЕТИЧЕСКИЙ СТОЛ, СТОЛ ЛЕЧЕБНОГО ПИТАНИЯ | DIETARY MENU |
| белково-жировой диетический стол | I. protein-fatty dietary menu |

общий рациональный диетический стол
разнообразный диетический стол без ограничений
смешанный диетический стол с ограничениями
щадящий диетический стол

general rational dietary menu
variable diet without restriction
mixed diet with restriction

sparing dietary menu

## ЛЕКАРСТВЕННАЯ ТЕРАПИЯ

DRUG THERAPY

C. аптека
лекарство(а), лекарственное(ый,ые) средство(а)/препарат(ы)

S. pharmacy, chemist's [shop]
drug(s), medicine(s), medicinal **remedy (remedies)/substance(s)/preparation(s)**

### АПТЕКА

PHARMACY, CHEMIST'S [SHOP]

I. дежурная аптека
C. агент по распространению лекарств*
аптекоуправление
отдел ручной продажи
провизор
рецепт
рецептурный отдел
фармацевт

фармацевтический справочник
III. отпускать лекарство

приготавливать (фасовать) лекарство(а)

I. pharmacy on duty
S. agent to distribute drugs*

Board of Pharmacy
chemist's department
pharmacist
prescription
prescription department
pharmacist, chemist, dispenser
pharmaceutical directory

III. to dispense **drugs/medicines**, to deliver prescriptions
to prepare (dispense) medicine(s)

### Рецепт

**Prescription**

I. взрослый (детский) рецепт

C. инструкция для больного личная печать врача

подпись врача
рецепт (*пропись*)
возьми
рецептурный бланк, рецепт

указания фармацевту (*дай, смешай поровну, сколько необходимо*)

III. выписать рецепт
подписывать рецепт

I. adult (ad.) (infant (inf.) prescription
S. instruction for a patient
doctor's **private/personal** seal
doctor's signature
formula (f)
R., Rx recipe, take
prescription **form/blank,** prescription
direction to a pharmacist (*send, mix ana(aa), sufficient quantity/quantum sufficit (Q.S.)*)
III. to write out a prescription
to sign a prescription

### Фармацевтический справочник

**Pharmaceutical directory**

C. Британская национальная рецептурная книга

S. British National Formulary (B.N.F.)

| Британская фармакопея | British Pharmacopoeia (B.P.) (B.Ph.) |
| Британский фармацевтический сборник | British Pharmaceutical Codex (B.P.C.) |
| Государственная фармакопея СССР | State Pharmacopoeia of the Union of Soviet Socialist Republics (S.Ph. of the USSR) |
| Фармакопея США | United States Pharmacopoeia (U.S.P.) |

**ЛЕКАРСТВО(А), ЛЕКАРСТВЕННОЕ(ЫЙ, ЫЕ) СРЕДСТВО(А)/ ПРЕПАРАТ(Ы)**

**DRUG(S), MEDICINE(S), MEDICINAL REMEDY (REMEDIES), MEDICINAL SUBSTANCE(S), MEDICINAL PREPARATION(S)**

I. антиаритмическое лекарственное средство — I. antiarrhythmic remedy

анорексигенное лекарственное средство — anorexigenic remedy

болеутоляющее лекарственное средство — pain **reliever/killer**, analgesic

вяжущее лекарственное средство — astringent

гипотензивное лекарственное средство — hypotensive remedy

готовое лекарственное средство — ready-to-use remedy

дегидратационное лекарственное средство — dehydration remedy

домашнее лекарственное средство — **home/domestic** remedy

жаропонижающее лекарственное средство, антипиретик — antipyretic

желчегонное лекарственное средство — cholagogue

мочегонное/диуретическое лекарственное средство, диуретик — diuretic

отхаркивающее лекарственное средство — expectorant

патентованное лекарственное средство — patent medicine, proprietory remedy

противовоспалительное лекарственное средство — anti-inflammatory agent

противоглистное лекарственное средство — vermifuge

противозачаточное лекарственное средство — contraceptive

противомалярийное лекарственное средство — antimalarial remedy

противорвотное лекарственное средство — antiemetic

противосудорожное лекарственное средство — anticonvulsant remedy

противотуберкулезное лекарственное средство — antituberculous remedy

седативное лекарственное средство — sedative

| | |
|---|---|
| сердечно-сосудистое лекарственное средство | cardiovascular medicine |
| сильнодействующее лекарственное средство | potent medicine |
| слабительное лекарственное средство | purgative |
|    легкое слабительное лекарственное средство | laxative, aperient |
| снотворное лекарственное средство | hypnotic, sleeping pill |
| сосудорасширяющее лекарственное средство | vasodilator |
| спазмолитическое лекарственное средство | antispasmodic |
| тонизирующее лекарственное средство | tonic |
| успокаивающее лекарственное средство | tranquilizer |
| ядовитое лекарственное средство, яд | poison |
| II. действие лекарственного средства | II. action of a drug, drug **action/effect** |
|    побочное действие лекарственного средства | adverse effect of a drug |
|    терапевтическое действие лекарственного средства | therapeutic action of a drug |
| доза лекарственного средства | dose of a drug, drug dose |
| лекарственное средство для внутреннего (наружного) применения | drug for internal (external) use |
| лекарственное средство, понижающее содержание сахара в крови | hypoglycemic agent |
| лекарственное средство, стимулирующее центральную нервную систему | agent stimulating CNS |
| противопоказания к применению лекарственного средства | contraindications for intake of a drug |
| скорость введения лекарственного средства | rate of administering a drug, infusion rate |
| толерантность к лекарственному средству, способность переносить лекарственное средство | tolerance to a drug |
| отсутствие толерантности к лекарственному средству | intolerance to a drug, absence of tolerance to a drug |
| широко применяемое лекарственное средство | widely used drug |
| С. лекарственная форма | S. medicinal form |
| III. быть противопоказанным (*о лекарственном средстве*) | III. to be contraindicated (*of a drug*) |
| вводить лекарство внутривенно | to administer a drug intravenously (I/V) |
| вводить лекарство внутримышечно | to administer a drug intramuscularly (I/M) |
| вводить лекарство местно | to administer a drug **locally/topically** |

вводить лекарство подкожно

to administer a drug subcutaneously (sub. Q)

взбалтывать лекарство
втирать лекарство в...
достать/купить лекарство
назначить лекарство

to shake a **drug/medicine**
to rub a drug into...
to **get/buy** a **drug/medicine**
to **order/administer/prescribe** a drug

переносить лекарство плохо
(хорошо)
помогать (*о лекарстве*)

to tolerate a **medicine/drug** badly (well)
to help, to be of **help/value** (*of a drug*)

применять лекарство местно

to use a **drug/medicine locally/topically**

принимать лекарство во время
еды

to take a drug with **food/meals**, to ingest a medicine with **food/meals**

принимать лекарство до (после) 12 часов дня
принимать лекарство каждый
час
принимать лекарство натощак

to take a drug ante (post) meridiem
to take a drug **every hour/hourly**
to take a drug on an empty stomach

принимать лекарство перед
едой
принимать лекарство перорально/внутрь
принимать лекарство по одной столовой ложке раз (два,
три, четыре раза) в день

to take a drug before meals (a.c.)
to take a drug **orally/per os**

to take a drug a tablespoonful once a day (twice a day, three times a day (t.i.d), four times a day (q.i.d.)

принимать лекарство после
еды

to take a drug after meals

**Доза лекарственного
средства**

**Drug dose, dosage, dose**

I. безопасная доза
большая доза
возрастающая доза
возрастная доза
высшая доза
допустимая доза
    максимально допустимая доза
курсовая доза

летальная/смертельная доза
маленькая доза
начальная доза
низкая доза
переносимая доза
    максимальная переносимая
    доза
подпороговая доза
полная доза
пороговая/минимальная действующая доза

I. safe dose
large/heavy dose
incremental dose
age-dependent dose
maximum dose
permissible dose
    maximum permissible dose
dose for the course of
treatment
lethal dose (LD)
small dose
initial dose
low dose
tolerance dose
    maximum tolerance dose

subliminal dose
full dose
threshold dose

разовая доза
   высшая разовая доза
рекомендуемая доза
средняя доза
суммарная доза
суточная доза
   высшая суточная доза
терапевтическая/лечебная доза
токсическая доза
эффективная доза
C. дозировка лекарства
   грамм
   единица
      международная единица
   кубический сантиметр
   литр
   миллиграмм
   микрограмм
   передозировка лекарства
   унция
III. дозировать лекарственное вещество
   передозировать лекарство
   повышать (понижать) дозу

### Лекарственная форма

C. капли
   линимент
   мазь
   микстура
   настойка
   отвар
   пилюля
      обезболивающая пилюля
   порошок
      сложный порошок
   присыпка
   раствор
   свеча
   сироп
   суспензия
   таблетка
   комбинированная таблетка
   таблетка, покрытая оболочкой
   упаковка лекарства (*ампула, капсула, флакон*)

III. растирать лекарство в порошок

### ФИЗИОТЕРАПИЯ

C. водолечение

---

single dose
   maximum single dose
recommended dose
**median/average** dose
total dose
daily dose
   maximum daily dose
**therapeutic/medical** dose

toxic dose
effective dose
S. drug dosage
   gram [me] (gr)
   unit
      International Unit
   cubic centimetre (cc)
   liter, litre (l)
   milligram [me] (mg)
   microgram [me]
   overdosage of **medicine/drug**
   ounce
III. to dose [out] a medicinal substance
   to overdose a drug
   to increase (to **lower/reduce**) a dose

### Medicinal form

S. drops
   liniment
   ointment, embrocation
   mixture
   tincture
   decoction
   pill
      pain-relieving pill
   powder
      compound powder
   dust, powder
   solution
   suppository
   syrup
   suspension
   tablet (tab.)
   combined tablet
   coated tablet

   drug package (*ampoule/ ampul, capsule, phial/ bottle/vial*)

III. to triturate a drug into powder, to powder drug

### PHYSICAL THERAPY

S. balneotherapeutics, hydrotherapy

| светолечение | light treatment, heliothe-rapy |
| теплолечение | thermotherapy |
| ультразвук | ultrasound, ultrasonics |
| ультразвуковой вибратор | ultrasonic vibrator |
| электролечение | electrotherapy |

## ВОДОЛЕЧЕНИЕ

BALNEOTHERAPEUTICS, HYDROTHERAPY

| C. ванна(ы) | S. bath(s) |
| водные процедуры | hydrotherapeutic procedures |
| душ | douche |

## Ванна(ы)

Bath(s)

| I. газовые углекислые ванны | I. carbon dioxide baths |
| грязевые ванны | **mud/moor** baths |
| жемчужные ванны | pearl baths |
| контрастные ванны | contrast baths |
| общие ванны | general baths |
| радоновые/радиоактивные ванны | **radon/radioactive** baths |
| рапные ванны | salt-water baths |
| сероводородные ванны | sulfurated hydrogen baths |
| соляные ванны | salty baths |
| хвойные ванны | pine baths |
| щелочные ванны | alkaline baths |

## Водные процедуры

Hydrotherapeutic procedures

| I. закаливающие водные про-цедуры | I. tempering hydrotherapeutic procedures |
| C. обливание | S. sponging down |
| обтирание | wiping |

## Душ

Douche

| I. веерный душ | I. fan douche |
| игольчатый душ | needle-shaped douche |
| восходящий/промежностный душ | **ascending/perineum douche/shower** |
| струевой душ, душ Шарко | Charcot's douche |
| циркулярный/круговой душ | circular douche |
| шотландский душ | scotch douche |

## СВЕТОЛЕЧЕНИЕ

LIGHT TREATMENT, HELIOTHERAPY

| C. инфракрасное облучение | S. infra-red radiation |
| лампа накаливания | **glow/filament** lamp |
| лампа соллюкс | solar lamp |
| ртутно-кварцевая лампа | quartz-mercury lamp |
| ультрафиолетовое облучение | ultraviolet radiation |

## ТЕПЛОЛЕЧЕНИЕ

THERMOTHERAPY

| C. грязелечение | S. fangotherapy, mudtherapy |

озокеритолечение
парафинолечение

ozokeritotherapy
paraffin therapy

## Грязелечение, пелоидолечение

## Fangotherapy, mudtherapy, pelotherapy

C. [лечебные] грязи, пелоиды
грязевые аппликации
грязелечебница

S. mud, fango
mud poultice applications
mud-baths

## [*Лечебные*] *грязи, пелоиды*

## *Mud, fango*

I. иловые [лечебные] грязи
радоновые [лечебные] гря-
зи, радиоактивные [лечеб-
ные] грязи
торфяные [лечебные] грязи

I. silt mud
radon mud, radioactive mud


peat mud

## Озокеритолечение

## Ozokeritotherapy

C. лепешка озокерита
озокерит

S. ozokerite **pastil/tablet**
ozokerite

## Парафинолечение

## Paraffin therapy

C. парафин
парафиновая аппликация
парафиновая ванна

S. paraffin
paraffin wax application
paraffin bath

### ЭЛЕКТРОЛЕЧЕНИЕ

### ELECTROTHERAPY

C. гальванизация
импульсные токи низкого напряжения и низкой частоты
[лекарственный] электрофорез
токи высокой частоты

S. galvanization
pulsed current of low
tension and frequency
[drug] electrophoresis
high frequency current

## Импульсные токи низкого напряжения и низкой частоты

## Pulsed current of low tension and frequency

C. диадинамические токи, токи
Бернара
тетанизирующий ток
экспоненциальный ток
электростимуляция

S. diadynamic current by Bernard

tetanizing current
exponential current
electrostimulation

## [Лекарственный] электрофорез, ионогальванизация

## Electrophoresis, ion-galvanization

I. общий [лекарственный] электрофорез по Вермелю
II. электрофорез витамина B₁ эн-
доназально
C. гальванический воротник
электрод
матерчатая прокладка
электрода

I. general [drug] electrophoresis by Wermel
II. vitamin B₁ electrophoresis
endonasally
S. galvanic collar
electrode
electrode cloth padding

## Токи высокой частоты

C. дарсонвализация
   общая дарсонвализация,
   индуктотерапия
   диатермия, термопенетра-
   ция, электропенетрация,
   электротранстермия, эн-
   дотермия
   индуктометрия
   микроволновая терапия
   УВЧ-терапия
   франклинизация, статистиче-
   ский душ, общий электроста-
   тический душ

## ОБЩИЙ УХОД ЗА БОЛЬ-НЫМ

### ГИГИЕНИЧЕСКАЯ ПРОЦЕДУРА

C. ванна
   душ
      гигиенический душ
   ножницы для стрижки волос
   (ногтей)
   плевательница
   поильник
   предметы ухода
   туалетная комната

III. мыть ноги (голову)
   подстригать волосы (ногти)
   принимать ванну (душ)
   подмывать больного(ую)
   протирать кожу [дезинфици-
   рующим раствором]

#### ВАННА

I. гигиеническая ванна
   сидячая ванна

#### ТУАЛЕТНАЯ КОМНАТА

C. биде
   писсуар
   судно
   умывальник
   унитаз

#### СУДНО

I. надувное резиновое судно
   подкладное судно
   судно «утка», мочеприемник
   для мужчин

## Hing frequency current

S. darsonvalization
   inductotherapy

   diathermy, thermopenetra-
   tion, electropenetration,
   endothermy

   inductometry
   microwave therapy
   U.H.F.-therapy
   franklinization, static
   shower

## GENERAL CARE OF THE PATIENT

### HYGIENIC PROCEDURE

S. bath
   shower
      hygienic shower
   hair (nail) clippers

   spittoon
   drinking bowl
   **articles/items** of care
   toilet room, water-closet
   (W.C.)

III. to wash **legs/feet** (head)
   to clip hair (nails)
   to take a bath (shower)
   to wash a patient intimately
   to **wipe/rub** down skin [with
   a disinfecting solution]

#### BATH

I. hygienic bath
   sitting bath

#### TOILET ROOM, WATER-CLOSET (W.C.)

S. bidet
   urinal
   bedpan
   washstand
   lavatory pan

#### BEDPAN

I. inflated rubber bedpan
   bed-slipper
   bedpan [for male patients]

## КОРМЛЕНИЕ БОЛЬНОГО

С. питание
   пища
III. кормить больного [с ложечки]

## FEEDING A PATIENT

S. diet, nutrition
   food
III. to feed a patient [from a spoon]

### ПИТАНИЕ

I. витаминизированное питание
   дополнительное питание

   искусственное питание
   искусственное питание через зонд (операционный свищ, питательную клизму)
   лечебное питание, диетотерапия
   парентеральное питание
   полноценное питание
   рациональное питание
   сбалансированное питание
   трех (четырех) разовое питание
   усиленное питание
II. продукты питания
   режим питания, диета

### DIET, NUTRITION

I. high-vitamin diet
   supplemental feeding, dietary supplement, extra food, supplementary feeding
   artificial **feeding/nutrition**
   artificial feeding through a tube (via operative fistula, by nourishing enema)
   dietetics, dietetic **therapy/treatment**
   parenteral **feeding/nutrition**
   full value diet
   rational diet
   balanced diet
   three (four) times a day diet
   intensified nutrition
II. foodstuffs, food products
   dietary regime[n], diet

### ПИЩА

I. горячая (холодная) пища
   калорийная пища
   качественная пища
   свежая пища
   «тяжелая» пища
II. прием пищи
   форма приготовления пищи
С. порционник-меню
   суточный рацион
      калорийность суточного рациона

### FOOD

I. hot (cold) food
   high-calorie food
   **high quality/good** food
   **fresh/newly cooked** food
   "heavy" food
II. food taking
   mode of cooking food
S. calculator's list
   daily ration
      caloric **value/content** of the daily ration

## ЛЕЧЕБНАЯ МАНИПУЛЯЦИЯ

С. антропометрия, измерение человеческого тела
   бужирование
      бужирование мочеиспускательного канала
      бужирование пищевода
   венепункция
   взвешивание
      медицинские весы
      отрегулировать весы
   газоотведение
   газоотводная трубка

## THERAPY MANIPULATION, MEDICAL MANIPULATION

S. anthropometry

   bougienage
      bougienage of the urethral canal
      dilation of the esophagus
   venepuncture
   weighing
      medical **spring/balance**
      to adjust balance
   conducting gas away
   **flatus/gas-conducting** tube

| | |
|---|---|
| грелка | heáter |
| горчичники | mustard plasters |
| горчичные ванны | mustard baths |
| дуоденальное зондирование | duodenal **intubation/probing** |
| дуоденальный зонд | duodenal **tube/probe** |
| олива | [probing] olive |
| измерение артериального давления | taking arterial pressure, determination of arterial pressure |
| измерение жизненной емкости легких, спирометрия | spirometry |
| спирометр | spirometer |
| измерение окружности грудной клетки | measuring the circumference of the thorax |
| инъекция, впрыскивание, «укол» | injection, "shot" |
| катетеризация мочевого пузыря | catheterization of the urinary bladder |
| катетер | catheter |
| клизма | enema, clyster |
| компресс | compress |
| медицинские банки | cups, cupping glasses |
| медицинские пиявки | medicinal leeches |
| оксигенотерапия | oxygenotherapy |
| промывание желудка | gastric lavage, stomach wash out |
| желудочный зонд | gastric tube (GT) |
| пузырь для льда | ice-bag |
| термометрия | thermometry |
| III. промывать желудок | III. to give somebody a stomach wash out |
| ставить банки (горчичники) | to apply cupping glasses (mustard plasters) |
| ставить газоотводную трубку | to **introduce/pass** a flatus tube |

## ГРЕЛКА

## HEATER

I. водяная грелка
резиновая грелка
электрическая грелка

I. hot water **bottle/bag**
rubber heater
electric pad

## ИНЪЕКЦИЯ, ВПРЫСКИВАНИЕ, УКОЛ

## INJECTION, "SHOT"

I. внутривенная инъекция
внутрикожная инъекция
внутримышечная инъекция

подкожная инъекция
С. шприц
III. делать инъекцию

I. intravenous (I/V) injection
intradermal injection
intramuscular (I/M) injection
subcutaneous injection
S. syringe
III. to give an injection

## КЛИЗМА

## ENEMA, CLYSTER

I. гипертоническая/солевая клизма
капельная клизма

I. **hypertonic/salt** enema

rectal enema

| | |
|---|---|
| контрастная клизма | contrast enema |
| лекарственная клизма | **drug/medicinal/medicamen-tous** enema |
| масляная клизма | oil enema |
| микроклизма | small enema |
| очистительная клизма | cleansing enema |
| питательная клизма | nutrient enema |
| послабляющая клизма | aperient enema |
| сифонная клизма | siphon enema |
| II. наконечник для клизмы | II. cannula for enema |
| С. кружка Эсмарха | S. Esmarch's irrigator |
| III. делать/ставить клизму | III. to **give/administer** an enema |

## КОМПРЕСС
## COMPRESS

| | |
|---|---|
| I. влажный компресс | I. wet compress |
| горячий компресс | hot compress |
| масляный компресс | oily compress |
| полуспиртовой компресс | semi-spirituous compress |
| согревающий компресс | applying heat compress |
| сухой компресс | dry compress |
| холодный компресс | cold compress |

## ОКСИГЕНОТЕРАПИЯ
## OXYGENOTHERAPY

| | |
|---|---|
| С. кислород | S. oxygen |
| кислородная подушка | oxygen cushion |
| III. давать кислород непрерывно | III. to administer oxygen continuously |
| давать кислород через носовой катетер (в палатку) | to administer oxygen by a nasal tube (into a tent) |
| наполнять кислородную подушку | to inflate an oxygen cushion |

## ТЕРМОМЕТРИЯ
## THERMOMETRY

| | |
|---|---|
| С. температура | S. temperature, fever |
| температурная кривая | temperature curve |
| температурный листок | temperature chart |
| термометр | thermometer |
| показания термометра | thermometer readings |
| III. поставить термометр под мышку (в ротовую полость, в прямую кишку) | III. to insert a thermometer **under/in** the arm-pit (into the oral cavity, into the rectum) |
| просматривать температурный листок | to **look through/review** the temperature chart |

## ТЕМПЕРАТУРА
## TEMPERATURE, FEVER

| | |
|---|---|
| I. высокая температура | I. high temperature |
| гектическая температура/лихорадка | hectic **temperature/fever** |
| низкая температура | low temperature |
| нормальная температура | normal temperature |
| пиретическая температура | **pyre [c] tic/pyrexial/fever-ish** temperature |
| ремиттирующая температура | remittent temperature |
| субнормальная температура | subnormal temperature |

субфебрильная температура
фебрильная/гиперпиретическая температура
II. падение температуры
   критическое падение температуры
   постепенное падение температуры
повышение температуры

температура тела
III. измерять температуру
«сбить» температуру

subfebrile temperature
**febrile/hyperpyretic** temperature
II. fall in temperature
   crisis

   lysis

temperature **rise/elevation**, rise in temperature
body temperature
III. to **take/register** temperature
to **bring/keep** the fever down

## ПАЛАТА

I. больничная палата
послеоперационная палата

послеродовая палата
предродовая палата
терапевтическая палата
хирургическая палата
II. оснащение палаты
палата первого (второго, третьего) класса *
палата интенсивной терапии
III. переводить больного из палаты в палату
проветривать палату
убирать палату

## WARD, ROOM

I. [hospital] **ward/room**
postoperative ward, recovery room (RR)
postnatal ward
prenatal ward
**medical/therapeutic** ward
surgical ward
II. ward facilities
first (second, third) class ward *
Intensive Care Unit (ICU)
III. to transfer a patient from ward to ward
to air a ward
to clean a ward

### ОСНАЩЕНИЕ ПАЛАТЫ

C. кровать
постель
прикроватный столик
   передвижной прикроватный столик
тумбочка

### WARD FACILITIES

S. bed
bed
bedside table
   mobile bedside table

night-table, bed-table

### КРОВАТЬ

I. универсальная кровать для рожениц
функциональная кровать
II. изголовье кровати
ножной (головной) конец кровати
ролики для передвижения кровати
сетка на кровати
C. подголовник

### BED

I. universal labor bed

functional bed
II. bed-head
foot (head) end of the bed,
bed-foot (bed-head)
bed castors

bed-spring
S. head **support/rest**

### ПОСТЕЛЬ

C. комплект чистого белья

### BED

S. clean linen supply

матрац
наволочка
наматрасник
одеяло
пододеяльник
подушка
полотенце
постельное белье
постельные принадлежности
простыня
   нижняя простыня
III. перестелить постель, сменить
   постельное белье

mattress
pillow-case
mattress-case
blanket
blanket **cover/slip**
pillow
towel
bedclothes
bedding, bedclothes
sheet
   bottom sheet
III. to make the bed over, to
   change bedclothes, to lay
   new bedclothes, to give
   clean linen [to a patient]

## РЕЖИМ

I. амбулаторный режим
   полупостельный режим
   постельный режим
    строгий постельный режим
   санаторный режим
II. режим дня
   режим питания
С. лежачий больной
   положение больного в постели
   ходячий больной
III. держать больного на постель-
   ном режиме
   отменить больному постельный режим
   сажать больного в кровати

   сесть в кровати, опираясь на
   подушки (*о больном*)
   соблюдать [постельный] режим

## REGIME

I. **ambulant/ambulatory** regime
   semi-strict bed rest
   bed **rest/regime**, rest in bed
    strict bed regime
   sanatorium regime
II. daily **regime/routine**
   diétary regime, diet
S. recumbent patient
   patient's position in bed
   **walking/ambulant** patient
III. to keep a patient at rest

   to get a patient out of bed

   to help a patient to sit
   [down] in bed
   to sit in bed leaning upon
   pillows (*of a patient*)
   to follow [bed] regime, to
   observe bed rest, to keep
   to bed, to keep one's bed

### ПОЛОЖЕНИЕ БОЛЬНОГО В ПОСТЕЛИ

I. активное положение больного
   в постели
   вынужденное положение
   больного в постели
   пассивное положение больного
   в постели
С. положение лежа

   положение полусидя

### PATIENT'S POSITION IN BED

I. active patient's position
   in bed
   forced patient's position
   in bed
   passive patient's position
   in bed
S. recumbent position, recum-
   bency
   semi-sitting position

## УХОД [ЗА БОЛЬНЫМ]

I. надлежащий уход

## CARE [OF A PATIENT], NURSING A PATIENT

I. due care

| особый уход | special care |
| послеоперационный уход | postoperative care |
| плохой (хороший) уход | poor (good) nursing |
| предоперационный уход | preoperative care |
| II. уход за больным, находящимся на постельном режиме | II. bedside nursing |

| С. дежурство у постели больного | S. duty at a patient's bedside |
| круглосуточное дежурство у постели больного | round-the-clock duty at a patient's bedside |
| индивидуальный сестринский пост | individual sister's post |
| III. навещать больного | III. to **visit/come to see** a patient |
| ухаживать за больным | to **attend/give care to** a patient, to **sit/watch** at a patient's bedside |

| Какая у вас сегодня температура? | What's your temperature today? |
| Когда вам измеряли температуру? | When was your temperature taken? |
| Температура стала нормальной (немного повышена, не снижается)? | Has your temperature returned to normal (is it up a bit, is it not down)? |
| Температура... 36,6° Цельсия, 103° по Фаренгейту | The temperature is 36,6 °C (on the Centigrade scale), 103 °F (on the Fahrenheit scale) |
| Вы выполняете все мои указания? | Are you following all my instructions? |
| Скоро вам станет лучше | You will feel better soon |
| Все будет хорошо | Everything will be all right |
| Вам сейчас не следует курить | You should not smoke at present |
| Старайтесь больше спать | Try to sleep more |
| Много не ходите | Don't walk much |
| Вам нельзя вставать с постели | You must stay in bed |
| Вам полезны прогулки на свежем воздухе | Out-of-door walking is good for you |
| Вам лучше лечь в постель | You'd better get to bed |
| Выздоравливайте | Get well soon |
| Не сидите в постели | Don't sit up in bed |
| Не вставайте с постели, не ходите [много] | Don't get out of bed, don't walk [much] |
| Старайтесь периодически поворачиваться в постели | Try to turn over in bed periodically |
| Делайте дыхательную гимнастику | Do breathing exercises |

| | |
|---|---|
| Вы должны соблюдать постельный режим (диету) | You have to stay in bed (follow a diet) |
| Для нормализации работы кишечника вам нужно придерживаться правильной диеты | You must keep to a regular diet so that your bowels will act normally |
| Вы должны употреблять легкоусвояемую, высококалорийную пищу с ограничением жидкости и соли | You must eat easily digestible, high-calorie food with limited liquid and salt |
| Потребляйте пищу богатую витаминами | Eat food rich in vitamins |
| Ваша диета должна быть обычной | You must eat normally |
| Ограничьте потребление мучных изделий, картофеля, сахара | Restrict your intake of farinaceous foods, potatoes, sugar |
| Вам назначили новую диету | You have been given a new diet |
| Я назначу вам диету с низким содержанием жиров и углеводов | I'll prescribe a low-fat and low-carbohydrate diet for you |
| Сегодня вы на легкой диете | Today you stay on a light diet |
| Придерживайтесь строгой диеты | Maintain a strict diet |
| Жирное мясо вам вредно | Fatty meat is not good for you |
| Не добавляйте соль в пищу. Вам соли нельзя | Don't add salt to your food. No salt |
| Потерпите, вам сделают укол. Это совсем не страшно. Не волнуйтесь | Bear up, we are getting an injection for you. There is nothing to be afraid of. Don't worry |
| Вам нельзя поднимать тяжести, выполнять тяжелую работу | You must not lift heavy weights, do heavy work |
| Не принимайте лекарства без назначения врача (без врачебного контроля) | Don't take drugs without a doctor's advice (except under medical supervision) |
| Передозировка этого лекарства вызывает неблагоприятный эффект | The overdosage of this drug is causing an untoward effect |
| Вы хорошо переносите новокаин? | Are you sensitive to novocain? |
| Это лекарство понижает кровяное давление (снимает зубную боль, уменьшает насморк) | This drug reduces blood pressure (relieves toothache, clears the nose) |
| Я вам выпишу анальгин (бутадион, супрастин) | I'll prescribe analginum (butadionum, suprastin) for you |

| | |
|---|---|
| Вам помогло это лекарство? | Has the drug done you good? |
| Какое лекарство вы принимаете? | What drug are you taking? |
| Продолжайте принимать то же лекарство | Go on taking the same drug |
| Принимаемая доза указана в рецепте | The dose to be taken is indicated in the prescription |
| Закажите (купите) это лекарство (мазь, капли) в аптеке [при больнице] | Order (buy) this drug (ointment, these drops) in the [hospital] pharmacy |
| Храните это лекарство в прохладном месте | Keep the drug in a cool place |
| Взбалтывайте лекарство перед употреблением | Shake the drug before use |
| Смажьте кожу этой мазью | Cover the skin with the ointment |
| В этом случае это лекарство мало чем может помочь | This drug is of limited value here |
| Я вам выпишу откашливающее (болеутоляющее, жаропонижающее) лекарство | I'll prescribe an expectorant (an analgesic, something to bring your temperature down) |
| Принимайте это лекарство по чайной (столовой) ложке два (три) раза в день до еды (после еды) | Take this drug a teaspoonful (tablespoonful) twice (three times) a day before meals (after meals) |
| Принимайте эти таблетки по одной каждые три (четыре) часа | Take these tablets one every three (four) hours |
| Запивайте это лекарство молоком | Take the drug with milk |
| ▲ В палате душно. Проветривайте палату не менее трех раз в сутки | ▲ It's stuffy in the ward. Have the ward aired not less than three times every 24 hours |
| Откройте фрамугу (форточку) | Open the fixed frame (small hinged window-pane) |
| В палатах необходима ежедневная двукратная уборка | Wards need cleaning twice a day |
| Допустима только влажная уборка палат | Only cleaning with water is permissible |
| Проветривание палат можно сочетать с уборкой | Airing of wards may be done along with ward cleaning |
| Следите за тем, чтобы не было сквозняка | See to it that there are no draughts |
| Вытрите пыль влажной тряпкой | Wipe away dust with a wet rag |
| Осмотрите тумбочку, холо- | Inspect the night-table, re- |

дильник для выявления испорченных продуктов

frigerator to empty it of spoiled food

Вымойте пол с добавлением дезинфицирующего вещества (хлорамина)

Wash the floor adding a disinfectant (chloramine)

Положите к ногам больного поверх одеяла грелку

Put a hot water bottle on the patient's feet on top of the blanket

Хорошо укройте больного одеялом

Cover the patient with the blanket properly

Положите под ноги больного(ой) валик

Put a bolster under the patient's feet

Уложите больного(ую) в постели в положении на спине (без подушки, в положении на животе)

Place the patient in bed in a supine position (without a pillow, in a flat position on his (her) stomach)

Придайте больному(ой) возвышенное (полусидячее) положение в постели

Put the patient in an elevated (semi-sitting) position in bed

Усадите больного(ую) в постели

Make the patient sit in bed

Поверните больного(ую) в постели

Turn the patient in bed

Перестелите постель, взбейте подушку, расправьте простыню

Make the bed, shake up the pillow, spread the sheet

Смените больному(ой) рубашку

Change the patient's shirt

Опустите (приподнимите) ножной (головной) конец кровати

Lower (raise) the foot (head) end of the bed

Измерьте больному(ой) температуру

Take the patient's temperature

Дайте больному плевательницу (судно, грелку)

Will you get the patient a spittoon (bedpan, hot water bottle)?

Положите больному(ой) на голову холодный компресс

Will you apply a cold compress on the patient's head?

Поставьте горчичники на спину больного(ой)

Will you apply mustard plasters to the patient's back?

Сделайте больному(ой) сифонную клизму (клизму с ромашкой, с глицерином, с вазелиновым маслом)

Give a siphon enema (chamomile enema, enema with glycerine, enema with vaseline oil) to the patient

Дайте больному(ой) увлажненный кислород

Administer humid oxygen to the patient

Выпустите [больному] мочу катетером

Make [the patient's] urine pass away by catheter

Это тяжелый хирургический

This is a serious surgical

| | |
|---|---|
| (терапевтический, урологический) больной | (medical, urological) case |
| Он (она) не может самостоятельно делать гигиенические процедуры | He (she) can't do hygienic procedures by himself (herself) |
| Вы должны ежедневно по утрам мыть руки и лицо больного(ой) водой комнатной температуры с мылом при помощи губки (марлевого тампона) | Every morning you must wash the patient's face and hands with water of room temperature and soap using a sponge (a gauze tampon) |
| Тщательно производите гигиеническую обработку кожи у этого(ой) (истощенного(ой), пожилого(ой), тучного(ой) больного(ой) | Cleanse thoroughly the skin of this (emaciated, elderly, obese) patient |
| Для предупреждения образования пролежней чаще поворачивайте больного(ую) в постели. Подложите под крестец (пятки) слабо надутые резиновые круги | To avoid bedsores turn the patient in bed more frequently. Put lightly inflated air rings under the sacrum (heels) |
| Подложите под ягодицы больного(ой) клеенку, судно | Place oil-skin, a bedpan under the patient's buttocks |
| Подмойте больную | Wash the patient intimately |
| У больного(ой) метеоризм. Дайте больному(ой) таблетку карболена. Введите в прямую кишку газоотводную трубку | The patient has meteorism. Give the patient a tablet of carbolene. Introduce a flatus tube into the rectum |
| Обеспечьте больному(ой) полный покой | Secure complete rest for the patient |
| Накормите больного(ую) с ложечки | Feed the patient from a spoon |
| Начните искусственное кормление больного(ой) с помощью зонда | Start feeding the patient artificially via a tube |
| Перед введением зонда обследуйте полость рта больного(ой) | Before introducing a tube, inspect the patient's oral cavity |
| Удалите зубные съемные протезы | Take out removable dentures |
| Причешите больную | Comb the patient's hair |
| Протрите кожу камфорным спиртом в области ягодиц, спины, подмышечной впадины | Rub the skin with camphor spirit in the area of the buttocks, back, arm-pits |
| Сестра, не спускайте глаз с этого больного(ой) | Sister, watch the patient closely |
| У постели этого больного(ой) | A nurse must be constantly |

183

должен быть индивидуальный сестринский пост

at the bedside of this patient

Больному(ой) можно давать отварное мясо, куриный бульон, фруктовый сок, слизистый суп, протертую кашу, паровые котлеты

The patient may be given boiled meat, chicken soup, fruit juice, thick soup, rubbed gruel, steamed cutlets

В питании недостаточно витаминов А и Д

The diet is deficient in vitamin A and D

Больному(ой) разрешается вставать с постели (гулять только час, гулять на свежем воздухе два часа)

The patient is allowed to stand out of bed (to walk for one hour only, to walk outdoors for two hours)

Больному(ой) лучше оставаться в этом положении (лежать в постели)

The patient had better stay in this position (remain in bed)

Усиленный массаж может быть вредным для этого(ой) больного(ой)

Intensive massage can be harmful to the patient

Врач на обходе

The doctor is on his round

Этот больной(ая) должен(а) находиться под постоянным наблюдением

The patient should be under constant watch

Переведите его(ее) в палату интенсивной терапии

Transfer him (her) into ICU (Intensive Care Unit)

Направьте его (ее) в хирургическую палату «А»*

Direct him (her) to the ward Surgical "A"*

Не беспокоить! (надпись на палате)

Not to be disturbed! (sign on the door of the ward)

Результаты лечения не такие хорошие, как можно было ожидать

Response to the treatment is not as good as might be expected

После проведенного лечения у больного(ой) (не) наступило заметного(ое) улучшения(е)

After this course of treatment the patient showed (did not show) much improvement

Больной(ая) поправился (лась)

The patient has recovered

Прошу выполнять все мои назначения

I ask you to carry out all my prescriptions

Больной(ая) получает пенициллин (промедол, нистатин)?

Is the patient receiving penicillin (promedol, nystatin)?

Я рекомендую антибиотики в больших дозах (гормональные препараты)

I recommend the use of massive doses of antibiotics (hormonal preparations)

Продолжайте внутривенное введение антибиотиков широкого спектра действия

Go on [with] intravenous broad-spectrum antibiotic therapy

| | |
|---|---|
| Можно [попытаться] применить стероидные препараты | Steroid preparations may be given |
| Если возникнет выраженная побочная реакция, прекратите давать это лекарство | If marked adverse reaction occurs discontinue the drug |
| Лечение идет медленно (успешно) | Response to therapy is slow (fast) |
| Больной(ая) получает надлежащее лечение | The patient receives due treatment |
| Больному(ой) стало лучше (хуже) | The patient got better (worse) |
| Больной(ая) чувствует себя хорошо (плохо) | The patient feels well (bad) |
| Улучшения не наступило | No improvement |
| Больной(ая) находится на лечении по поводу... | The patient is treated for... |
| Больной(ая) прошел(а) курс физиотерапии (иглотерапии, витаминотерапии) | The patient underwent a course of physiotherapy (acupuncture, vitamin therapy) |
| Ему(ей) стало лучше после трех курсов лечения | He (she) got better after three periods of treatment |
| Продолжительность курса лечения (длится) варьирует от ... дней до... недель (месяцев) | Duration of treatment varies from... days to... weeks (months) |
| Я полагаю, что в этом случае мы имеем дело с повышенной чувствительностью к лекарству | I think of a possible sensitivity to a drug here |
| В анамнезе нет сведений о приеме препаратов наперстянки? | Is there a history of receiving digitalis preparations? |
| Показано проведение консервативного лечения | Conservative treatment is indicated |
| Следует перейти на витаминотерапию | We should switch vitamin therapy |
| Результаты от терапии витамином $B_{12}$ отличные | Response to vitamin $B_{12}$ therapy is excellent |
| Симптомы замаскированы антибиотикотерапией | The symptoms are masked by antibiotic therapy |
| Состояние больного(ой) удовлетворительное | The patient's state of health is satisfacfory |
| Послеоперационный период протекает гладко (удовлетворительно) | The postoperative course is smooth (satisfactory) |
| Больной(ая) нуждается в хорошо сбалансированной диете | The patient needs a well-balanced diet |

| | |
|---|---|
| Какое лечение вы рекомендуете? Самое обычное | What treatment do you recommend? Perfectly ordinary |
| Я отменил(а) (назначил(а) больному(ой) постельный режим (гипотензивные средства, массаж, лечебную физкультуру) | I discontinued (ordered) bed rest (hypotensive remedies, massage, exercise therapy) for the patient |
| Какие лекарства принимает больной(ая)? | What drugs does the patient take? |
| Продолжайте те же назначения! | Go on with the same treatment! |
| Объясните больному(ой), как он (она) должен(а) принимать это лекарство | Explain to the patient how he (she) has to take the medicine |
| Для снятия болей введите подкожно 1 мл 2% раствора промедола | To relieve the pains administer subcutaneously 1 ml of 2% promedol solution |
| Я назначил(а) тепловые процедуры: грелку (мешочек с подогретым песком, соллюкс, аппликации озокерита, парафин) | I have ordered thermotherapeutic procedures: hot water bottle (a sack with heated sand, sollux, ozokerite applications, paraffin applications) |
| Препарат [обычно] хорошо переносится | The preparation is [usually] well tolerated |
| Препарат противопоказан при язвенной болезни желудка (бронхиальной астме) | The preparation is contraindicated in ulcerative disease of the stomach (bronchial asthma) |
| Предупредите этого больного(ую) о возможности появления головокружения, сыпи при приеме этого препарата | Warn the patient that on taking this preparation dizziness, skin rash is possible |
| Этот препарат оказывает жаропонижающее (успокаивающее, болеутоляющее) действие | The drug has antipyretic (tranquilizing, analgesic) effect |
| Возможны побочные явления | Adverse effects are possible |
| Препарат быстро всасывается | The preparation is absorbed rapidly |
| Вводить очень медленно! | Administer it very slowly! |
| При применении этого препарата могут наблюдаться аллергические реакции | On using this preparation allergic reactions may be noted |
| При повторном применении кодеина могут наблюдаться явления пристрастия | On repeated use of codeine there may be noted the phenomena of addiction |
| Уменьшите (увеличьте) дозу препарата | Reduce (increase) the dose of the preparation |

При необходимости курс лечения повторить

If necessary the course of treatment is to be repeated

Препарат эффективен в весьма малых дозах

The preparation is effective in very small doses

Суточная доза препарата составляет...

The daily dose of the preparation is...

Препарат не следует назначать вместе с антидепрессантами (большими дозами нейролептиков)

The preparation should not be ordered together with antidepressants (large doses of neuroleptics)

Увеличивайте (уменьшайте) дозу постепенно, учитывая реакцию больного(ой) на предыдущие дозы

Increase (lower) the dose gradually considering the patient's reaction to previous doses

При повышенной чувствительности к препарату возможно(а) покраснение лица (чувство прилива крови к голове, легкое головокружение, парестезия, крапивница)

If there is hypersensitivity to a preparation there may be reddenning of the face (a sense of rush of blood to the head, slight giddiness, paresthesia, urticaria)

Препарат (не) токсичен (усиливает сосудосуживающий (сосудорасширяющий) эффект)

The preparation is (non-) toxic (enhances vasoconstricting (vasodilating) effect)

Прекратить дальнейший прием препарата

Stop further intake of the preparation

Препарат выпускается в виде порошка (таблеток, микстуры)

The preparation is produced in the form of powder (tablets, mixture)

# ГИПЕРБАРИЧЕС-
КАЯ ОКСИГЕНА-
ЦИЯ (ГБО)

# HYPERBARIC
OXYGENATION
(HBO)

## ГИПЕРБАРИЧЕСКАЯ
ОКСИГЕНАЦИЯ
(ГБО)

## HYPERBARIC OXY-
GENATION (HBO)

### БАРОЦЕНТР

### HYPERBARIC OXYGENATION
CENTRE

II. аппаратура/оснащение бароцентра
персонал бароцентра

подсобные помещения баро-
центра
C. врач-барофизиолог
оператор

II. **apparatus/facilities** of the
hyperbaric oxygenation centre
personnel of the hyperbaric
oxygenation centre
subsidiary rooms of the hyperbaric oxygenation centre
S. doctor-barophysiologist
operator

### АППАРАТУРА/ОСНАЩЕНИЕ
БАРОЦЕНТРА

### APPARATUS OF HYPERBARIC
OXYGENATION CENTRE,
FACILITIES OF HYPERBARIC
OXYGENATION CENTRE

C. барокамера
барометр
вариометр
высотомер
иллюминатор
контур заземления

S. **pressure/altitude** chamber
barometer
variometer
altitude gauge, altimeter
illuminator
contour of grounding

| | |
|---|---|
| приборный щит | apparatus shield |
| пульт управления | control board |
| ртутный манометр | mercury manometer |
| световая (звуковая) сигнализация | light (sound) signalling |
| телефонно-телевизионная система связи | telephonic-televisual system of communication |
| часы-хронометр | chronometer |

| | |
|---|---|
| **БАРОКАМЕРА** | **PRESSURE CHAMBER, ALTITUDE CHAMBER** |
| I. декомпрессионная/вакуумная/гипобарическая барокамера | I. **decompression/vacuum/hypobaric** pressure chamber |
| исследовательская барокамера | research pressure chamber |
| компрессионная барокамера | compression chamber |
| многоместная барокамера | multy-seater pressure chamber |
| одноместная барокамера | single-seater pressure chamber |
| операционная/хирургическая барокамера | surgical pressure chamber |
| передвижная барокамера | mobile pressure chamber |
| портативная барокамера | portable pressure chamber |
| предоперационная барокамера | preoperative pressure chamber |
| стационарная барокамера | stationary pressure chamber |
| терапевтическая/лечебная барокамера | therapeutic pressure chamber |
| II. барокамера типа «гипербарическая кровать» | II. pressure chamber of a "hyperbaric bed" type |
| отсек барокамеры | pressure chamber compartment |
| разгерметизация барокамеры | depressurization of a pressure chamber |
| шлюз барокамеры | lock chamber |

| | |
|---|---|
| **ПОДСОБНЫЕ ПОМЕЩЕНИЯ БАРОЦЕНТРА** | **SUBSIDIARY ROOMS OF A HYPERBARIC OXYGENATION CENTRE** |
| C. вентиляционная камера | S. ventilation chamber |
| вентиляция по открытому (полузакрытому) контуру | ventilation by open (semi-closed) contour |
| газобаллонная камера | gasballoon chamber |
| компрессорная установка | compressor set |
| приточно-вытяжная вентиляция | positive-pressure ventilation |
| холодильная установка | refrigerator set |

| | |
|---|---|
| **ОСНОВНЫЕ ПОКАЗАНИЯ ДЛЯ ГБО** | **BASIC INDICATIONS FOR HBO** |
| C. анаэробная газовая инфекция | S. anaerobic gas infection |
| анемия | anemia |
| асфиксия новорожденных | infantile asphyxia |
| ателектаз | atelectasis |

воспаление легких

отек легких

отравление

    отравление барбитуратами

    отравление угарным газом

    отравление цианидами

пред- и послеоперационная подготовка больных с пороками сердца

хирургическая инфекция

шок

медикаментозный шок

    септический шок

    травматический шок

эмболия легочной артерии

эмболия сосудов

    эмболия сосудов конечности

    эмболия сосудов мозга

    эмболия сосудов сердца

pneumonia

pulmonary edema

poisoning

    poisoning with barbiturates

    poisoning with carbon monoxide

    poisoning with cyanides

pre- and postoperative preparation of patients with **cardiac/heart** failure

surgical infection

shock

drug-induced shock

    septic shock

    traumatic shock

pulmonary arterial embolism

vascular embolism

    vascular embolism of an **extremity/limb**

vascular embolism of the brain

vascular embolism of the heart

## ПАТОЛОГИЧЕСКИЕ РЕАКЦИИ И ОСЛОЖНЕНИЯ ПРИ ГБО

C. азотная интоксикация, азотное опьянение, азотный наркоз, глубинный восторг

бароотит

баротравма легкого, кессонноподобное заболевание, травматическая газовая эмболия

барофронтит

декомпрессионная болезнь

кислородная интоксикация

    острая (хроническая) кислородная интоксикация

клаустрофобия

отравление углекислым газом

## PATHOLOGIC REACTIONS AND COMPLICATIONS IN HBO

S. **nitrous/nitrogen** intoxication, nitrous narcosis, euphoria

baro-otitis

barotrauma of the lung, caisson disease, traumatic gas embolism

barofrontitis

decompression disease

oxygen intoxication

    acute (chronic) oxygen intoxication

claustrophobia

carbon dioxide poisoning

## РЕЖИМЫ ГБО

C. длительность экспозиции

доза гипербарического кислорода

минимальная действующая доза кислорода

минимальная токсическая доза кислорода

парциальное давление кислорода

режим декомпрессии

режим компрессии

режим рабочего давления

## REGIMES OF HBO

S. duration of exposure

**dose/dosage** of hyperbaric oxygen

minimum effective dose of oxygen

minimum toxic dose of oxygen

partial oxygen pressure

regime of decompression

regime of compression

regime of working pressure

| | |
|---|---|
| Кто ответственный врач за сеанс ГБО? | What doctor is responsible for carrying out the hyperbaric oxygenation session? |
| Кто дежурный оператор? | Who is the operator? |
| Какое давление в сети газоснабжения? | What is the pressure in the gas-supply system? |
| Проверьте заземление корпуса барокамеры (связь и сигнализацию, предохранительные клапаны, устройство экстренной декомпрессии) | Check if the pressure chamber frame is grounded (communication and signalling system, safety valves, urgent decompression device) |
| Проконтролируйте правильность закрытия дверей | Check up whether the doors close properly |
| После пребывания в барокамере не подходите в течение 30-40 минут к открытому огню (не курите, не пользуйтесь спичками, зажигалками) | After your stay in the pressure chamber don't approach an open fire for 30-40 minutes (don't smoke, don't use matches, lighters) |
| Подозрение на аэробную инфекцию | There is a suggestion of an aerobic infection |
| Немедленно начните гипербарическую оксигенацию | Start hyperbaric oxygenation immediately |
| Вы испытываете чувство, сходное с легкой степенью алкогольного опьянения (снижение самоконтроля, эйфорию)? | Do you experience a feeling which resembles light alcohol intoxication (diminished self control, euphoria)? |
| У вас повышается чувствительность к наркотическому действию азота | You are hypersensitive to narcotic nitrous effects |
| Ограничьте компрессию азота в воздушной смеси | Get nitrogen compression in the air mixture limited |
| Переходите на дыхание воздушной смесью с гелием | Switch to respiration with air mixture containing helium |
| У больного(ой) отмечается учащение пульса (интенсивность медленных волн на ЭЭГ, симптом Хвостека) | The patient has rapid pulse (intensity in slow waves on the EEG, Chvostek's sign) |
| Приступите к декомпрессии У больного(ой) появились судороги | Start decompression The patient has developed cramps |
| Приостановите декомпрессию | Discontinue decompression |
| Подложите под голову больного(ой) мягкую подушку | Place a soft pillow under the patient's head |
| Расстегните ворот, затянутый пояс | Undo the collar, loosen the belt |
| Вставьте в ротовую полость ложку, обернутую тканью (резиновый клинок) | Put into the oral cavity a spoon wrapped in cloth (rubber wedge) |

Приступ судорог купирован. Восстановилось ритмичное дыхание

The attack of cramps has been controlled. Rhythmic respiration has been restored

Возобновите декомпрессию

Resume decompression

У вас есть сухость во рту (сухой кашель, слезотечение, боли за грудиной)?

Do you have dryness in the mouth (a dry cough, lacrimation, substernal pains)?

У вас признаки хронической кислородной недостаточности

You have all the signs of cronic hypoxia

Работа в барокамере противопоказана

Work in the pressure chamber is contraindicated

У больного(ой) появились острые боли в ушах

The patient has developed acute otic pains

■ Проведите самопродувание ушей

■ Do self-inflation of the ears

Сделайте несколько глотательных (жевательных) движений. Напрягите передние мышцы шеи

Do some swallowing (masticating) motions. Strain the anterior neck muscles

Неприятные ощущения в ушах не проходят?

Do you still have unpleasant sensations in the ears?

Зажмите нос и сделайте несколько глотательных движений

Keep your nostrils closed and swallow several times

▲ У больного(ой) полная непроходимость слуховых труб

▲ The patient's Eustachian tubes are completely blocked

Проведение ГБО жизненно необходимо

Carrying out HBO is vital

Требуется парацентез барабанной перепонки

Paracenthesis of the eardrum is imperative

После первого сеанса ГБО рекомендуется провести отоскопическое исследование

Otoscopic investigation is recommended after carrying out the first HBO session

Для профилактики бароотита закапайте в нос эфедрин (адреналин)

For baro-otitis prophylaxis instil ephedrine (adrenaline) into the nose

Перед началом ГБО необходимо провести рентгенологическое исследование легких для выявления воздушных кист (каверн, абсцессов)

Before HBO session starts it is imperative to obtain X-rays of the lungs to detect air cysts (cavities, abscesses)

Это является противопоказанием к проведению ГБО

These are contraindications for HBO

■ Дышите ровно. Не задерживайте дыхание

■ Breathe regularly. Don't hold your breath

▲ Для устранения ателектазов проводите периодическую глу-

▲ To eliminate atelectasis perform regular deep ventila-

| | |
|---|---|
| бокую вентиляцию легких. Увеличьте положительное давление на вдохе | tion of the lungs. Increase positive pressure on inspiration |
| У больного(ой) отмечается цианоз лица (симптом Либермейстера, пневмоторакс, кровохарканье) | The patient has facial cyanosis (Liebermeister's sign, pneumothorax, hemoptysis) |
| Начните немедленно рекомпрессию | Start urgently recompression |
| Уложите больного(ую) на живот с опущенной ниже туловища и повернутой на бок головой | Place the patient flat on the abdomen with the head below the trunk and turned to one side |
| Начните медикаментозную терапию легочного кровотечения. Сделайте торакоцентез | Begin drug therapy for pulmonary hemorrhage. Do thoracocentesis |
| Патологические симптомы не исчезли | Pathologic symptoms have not disappeared |
| Повысьте давление в камере | Increase the chamber pressure |
| Явления баротравмы легкого прошли | The phenomena of pulmonary barotrauma have disappeared |
| Приступите к длительной декомпрессии | Start prolonged decompression |
| Проведите пробный сеанс перед началом курса ГБО | Carry out an exploratory session before starting the course of HBO |
| Давление не должно превышать 1,3-1,5 атмосфер, экспозиция — 30 минут | Pressure must not exceed 1,3-1,5 atmospheres, exposure — 30 minutes |

## ДЕСМУРГИЯ

### ПОВЯЗКА

асептическая повязка
бактерицидная/антисептичес-
кая повязка
безбинтовая повязка
бинокулярная повязка
бинтовая повязка
влажная повязка
временная повязка
гемостатическая повязка
герметическая повязка
гипертоническая повязка

гипсовая повязка
давящая повязка
жесткая повязка
иммобилизирующая повязка
клеоловая повязка
коллодийная повязка
колосовидная повязка
косыночная повязка

крестовидная/крестообразная/
восьмиобразная повязка
круговая повязка
лейкопластырная/липкоплас-
тырная повязка
мазевая повязка
марлевая повязка
масляно-бальзамическая повязка
неаполитанская повязка
неподвижная повязка
повязка, поддерживающая нижнюю челюсть, недоуздок

## DRESSINGS

### DRESSING, BANDAGE

I. aseptic **dressing/bandage**
**bactericidal/antiseptic** dressing, Lister's dressing
non-roller **dressing/bandage**
binocular **bandage/dressing**
roller **dressing/bandage**
water bandage
temporary bandage
hemostatic **bandage/dressing**
occlusive bandage
hypertonic [salt solution]
**bandage/dressing**
plaster [of Paris] bandage
**compression/pressure** bandage
firm bandage
immovable bandage
cleol bandage
colloid bandage
spica [bandage]
arm sling, **scarf/triangular**
bandage
**cross/figure-of-eight**
bandage
circular bandage
**adhesive/plaster** bandage

salve dressing
gauze bandage
**oily-balsamic/butyrobalsamic**
bandage
Neapolitan bandage
fixed bandage
Barton's bandage, bandage t
support the lower jaw, halte

окклюзивная повязка — occlusive **dressing/bandage**
подвешивающая повязка — suspensory bandage
ползучая/змеевидная повязка — creeping bandage
пращевидная повязка — four-tailed bandage
свежая повязка — fresh dressing
спиральная повязка, долабра — spiral bandage, dolabra
стерильная повязка — sterile bandage
сухая повязка — dry dressing
Т-образная повязка — T-shaped bandage
    Т-образная повязка на промежность — T-shaped bandage for perineum
трикотажная сетчатая повязка — knitted net dressing
трубчатая/чулочная повязка — **tubular/stocking** dressing
тугая повязка — **firm/tight** bandage
укрепляющая повязка — recurrent bandage
фиксирующая повязка — fixed dressing
цинк-желатиновая повязка — zinc gelatinous dressing
черепашья/черепицеобразная повязка — **turtle/imbricated** bandage, dressing
расходящаяся черепашья повязка — diverging turtle bandage
сходящаяся черепашья повязка — converging turtle bandage
эластическая повязка — elastic **bandage/dressing**

II. врач (сестра), накладывающий(ая) повязку — II. dresser, doctor .(sister) applying dressing
повязка Вельпо — Velpeau's bandage
повязка Гертля — Härtel's **dressing/bandage**
повязка-шап[оч]ка Гиппократа, «митра» Гиппократа — Hippocrates' bandage
повязка головы — bandage for head
    возвращающаяся/простая повязка головы — recurrent bandage for head
повязка Дезо — Desault's bandage
повязка на верхнюю конечность — bandage for the upper extremity
повязка на все пальцы, рыцарская перчатка — gauntlet [bandage]
повязка на грудную клетку — chest bandage, sling around the ribs
повязка на кисть — bandage for wrist
повязка на нижнюю конечность — bandage for a lower extremity
повязка на один глаз — bandage for one eye
повязка на стопу — bandage for foot
повязка на шею — bandage for neck
повязка с гипертоническим раствором — hypertonic salt solution dressing
повязка с перегибами — bandage with bents
повязка с пленкообразующим веществом, повязка с защитной пленкой — bandage with a film-producing substance, bandage with a protective film
повязка-чепец — **capeline/head** bandage

С. бактерицидный лейкопластырь бинт — S. bactericidal adhesive plaster bandage, roller
полоска лейкопластыря — adhesive tape strip
II. делать повязку — III. to do a dressing

наложить повязку

to **apply/do** a dressing,
to **put on/apply** a bandage,
to dress a wound, to wrap dressing around
to place the arm in a sling

подвесить руку косыночной повязкой
прилипать (*о повязке*)
сменить повязку
снять повязку

to adhere to (*of a bandage*)
to change a dressing
to **remove/take off** a bandage

## БИНТ

### BANDAGE, ROLLER

I. бумажный бинт
ватный бинт
гипсовый бинт


крахмальный бинт

ленточный бинт
марлевый бинт
резиновый бинт
сетчатый бинт
тканый [эластический] бинт
с эластомерными нитями
трикотажный бинт
   трикотажный сетчатый бинт
трубчатый бинт
   трубчатый трикотажный бинт
эластический бинт
II. конец бинта
   свободный конец бинта
   скатывание бинта
      машинка для скатывания бинтов
   тур/ход бинта
      циркулярный тур бинта
III. бинтовать
   скатывать бинт

I. paper bandage
**pad/cotton-wool** bandage
plaster bandage, bandage impregnated with plaster, bandage with plaster impregnation
starch bandage, bandage with starch impregnation
tape bandage
gauze bandage
rubber bandage
net roller
woven [elastic] bandage with elastomeric threads
**knitted/stockinet** roller
   knitted net roller
tubular roller
   tubular knitted roller
elastic roller
II. **end/tail** of a bandage
   free end of a bandage
rolling a bandage
   bandage roller

turn of a bandage
   circular turn of a bandage
III. to dress, to bandage, to bind
to roll a bandage

## ПРАЩЕВИДНАЯ ПОВЯЗКА

### FOUR-TAILED BANDAGE

I. пращевидная повязка затылка

пращевидная повязка носа
пращевидная повязка темени

I. four-tailed bandage for occiput
four-tailed bandage for nose
four-tailed bandage for vertex

## ТРИКОТАЖНАЯ СЕТЧАТАЯ ПОВЯЗКА

### KNITTED NET DRESSING

I. трикотажная сетчатая повязка на голень
трикотажная сетчатая повязка на грудную клетку
трикотажная сетчатая повязка на плечо

I. knitted net dressing for **shin/shank**
knitted net dressing for thorax
knitted net dressing for shoulder

трикотажная сетчатая повязка на предплечье

knitted net dressing for forearm

∎ Повязка не давит?

∎ Is the bandage firm?

Фиксирующую повязку нужно носить в течение 7 дней

Fixed dressing must be on during 7 days

▲ Наложите тугую повязку на голеностопный сустав (лучезапястный сустав)

▲ Will you apply a tight bandage to the ankle joint (wrist joint)?

Иммобилизуйте руку косыночной повязкой в физиологически выгодном положении

Immobilize the arm in a sling in the position of physiological rest

Сделайте повязку в виде чепца (шап[оч]ки Гиппократа, недоуздка)

Put on a head bandage (Hippocrates' bandage, Barton's bandage)

Наложите восьмиобразную повязку на промежность (колосовидную повязку на область плечевого сустава, трикотажную сетчатую повязку на грудную клетку)

Apply figure-of-eight bandage to the perineum (a spica [bandage] to the shoulder joint region, knitted net dressing to the thorax)

Будьте осторожны, не повредите (не снимите) лейкопластырную наклейку

Be careful, don't rip (take) the tape off

Наложите швы и повязку на рану

Stitch and dress the wound

Переложите повязку

Reapply the bandage

Начните повязку с двух (трех) туров вокруг головы (лучезапястного сустава, голеностопного сустава)

Start the bandage with two (three) turns about the head (the wrist joint, the ankle joint)

Повязка пропиталась гноем (кровью)

The bandage has been soaked with pus (blood)

Смените повязку, пожалуйста

Will you change dressing, please?

Повязка отходит легко (с трудом)?

Does the dressing come off easily (with difficulty)?

Повязка прилипла к ране. Отмочите ее перекисью водорода

The dressing has firmly adhered to the wound. Moisten it with hydrogen peroxide

Повязка должна быть снята через сутки

The dressing should be taken off in a day

Повязка должна меняться каждые...дня

Dressing must be changed every...days

Сблизьте края раны лейкопластырной повязкой (полосками лейкопластыря)

Approximate the wound's margins with an adhesive bandage (with adhesive tape strips)

Укрепите повязку на голове (грудной клетке, шее) трубчатым трикотажным бинтом

Fasten the bandage round the head (chest, neck) by a tubular knitted roller

# ТРАВМАТОЛОГИЯ

# TRAUMATOLOGY

# ТРАВМАТОЛОГИЯ

# TRAUMATOLOGY

## ОБЩАЯ ТРАВМАТОЛО-ГИЯ

## GENERAL TRAUMATOLO-GY

### ТРАВМА

### TRAUMA

I. автомобильная травма
боевая травма, боевое по-ражение
бытовая травма
дорожная травма
железнодорожная травма
закрытая травма
микротравма
множественная травма
незначительная травма
непрямая травма
одиночная травма
острая травма
открытая травма
производственная/промышлен-ная травма
прямая травма
родовая травма

I. car injury
battle **trauma/casualty,**
battle injury
life trauma
road trauma
railway trauma
closed injury
microtrauma
multiple trauma
**slight/minor** injury
indirect trauma
single trauma
acute trauma
open **injury/wound**
**industrial/on-the-job** ac-cident
direct trauma
birth injury

| | |
|---|---|
| сельскохозяйственная травма | agricultural trauma |
| сочетанная травма | combined trauma |
| спортивная травма | sports trauma |
| тяжелая травма | **major/severe** trauma |
| уличная травма | street trauma |
| умышленная травма | intentional trauma |
| хроническая травма | chronic trauma |
| черепно-мозговая травма | craniocerebral injury |
| электротравма | electric trauma |
| II. степень тяжести травмы | II. severity of **trauma/injury** |
| травма военной обстановки | war-time trauma |
| травма мирного времени | peace-time trauma |
| травма, несовместимая с жизнью | trauma incompatible with life |
| травма от взрыва | blast injury |
| C. вывих | S. dislocation |
| кровоизлияние | hematoma, hemorrhage, bleeding |
| кровоподтек | black and blue spot, bruise, ecchymosis |
| ожог | burn |
| отморожение | frostbite |
| перелом | fracture |
| повреждение | injury, damage |
| разрыв | rupture, tear, break |
| рана | wound |
| ранение | injury |
| растяжение | pull, distension, strain, sprain |
| травматизм | traumatism |
| профилактика травматизма | prophylaxis of traumatism |
| травматологический пункт | traumatology **station/centre/center** |
| удар | blow, hit, stroke, strike |
| укус | bite |
| ушиб | contusion |
| III. получить травму | III. to sustain trauma, to be injured |
| травмировать/причинять травму | to cause trauma |

| | |
|---|---|
| **ВЫВИХ** | **DISLOCATION, [COMPLETE] DISLOCATION** |
| I. вправленный вывих | I. reduced dislocation |
| врожденный вывих | congenital dislocation |
| задний вывих | posterior dislocation |
| закрытый вывих | **closed/simple** dislocation |
| застарелый вывих | neglected dislocation |
| невправимый вывих | irreducible dislocation |
| неполный вывих, | **partial/incomplete** dislocation, subluxation |
| подвывих | |
| открытый вывих | **open/compound** dislocation |
| паралитический вывих | paralytic dislocation |
| патологический вывих | pathologic dislocation |
| переломовывих | dislocation-fracture |
| полный вывих | complete dislocation |
| привычный вывих | habitual dislocation |

| | |
|---|---|
| повторный вывих | recurrent dislocation |
| свежий вывих | **recent/new/fresh** dislocation |
| травматический вывих | traumatic dislocation |
| II. вправление вывиха | II. reduction of dislocation |
| III. вправлять вывих | III. to reduce dislocation, to set a bone |

**ВПРАВЛЕНИЕ ВЫВИХА**

I. закрытое вправление вывиха

открытое вправление вывиха
ручное вправление вывиха
II. вправление вывиха по способу...

**REDUCTION OF DISLOCATION**

I. closed reduction of dislocation
open reduction of dislocation
manual reduction of dislocation
II. reduction of dislocation by... method

**ОЖОГ(И)**

I. лучевой ожог
обширный ожог
рентгеновский ожог
световой ожог
солнечный ожог
термический ожог
фосфорный ожог
химический ожог
электрический ожог
II. глубина ожога
инфицирование ожога
лечение ожога
  открытый способ лечения
  ожогов

ожог кислотой
ожог лица
ожог первой (второй, третьей, четвертой) степени
ожог щелочью
C. обезвоживание
ожоговая палатка
ожоговая поверхность
ожоговый пузырь
ожоговый центр
III. быть обожженным
обжигаться

**BURN(S)**

I. radiation burn
**extensive/wide-spread** burn
X-ray burn
flash burn
solar burn
thermal burn
phosphorus burn
chemical burn
electric burn
II. burn depth
infected burn
management of a burn
  open method of treating
  burns, open treatment of
  burns
acid burn
burn on the face
first- (second-, third-, fourth-) degree burn
alkali burn
S. dehydration
[burn] bed-cradle
surface of the burn
burn blister
burn **center/centre**
III. to be **burned/burnt**
to burn oneself

**ОТМОРОЖЕНИЕ**

II. отморожение конечности (лица)
отморожение первой (второй, третьей, четвертой) степени
C. отмороженный
II. отморозить...

**FROSTBITE**

II. frostbite of an extremity (face)
first- (second-, third-, fourth-) degree frostbite
S. frostbitten
III. to get... frostbitten

**ПЕРЕЛОМ(Ы)**

. акушерский/родовой перелом
вдавленный перелом

**FRACTURE(S)**

I. obstetrical/labor fracture
depressed fracture

201

| | |
|---|---|
| винтообразный/спиральный перелом | spiral fracture |
| вколоченный перелом | impacted fracture |
| внутрисуставной перелом | [intra]articular fracture |
| диафизарный перелом | **diaphysial/diaphyseal** fracture |
| дырчатый перелом | perforating fracture |
| закрытый перелом | closed fracture |
| звездчатый перелом | **stellate/V-shaped** fracture |
| изолированный перелом | isolated fracture |
| классический/типичный перелом | classical/typical fracture |
| косой перелом | oblique fracture |
| маршевый перелом, маршевая болезнь, перелом новобранцев, болезнь Дейчлендера | march fracture, Deutschländer's disease |
| межвертельный перелом | intertrochanteric fracture |
| метафизарный перелом | **metaphysial/metaphyseal** fracture |
| множественные переломы | multiple fractures |
| неполный перелом, трещина | incomplete fracture, crack |
| непрямой перелом | indirect fracture |
| огнестрельный перелом | gunshot fracture |
| оскольчатый перелом | comminuted fracture |
| патологический перелом | pathologic fracture |
| поднадкостничный перелом | subperiosteal fracture |
| полный перелом | complete fracture |
| раздробленный перелом | comminuted fracture |
| сгибательный/флексионный перелом | flexion fracture |
| сколоченный перелом | knocked up fracture |
| сочетанный перелом | combined fracture |
| сросшийся (несросшийся) перелом | **united/consolidated** (non-united) fracture |
|    неправильно сросшийся перелом |    imperfectly united fracture |
| II. несрастание перелома | II. non-united fracture |
|    стойкое несрастание перелома |    stubborn non-united fracture |
| срастание/консолидация перелома | **union/consolidation** of fracture |
|    замедленное срастание перелома |    slow consolidation of fracture |
| C. место перелома | S. site of fracture |
|    крепитация в месте перелома |    **crepitation/crepitus** at the site of fracture |
|    патологическая подвижность в месте перелома |    pathologic mobility at the site of fracture |
| отломки кости (*при переломе*) | bone **fragments/splinters** (*on fracture*) |
|    боковое смещение отломков кости |    lateral displacement of fragments |
|    смещение отломков кости по длине (под углом) |    displacement of fragments longitudinally/along length (at an angle) |
| сопоставление/репозиция отломков кости | reposition of bone splinters |
| III. сопоставить/репонировать | III. to **reset/replace** bone frag- |

| | |
|---|---|
| отломки кости | ments in normal position |
| срастаться (*о переломе*) | to unite, to consolidate, to knit, to join (*of fracture*) |

## ПОВРЕЖДЕНИЕ / INJURY(IES), DAMAGE

| | |
|---|---|
| I. закрытое повреждение | I. closed injury |
| открытое повреждение | open injury |
| поверхностное повреждение | superficial injury |
| сопутствующее повреждение | associated injury |
| телесные повреждения | bodily injuries |
| II. повреждение внутренних органов | II. visceral injury |
| повреждение с размозжением тканей | crush injury |
| III. повреждать, вызывать повреждение | III. to injure, to cause **injury/ damage** |

## РАЗРЫВ/РУПТУРА / RUPTURE, TEAR, BREAK

| | |
|---|---|
| I. полный разрыв | I. complete rupture |
| спонтанный разрыв | spontaneous rupture |
| травматический разрыв | traumatic rupture |
| II. разрыв внутренних органов | II. rupture of **visceral/inner** organs |
| разрыв матки | uterine rupture |
| разрыв мышцы | muscle rupture |

## РАНА / WOUND

| | |
|---|---|
| асептическая рана | aseptic wound |
| глубокая рана | deep wound |
| гнойная рана | **purulent/suppurating** wound |
| гранулирующая рана | granulating wound |
| колотая рана | **stab/pierce** wound |
| огнестрельная рана | gunshot wound |
| отравленная рана | poisoned wound |
| поверхностная рана | **superficial/flesh** wound |
| размозженная рана | crushed wound |
| рваная рана | lacerated wound |
| рвано-ушибленная рана | lacerated-contused wound |
| резаная рана | **cut/incised** wound |
| рубленая рана | **sabre/slash** wound |
| скальпированная рана | scalped wound |
| укушенная рана | bite wound |
| ушибленная рана | contused wound, bruise |
| хирургическая/операционная рана | **surgical/operative** wound |
| входное (выходное) раневое отверстие | S. entrance (exit) wound |
| входное раневое отверстие с булавочную головку | pin-point inlet of the wound |
| раневая поверхность | wound surface |
| раневая полость | wound cavity |
| раневой процесс | wound process |
| наносить рану, ранить | III. to **make/inflict** a wound, to wound, to injure, to hurt |
| получать рану | to **get/sustain** a wound |

## РАНЕНИЕ

I. касательное ранение
множественное ранение
непроникающее ранение
ножевое ранение
огнестрельное ранение
осколочное ранение

проникающее ранение
пулевое ранение
сквозное ранение
слепое ранение
сочетанное ранение
торакоабдоминальное ранение
С. раненый
легко(тяжело)раненый

раневой канал
III. разместить раненых

## РАСТЯЖЕНИЕ

II. растяжение капсулы сустава

растяжение мышцы

растяжение сухожилия
III. растянуть мышцу (сухожилие)

## УДАР

II. удар в спину (лицо, грудь,
живот)
удар копытом
удар кулаком
удар ногой
удар острым (тупым) предме-
том
удар плетью
удар рогом
III. наносить удар
ударить *кого-нибудь*
удариться *обо что-то*

## УКУС

II. укус животного
укус змеи
укус насекомого
С. действие яда [после укуса
змеи]
отечная зона кровоизлияния
с уплотнением [после укуса
змеи]

## INJURY, WOUND

I. tangential wound
multiple injury
nonpenetrating wound
knife injury
gunshot injury
splinter injury, fragmen-
tation effect
penetrating wound
bullet injury
perforating wound
blind injury
combined injury
thoracoabdominal injury
S. wounded
lightly **(heavily/severely)**
wounded
**wound/injury** canal
III. to accomodate the wounded

## PULL, DISTENTION, STRAIN, SPRAIN

II. distention of the joint capsule
strained muscle, muscular
strain
tendon strain
III. to strain a muscle (to pull
a tendon)

## BLOW, HIT, STROKE, STRIKE

II. stab in the back (blow on
the face, chest, abdomen)
cuff
punch
kick
**stab/blow/stroke/hit** with a
sharp (dull) object
[s]lash
horn strike
III. to **strike/deliver** a blow
to **strike/hit** somebody
to **hit/strike** oneself against
something

## BITE

II. animal bite
snake bite
sting
S. poisoning [following snake
bite]
zone of hemorrhage with
induration [following snake
bite]

следы ядовитых зубов змеи
[после укуса]
струп [после укуса змеи]
умеренная кратковременная
боль от укола жалом [при
укусе насекомого]
III. обезвредить от яда после
укуса змеи
отсосать яд после укуса змеи

fang marks [following snake
bite]
eschar [following snake bite]
mild transitory stinging [in
an insect bite]

III. to detoxicate following snake
bite
to suck venom following snake
bite

## УШИБ(Ы)

I. множественные ушибы
сильный ушиб
II. ушиб головы (спины, живота)

ушиб мягких тканей
III. ушибаться

## CONTUSION(S)

I. multiple contusions
severe contusion
II. contusion of the head (back,
abdomen)
**contusion/injury** of soft tissues
III. to hurt oneself

◼ При каких обстоятельствах
произошла травма (вы получили травму)?

Как вы получили травму?

Вы упали на вытянутую руку
(на спину)?

Вы упали (ударились, по-
скользнулись и подвернули
ногу)?

Где была оказана первая
помощь?

Вы сразу обратились к врачу
за медицинской помощью (в
травматологический пункт,
в отделение первой помощи *)?

Сколько времени прошло с
момента травмы?

Вы могли сразу после травмы
наступать на повреждённую
ногу?

У вас была рвота, потеря
сознания сразу после па-
дения?

Вы помните, как произошла
травма?

Вы упали, потому что потеряли сознание?

Вы потеряли сознание при
ударе головой (в момент
получения травмы)?

◼ How did the injury occur
(How were you injured)?

How were you injured?

Did you fall on your extended
arm (onto your back)?

Did you have a fall (get hit
by something, lose your step
and sprain your ankle)?

Where were you given first
aid?

Did you go at once to a doctor (a first-aid post, casu-
alty department *)?

How long is it since the injury occurred?

Could you stand on your injured leg immediately following injury?

Did you vomit, lose consciousness immediately after
your fall?

Do you remember how the injury occurred?

Did you fall because you
lost consciousness?

Did you lose consciousness
through hitting your head
(at the moment you were
injured)?

| | |
|---|---|
| Сколько времени длилась потеря сознания? | For how long were you unconscious? |
| Вы помните все, что с вами произошло? | Do you remember all the details of what happened to you? |
| Вы мочились после травмы? | Did you pass urine following injury? |
| У вас было двоение в глазах, понижение слуха после травмы? | Did you see double, have diminished hearing following the injury? |
| Раньше у вас были серьезные травмы (переломы)? | Have you had serious injuries (fractures) before? |
| Вы были ранены или контужены? | Were you wounded or bruised? |
| Вы упали или ударились? | Have you had a fall or hurt yourself in any way? |
| Обо что вы ударились? | What have you hit yourself against? |
| Вы ударились головой (рукой, спиной)? | Have you hit your head (arm, back)? |
| Чем вас ударили? | What was it that hit you? |
| У вас может наступить повторный вывих | The dislocation may recur |
| Вам нельзя заниматься тяжелым физическим трудом в течение 3 месяцев | You must not engage in hard physical labour for 3 months |
| ▲ Пострадавший(ая) доставлен(а) с места работы (с улицы, со стадиона)? | ▲ Has the injured [person] been brought from place of work (a street, a stadium)? |
| Пострадавший(ая) доставлен(а) случайным (санитарным) транспортом? | Has the injured been delivered by accidental (sanitary) transport? |
| Каков механизм травмы? | What is the mechanism of trauma? |
| Больной(ая) получил(а) какие-нибудь повреждения? | Has the patient sustained any injuries? |
| Серьезных повреждений нет. Имеются только поверхностные повреждения | There are no serious injuries. Only superficial ones |
| Больной(ая) получил(а) тяжелую (производственную) травму | The patient has sustained a major (industrial) trauma |
| У больного(ой) открытый вывих (перелом) | The patient has an open dislocation (fracture) |
| Больной(ая) прооперирован(а) по поводу привычного (застарелого) вывиха | The patient has been operated for a recurrent (neglected) dislocation |
| Поврежденная конечность со- | The injured extremity is |

гнута (вытянута, приведена, отведена, ротирована внутрь (кнаружи), укорочена, удлинена)

bent (extended, adducted, abducted, pronated (supinated), shortened, lengthened)

Отмечается резкая болезненность по длиннику кости (патологическая подвижность, крепитация в месте перелома)

There is severe tenderness along the axis of the bone (pathologic mobility, crepitation at the site of the fracture)

Установлено(а) значительное смещение костных отломков (интерпозиция мягких тканей, образование ложного сустава)

There is considerable displacement of bone fragments (interposition of soft tissues, formation of a false joint)

Образование костной мозоли замедлено

Formation of callus is slow

Наблюдается деформация сустава (симптом пружинящей фиксации, расширение суставной щели, несоответствие суставных поверхностей)

There is noted articular deformation (springy resistance in the joint, expansion of the joint fissure, incongruence of articular surfaces)

Активные движения отсутствуют (резко затруднены)

Active movements are absent (markedly difficult)

Пассивные движения болезненны (ограничены в объеме)

Passive movements are painful (limited in extent)

Боль усиливается при нагрузке по оси конечности

The pain increases when the load is distributed along the axis of the extremity

Произведено ручное вправление вывиха (сопоставление отломков кости)

Manual reduction of dislocation (reposition of bone fragments) has been performed

Вывих вправлен. Костные повреждения отсутствуют

The dislocation has been reduced. There are no bony injuries

Больной тяжело (легко) ранен?

Is the patient wounded severely (slightly)?

Он ранен или контужен?

Is he wounded or contused?

Больной весь в кровоподтеках (ссадинах)

The patient is all black and blue (excoriated)

У больного(ой) ожог II (III—IV) степени. Показано хирургическое вмешательство

The patient has second (third-fourth) degree burn. Surgical intervention is indicated

Ожог (не) инфицирован

The burn is (not) infected

У больного(ой) обширный (ое) ожог (отморожение) II—III степени туловища (конечностей)

The patient has an extensive second-third degree burn (frostbite) of the trunk (extremities)

| | |
|---|---|
| Поместите пострадавшего(ую) (обожженного(ую) в ванну с теплым слабым раствором марганцовокислого калия | Place the injured (burnt) patient into a warm bath of weak potassium permanganate solution |
| Сделайте массаж (растирание) пораженных (отмороженных) участков тела | Massage the affected (frost-bitten) parts of the body |
| Сделайте орошение ожоговой поверхности 0,5% раствором новокаина (поясничную ново-каиновую блокаду, футлярную новокаиновую блокаду выше места ожога) | Irrigate the burnt surface with 0,5% novocaine solution (do lumber novocaine block, do case-like novocaine blockade above the site of burn) |
| Обработайте ожоговую поверхность и прилегающие ткани слабым мыльным раствором и теплой стерильной водой | Cleanse the burnt surface and adherent tissues with bland soap solution and warm sterile water |
| Промойте ее осторожно марлевыми шариками. Удалите жир эфиром (бензином) Протрите кожу вокруг ожога спиртом | Wash it gently with gauze sponges. Remove grease with ether (benzene) Wipe the skin around the burn with alcohol |
| Удалите свободно лежащие (отделившиеся) и некротические ткани | Remove loose (separated) and necrotic tissue |
| Удалите обрывки эпидермиса. Вскройте большие пузыри | Remove scraps of epidermis. Open large blisters |
| Ожоговый пузырь лопнул. Его содержимое излилось | The burn blister has broken. Its contents have poured out |
| У больного(ой) множественные ушибы мягких тканей | The patient has multiple soft tissue bruises |

# ОСНОВНЫЕ МЕТОДЫ ЛЕЧЕНИЯ

# BASIC METHODS OF TREATMENT

### ОСНОВНЫЕ МЕТОДЫ ЛЕЧЕНИЯ

### BASIC METHODS OF TREATMENT

| | |
|---|---|
| С. вытяжение гипсовая повязка иммобилизация кинезотерапия остеосинтез протезирование шинирование | S. traction, extention, pulling plaster bandage immobilization kinesitherapy osteosynthesis prosthetics splintage |

**ВЫТЯЖЕНИЕ**

**TRACTION, EXTENSION, PULLING**

| | |
|---|---|
| I. длительное/постоянное вытяжение клеевое вытяжение | I. **prolonged/protracted/continuous/constant** traction glue traction |

| | |
|---|---|
| кожное вытяжение, вытяжение за кожу | dermal traction |
| кратковременное/одномоментное вытяжение | **short-time/one-moment** extension |
| лейкопластырное/липкопластырное вытяжение | adhesive plaster traction |
| подводное вытяжение | underwater traction |
| скелетное вытяжение | skeletal traction |
| II. вытяжение грузом | II. gravity traction |
| вытяжение на щите | board traction |
| вытяжение по оси | axis traction |
| C. балканская рама | S. Balkan frame |
| блок [в системе вытяжения] | pulley [in the system of traction] |
| груз [для вытяжения] | weight [for traction] |
| дрель [для проведения спицы] | drill [for passing a **wire/pin**] |
| ключ [для зажима и натяжения спицы] | wrench [to press and tighten a pin] |
| скоба [для скелетного вытяжения] | stirrup [for skeletal traction] |
| спица [для скелетного вытяжения] | **wire/pin** [for skeletal traction] |
| III. наложить скелетное вытяжение | III. to **apply/put** skeletal traction |
| находиться/лежать на вытяжении | to lie under traction |
| снять вытяжение | to **release/discontinue** traction |

## ГИПСОВАЯ ПОВЯЗКА

## PLASTER BANDAGE

| | |
|---|---|
| I. бесподкладочная гипсовая лонгетно-круговая тазобедренная повязка с вгипсованным стременем | I. Witman-Turner's bandage with a stirrup plastered in |
| бесподкладочная гипсовая повязка | plaster bandage without padding |
| глухая гипсовая повязка | solid plaster bandage |
| лонгетная гипсовая повязка, гипсовая лонгета | plaster bar |
| мостовидная гипсовая повязка | bridged plaster bandage |
| окончатая гипсовая повязка | fenestrated plaster bandage |
| открытая гипсовая повязка, гипсовая шина | open plaster bandage, plaster splint |
| подкладочная гипсовая повязка | plaster bandage for padding |
| съемная гипсовая повязка | removable plaster bandage |
| тазобедренная гипсовая повязка,окситная повязка | hip plaster bandage |
| торакобрахильная гипсовая повязка | thoracobrachial plaster bandage |
| циркулярная/глухая гипсовая повязка | **circular/solid** plaster bandage |
| шарнирная гипсовая повязка | hinged plaster bandage |
| шинная гипсовая повязка, гипсовая шина | plaster **cast/splint** bandage, plaster cast |

шинная открытая гипсовая повязка

open plaster splint bandage

этапная гипсовая повязка

one-step/stage plaster bandage

II. гипсовая повязка головодержатель

II. plaster bandage for head support

гипсовая повязка Брунна-Виттека

Brunn-Wittek plaster bandage

гипсовая повязка Лоренца

Lorenz plaster bandage

гипсовая повязка Уитмена

Whitman's plaster bandage

гипсовая повязка на всю длину руки (ноги)

full-length plaster cast on a hand (leg)

гипсовая повязка-портупея

waist-belt plaster bandage

моделирование гипсовой повязки

moulding of a plaster bandage

C. гипсовая кроватка, гипсовый полукорсет

S. plaster bed

гипсовый корсет

plaster jacket

гипсовый корсет без плечиков

shoulderless plaster jacket

гипсовый сапожок, повязка-сапожок

plaster boot/shoe

гипсорасширитель Кнорре

Knorre's plaster spreading forceps/dilator

нож для разрезания гипсовых повязок

plaster knife

ножницы Штилля

Still's shears/scissors

пила круглая (полукруглая) для разрезания гипсовой повязки

circular (semi-circular) plaster saw

щипцы для отгибания краев гипсовой повязки

plaster bending forceps

щипцы-клюв Вольфа

Wolff's beak forceps

III. застывать, затвердевать (о гипсе)

III. to harden (of plaster)

наложить гипсовую повязку

to put a plaster [of Paris] bandage on

сменить гипсовую повязку

to change a plaster bandage

снять гипсовую повязку

to remove a plaster bandage

## ИММОБИЛИЗАЦИЯ

## IMMOBILIZATION

I. транспортная иммобилизация

I. transport immobilization

III. иммобилизировать

III. to immobilize

иммобилизировать конечность в функционально выгодном положении

to immobilize a limb/an extremity in a functional position

## КИНЕЗОТЕРАПИЯ

## KINESITHERAPY

C. костыли

S. crutches

костыли с регуляцией длины, изменяющей нагрузку на ногу

crutches with graduated weight bearing

лечебная гимнастика

therapeutic gymnastics

массаж

massage

механотерапия

mechanotherapy

трудотерапия

occupational therapy

III. разрабатывать конечность

III. to train the extremity/limb

ходить на костылях

to go on crutches

## ОСТЕОСИНТЕЗ

I. внеочаговый остеосинтез
внутрикостный остеосинтез
закрытый (открытый) внутрикостный остеосинтез
компрессионный остеосинтез
чрезкостный остеосинтез
II. остеосинтез костной пластинкой (металлическими спицами, гвоздями)

остеосинтез по Кюнчеру
остеосинтез по Олби-Дельбе

C. дистракционно-компрессионный аппарат
металлический стержень для остеосинтеза
трехлопастный гвоздь для остеосинтеза
III. делать/выполнять/производить остеосинтез

## ПРОТЕЗИРОВАНИЕ

C. протез

## ПРОТЕЗ

I. биоэлектрический протез
деревянный протез
косметический протез
функционально-косметический протез
металлический протез
пластмассовый протез
шинно-кожаный протез
II. протез бедра
протез голени
протез предплечья
протез стопы
C. протезная мастерская
II. подобрать протез

протезировать

## ШИНИРОВАНИЕ

I. шинирование гипсованием
C. шина

## ШИНА

абдукционная/отводящая шина
деревянная/фанерная шина
отводящая шина

## OSTEOSYNTHESIS

I. extrafocal osteosynthesis
intraosseous osteosynthesis
closed (opened) intraosseous osteosynthesis
compression osteosynthesis
transosseous osteosynthesis
II. osteosynthesis with a bone plate, osteosynthesis with an osseous lamina (with metal pins, nails)
osteosynthesis by Küntscher
osteosynthesis by Albee-Delbet
S. distraction-compression apparatus
metal rod for osteosynthesis

three flange nail for osteosynthesis
III. to **perform/do** osteosynthesis

## PROSTHETICS

S. prosthesis

## PROSTHESIS

I. bioelectric prosthesis
wooden prosthesis
cosmetic prosthesis
cosmetic-functional prosthesis
metal prosthesis
plastic prosthesis
leather splint prosthesis
II. prosthesis of **hip/thigh**
prosthesis of **shin/shank**
prosthesis of forearm
prosthesis of foot
S. orthopedic workshop
III. to fit a prosthesis, to make a prosthesis fit
to make prosthetic appliance(s)

## SPLINTAGE, SPLINTING

II. plaster of Paris splinting
S. splint, frame

## SPLINT, FRAME

I. abduction splint
**wooden/plywood** splint
abduction splint

211

ручная отводящая шина     abduction arm splint
плотно прилегающая шина    tight splint
пневматическая шина    pneumatic splint
проволочная/лестничная шина   **wire/Cramer's** splint
самодельная/импровизирован-   improvised splint
ная шина
секторальная шина    sectoral splint
транспортная шина    transportation splint
функциональная шина    functional splint

II. шина Белера    II. Böhler's splint
шина Брауна    Braune splint
шина Дитерихса    Dieterichs transportation
   splint

шина из гипса    plaster **splint/cast**
шина из кокосового ореха   coconut splint
шина из легкого металла   light metal splint

III. держать конечность на шине  III. to hold a' limb in a splint
накладывать шину    to splint, to apply a splint
носить шину    to wear a splint

■ Вы пользуетесь костылями?   ■ Do you use crutches?

Начните немного ходить на   Try walking on crutches
костылях   a little

Ходите на костылях, приступая  Walk with crutches and put
на больную ногу   some weight on the injured leg

Не давайте полную нагрузку  Don't put all your weight on
на больную ногу   the injured leg

Ходите с полной нагрузкой  Put your full weight on the
на больную ногу   injured leg.

Старайтесь опираться на здо-  Try to support yourself on
ровую ногу   the sound leg

Делайте гимнастику, массаж  Do gymnastics, massage your
больной ноги (руки), легкие  injured leg (arm), train your
упражнения пальцев   fingers with a little exercise

Сгибайте (разгибайте) ногу  Bend (straighten) your leg
(руку)   (arm)

Вы должны постепенно разра-  You must exercise the injured
батывать поврежденную конеч-  extremity (begin movements in
ность (движения в плечевом,  the shoulder, knee, elbow
коленном, локтевом суставах)  joint) gradually

Размах движений в суставе  Increase the range of move-
увеличивайте постепенно  ments in the joint gradually
(чрезмерно не форсируйте)  (don't overdo it)

Будьте осторожны, не сломайте  Be careful not to break the
гипсовую повязку   plaster bandage

▲ Гипс застыл?   ▲ Has the plaster hardened?

Гипсовая повязка слишком  The plaster bandage is too
тугая и вызывает боль  tight and painful

Повязка не должна быть  The bandage must not be too
слишком тугой (свободной)  tight (loose)

| Срочно разрежьте повязку по всей длине | Cut the cast along its length immediately |
|---|---|
| Отогните края в сторону | Turn back the edges to both sides |
| Закрепите повязку круговым гипсовым бинтом | Fasten the bandage by a circular plaster roller |
| Снимите повязку. Наложите новую | Remove the bandage. Apply a new one |
| Сделайте окно в повязке | Cut out a window in the bandage |
| Наложите гипсовую повязку (клеевое вытяжение) | Apply a plaster bandage (glue extension) |
| Оставьте окно на уровне раны | Leave a window over the wound |
| Наложите гипсовую повязку поверх ваты. Оставьте пальцы свободными для наблюдения | Apply a plaster bandage over cotton wool padding. Leave the fingers open for observation |
| Придайте конечности среднефизиологическое положение | Put the extremity in a median physiological position |
| Нанесите на повязку схему повреждений костей (дату травмы, дату наложения гипса, дату снятия гипса, фамилию врача (свою фамилию) | Attach to the [plaster] bandage the scheme of bony damage (the date of trauma, the date when the plaster was applied, the date when the plaster is to be removed, doctor's name (your name) |
| Проследите, чтобы гипсовая повязка не сдвинулась | See that the bandage does not move |
| Закрепите лонгету мягким бинтом | Fasten the solid plaster bar with a soft roller |
| Вгипсуйте каблук (стремя) для ходьбы | Plaster a heel (stirrup) in for walking |
| Для иммобилизации поврежденной конечности наложите шину поверх повязки | To immobilize the affected extremity apply a splint on top of the bandage |
| Зафиксируйте место перелома | Make the limb immobile at the point of fracture |
| Шина должна охватывать два (три) сустава | The splint must cover two (three) joints |
| Фиксируйте шину бинтом | Fix the splint with a roller |
| Конечность шинирована в функционально выгодном положении | The exremity has been splinted in the functional position |
| У больного(ой) перелом предплечья | The patient has a fractured forearm |
| Наложите шину от середины плеча до пястно-фалангового сочленения | Apply the splint from elbow to knuckles |

| | |
|---|---|
| Иммобилизация гипсовой повязкой недостаточна | Immobilization by the plaster bandage is insufficient |
| Нужно наложить клеевое вытяжение (сделать остеосинтез) | It is necessary to put glue traction (perform osteosynthesis) |
| Больной(ая) находится на вытяжении | The patient is under traction |
| Наложите скелетное вытяжение за пяточную кость | Apply calcaneus skeletal traction |
| Проведите спицу через бугристость большеберцовой кости (большой вертел, пяточную кость, локтевой отросток) | Pass the pin through the tuberosity of the tibia (greater trochanter, calcaneus bone, elbow process) |
| Натяните спицу! Спица должна быть удалена с соблюдением всех правил асептики | Pull the pin straight The pin should be removed observing all the rules of asepsis |
| Диаметр гвоздя соответствует диаметру костно-мозгового канала? | Does the diameter of the nail correspond to the bone-marrow cavity diameter? |
| Выберите металлический стержень, соответствующий длине конечности (диаметру костно-мозгового канала) | Choose a metal rod which corresponds in its length to that of the extremity (to the diameter of the bone-marrow cavity) |
| Произведен внутрикостный открытый (закрытый) остеосинтез шейки бедра | Open (closed) intraosseous osteosynthesis of the femur neck has been done |
| Отломки надмыщелка фиксированы небольшими костными пластинками | Epicondyle fragments have been fixed by small osseous laminae |
| Произведено оперативное вправление отломков | Operative reduction of fragments has been done |
| В костномозговой канал обоих отломков введен костный штифт | An osseous sprig has been introduced into the bone-marrow cavity of both fragments |
| Нужно создать противотягу | It's necessary to establish countertraction |
| Добавьте (уменьшите) груз | Add (reduce) weight |
| Создайте (введите) дополнительные боковые (фронтальные) тяги | Establish additional lateral (front) countertraction |
| Приподнимите ножной (головной) конец кровати | Raise the foot (head) end of the bed |
| Поставьте упор для здоровой ноги | Place a foot-rest under the sound leg |
| Сколько времени прошло с | How much time has passed |

момента наложения вытяжения?

Сделайте контрольную рентгенограмму в 2-х проекциях на постели больного(ой) в палате

Стояние отломков удовлетворительное (правильное)?

Костная мозоль хорошая (сформировалась)?

Образование костной мозоли замедлено?

Удалите стержень

Снимите гипс (скелетное вытяжение)

Может произойти вторичное смещение отломков. Наложите гипсовую повязку

Больного(ую) можно лечить амбулаторно

Необходимо научить больного(ую) пользоваться протезом

since traction has been applied?

Have a control X-ray film made on the patient's bed in two views in the ward

Is reposition of fragments satisfactory (right)?

Is callus good (Has it developed)?

Is callus formation slowed down?

Remove the rod

Remove plaster (skeletal extension)

There may occur secondary displacement of fragments. Apply a plaster bandage

The patient may be treated in the out-patient department

It's necessary to teach the patient to use his (her) prosthesis

# ЧАСТНАЯ ТРАВМАТОЛОГИЯ

## ПОВРЕЖДЕНИЕ ВЕРХНЕЙ КОНЕЧНОСТИ

С. повреждение кисти
повреждение плеча
повреждение плечевого сустава

повреждение предплечья

### ПОВРЕЖДЕНИЕ КИСТИ

II. вывих кисти
С. внутрисуставной перелом основания первой пястной кости с подвывихом тела пястной кости в тыльно-лучевую сторону, перелом Беннета
вывих гороховидной кости

вывих дистального конца локтевой кости
вывих ладьевидной кости

# SPECIFIC TRAUMATOLOGY

## INJURY OF THE UPPER EXTREMITY

S. injury of the **hand/wrist**
injury of the shoulder
injury of the shoulder joint
injury of the forearm

### INJURY OF THE HAND, INJURY OF THE WRIST

II. dislocation of the wrist
S. a longitudinal fracture of the first metacarpal bone, complicated by subluxation, Bennett's fracture

dislocation of the pisiform bone

dislocation of the distal end of the **ulna/elbow** bone
dislocation of the scaphoid bone

| | |
|---|---|
| вывих ногтевой фаланги | dislocation of the distal phalanx |
| вывих первого пальца | dislocation of the **first finger/thumb** |
| вывих полулунной кости | dislocation of the semilunar bone |
| вывих средней фаланги | dislocation of the middle phalanx |
| отрыв сухожилия разгибателя пальцев | abruption of the tendon of the fingers extensor |
| перелом ладьевидной кости | fracture of the scaphoid bone |
| перелом основания первой пястной кости | fracture of the base of the first metacarpal bone |
| перелом пальца(ев) | digital fracture |
| перелом полулунной кости | fracture of the semilunar bone |
| перелом пястной кости | fracture of the metacarpal bone |
| перелом фаланги пальцев | fracture of the digital phalanx |

## ПОВРЕЖДЕНИЕ ПЛЕЧА

## INJURY OF THE SHOULDER

| | |
|---|---|
| С. вывих плеча | S. shoulder dislocation |
| передний (нижний, задний) вывих плеча | anterior (lower, posterior) dislocation of the shoulder |
| ишемическая контрактура Фолькмана | Volkmann's ischemic contracture |
| надбугорковый перелом плечевой кости | supratubercular fracture of the shoulder bone |
| надмыщелковый перелом плечевой кости | epicondylar fracture of the shoulder bone |
| отрыв большого (малого) бугорка плечевой кости | abruption of the greater (smaller) tubercle of the humerus |
| перелом анатомической шейки плечевой кости | fracture of the anatomical neck of the humerus |
| перелом большого бугорка плечевой кости | fracture of the greater tubercle of the humerus |
| перелом головки плечевой кости | fracture of the head of the humerus |
| перелом диафиза плечевой кости | fracture of the diaphysis of the humerus |
| перелом малого бугорка плечевой кости | fracture of the smaller tubercle of the humerus |
| перелом мыщелков плечевой кости | fracture of humerus condyles |
| перелом наружного (внутреннего) мыщелка плечевой кости) | fracture of the lateral (medial) condyle of humerus |
| перелом надмыщелка плечевой кости | fracture of the humerus epicondyle |
| перелом хирургической шейки плечевой кости | fracture of the surgical neck of the humerus |
| абдукционный перелом хирургической шейки плечевой кости | abducent fracture of the surgical neck of the humerus |

аддукционный перелом хирургической шейки плечевой кости
разрыв сухожилия двуглавой мышцы плеча
чрезбугорковый перелом плечевой кости

adducent fracture of the surgical neck of the humerus
rupture of the biceps muscle tendon
transtubercular fracture of the shoulder

## ПОВРЕЖДЕНИЕ ПРЕДПЛЕЧЬЯ

### INJURY OF THE FOREARM

C. вывих головки лучевой кости

вывих костей предплечья

расходящийся вывих костей предплечья
вывих локтевой кости
вывих локтевой кости с переломом головки лучевой кости
вывих лучевой кости
перелом венечного отростка локтевой кости
перелом головки и шейки лучевой кости
перелом диафиза локтевой (лучевой) кости
перелом локтевого отростка

перелом локтевой кости с вывихом головки лучевой кости, перелом Монтеджи
перелом лучевой кости в типичном месте, перелом Коллиса
перелом Смита
перелом (отрыв) шиловидного отростка локтевой (лучевой) кости
подвывих головки лучевой кости

S. dislocation of the head of the radius
dislocation of the forearm bones
disjuncting dislocation of the forearm bones
dislocation of the elbow bone
dislocation of the ulna with fracture of the radius head
dislocation of the radius
fracture of the coronoid process of the ulna
fracture of radius head and neck
fracture of diaphysis of the elbow (radius) bone
fracture of the tip of the elbow
fracture of the elbow bone with dislocation of radius head, Monteggia's fracture
typical fracture of the radius, Colles' fracture

Smith's fracture
fracture (abruption) of the styloid process of the elbow (radial) bone
subluxation of the radius head

## ПОВРЕЖДЕНИЕ ГРУДНОЙ КЛЕТКИ

## THORACIC CAGE INJURY

C. перелом грудины

перелом ребра (ребер)
проникающее ранение грудной клетки
ранение желудочка(ов) сердца
ранение легких
ранение предсердия(ий)
ранение сердца

S. fracture of the **sternum**/**breast bone**
fracture of a rib (ribs)
penetrating thoracic **injury**/**wound**
injury of [cardiac] ventricle(s)
injury of the lungs
injury of the auricle(s)
injury of the heart

## ПОВРЕЖДЕНИЕ ЖИВОТА

I. закрытое (открытое) повреждение живота
C. закрытое повреждение брюшной стенки
отрыв кишечной петли от брыжейки
проникающее (непроникающее) ранение брюшной полости
разрыв желудка
разрыв мочевого пузыря

внебрюшинный (внутрибрюшинный) разрыв мочевого пузыря
разрыв печени
разрыв прямой мышцы живота

разрыв селезенки
разрыв толстой кишки

звездчатый разрыв толстой кишки
разрыв тонкой кишки

тупая травма живота

## ПОВРЕЖДЕНИЕ КОСТЕЙ ТАЗА

C. отрыв передневерхней (передненижней) ости

перелом вертлужной впадины
перелом копчика

перелом крестца
перелом крыла подвздошной кости
перелом лобковой кости
перелом седалищной кости
перелом таза
перелом таза Мальгеня

разрыв симфиза

## ПОВРЕЖДЕНИЕ НАДПЛЕЧЬЯ

C. вывих акромиального конца ключицы

вывих грудинного конца ключицы

## ABDOMINAL INJURY

I. closed (open) abdominal injury

S. closed injury of the abdominal wall
abruption of abdominal loop from the mesentery
penetrating (non-penetrating) abdominal injury
rupture of the stomach
rupture of the urinary bladder

extraabdominal (intraabdominal) rupture of the urinary bladder
rupture of the liver
rupture of the straight abdominal muscle
rupture of the spleen
rupture of the **colon/large intestine**

stellate rupture of the **colon/large intestine**
rupture of the small intestine
dull abdominal trauma

## INJURY OF PELVIC BONES

S. abruption of an anterosuperior (anteroinferior) spinal process
fracture of the acetabulum
fracture of the **coccyx/ coccygeal bone**
fracture of the sacrum
fracture of the upper iliac crest
fracture of the pubic bone
fracture of the ischial bone
fracture of the pelvis
Malgaigne's fracture of the pelvis
rupture of the symphisis pubis

## INJURY OF THE SHOULDER GIRDLE

S. dislocation of the acromial end of the **clavicle/collarbone**

dislocation of the thoracic end of the **clavicle/collarbone**

| вывих ключицы | dislocation of the **clavicle/collar-bone** |
| вывих лопатки | dislocation of the **scapula/shoulder blade** |
| перелом ключицы | fracture of the **clavicle/collar-bone**, clavicular fracture |
| перелом лопатки | fracture of the shoulder blade, scapular fracture |
| разрыв надостной мышцы | rupture of the supraspinal muscle |
| симптом «клавиши» | "key" sign |

## ПОВРЕЖДЕНИЕ НИЖНЕЙ КОНЕЧНОСТИ

## INJURY OF THE LOWER EXTREMITY, INJURY OF THE LOWER LIMB

S. повреждение бедра
повреждение голени
повреждение голеностопного сустава
повреждение коленного сустава
повреждение стопы

S. injury of the **hip/thigh/femur**
injury of the **shin/shank**
injury of the ankle joint

injury of the knee joint

injury of foot

### ПОВРЕЖДЕНИЕ БЕДРА

### INJURY OF THE HIP/THIGH/FEMUR

C. асептический некроз головки бедра
ложный сустав шейки бедра

остеоартроз тазобедренного сустава
перелом бедра
перелом большого (малого) вертела
перелом головки бедра
перелом шейки бедра
  медиальный (латеральный) перелом шейки бедра
разгибательная контрактура коленного сустава
разрыв четырехглавой мышцы бедра
симптом «прилипшей пятки»
эпифизеолиз эпифиза бедра

S. aseptic necrosis of the femur head
false joint of the femoral neck
osteoarthrosis of the hip joint
fracture of the femur
fracture of the greater (lesser) trochanter
fracture of the femur head
fracture of the femoral neck
  medial (lateral) fracture of the femoral neck
extension contracture of the knee joint
rupture of the femoral quadriceps muscle
"stuck heel" sign
femoral epiphysis epiphysiolysis

### ПЕРЕЛОМ БЕДРА

### FRACTURE OF THE FEMUR

I. межвертельный перелом бедра

надмыщелковый перелом бедра

чрезвертельный перелом бедра

I. intertrochanteric fracture of the femur
epicondylic fracture of the femur
transtrochanteric fracture of the femur

## ПОВРЕЖДЕНИЕ ГОЛЕНИ

## INJURY OF THE SHIN, INJURY OF THE SHANK

C. вывих головки малоберцовой
кости
двухлодыжечный перелом
двухлодыжечный перелом с
отрывом заднего нижнего
края большеберцовой кости,
трехлодыжечный перелом
двухлодыжечный перелом с
подвывихом стопы кнаружи
однолодыжечный перелом
перелом костей голени
перелом лодыжек Дюпюитрена
перелом лодыжек Мальгеня

перелом малоберцовой кости
перелом медиальной (лате-
ральной) лодыжки
перелом мыщелков большеберцовой кости

S. dislocation of the head of
fibula
bilateral ankle fracture
fracture of both ankles with
abruption of posterior lower
edge of the tibia, fracture
of three ankles
fracture of both ankles with
subluxation of the foot outside
fracture of one ankle
fracture of shin bones
fracture of Dupuytren's
Malgaigne's ankle fracture,
Malgaigne's fracture of
ankles
fracture of the fibula
fracture of median (lateral)
ankle
fracture of the tibial
condyles

## ПОВРЕЖДЕНИЕ ГОЛЕНО-СТОПНОГО СУСТАВА

### INJURY OF THE ANKLE JOINT

C. вывих в голеностопном суставе, вывих стопы
подкожный разрыв ахиллова/
пяточного сухожилия
растяжение связок голено-
стопного сустава

S. dislocation of the ankle
joint, dislocation of foot
subcutaneous rupture of the
Achilles tendon
ankle-joint ligametal
strain

## ПОВРЕЖДЕНИЕ КОЛЕННОГО СУСТАВА

### INJURY OF THE KNEE JOINT

C. блокада коленного сустава
вывих голени
вывих надколенника

кровоизлияние в полость коленного сустава, гемартроз
перелом надколенника

разрыв внутренней боковой
связки
разрыв крестообразных связок
разрыв задней (передней)
крестообразной связки
разрыв мениска
разрыв внутреннего (наружного) мениска
разрыв наружной боковой
связки
растяжение связок коленного
сустава

S. locked knee joint
dislocation of the **shin/shank**
dislocation of the **kneecap/
kneepan/patella**
hemorrhage into the knee
joint cavity, hemarthrosis
fracture of the kneecap, pa-
tellar fracture
rupture of the interior lateral ligament
rupture of cruciate ligaments

rupture of the posterior
(anterior) cruciate ligament
rupture of the meniscus
rupture of the medial (lateral) meniscus
rupture of the [external] lateral ligament
knee joint ligamental
strain

| | |
|---|---|
| симптом «баллотирования надколенника» | "floating patella" symptom |
| симптом «заднего выдвижного ящика» | "posterior compartment" symptom |
| симптом «переднего выдвижного ящика» | "anterior compartment" symptom |
| суставная мышь | joint **mouth/inlet** |
| ушиб коленного сустава | knee joint contusion |
| хронический травматический менисцит, менископатия | chronic traumatic meniscitis, meniscopathy |

## ПОВРЕЖДЕНИЕ СТОПЫ

### INJURY OF FOOT

| | |
|---|---|
| С. вывих в суставе Лисфранка | S. dislocation of Lisfranc's joint |
| вывих в суставе Шопара | dislocation of Chopart's joint |
| вывих пальцев стопы | dislocation of toes |
| перелом клиновидной кости | fracture of the sphenoid bone |
| перелом кубовидной кости | fracture of the cuboid bone |
| перелом ладьевидной кости | fracture of the navicular bone |
| перелом пальцев стопы | fracture of toes |
| перелом плюсневых костей | fracture of metatarsal bones |
| перелом пяточной кости | fracture of the calcaneus bone |
| перелом таранной кости | fracture of the **talus/anklebone** |
| подтаранный вывих стопы | subtalar dislocation of the foot |

## ПОВРЕЖДЕНИЕ ПЕРИФЕРИЧЕСКИХ НЕРВОВ

### INJURY OF PERIPHERAL NERVES

| | |
|---|---|
| С. висячая кисть | S. drop hand |
| когтистая кисть | claw hand |
| конская стопа | horse foot |
| обезьянья лапа | monkey hand |
| повреждение бедренного нерва | injury of the femoral nerve |
| повреждение большеберцового нерва | injury of the tibial nerve |
| повреждение локтевого нерва | injury of the ulnar nerve |
| повреждение лучевого нерва | injury of the radial nerve |
| повреждение малоберцового нерва | injury of the peroneal nerve |
| повреждение плечевого сплетения | injury of the brachial plexus |
| повреждение срединного нерва | injury of the median nerve |

## ПОВРЕЖДЕНИЕ ПОЗВОНОЧНИКА

### INJURY OF THE VERTEBRAL COLUMN, INJURY OF THE BACKBONE, INJURY OF THE SPINAL COLUMN, INJURY OF THE SPINE

| | |
|---|---|
| С. вывих тел позвонков | S. dislocation of vertebral bodies |

| | |
|---|---|
| вывих шейных позвонков | dislocation of cervical vertebrae |
| передний вывих атланта | anterior dislocation of atlas |
| перелом дужек позвонка | fracture of vertebral arches |
| перелом зубовидного отростка/зуба осевого позвонка | fracture of the odontoid process of **epistropheus/axis** |
| переломо-вывих шейных позвонков | fracture-dislocation of cervical vertebrae |
| перелом остистых отростков | fracture of spinous processes |
| перелом позвонка | fracture of a vertebra |
| перелом позвоночника с повреждением спинного мозга | spinal fracture with spinal cord injury |
| перелом поперечных отростков | fracture of transverse processes |
| перелом тела позвонка | fracture of the vertebral body |
| компрессионный перелом тела позвонка | compression fracture of vertebral body |
| подвывих шейных позвонков | subluxation of cervical vertebrae |
| травматический спондилолистез | traumatic spondylolisthesis |
| трещина межпозвоночного диска | **crack/fissure** of the intervertebral disk |

## ЧЕРЕПНО—МОЗГОВАЯ ТРАВМА

## SKULL INJURY

| | |
|---|---|
| I. закрытая черепно-мозговая травма | I. closed skull injury |
| непроникающая (проникающая) черепно-мозговая травма | non-penetrating (penetrating) skull injury |
| С. внутримозговая гематома | S. intracerebral hematoma |
| внутричерепная гематома | intracranial hematoma |
| выделение ликвора из ушей (носа) | discharge of liquor from ears (nose) |
| закрытый (открытый) перелом черепа | closed (open) fracture of the skull |
| кровотечение из носа (ушей) | nose (ear) bleeding |
| перелом основания черепа | fracture of the base of the skull |
| симптом «очков» | "glasses" **sign/symptom** |
| сотрясение головного мозга | concussion [of the brain] |
| субдуральная/внутричерепная подоболочечная гематома | subdural hematoma |
| ушиб головного мозга | brain contusion |
| эпидуральная/экстрадуральная/внутричерепная надоболочечная гематома | **epidural/extradural** hematoma |

| | |
|---|---|
| ■ У вас нет перелома лодыжек. Вы только растянули связки | ■ Your ankles are not broken, only sprained |
| ▲ У больного(ой) перелом плеча (бедра, предплечья в верхней (средней, нижней) трети со смещением (без смещения) | ▲ The patient has a fracture of the shoulder (thigh, forearm in the upper (median, lower) third with displacement (without displacement) |

| Повреждения костей черепа нет | There are no head injuries |
|---|---|
| Произведено ручное вправление вывиха плечевой кости (подвывиха стопы кнаружи) | There has been done manual reduction of humerus dislocation (lateral subluxation of the foot) |
| У больного(ой) задний вывих бедра | The patient has posterior dislocation of the femur |
| Вправление должно быть произведено немедленно под наркозом | Reduction must be done immediately under anesthesia |
| Согните ногу больного(ой) под прямым углом в коленном и тазобедренном суставах | Flex the patient's leg at the knee and hip joints to right angles |
| Начните вытяжение вертикально вверх, ротируя конечность кнутри | Start extension vertically upright, rotating the extremity to the inside |
| Произошло вправление вывиха. Вы слышали щелчок? | There has occured reduction of dislocation. Have you heard a click? |
| У больного(ой) застарелый вывих бедра | The patient has an old dislocation of femur |
| Показан артродез | Arthrodesis is indicated |
| У больного(ой) перелом тазового кольца (позвоночника), подвывих шейных позвонков, сгибательный (разгибательный) перелом шейных позвонков) | The patient has fracture of pelvic inlet (spinal fracture), subluxation of cervical vertebrae, flexor (extensor) fracture of cervical vertebrae) |
| Грубая осевая нагрузка на позвоночник недопустима | Direct axial load onto the backbone is unacceptable |
| Уложите больного(ую) на щит (в положении лягушки, на гамачок без перекрестной тяги (с перекрестной тягой) | Place the patient on a board (in a frog position, in a hammock without countertraction (with countertraction) |
| Наложите вытяжение за голову с помощью петли Глиссона (скелетное вытяжение за череп, гипсовый полукорсет с ошейником) | Apply traction behind the head with the aid of a Glisson's loop (skeletal extension behind the skull, plaster semijacket with a collar) |
| Диагностирован полный вывих акромиального конца ключицы (вколоченный перелом шейки бедра, разрыв внутреннего мениска) | There has been diagnosed complete dislocation of the acromial end of the clavicle (impacted fracture of the femoral neck, rupture of the medial meniscus) |
| Определяется симптом «клавиши» (симптом «прилипшей пятки», блокада коленного сустава) | There is "key" symptom ("stuck heel" sign, locked knee joint) |

Блокада коленного сустава устранена

The locked knee joint has been released

Произошло ущемление «суставной мыши» (спонтанное вправление подвывиха шейных позвонков, соскальзывание позвонков)

There has occured incarceration of "joint inlet" (spontaneous reduction of cervical vertebral subluxation, slipping of vertebrae)

Развился асептический некроз головки бедра (остеоартроз тазобедренного сустава, хронический травматический менисцит)

There has developed aseptic necrosis of the femoral head (osteoarthrosis of the hip joint, chronic traumatic meniscitis)

Наблюдается значительное расхождение симфиза (прямых мышц живота)

There is noted considerable disjunction of the symphysis (straight abdominal muscles)

# ОРТОПЕДИЯ

# ORTHOPEDICS

# ОРТОПЕДИЯ

## ГЕТЕРОТОПИЧЕСКАЯ ОССИФИКАЦИЯ

I. гетеротопическая травматическая оссификация
S. параоссальная оссификация прогрессивное мышечное окостенение

# ORTHOPEDICS

## HETEROTOPIC OSSIFICATION

I. heterotopic traumatic ossification
S. paraosseal ossification progressive muscular ossification

## ДЕФОРМАЦИЯ ГРУДНОЙ КЛЕТКИ

C. воронкообразная грудная клетка
врожденное высокое стояние лопаток, деформация Шпренгеля
килевидная грудная клетка
крыловидная лопатка

## ДЕФОРМАЦИЯ КОНЕЧНОСТИ

I. деформация верхней конечности
деформация нижней конечности
C. амниотическая перетяжка конечности
многопалость, полидактилия
отсутствие дистального сегмента [отдела, части] конечности, гемимелия
отсутствие конечности, амелия
сращение пальцев, синдактилия

### ДЕФОРМАЦИЯ ВЕРХНЕЙ КОНЕЧНОСТИ

C. врожденная косорукость

врожденный радиоульнарный синостоз
ишемическая контрактура Фолькмана
контрактура Дюпюитрена
хронический подвывих кисти, болезнь Маделунга

### ДЕФОРМАЦИЯ НИЖНЕЙ КОНЕЧНОСТИ

C. варусная деформация шейки бедра
врожденный вывих бедра

врожденная дисплазия тазобедренного сустава
врожденный подвывих бедра

деформация стопы
деформация шейки бедра
косолапость
врожденная [двухсторонняя] косолапость

## DEFORMITY OF THE THORAX

S. funnel chest

congenital high scapulae, Sprengel's deformity

keeled chest, chicken breast
winged scapula

## DEFORMITY OF AN EXTREMITY

I. deformity of the upper **extremity/limb**
deformity of the lower **extremity/limb**
S. amniotic groove of an extremity
polydactyly
absence of the distal segment of an extremity, hemimelia
absence of an extremity, amelia
union of fingers or toes, syndactyly

### DEFORMITY OF THE UPPER EXTREMITY

S. congenital club hand, talipomanus
congenital radio-ulnar synostosis
Volkmann's ischemic contracture
Dupuytren's contracture
chronic subluxation of hand, Madelung's disease

### DEFORMITY OF THE LOWER EXTREMITY

S. varus deformity of the femoral neck
congenital dislocation of the femur
congenital dysplasia of the hip joint
congenital subluxation of the femur
deformity of the foot
deformity of the femoral neck
club foot
congenital [bilateral] club foot

молоткообразный палец     hammer-finger, hammer-toe
отклонение первого пальца     curving of the first digit
кнаружи, вальгусное искрив-     outside, valgus curving of
ление первого пальца, от-     the first digit
водящая контрактура 1-го
пальца стопы
плоскостопие     **flat/splay** foot, platypodia
пяточная шпора     calcaneal spur
утиная походка     waddling gait

ДЕФОРМАЦИЯ СТОПЫ     DEFORMITY OF THE FOOT

C. вальгусная стопа     S. valgus foot, talipes valgus
   варусная стопа     varus foot
   конская стопа     **horse/tip** foot
   «косолапая» стопа     club foot
   маршевая стопа, маршевый     march foot, Deutschländer's
   перелом, перелом новобран-     disease
   цев, болезнь Дейчлендера
   отпечаток стопы     footprint
   плосковальгусная стопа     flat-valgus foot
   поперечно-плоская стопа     broad foot
   пяточная стопа     calcaneus foot, talipes cal-
       caneus
   свод стопы     arch of the foot
       поперечный (продольный)     transverse (longitudinal)
       свод стопы     arch of the foot

ПЛОСКОСТОПИЕ, ПЛОСКАЯ     FLAT FOOT, SPLAY FOOT,
СТОПА     PLATYPODIA

I. врожденное плоскостопие     I. congenital **flat/splay** foot
   паралитическое плоскостопие     paralytic **platypòdia/**
       **flat foot/splay foot**
   поперечное плоскостопие     transverse platypodia
   продольное плоскостопие     longitudinal platypodia
   профессиональное плоско-     occupational platypodia
   стопие
   рахитическое плоскостопие     rachitic platypodia
   рефлекторно-спастическое пло-     reflexospastic **platypodia/**
   скостопие     **flat foot/splay foot**
   статическое плоскостопие     static platypodia
   травматическое плоскостопие     traumatic platypodia
C. натоптыш, омозоление     S. callosity

**СИНДАКТИЛИЯ**     **SYNDACTYLY**

I. кожная синдактилия     I. dermal syndactyly
   концевая синдактилия     terminal syndactyly
   костная синдактилия     osseous syndactyly
   кожная перепончатая синдак-     dermal membranous syn-
   тилия     dactyly

# ДЕФОРМАЦИЯ ПОЗВОНОЧНИ-КА

# DEFORMITY OF THE VERTEBRAL COLUMN, DEFORMITY OF THE BACKBONE

C. анкилозирующий спондилоар-     S. ankylosing spondylarthritis,

трит, болезнь Бехтерева-Штрюмпеля-Мари
аномалия позвоночника

блокирование/конкресценция позвонков
боковые позвонки
дисконгруентность межпозвоночного сустава
заболевание позвоночника
искривление позвоночника

люмбализация поясничных позвонков
недоразвитие позвоночного сустава
незаращение тела и дужек позвонков, рахишизис

осанка
остеохондроз позвоночника
расщепление дужки позвонка, спондилолиз
расщепленный позвоночник

ревматоидный спондилит
сакрализация поясничных позвонков
соскальзывание тела позвонка, спондилолистез
травматический спондилит, болезнь Кюммеля-Вернея
туберкулезный спондилит

Bechterew-Strümpell-Marie's disease
**anomaly/abnormality** of the vertebral column
locked vertebrae, concrescence of vertebrae
lateral vertebrae
discongruence of the intervertebral joint
vertebral column disorder
curvature of the **spine/spinal** column
lumbarization of lumbar vertebrae
**underdevelopment/hypoplasia** of spinal joint
open vertebral bodies and arches, congenital spinal column fissure, rachischisis
posture, attitude
vertebral osteochondrosis
vertebral arch splitting, spondylolysis
**splitted/bifid** vertebral column
rheumatic spondylitis
sacralization of lumbar vertebrae
vertebral body slipping, spondylolisthesis
traumatic spondylitis, Kümmel-Verneuil's disease
tuberculous spondylitis

## ИСКРИВЛЕНИЕ ПОЗВОНОЧНИКА

I. боковое искривление позвоночника, сколиоз, сколиотическая болезнь
искривление позвоночника кзади, кифоз

искривление позвоночника в боковую сторону и кзади, кифосколиоз
искривление позвоночника кпереди, лордоз

## CURVATURE OF THE SPINE, CURVATURE OF THE SPINAL COLUMN

I. lateral curvature of spinal column, scoliosis

rounded deformity of the back, backward curvature of spinal column, kyphosis
curvature of spinal column with lateral and backward convexity, kyphoscoliosis
curvature of spinal column with forward convexity, lordosis

## СКОЛИОЗ, СКОЛИОТИЧЕСКАЯ БОЛЕЗНЬ

I. врожденный сколиоз
идиопатический сколиоз
неврогенный сколиоз
паралитический сколиоз

## SCOLIOSIS, SCOLIOTIC DISEASE

I. congenital scoliosis
idiopathic scoliosis
neurogenic scoliosis
paralytic scoliosis

| | |
|---|---|
| приобретенный сколиоз | acquired scoliosis |
| профессиональный сколиоз | occupational scoliosis |
| рахитический сколиоз | rachitic scoliosis |
| рефлекторно-болевой/анал- | **reflexo-painful/analgic** |
| гический сколиоз | scoliosis |
| семейный сколиоз | familial scoliosis |
| спастический сколиоз | spastic scoliosis |
| статический сколиоз | static scoliosis |
| травматический сколиоз | traumatic scoliosis |
| функциональный сколиоз | functional scoliosis |

## ОСАНКА

### POSTURE, ATTITUDE

I. правильная осанка
C. вогнутая спина
круглая спина
кругло-вогнутая спина
плоская спина

I. **right/correct/natural** posture
S. concave spine
round spine
round-concave spine
flat spine

## ОСТЕОХОНДРОЗ ПОЗВОНОЧ-
НИКА

### VERTEBRAL OSTEOCHON-
DROSIS

II. остеохондроз грудного отдела позвоночника
остеохондроз поясничного отдела позвоночника
остеохондроз шейного отдела
позвоночника

II. thoracic osteochondrosis

lumbar osteochondrosis

cervical osteochondrosis

## ДЕФОРМАЦИЯ СУСТАВОВ

## JOINT DEFORMITY

C. ревматоидный артрит
туберкулез суставов
хронический деформирующий
артроз, остеоартроз

S. rheumatic arthritis
tuberculosis of joints
chronic deforming arthrosis,
osteoarthrosis

## ДЕФОРМАЦИЯ ШЕИ

## DEFORMITY OF THE NECK

C. кривошея
крыловидная шея
слияние шейных позвонков,
болезнь Клиппеля-Фейля
шейные ребра
добавочные шейные ребра

S. stiff-neck, wry-neck, torticollis
webbed neck
**fusion/union** of cervical
vertebrae, Klippel-Feil's disease
cervical ribs
accessory cervical ribs

### КРИВОШЕЯ

#### STIFF-NECK, WRY-NECK,
TORTICOLLIS

I. врожденная мышечная кривошея, кривошея/болезнь
Гризеля
дерматогенная кривошея
приобретенная кривошея
спастическая кривошея

I. congenital muscular torticollis, Grisel's disease

dermatogenic torticollis
acquired torticollis
spastic torticollis

## ОСТЕОХОНДРОПАТИЯ

## OSTEOCHONDROPATHY

I. остеохондропатия бугристо-

II. osteochondropathy of the

сти большеберцовой кости,
болезнь Осгуда-Шлаттера
остеохондропатия головки
бедра, болезнь Легга-Кальве-
Пертеса
остеохондропатия головок
плюсневых костей, болезнь
Келера II
остеохондропатия ладьевидной кости стопы, болезнь
Келера I
остеохондропатия позвонков,
болезнь Шойермана-Мау
остеохондропатия полулун-
ной кости, болезнь Кинбека
остеохондропатия тела по-
звонка, болезнь Кальве, пла-
тиспондилия
C. травматический спондилит,
болезнь Кюммелля-Вернея

tibial tuberosity, Osgood-
Schlatter's disease
osteochondropathy of the femoral head, Legg-Calvé-Per-
thes' disease
osteochondropathy of metatar-
sal bones heads, Köhler's
bone disease II
osteochondropathy of the scaphoid bone, Köhler's bone
disease I
vertebral osteochondropathy,
Scheuermann-Mau's disease
osteochondropathy of the semilunar bone, Kienböck's disease
osteochondropathy of the vertebral body, Calvé's disease,
platyspondylia
S. traumatic spondylitis, Küm-
mell-Verneuil's disease

## СИСТЕМНОЕ ЗАБОЛЕВАНИЕ СКЕЛЕТА

## SYSTEMIC DISEASE OF THE SKELETON

C. артрогрипоз
деформация скелета
дисхондроплазия, хондроматоз костей
несовершенное костеобразование
  врожденное несовершенное
  костеобразование
остеодистрофия
остеомаляция
фиброзная остеодисплазия,
болезнь Брайцева-Лихтен-
штейна
хондродистрофия
  гиповитаминозная хондродистрофия, деформирующий
  рахит

S. arthrogryposis
skeletal deformity
dyschondroplasia

imperfect osteogenesis, osteogenesis imperfecta
  congenital osteogenesis imperfecta
osteodystrophy
osteomalacia
fibrous osteodysplasia, Bray-
tsev-Lichtenstein's disease

chondrodystrophy
  hypovitamin chondrodystrophy, deforming rachitis,
  rickets

### ОСТЕОДИСТРОФИЯ

### OSTEODYSTROPHY

I. алиментарная остеодистрофия
гиперпаратиреоидная остеодистрофия, болезнь Реклингаузена
деформирующая остеодистрофия, болезнь Педжета
эндокринная остеодистрофия

I. alimentary osteodystrophy
hyperparathyroid osteodystrophy
von Recklinghausen's
disease
deforming osteodystrophy, Paget's disease
endocrine osteodystrophy

■ У вас нарушение осанки (искривление позвоночника, плоскостопие)

Вы должны делать [корри-

■ You have impairment of posture (curvature of the spine,
flat foot)

You have to do [corrective]

гирующие] упражнения лечебной гимнастики (массаж мышц спины, мышц ягодичной области при каждом пеленании ребенка)

medical gymnastics (massage of the spinal muscles, of gluteal muscles when the child is undressed)

У вашего ребенка врожденный вывих бедра (врожденная кривошея, врожденный сколиоз)

Your child has congenital dislocation of the femur (congenital stiff-neck, congenital scoliosis)

Вы должны свободно пеленать ребенка

You must dress the child loosely

Боли в стопах усиливаются к вечеру после длительного пребывания на ногах?

Do the pains in your feet increase toward the evening after being on your feet for a long time?

Боли становятся меньше после отдыха?

Do the pains decrease after a rest?

Избегайте разведения носков при ходьбе

Avoid splaying your feet in walking

Ваша работа связана с длительным пребыванием на ногах?

Do you have to stand much at your work?

Я вам рекомендую время от времени параллельно устанавливать стопы (отдых на наружных краях стоп, массаж свода стоп)

I recommend that you put your feet side by side from time to time (stand on the outside edges of your feet, massage the arches of the feet)

По возможности ходите босиком по неровной поверхности, по песку, на цыпочках

When possible walk barefoot on an uneven surface, on sand, on tip-toe

У вас выраженное поперечное (продольное) плоскостопие

You have pronounced transverse (longitudinal) flat foot

Вам нужно носить ортопедическую обувь (супинаторы, вкладные стельки)

You must wear orthopedic footwear (instep insoles, corrective insoles)

▲ У больного(ой) укорочение конечности (деформация конечности, хромота)

▲ The patient has shortening of the extremity (deformity of the limb, lameness)

Выражен(а) симптом "щелчка" (ротация конечности кнаружи, ассиметрия складок на бедре)

There has been found pronounced "click sign" (rotation of the extremity to the outside, asymmetric folds on the femur)

Больной(ая) жалуется на быструю утомляемость и боли в стопах при стоянии и ходьбе, усиливающиеся к концу дня (боли в области головок плюсневых костей,

The patient complains of easy fatiguability and pains in the feet on standing and walking which increase by the end of the day (pains in the area of heads of metatar-

натоптыши под головками
средних плюсневых костей)

sal bones, callosity under
the heads of the median meta-
tarsal bones)

Стопа удлинена (расширена
в средней части)

The foot is lengthened (expanded in its median part)

Продольный свод опущен

The longitudinal arch is flat-
tened

Сделайте плантографию (ан-
тропометрию, рентгеногра-
фию)

Have plantography (anthropometry, roentgenography) done

Высота внутреннего продоль-
ного свода в пределах нормы
(меньше антропометрической
нормы)

The height of the interior
longitudinal arch is within
normal limits (less than
normal)

При осмотре определяется
(ются) распластанность по-
перечного свода стопы (отклонение первого пальца кнаружи, болезненные натоптыши
под головками средних плюсневых костей)

On examination there is
spreading of the transverse
arch of the foot (divergence
of the first toe to the outside, tender callosity under
the heads of the median meta-
tarsal bones)

Наложите больному(ой) на
стопу редрессирующую по-
вязку в положении коррекции
на 2-3 недели

Apply to the patient's foot a
bandage in the position of
correction for 2-3 weeks

# ОПУХОЛИ

# TUMOURS

# ОПУХОЛИ

# TUMOURS

## [ОПУХОЛЕВОЕ] МЕТАСТАЗИ-
## РОВАНИЕ

I. гематогенное метастазирование
генерализованное/распростра-
ненное метастазирование
имплантационное метастазирование
лимфогенное метастазирование
панцирное метастазирование

## METASTATIC SPREAD,
## SPREAD OF CANCER

I. **hematogenic/hematogenous**
spread of cancer
generalized metastatic spread

implantation metastatic
spread
lymphatic metastatic spread

testaceous metastatic spread

парадоксальное метастазирование
ретроградное метастазирование
C. метастаз(ы)

paradoxical metastatic
spread
retrograde metastatic
spread
S. metastasis (metastases)

## МЕТАСТАЗ(Ы)

I. гематогенный метастаз
множественные метастазы
одиночный метастаз
отдаленный метастаз
остеолитический/остеокластический метастаз
остеопластический метастаз
перекрестные метастазы
регионарный метастаз
II. боли, вызванные метастазами
метастазы в лимфатических узлах (печени, яичнике)
метастазы Вирхова
метастазы Крукенберга
метастазы Шнитцлера
распространение метастазов гематогенным (лимфогенным) путем

## METASTASIS (METASTASES)

I. hematogenous metastasis
multiple metastases
**solitary/single** metastasis
distant metastasis
**osteolytic/osteoclastic** metastasis
osteoplastic metastasis
cross metastases
regional metastasis
II. painful metastases
metastases in lymph nodes (liver, ovary)
Virchow's metastases
Krükenberg's metastases
Schnitzler's metastases
metastases carried along circulatory (lymphatic) channels

## ОПУХОЛЬ, НОВООБРАЗОВАНИЕ, БЛАСТОМА, НЕОПЛАЗМА

## TUMO[U]R, MASS, GROWTH, SWELLING, FORMATION, BLASTOMA, NEOPLASM

I. альвеолярно-клеточная опухоль
ворсинчатая опухоль
безболезненная опухоль
дисгормональная опухоль
доброкачественная опухоль
злокачественная опухоль
недифференцированная опухоль
операбельная (неоперабельная), удалимая (неудалимая) опухоль
опухоль чувствительная (нечувствительная) к радиотерапии
органоидная опухоль
пальпируемая опухоль
первичная опухоль
растущая опухоль
   быстро растущая опухоль

   медленно растущая опухоль

смешанная опухоль
соединительнотканная опухоль

I. alveolocellular tumour

villus **mass/tumour**
painless **mass/tumour**
dishormonal tumour
**benign/innocent** tumour
malignant tumour, malignancy
nondifferentiated tumour
operable (inoperable) growth, removable (non-removable) **swelling/mass**
tumour sensitive (non-sensitive) to radiotherapy

organoid tumour
palpable mass
primary tumour
growing tumour
   **fast growing/high-grade** tumour
   **slow [ly] growing/low-grade** tumour
mixed tumour
**connective tissue/histoid** tumour

| | |
|---|---|
| солидная опухоль | solid tumour |
| спонтанная опухоль | spontaneous tumour |
| узловатая опухоль | nodular swelling |
| хорошо определяемая опухоль | well defined swelling |
| эпителиальная опухоль | epithelial tumour |
| II. вся масса опухоли | II. tumour bulk |
| изъязвление опухоли | ulceration of the tumour |
| локализация опухоли | location of the tumour |
| опухоль брюшной (грудной) полости | abdominal mass, mass in the abdomen (thoracic tumour, mass in the chest) |
| опухоль на ножке | **pedicular/pedunculated** tumour |
| опухоль на широком основании | sessile tumour |
| перерождение/озлокачествление опухоли, переход в злокачественную опухоль, малигнизация | malignant degeneration of the tumour, malignancy |
| распад опухоли | resolution of the tumour |
| распространение/диссеминация опухоли | **extension/dissemination** of the growth |
| рецидив опухоли | **relapse/recurrence** of the tumour |
| рост опухоли | growth of the tumour |
| сдавление опухолью окружающих тканей | compression of adjacent tissues with tumour |
| удаление опухоли | removal of the tumour |
| C. адамантинома, адамантобластома, амелобластома | S. adamantinoma, adamantoblastoma, ameloblastoma |
| аденокарцинома, железистый рак | adenocarcinoma |
| аденолимфома, бранхиогенная аденома, бранхиома, онкоцитома | adenolymphoma |
| аденома | adenoma |
| ангиома, сосудистая опухоль | angioma |
| арренобластома, арренома, аденома сети яичника, маскулинома, опухоль из сертоли-лейдиговских клеток | arrhenoblastoma, arrhenoma, masculinoma |
| базалиома, карциноид кожи, базально-клеточный рак, базально-клеточная карцинома | basal cell carcinoma |
| болезнь/дискератоз Боуэна | Bowen's disease |
| болезнь Педжета | Paget's disease |
| гамартома, прогонобластома | hamartoma |
| гематосаркома | hematosarcoma |
| гибернома | hibernoma |
| гломангиома, гломусная опухоль | glomangioma |
| десмоид, десмома, десмоидная опухоль | desmoid, desmoid tumour |
| киста | cyst |
| бронхогенная киста | bronchogenic cyst |
| лейомиома | leiomyoma |
| лейомиосаркома | leiomyosarcoma |
| лимфангиома | lymphangioma |

| | |
|---|---|
| лимфогранулематоз, болезнь Ходжкина, злокачественная гранулема, хронический злокачественный лимфоматоз | lymphogranulomatosis |
| лимфосаркома Беркитта, лимфома Беркитта, африканская лимфома, центрально-африканская лимфома | Burkitt's tumour |
| лимфоэпителиома, опухоль Шминке, переходно-клеточный рак, синцитиальная карцинома | Schmincke's tumour |
| липома | lipoma |
| липосаркома | liposarcoma |
| мезотелиома, целомический рак | mesothelioma |
| меланобластома, меланома, меланосаркома, меланокарцинома, меланоцитома | melanoblastoma, melanoma |
| миеломная болезнь, плазмоцитома, болезнь Калера, миеломатоз, множественная миелома | myeloid disease, plasmacytoma, Kahler's disease, myelomatosis, multiple myeloma |
| миксома | myxoma |
| миксосаркома | myxosarcoma |
| миосаркома | myosarcoma |
| множественный геморрагический саркоматоз Капоши, ангиоматоз Капоши, множественная геморрагическая саркома Капоши, гемангиосаркома Капоши, ангиоретикулез Капоши | Kaposi's multiple hemorrhagic sarcomatosis, Kaposi's angiomatosis |
| неврилеммома | neurilemmoma |
| невринома | neurinoma |
| нейроглиома, нейроэктодермальная опухоль | neuroglioma, neuroectodermal tumour |
| нейрофиброма | neurofibroma |
| остеобластокластома | osteoblastoclastoma |
| остеоид-остеома | osteoid osteoma |
| остеома | osteoma |
| остеомиелофиброз, остеомиелосклероз | osteomyelofibrosis, osteomyelosclerosis |
| папиллома, сосочковая опухоль | papilloma, **papillary/papillate/papilliform** tumour |
| параганглиома, гломерулоцитома | paraganglioma, glomerulocytoma |
| пигментная ксеродерма | xeroderma pigmentosum, Kaposi's disease |
| пигментный невус, невоидная опухоль, родимое пятно | pigmented nevus, nevoid tumour, birthmark |
| полип | polyp |
| полип на ножке | pedunculated polyp |
| полипоз | polyposis |
| рабдомиосаркома, злокачественная рабдомиома | rhabdomyosarcoma, malignant rhabdomyoma |
| рак | cancer, carcinoma |

| | |
|---|---|
| саркома | sarcoma |
| саркома Юинга | Ewing's sarcoma |
| тератобластома, бластоматоз- | teratoblastoma, blastomatous |
| ная тератома | teratoma |
| тератома, эмбриоцитома | teratoma, embryocytoma |
| тимома | thymoma |
| феохромоцитома | pheochromocytoma |
| фиброаденома, аденофиброма, | fibroadenoma, adenofibroma, |
| фиброзная аденома | fibrous adenoma |
| фиброма | fibroma |
| фибросаркома | fibrosarcoma |
| хондробластома, хондробласто- | chondroblastoma, chondro- |
| кластома, хрящеобразующая | blastoclastoma, cartilage |
| гигантоклеточная опухоль | forming giant cell tumour |
| хондрома | chondroma |
| хондромиосаркома | chondromyosarcoma |
| хондросаркома | chondrosarcoma |
| хордома | chordoma |
| хорионэпителиома, хориокар- | chorionepithelioma, choriocar- |
| цинома | cinoma |
| цилиндрома | cylindroma |
| эритроплазия Кайра | erythroplasia of Queyrat |

III. перерождаться (*об опухоли*)

III. to **generate/turn/develop**
into cancer (*of tumour*)

| | |
|---|---|
| прорастать в... (*об опухоли*) | to grow into... (*of tumour*) |
| прорастать вглубь (*об опухо-* | to extend into depth (of *tu-* |
| *ли*) | *mour*) |
| прорастать в окружающие | to grow through surrounding |
| ткани (*об опухоли*) | tissues (*of tumour*) |
| уменьшаться (увеличиваться) | to regress (progress, en- |
| (*об опухоли*) | large, grow) (*of tumour*) |

## ПАПИЛЛОМА(Ы)

## PAPILLOMA(S)

I. множественные папилломы,
папилломатоз
мягкая папиллома
твердая папиллома
фиброэпителиальная папил-
лома

I. multiple papillomas, papillomatosis
soft papilloma
hard papilloma
fibroepithelial papilloma

## РАК

## CANCER, CARCINOMA

I. альвеолярно-клеточный рак
базально-клеточный рак
блюдцеобразный рак
бранхиогенный рак
внутриэпителиальный рак
гигантоклеточный рак
гормонально-зависимый
рак
грибовидный/фунгоидный
рак
дифференцированный рак
железистый рак, аденокар-
цинома
коллоидный/слизеобразующий
рак

I. alveolar cell cancer
basal cell carcinoma
saucer-like cancer
branchiogenic cancer
intraepithelial cancer
giant cell carcinoma
hormone dependent cancer

fungoid cancer

differentiated cancer
glandular **carcinoma/cancer**,
adenocarcinoma
colloid **cancer/carcinoma**

недифференцированный рак
панцирный рак

первичный рак
плоскоклеточный/эпидермоид-
ный рак
  неороговевающий (ороговеваю-
  щий) плоскоклеточный рак
разветвленный рак
солидный рак
сосочковый рак
экзофитный рак
эндобронхиальный рак
центральный рак

II. рак верхушки легкого, рак
Панкоста
ранняя диагностика рака
рак молочной железы

non-differentiated cancer
testaceous carcinoma, cancer
en cuirasse
primary **carcinoma/cancer**
**squamous/epidermoid** cell carcinoma
  nonkeratinizing (keratiniz-
  ing) squamous cell carcinoma
**ramified/branching** cancer
solid carcinoma
papillary cancer
exophytic carcinoma
endobronchial cancer
central cancer

II. pulmonary apical cancer, cancer of Pancoast
early diagnosis of cancer
mammary gland cancer

## РАК МОЛОЧНОЙ ЖЕЛЕЗЫ

I. диффузный рак молочной железы
узловатый рак молочной железы
экземоподобный рак молочной
железы

II. рак соска молочной железы,
рак Педжета

C. безболезненное уплотнение [в
молочной железе]
втягивание соска
деформация молочной железы
западение соска

симптом «лимонной корки»

утолщение соска

### MAMMARY GLAND CANCER

I. diffuse mammary gland cancer
nodular mammary gland cancer
eczema-like mammary **cancer/
carcinoma**

II. carcinoma of the nipple,
Paget's **disease/cancer**

S. painless lump [in the mammary gland]
inverted nipple
mammary gland deformity
nipple retraction, retracted
nipple
"intradermal bleb" **sign/symp-
tom**
thickened nipple

### РОСТ ОПУХОЛИ

I. быстрый (медленный) рост
опухоли
инфильтрирующий рост опу-
холи
неограниченный рост опухоли
экзофитный рост опухоли

экспансивный рост опухоли
эндофитный рост опухоли

### GROWTH OF THE TUMOUR

I. rapid (slow) growth of the
tumour
infiltrative growth of
the tumour
unrestricted growth of
the tumour
exophytic growth of the
tumour
expansive growth of tumour
endophytic growth of tumour

## ОСНОВНЫЕ МЕТОДЫ ДИАГ-
НОСТИКИ ОПУХОЛЕЙ

C. биопсия
компьютерная томография
радиоизотопное исследование

## BASIC METHODS TO DIAG-
NOSE TUMOURS

S. biopsy
computed tomography
radioisotopic **study/investi-
gation**

| рентгенологическое исследование | roentgenological study |
|---|---|

| **БИОПСИЯ** | **BIOPSY** |
|---|---|
| I. аспирационная биопсия | I. aspiration biopsy |
| диагностическая биопсия | diagnostic biopsy |
| инцизионная/эксцизионная биопсия | **incisional/excisional** biopsy |
| операционная/открытая биопсия | **operation/open** biopsy |
| повторная биопсия | repeated biopsy |
| прицельная биопсия | aiming biopsy |
| пункционная биопсия | puncture biopsy |
| расширенная биопсия | expansive biopsy |
| срочная/экстренная биопсия | **urgent/emergency** biopsy |
| стереотаксическая биопсия | **stereotaxic/stereotactic** biopsy |
| тотальная биопсия | total biopsy |
| трепанобиопсия | trepanobiopsy |
| эндоскопическая биопсия | endoscopic biopsy |
| III. иссекать нужный участок ткани при биопсии | III. to excise an adequate specimen in biopsy |

| **РАДИОИЗОТОПНОЕ ИССЛЕДОВАНИЕ** | **RADIOISOTOPIC STUDY, RADIOISOTOPIC INVESTIGATION** |
|---|---|
| С. бета-радиография | S. beta-radiography |
| гамма-радиография | gamma-radiography |
| гамма-топография | gamma-topography |
| гамма-камера | gamma-chamber |
| непрямая иммуноавторадиография | indirect immunoautoradiography |

| **ПРОТИВООПУХОЛЕВОЕ ЛЕЧЕНИЕ** | **ANTINEOPLASTIC THERAPY, ANTITUMOUR THERAPY** |
|---|---|
| С. воздействие лазером | S. treatment by laser |
| гормонотерапия | hormonotherapy |
| криотерапия | cryotherapy |
| лучевая терапия | radiation therapy |
| рентгенотерапия | roentgenotherapy |
| химиотерапия | chemotherapy |
| хурургическое лечение | surgical **treatment/management** |
| электронная терапия | electronic therapy |

| **ЛУЧЕВАЯ ТЕРАПИЯ** | **RADIATION THERAPY, RADIAL THERAPY** |
|---|---|
| С. внутриполостное облучение | S. intracavity irradiation |
| дробное/фракционное облучение | fractional irradiation |
| дробно-протяженное облучение | fractionally-protracted irradiation |
| капиллярная трубочка с радием | radium implant |
| мезоторий | mesothorium |
| наружное/внешнее облучение | external irradiation |

| непрерывное облучение | continuous irradiation |
| одномоментное облучение | instantaneous irradiation |
| радий | radium |
| парциальное облучение | partial irradiation |
| равномерное облучение | even irradiation |
| радиоактивные вещества | radioactive substances |
| ротационное облучение | **rotation/rotatory** irradiation |
| устройство для лучевой терапии | device for radiation therapy |

## УСТРОЙСТВО ДЛЯ ЛУЧЕВОЙ ТЕРАПИИ

## DEVICE FOR RADIATION THERAPY

| C. | бетатрон | S. | betatron |
| | гамма-нейтронный излучатель | | gamma-neutron radiator |
| | генератор нейтронов | | neutron generator |
| | синхроциклотрон | | synchrocyclotron |
| | фазотрон | | phasotron |
| | циклотрон | | cyclotron |

## ХИМИОТЕРАПИЯ

## CHEMOTHERAPY

| I. | регионарная внутриартериальная химиотерапия | I. | regional intra-arterial chemotherapy |
| C. | антиметаболиты | S. | antimetabolites |
| | карта химиотерапевта | | chemotherapy chart |
| | противоопухолевые антибиотики | | antineoplastic antibiotics |

## ХИРУРГИЧЕСКОЕ ЛЕЧЕНИЕ

## SURGICAL TREATMENT, SURGICAL MANAGEMENT

| C. | антибластика | S. | antiblastics |
| | удаление опухоли | | removal of the tumour |
| | электрохирургия | | electrosurgery |

## УДАЛЕНИЕ ОПУХОЛИ

## REMOVAL OF THE TUMOUR

| II. | удаление опухоли единым блоком [с путями лимфооттока] в пределах здоровых тканей, абластика | II. | removal of the tumour within the limits of healthy tissues, ablastics |
| C. | полное/радикальное иссечение опухоли | S. | **total/complete/radical** excision of the tumour |

## ОНКОЛОГИЧЕСКОЕ УЧРЕЖДЕНИЕ

## ONCOLOGIC INSTITUTION

| C. | онкологический диспансер | S. | oncologic dispensary |
| | онкологический институт | | oncologic institute |
| | онкологический центр | | oncologic centre |

■ Как давно у вас эта опухоль? Давно? (Недавно?)

■ How long have you had this lump? For a long time? (Only recently?)

Кто-нибудь из ваших родственников болел раком?

Is there any history of cancer in your family?

У вас есть отвращение к пище?

Do you suffer from loss of appetite?

За последнее время вы сильно похудели?

Have you lost much weight recently?

У вас давно появилась(лось) потеря аппетита (бессонница, раздражительность, понижение работоспособности)?

Did the loss of appetite (sleeplessness, irritability, diminished ability to work) start long ago?

У вас есть кровянистые выделения из молочной железы (мочеиспускательного канала, влагалища)?

Do you have a blood-stained discharge from the breast (urethra, vagina)?

Кровь в моче наблюдалась при одном (двух) мочеиспускании(ях)?

Was blood noticed in your urine in one (two) urination(s)?

Появление крови в моче сопровождается болью?

Is bloody urination accompanied by pain?

Кровь в моче появилась вновь через неделю (месяц)?

Did bloody urine recur after a week (month)?

Вы давно наблюдаете нарушение глотания (чувство неловкости, затруднение прохождения пищи, охриплость, изменение голоса)?

Is it a long time since you noted difficulty in swallowing (discomfort, difficulty in downward passage of food, hoarseness, change of voice)?

Старайтесь не волноваться и избегать эмоциональных стрессов

Try not to worry and avoid emotional stress

Я вам рекомендую самой проводить ежемесячно осмотр ваших молочных желез перед зеркалом

I recommend that you should examine your breasts once a month in front of a mirror

Вы должны вовремя обращаться к врачу, чтобы диагноз был установлен как можно раньше

You must seek the doctor's advice in good time, so that your diagnosis can be made as early as possible

▲ Подозрение на злокачественную опухоль (рак) молочной железы (матки, мочеточника, пищевода)

▲ Suggestion for cancer of the mammary gland (uterus, ureter, esophagus)

У больного(ой) меланобластома кожи

The patient has skin melanoblastoma

Биопсия противопоказана

Biopsy is contraindicated

У больного(ой) нейрофиброма легкого (тератома средостения, рак головки поджелудочной железы, рак культи желудка)

The patient has neurofibroma of the lung (mediastinal teratoma, cancer of the pancreas head, cancer of the stomach stump)

Вам удалось полностью удалить опухоль (лимфатические узлы)?

Could you excise totally the tumour (lymph nodes)?

| | |
|---|---|
| Опухоль удалена с широким иссечением здоровых тканей | The tumour has been resected along with a wide margin of normal tissue |
| Возможна имплантация раковых клеток по линии шва (диссеминация злокачественной опухоли, малигнизация краев раны) | The danger of implantation of cancer cells at the suture line (dissemination of malignant tumour, implantation of cancer cells in the wound edges) is possible |
| Проведите электроэксцизию прилежащих тканей | Make electroexcision of the adjacent tissues |
| Сразу же простерилизуйте инструменты | Sterilize the instruments immediately |
| Есть метастазы? | Have metastases developed? |
| Отдаленные метастазы не выявлены | Distant metastases have not been detected |
| В данном случае нельзя исключить метастазы | In this case metastases can't be ruled out |
| Лимфатические узлы на стороне поражения не подозрительны на метастазы (не пальпируются) | Lymph nodes on the affected side are not suspected for metastases (not palpated) |
| Обнаружены метастазы в легких (печени, лимфатических узлах) | There have been found metastases of the lungs (liver, lymph nodes) |
| У больного(ой) имеются боли, вызванные метастазами, с типичной иррадиацией в спину (руку, шею) | The patient has painful metastases with typical radiation into the back (arm, neck) |
| Возьмите с иссеченного кусочка ткани мазок (отпечаток) для цитологического исследования | Obtain a smear (a reprint) for cytological study from the excised specimen of tissue |
| Каковы данные биопсии? | What is the report of the biopsy? |
| При биопсии (не) обнаружены опухолевые клетки | The biopsy has been reported positive (negative) |
| Установлена(о) малигнизация (отсутствие малигнизации) опухоли | There has been determined the presence (absence) of malignancy |
| Это (не) злокачественная опухоль | This mass is malignant (benign) |
| Установлена локализация первичной опухоли? | Has the primary tumour location been determined? |
| Где она расположена? | Where is it located? |
| Каких размеров? | What is the mass size? |
| Первичной злокачественной опухоли не обнаружено | No primary malignancy has been found |

Вам удалось пропальпировать опухоль?

Could you feel a mass?

Опухоль подвижная (ограниченно подвижная, небольших размеров, значительных размеров, (не) спаяна с окружающими тканями)

The tumour is mobile (with restricted mobility, of small size, of considerable size, (does not fuse) fuses with the surrounding tissue)

Опухоль плотной (мягкой) консистенции, болезненная (безболезненная), круглой (неправильной) формы

The mass is hard (soft), tender (painless), round (irregular)

Опухоль смещается (не смещается) при дыхании (по отношению к подлежащим тканям)

The mass is moving (not moving) on respiration (in relation to underlying tissue)

В результате лучевой терапии произошло уменьшение опухоли

As a result of radiation therapy the mass has diminished

# ЗАБОЛЕВАНИЕ ГРУДНОЙ КЛЕТКИ И ОРГАНОВ ГРУДНОЙ ПОЛОСТИ

# DISORDER OF THE THORAX AND THORACIC ORGANS

# ЗАБОЛЕВАНИЕ ГРУДНОЙ КЛЕТКИ И ОРГАНОВ ГРУДНОЙ ПОЛОСТИ

## ГРУДНАЯ КЛЕТКА. МОЛОЧНАЯ ЖЕЛЕЗА

### ГРУДНАЯ КЛЕТКА, ГРУДЬ

I. астеническая/длинная узкая грудная клетка
бочкообразная/эмфизематозная грудная клетка
воронкообразная грудная клетка, грудь сапожника
гиперстеническая/широкая короткая грудная клетка
килевидная грудная клетка, куриная/килевидная грудь
кифо[сколио]тическая грудная клетка
лордотическая грудная клетка
нормостеническая грудная клетка
паралитическая грудная клетка
плоская грудная клетка
рахитическая грудная клетка
II. деформация грудной клетки
западение грудной клетки

опухоль грудной клетки
повреждение грудной клетки
сдавление грудной клетки
синовиома грудной клетки
сотрясение грудной клетки
ушиб грудной клетки
экскурсия грудной клетки
С. грудина
грудная полость
грудная стенка
межреберный промежуток
рахитические четки
реберная дуга
ребро(а)

# DISORDER OF THE THORAX AND THORACIC ORGANS

## THORAX. MAMMARY GLAND

### THORAX, THORACIC CAGE, CHEST

I. asthenic thorax, long narrow chest
**barrel/emphysematous** chest

**funnel/shoemaker's** chest

**hypersthenic/broad short** chest
keeled chest, chicken breast

kypho[scolio]tic chest

lordotic chest

normosthenic chest

phthinoid chest

flat chest
rachitic breast
II. deformity of the chest
chest retraction, pectus excavatum
thoracic **mass/tumour**
chest **injury/damage**
compression of the chest
synovioma of the chest
thoracic commotion
thoracic contusion
thoracic excursion
S. breastbone, sternum
thoracic cavity
thoracic wall
intercostal space
beading of the ribs
costal arch
rib(s)

246

## МОЛОЧНАЯ/ГРУДНАЯ ЖЕЛЕЗА. ГРУДЬ

## MAMMARY GLAND. BREAST

I. добавочная молочная железа

кровоточащая молочная железа, внутрипротоковая папиллома
подмышечная/аксиллярная молочная железа
увеличенная молочная железа

II. абсцесс молочной железы
актиномикоз молочной железы
атрофия молочной железы
воспаление [паренхимы и интерстиция] молочной железы, мастит, грудница
дисгормональная гиперплазия молочных желез у женщины, мастопатия, фиброаденоматоз
дисплазия/дисгенезия молочной железы

доля молочной железы
липогранулема молочной железы
[млечные] протоки молочной железы
недоразвитие/гипоплазия молочной железы, гипомастия
новообразование молочной железы
опущение молочной железы, отвислая грудь, отвислая молочная железа, мастоптоз
свищ молочной железы
сифилис молочной железы
сосок молочной железы
тромбофлебит подкожных вен молочной железы
туберкулез молочной железы
увеличение/гипертрофия молочной железы, гипермастия

увеличение молочной железы в период полового созревания
увеличение у мужчин молочной железы, дисгормональная гиперплазия молочных желез у мужчин, гинекомастия
уплотнение в молочной железе
фиброаденома молочной железы

I. accessory **mammary gland/ breast tissue**
bleeding mammary gland, intraductile papilloma

axillary mammary gland

enlarged mammary gland

II. mammary gland abscess
mammary gland actinomycosis

atrophy of the breast
inflammation [of parenchyma and interstitia] of the mammary gland, mastitis
female mammary gland dyshormonal hyperplasia, mastopathy, fibroadenomatosis
mammary gland dysplasia, displasia of the breast, mammary gland dysgenesis
lobe of the breast
mammary gland lipogranuloma
mammary ducts

mammary hypoplasia, hypomastia

mammary neoplasm

pendulous breast, mastoptosis

milk fistula
mammary gland syphilis
nipple
thrombophlebitis of mammary gland subcutaneous veins
mammary gland tuberculosis
enlarged mammary gland, mammary hyperthrophy, hypermastia
pubertal breast enlargement, sororiation
overdevelopment of a mammary gland in males, dyshormonal hyperplasia of mammary glands in males, gynecomastia
induration of the breast

fibroadenoma of the mammary gland

эхинококк молочной железы    mammary gland echinococcus
C. околососковый кружок    S. mammary areola

## МАСТИТ, ГРУДНИЦА

I. абсцедирующий мастит

    гангренозный мастит
    гнойный мастит

    двусторонний мастит
    интерстициальный мастит
    интраканаликулярный мастит,
    галактофорит
    инфильтративный мастит
    лактационный/послеродовый
    мастит
    острый мастит
    разлитой мастит
    раковый/карциноматозный мастит, маститоподобный рак
    серозный мастит
    сифилитический мастит
    туберкулезный мастит
    флегмонозный мастит
    хронический мастит
II. мастит новорожденных
S. абсцесс молочной железы
    застой молока, лактостаз

    кормление грудью ребенка
    лактация
      подавление лактации
III. кормить грудью ребенка

    сцеживать молоко

## АБСЦЕСС МОЛОЧНОЙ ЖЕЛЕЗЫ

I. интрамаммарный абсцесс
    ретромаммарный абсцесс
    субареолярный абсцесс
C. абсцесс подкожной клетчатки
    воспаление молочной железы
    в околососковой области,
    ареолит

## МАСТОПАТИЯ, ФИБРОАДЕНО-МАТОЗ

I. диффузная мастопатия
    кистозная мастопатия
    кистозно-пролиферативная
    мастопатия, болезнь Шиммельбуша
    кистозно-фиброзная мастопатия

## MASTITIS

I. mastitis with abscess formation
    gangrenous mastitis
    **purulent/suppurative** mastitis
    bilateral mastitis
    interstitial mastitis
    intracanalicular mastitis,
    galactophoritis
    infiltrative mastitis
    **lactic/postnatal** mastitis

    acute mastitis
    diffuse mastitis
    **cancer/carcinomatous** mastitis, mastitis-like cancer
    serous mastitis
    syphilitic mastitis
    tuberculous mastitis
    phlegmonous mastitis
    chronic mastitis
II. mastitis of the newborn
S. mammary [gland] abscess
    [abnormal] accumulation of milk, lactostasis
    breast-feeding, infant feeding
    lactation
      suppression of lactation
III. to breast-feed, to feed an infant
    to express milk

## MAMMARY [GLAND] ABSCESS

I. intramammary abscess
    retromammary abscess
    subareolar abscess
S. abscess of subcutaneous fat
    areolitis

## MASTOPATHY, FIBROADENO-MATOSIS

I. diffuse mastopathy
    cystic mastopathy
    cysto-proliferative mastopathy, Schimmelbusch disease

    fibrocystic mastopathy

тиреотоксическая/истери-
ческая мастопатия
узловая мастопатия
фиброзная мастопатия
C. мастодиния, масталгия

**thyrotoxic/hysterical** mastopathy
nodal mastopathy
fibrous mastopathy
S. mastodynia, mastalgia

## ПРОТОК(И) МОЛОЧНОЙ ЖЕЛЕЗЫ

## MAMMARY DUCT(S)

II. воспаление млечных протоков молочной железы, галак-
тофорит
расширение/эктазия прото-
ков молочной железы

II. inflammation of the milk
ducts of a mammary gland,
galactophoritis
mammary duct **dilation/ecta-
sia**

## СОСОК(КИ) МОЛОЧНОЙ ЖЕЛЕЗЫ

## NIPPLE(S)

I. втянутый сосок молочной железы
рудиментарный сосок молочной железы
II. гипертрофия соска(ов)
увеличение числа сосков молочной железы
трещина соска
экскориация соска

I. retracted nipple

rudimentary nipple

II. nipple hypertrophy
hyperthely, hyperthelia

nipple crack
excoriation of the nipple

■ У вас трещина соска (мастит)

Вы кормите грудью ребенка?

Не прекращайте кормить ребенка этой грудью

Не давайте ребенку грудь

Сцеживайте молоко из груди(ей)

Отсасывайте молоко из этой
груди молокоотсосом

Сцеживание молока болез-
ненное (безболезненное)?
Приносит (не приносит) облегчение?

Придайте возвышенное положение молочной железе ко-
сыночной повязкой

До и после кормления мойте
соски грудей (молочных желез) кипяченой водой. Смазывайте их спирт-глицерино-
вой смесью

▲ Грудная клетка симметрич-
ная (увеличена в объеме,
бочкообразной формы)

■ You have a cracked nipple
(mastitis)

Do you breast-feed your baby?

Don't stop feeding your baby
from this breast

Don't breast-feed the baby

Express milk from the
breast(s)

Milk this breast with a suction apparatus

Is expressing the milk painful (non-painful)? Does it
give relief?

Have the breast held in a
sling

Before and after breast-feed-
ing wash the nipples with
boiled water. Treat them with
an alcohol-glycerin salve

▲ The chest is symmetrical (enlarged in size, barrel-shaped)

Ограничения дыхательной экскурсии нет

Excursion is good

Отмечается отставание при дыхании правой (левой) половины грудной клетки

There is noted poor expansion of the right (left) half of the chest on breathing

Больная жалуется на боли (набухание, чувство тяжести, напряжение) в молочной железе

The patient complains of pains (swelling, sense of heaviness, tension) in the mammary gland

Молочные железы низко опущены (симметричны, увеличены, болезненны при пальпации)

The mammary glands are pendulous (symmetrical, enlarged, tender on palpation)

Инфильтрат [в молочной железе] определяется четко (нечетко)

Infiltrate [in the mammary gland] is felt well (not well)

Опухоли [в молочной железе] не обнаружено

No mass has been detected [in the mammary gland]

Соски прямые (втянутые)

The nipples are erect (retracted)

Выделений из сосков нет

There is no discharge from nipples

Наблюдаются молозивные (серозные, кровянистые) выделения из сосков

There is noted colostral (serous, bloody) discharge from nipples

# БРОНХИ. ЛЕГКИЕ. ПЛЕВРА. ТРАХЕЯ

# BRONCHI. LUNGS. PLEURA. TRACHEA

## ОБЩАЯ ЧАСТЬ

## GENERAL

### ДЫХАНИЕ

### RESPIRATION, BREATHING, BREATH SOUNDS

I. агональное/терминальное дыхание, «гаспинг»-дыхание
амфорическое дыхание
астматическое дыхание
бронхиальное дыхание
брюшное/диафрагмальное дыхание
везикулярное дыхание
глубокое дыхание
грудное дыхание

жесткое дыхание

замедленное дыхание
затрудненное дыхание

искусственное дыхание, ис-

I. **agonal/terminal** breathing, gasping
amphoric respiration
asthmatic wheezing
bronchial respiration
**abdominal/diaphragmatic** respiration
vesicular respiration
deep breathing
thoracic **respiration/breathing**
coarse breath sounds, harsh breathing, rough respiration
**slow respiration**
**laboured/hard/difficult** breathing/respiration, gasps
artificial respiration, arti-

| | |
|---|---|
| кусственная вентиляция легких | ficial ventilation of the lungs |
| неправильное дыхание | irregular respiration |
| нормальное дыхание | **normal/adequate** respiration |
| парадоксальное дыхание | paradoxical respiration |
| патологическое дыхание | pathologic[al] breathing |
| периодическое дыхание | periodic respiration |
| поверхностное дыхание | shallow breathing |
| прерывистое/саккадированное дыхание | interrupted respiration |
| реберное дыхание | costal respiration |
| редкое дыхание | slow breathing, infrequent respiration, bradipnea |
| ритмичное дыхание | regular breathing |
| ровное дыхание | **smooth/even** respiration |
| свистящее/стридорозное дыхание | whistling respiration, **stridor/stridulous** breathing |
| стенотическое дыхание | stenotic respiration |
| стерторозное/храпящее дыхание | **stertor/snoring** breathing |
| тяжелое дыхание | heavy breathing |
| учащенное дыхание | accelerated respiration, hurried breathing |

II. глубина дыхания — II. depth of breathing
дыхание Биота — Biot's respiration
дыхание Куссмауля, большое дыхание — Kussmaul respiration
дыхание Чейн-Стокса — Cheyne-Stokes respiration
задержка дыхания — breath-holding
органы дыхания — respiratory organs
   симптомы со стороны органов дыхания — respiratory symptoms
остановка дыхания — respiratory arrest
расстройство дыхания — disturbance of respiration
угнетение дыхания — apnea
урежение дыхания/дыхательных экскурсий, брадипноэ — bradypnea
частота дыхания — respiratory rate
учащение дыхания/дыхательных экскурсий, тахипноэ — tachypnea

C. дыхательные шумы, дыхание — S. respiratory murmurs, breath sounds
дыхательные движения, дыхание — respiratory **movements/motions,** respiration, breathing
дыхательная экскурсия [грудной клетки] — respiratory excursion [of the thorax]

III. вдохнуть — III. to breathe in, to inhale
вдохнуть глубоко через нос — to breathe in deeply through the nose
выдохнуть — to breathe out, to expire, to exhale
дышать — to breathe
дышать глубоко — to breathe deeply
дышать с трудом, тяжело дышать — to **gasp/labour** for breath, to breathe heavily

задерживать дыхание
прослушивать дыхание

to hold the breath
to sound respiration

## КАШЕЛЬ

I. битональный кашель
влажный кашель
громкий кашель
лающий кашель
мучительный кашель

нервный кашель
постоянный кашель
рефлекторный кашель
сильный кашель
спазматический кашель
судорожный/конвульсивный
кашель
сухой кашель
упорный кашель
ушной кашель
II. кашель с гнойной мокротой
кашель с кровью, кровохарканье
кашель с мокротой
кашель со слизистой мокротой
приступ кашля
С. покашливание
III. кашлять

## COUGH, COUGHING

I. bitonal cough
**moist/wet/productive** cough
loud cough
barking cough
**troublesome/excruciating**
cough
nervous cough
constant coughing
reflex cough
**violent/bad** cough
**spasmodic/spastic** cough
convulsive cough

**dry/nonproductive** cough
persistent cough
ear cough
II. cough of pus
blood spitting, hemoptysis

**moist/productive** cough
cough of mucus
**fit/bout/access** of coughing
S. hacking cough
III. to cough

## ОДЫШКА, ДИСПНОЭ

I. выраженная одышка
гемическая одышка
инспираторная одышка
легочная одышка
небольшая одышка
пароксизмальная одышка
периодически возникающая
одышка
постоянная одышка

рефлекторная одышка
сердечная одышка
смешанная одышка
тепловая одышка
экспираторная одышка
II. одышка в состоянии покоя
одышка при физической на-
грузке
вынужденное положение сидя
при выраженной одышке, ор-
топноэ
С. удушье
приступ удушья

## DYSPNEA, SHORTNESS OF
## BREATH, BREATHLESSNESS

I. pronounced dyspnea
hemic dyspnea
inspiratory dyspnea
pulmonary dyspnea
slight dyspnea
paroxysmal dyspnea
episodic dyspnea

**continuous/persistent/con-
stant** dyspnea
reflex dyspnea
cardiac dyspnea
combined dyspnea
thermal dyspnea
expiratory dyspnea
II. shortness of breath at rest
dyspnea on exertion (DOE)

forced sitting position in
pronounced dyspnea, orthopnea

S. suffocation, choking, asphyxia
**suffocation/choking** attack

III. испытывать чувство недостатка воздуха
уменьшить одышку
страдать одышкой

## ХРИПЫ

I. бронхиальные хрипы
влажные хрипы
жесткие хрипы
жужжащие хрипы
звучные хрипы
крепитирующие хрипы
крупнопузырчатые хрипы
мелкопузырчатые хрипы
незвучные хрипы
свистящие хрипы
сухие хрипы
трахеальные хрипы
трескучие хрипы
III. прослушивать хрипы

## СПЕЦИАЛЬНЫЕ МЕТОДЫ ИССЛЕДОВАНИЯ

C. бронхоскопия
специалист по бронхо-
скопии
пневмотахометрия
спирография
томоденситография, компьютерная томография
сцинтилляционная электрокимография

### СПИРОГРАФИЯ

I. бронхоспирография
долевая бронхоспирография
C. жизненная емкость легких

## СПЕЦИАЛЬНАЯ ЧАСТЬ

## БРОНХ(И)

. главный бронх
левый (правый) главный
бронх
добавочный бронх
долевой бронх
дольковый бронх
сегментарный бронх
трахеальный бронх
II. агенезия бронха
аденома бронха
актиномикоз бронхов
аплазия бронха

III. to be short of breath

to **diminish/relieve** dyspnea
to suffer from dyspnea

## RÂLES

I. bronchial râles
moist râles
coarse râles
**buzzing/humming** râles
sonorous râles
**crepitus/crackling** râles
coarse bubbling râles
fine [bubbling] râles
non-sonorous râles
whistling râles
dry râles
tracheal râles
cracking râles
III. to **hear/detect** râles

## SPECIAL METHODS OF IN-VESTIGATION

S. bronchoscopy
bronchoscopist

pneumotachometry
spirography
tomodensitography, computed
tomography
scintillated electrokymo-
graphy

### SPIROGRAPHY

I. bronchospirography
lobar bronchospirography
S. vital capacity of the lungs (VC)

## SPECIAL

## BRONCHUS (BRONCHI)

I. **primary/main** bronchus
left (right) main bronchus

accessory bronchus
lobar bronchus
lobular bronchus
segmental bronchus
tracheal bronchus
II. bronchial agenesis
bronchial adenoma
bronchial actinomycosis
bronchial aplasia

аспергиллез бронхов
бластомикоз бронхов
болезнь бронхов и легких,
обусловленная наличием
бронхолитов, бронхолитиаз
бронх первого (второго) по-
рядка
воспаление бронха, бронхит

гамартохондрома бронха
дивертикул бронха
дискинезия/дистония бронха
инородное тело бронха
камень бронха, бронхиаль-
ный конкремент, бронхолит
кандидоз бронхов
непроходимость бронха

полная (частичная) непро-
ходимость бронха
опухоль бронха
папиллома бронха
патологическое расширение
просвета бронха, бронхоэктаз
просвет бронха
разрыв бронха
саркоидоз бронхов, болезнь
Бенье-Бека-Шауманна
спазм бронха, бронхоспазм,
бронхиолоспазм
стеноз бронха, бронхостеноз
C. бронхиальный свищ
бронхиальный секрет
сгущение (разжижение)
бронхиального секрета
бронхаденит
бронхогенная киста
бронхомаляция
дренажная функция бронха
синдром длинной культи
бронха

bronchial aspergillosis
bronchial blastomycosis
disease of bronchi and lungs
due to presence of broncho-
liths, broncholithiasis
bronchus of the first (second) order
inflammation of a bronchus,
bronchitis
bronchial hamartochondroma
bronchial diverticulum
bronchial **dyskinesia/dystonia**
bronchial foreign body
bronchial calculus, broncho-
lith
bronchial candidiasis
bronchial **impassability/ob-
struction**
complete (partial) bron-
chial obstruction
bronchial **mass/tumour**
bronchial papilloma
pathologic dilation of the
bronchial lumen, bronchiectasis
lumen of the bronchus
rupture of the bronchus
bronchial sarcoidosis, Besnier-
Boeck-Schaumann's disease
bronchospasm, bronchiole-
spasm
bronchial stenosis
S. bronchial fistula
bronchial secretion
thickening (thinning) of
bronchial secretion
bronch [o] adenitis
bronchogenic cyst
bronchomalacia
bronchial drainage function
long bronchial stump syn-
drome

I. аллергический бронхит
атрофический бронхит
астматический бронхит
геморрагический бронхит
гипертрофический бронхит
глубокий бронхит, панброн-
хит
гнилостный бронхит
гнойный бронхит
деструктивно-язвенный/эро-
зивный бронхит
диффузный бронхит

I. allergic bronchitis
atrophic bronchitis
asthmatic bronchitis
hemorrhagic bronchitis
hypertrophic bronchitis
deep bronchitis, panbron-
chitis
fetid bronchitis
purulent bronchitis
erosive bronchitis

diffuse bronchitis

| | |
|---|---|
| застойный бронхит | congestive bronchitis |
| капиллярный бронхит, бронхиолит | capillary bronchitis, bronchiolitis |
| катаральный бронхит | catarrhal bronchitis |
| крупозный/острый фибринозный бронхит | **croupous/acute** fibrinous bronchitis |
| некротический бронхит | necrotic bronchitis |
| острый бронхит | acute bronchitis |
| поверхностный бронхит, эндобронхит | superficial bronchitis, endobronchitis |
| слизисто-гнойный бронхит | mucopurulent bronchitis |
| токсический бронхит | toxic bronchitis |
| уремический бронхит | uremic bronchitis |
| фибринозный бронхит | fibrinous bronchitis |
| хронический бронхит | chronic bronchitis |
| экссудативный бронхит | exudative bronchitis |
| C. бронхиальная астма | S. bronchial asthma |
| приступ бронхиальной астмы | bronchial asthma attack |

**БРОНХАДЕНИТ**

**BRONCH[O]ADENITIS**

I. индуративный бронхаденит — I. indurative bronch[o]adenitis
инфильтративный бронхаденит — infiltrative bronch[o]adenitis
казеозный бронхаденит — caseous bronch[o]adenitis
туберкулезный бронхаденит — tuberculous bronch[o]adenitis

туморозный/опухолевидный бронхаденит — tumorous bronch[o]adenitis

**БРОНХИАЛЬНЫЙ/БРОНХОТОРАКАЛЬНЫЙ СВИЩ**

**BRONCHIAL FISTULA, BRONCHOTHORACIC FISTULA**

I. врожденный бронхиальный свищ — I. congenital bronchial fistula
послеоперационный бронхиальный свищ — postoperative bronchial fistula
приобретенный бронхиальный свищ — acquired bronchial fistula
травматический бронхиальный свищ — traumatic bronchial fistula

C. бронхо-желудочный свищ — S. broncho-gastric fistula
бронхо-желчный свищ — bronchobiliary fistula
бронхолегочный свищ — bronchopulmonary fistula
бронхопеченочный свищ — bronchohepatic fistula
бронхо-пищеводный свищ — broncho-esophageal fistula
бронхо-плевральный свищ — bronchopleural fistula
бронхо-плевро-кожный свищ — bronchopleurodermal fistula
бронхо-плевро-торакальный свищ — bronchopleurothoracic fistula
бронхо-трахео-пищеводный свищ — bronchotracheoesophageal fistula
решетчатое/сотовое легкое — **cribrate/honeycomb** lung

**РОНХОЭКТАЗ(Ы)**

**BRONCHIECTASIS (BRONCHIECTASES)**

ателектатический бронхоэктаз — I. atelectatic bronchiectasis

| | |
|---|---|
| атрофический бронхоэктаз | atrophic bronchiectasis |
| варикозный/четкообразный бронхоэктаз | **varicose/beaded/moniliform** bronchiectasis |
| веретенообразный бронхоэктаз | fusiform bronchiectasis |
| врожденный бронхоэктаз | congenital bronchiectasis |
| гипертрофический бронхоэктаз | hypertrophic bronchiectasis |
| деструктивный бронхоэктаз | destructive bronchiectasis |
| мешотчатый бронхоэктаз | saccular bronchiectasis |
| острый бронхоэктаз | acute bronchiectasis |
| неинфицированные бронхоэктазы | noninfected bronchiectases |
| постбронхитический бронхоэктаз | postbronchitic bronchiectasis |
| постстенотический бронхоэктаз | poststenotic bronchiectasis |
| приобретенный бронхоэктаз | acquired bronchiectasis |
| ретенционный бронхоэктаз | retention bronchiectasis |
| смешанные бронхоэктазы | mixed bronchiectases |
| сухой бронхоэктаз | dry bronchiectasis |
| цилиндрический бронхоэктаз | cylindrical bronchiectasis |

C. бронхоэктатическая болезнь — S. bronchiectatic disease
бронхоэктатическая каверна — bronchiectatic cavern
отделение мокроты «полным ртом» — expectoration

# ЛЕГКОЕ(ИЕ)

# LUNG(S)

I. буллезные легкие — I. bullous lungs
«влажное» легкое, гипергидратация легкого — "fluid" lung
«застойные» легкие — pulmonary congestion, congested lungs
добавочное легкое, добавочная доля легкого — accessory lung, accessory lobe of the lung
кистозные/поликистозные легкие — **cystic/polycystic** lungs
панцирное легкое — testaceous lung
патологически измененное легкое — pathologically changed lung
спавшееся легкое — collapsed lung
«шоковое» легкое — "shock" lung

II. абсцесс легкого — II. pulmonary abscess
острый абсцесс легкого — acute pulmonary abscess
хронический абсцесс легкого — chronic pulmonary abscess
агенезия легкого — pulmonary agenesia
актиномикоз легких — pulmonary actinomycosis
альвеококкоз легких — pulmonary alveococcosis
амебиаз легких — pulmonary amebiasis
антракоз легких — pulmonary anthracosis, coal miner's disease
аплазия легкого — pulmonary aplasia
аскаридоз легкого — pulmonary ascariasis
биссиноз легких — pulmonary byssinosis
бластомикоз легких — pulmonary blastomycosis
верхушка легкого — apex of the lung

256

| | |
|---|---|
| воспаление легкого, пневмония | pneumonia |
| ворота легкого | hilum of the lung |
| гамартома легкого | pulmonary hamartoma |
| гангрена легкого | pulmonary gangrene |
| гипоплазия/недоразвитие легкого | pulmonary hypoplasia |
| доля легкого | lobe of the lung |
| застой в легких | pulmonary congestion, congested lung |
| инфаркт легкого | pulmonary infarct [ion] |
| каверна легкого | lung cavity |
|   верхушечная каверна легкого |   apical lung cavity |
|   туберкулезная каверна легкого |   tuberculous lung cavity |
| кандидомикоз легких | pulmonary candidomycosis |
| кокцидиоидомикоз легких | pulmonary coccidioidomycosis |
| корень легкого | root of the lung |
|   сосуды корня легкого |   lung root vasculature |
| нокардиоз легких | nocardiosis of the lungs |
| опухоль легкого | pulmonary **mass/tumour** |
| отек легких | pulmonary edema |
| парагонимоз легких | pulmonary paragonimiasis |
| повреждение легкого | injury to the lung, pulmonary **damage/lesion/injury** |
| рак легкого | pulmonary cancer |
| расправление легкого | lung spread |
|   полное (неполное) расправление легкого |   complete (incomplete) lung spread |
| расширение легкого | lung expansion |
| сдавление легкого | lung compression |
| сидероз легких | pulmonary siderosis |
| силикоз легких | pulmonary silicosis |
| сифилис легких | pulmonary syphilis |
| сотрясение легкого | lung **concussion/commotion** |
| спадение/коллапс легкого, ателектаз [легкого] | collapse of the lung, [pulmonary] atelectasis |
| токсоплазмоз легких | pulmonary toxoplasmosis |
| туберкулез легких | tuberculosis of the lungs |
| ушиб легкого | pulmonary contusion |
| уплотнение легкого | pulmonary consolidation |
| шистосоматоз легких | pulmonary schistosomiasis |
| эмфизема легкого | pulmonary emphysema |
| эозинофильный инфильтрат легкого | eosinophilic pulmonary infiltrate |
|   острый эозинофильный инфильтрат легкого, синдром Леффлера |   acute eosinophilic pulmonary infiltrate, Löffler's syndrome |
|   хронический эозинофильный инфильтрат легкого, эозинофильный инфильтрат Картагенера |   chronic eosinofilic infiltrate of the lung, chronic/Kartagener's pulmonary infiltrate |
| эхинококкоз легкого | pulmonary echinococcus |
| альвеолярный протеиноз | S. alveolar proteinosis |
| бронхолегочная киста, бронхоцеле | bronchocele |

пневмосклероз
прогрессивная легочная дистрофия

III. вентилироваться (о легких)

прослушивать легкие

pneumosclerosis
progressive pulmonary dystrophy

III. to be ventilated, to ventilate (of lungs)
to listen to the lungs, to sound the lungs

## АТЕЛЕКТАЗ

I. аллергический ателектаз
аспирационный ателектаз
врожденный/первичный ателектаз
вторичный/приобретенный ателектаз
дисковидный/пластинчатый ателектаз
долевой/лобарный ателектаз
дольковый/лобулярный/ацинозный ателектаз
компрессионный ателектаз, коллапс легкого
обтурационный ателектаз
очаговый ателектаз
послеоперационный ателектаз
сегментарный ателектаз
тотальный ателектаз
травматический ателектаз
функциональный/гиповентиляционный/дистензионный ателектаз

## ATELECTASIS

I. allergic atelectasis
aspiration atelectasis
**congenital/primary** atelectasis
**secondary/acquired** atelectasis
disciform atelectasis

lobar atelectasis
**lobular/acynotic** atelectasis

compression atelectasis, collapse of the lung
obturative atelectasis
focal atelectasis
postoperative atelectasis
segmental atelectasis
total atelectasis
traumatic atelectasis
**functional/hypoventilation** atelectasis

## ДОЛЯ ЛЕГКОГО

I. левая (правая) верхняя доля легкого
левая (правая) нижняя доля легкого
средняя доля легкого
язычковая доля легкого

## LOBE OF THE LUNG

I. left (right) upper lobe of the lung, LUL (RUL)
left (right) lower lobe of the lung, LLL (RLL)
middle lobe of the lung
lingual lobe of the lung

## ПНЕВМОНИЯ

I. абсцедирующая пневмония
аденовирусная пневмония
альвеолярная пневмония, альвеолит
аспирационная пневмония
ателектатическая пневмония
атипичная пневмония
ацинозная пневмония
белая пневмония

бензиновая пневмония
бронхопневмония
бруцеллезная пневмония
брюшнотифозная пневмония

## PNEUMONIA

I. abscess-forming pneumonia
adenovirus pneumonia
alveolar pneumonia, alveolitis
aspiration pneumonia
atelectatic pneumonia
atypical pneumonia
acinous pneumonia
white pneumonia, pneumonia alba, indurated neonatal syphilitic pneumonia
benzene pneumonia
bronchopneumonia
brucellous pneumonia
typhoid pneumonia

| | |
|---|---|
| вагусная пневмония | vagus pneumonia |
| вирусная пневмония | virus pneumonia |
| врожденная/внутриутробная пневмония | **congenital/intrauterine** pneumonia |
| вторичная пневмония | secondary pneumonia |
| гипостатическая пневмония | hypostatic pneumonia |
| гриппозная пневмония | influenzal pneumonia |
| двусторонняя пневмония | bilateral pneumonia |
| жировая/липоидная пневмония | **fatty/lipoid** pneumonia |
| долевая пневмония | lobar pneumonia |
| интерстициальная/межуточная пневмония | interstitial pneumonia |
| казеозная пневмония | caseous pneumonia |
| крупозная пневмония | croupous pneumonia |
| лучевая пневмония | radial pneumonia |
| мелкоочаговая пневмония | microfocal pneumonia |
| метастатическая пневмония | metastatic pneumonia |
| обтурационная пневмония | obturative pneumonia |
| острая пневмония | acute pneumonia |
| очаговая пневмония, бронхо-пневмония | focal pneumonia, bronchopneumonia |
| перифокальная пневмония | perifocal pneumonia |
| пневмоцистная пневмония | pneumocystic pneumonia |
| послеоперационная пневмония | postoperative pneumonia |
| посттравматическая пневмония | posttraumatic pneumonia |
| прикорневая/центральная пневмония | **core/central** pneumonia |
| ревматическая пневмония | rheumatic pneumonia |
| сегментарная пневмония | segmental pneumonia |
| септическая пневмония | septic pneumonia |
| серозная пневмония | serous pneumonia |
| сливная пневмония | confluent pneumonia |
| уремическая пневмония | uremic pneumonia |
| хроническая пневмония | chronic pneumonia |
| эмболическая пневмония | embolic pneumonia |
| эозинофильная пневмония, острый эозинофильный инфильтрат легкого, синдром Леффлера | eosinophilic pneumonia, Löffler's syndrome |

| | |
|---|---|
| КРУПОЗНАЯ ПНЕВМОНИЯ | CROUPOUS PNEUMONIA |
| C. начальная крепитация разрешительная крепитация | S. initial crepitation **recurrent/relapsing** crepitation/crackling |
| уплотнение в легком при крупозной пневмонии | consolidation of the lung in croupous pneumonia |

# ПЛЕВРА

# PLEURA

| | |
|---|---|
| I. висцеральная плевра | I. visceral pleura |
| диафрагмальная плевра | diaphragmatic pleura |
| медиастинальная плевра | mediastinal pleura |
| париетальная плевра | parietal pleura |
| реберная плевра | costal pleura |
| II. воспаление плевры, плеврит | II. inflammation of the pleura, pleurisy |

карциноматоз плевры
мезотелиома плевры
эмпиема плевры, гнойный
плеврит
C. плевральная полость

carcinomatosis of the pleura
pleural mesotelioma
pleural empyema, suppurative
pleurisy
S. pleural cavity

## ПЛЕВРАЛЬНАЯ ПОЛОСТЬ

II. введение воздуха в плевраль-
ную полость
выпот в плевральной полости
скопление воздуха в плевральной полости, пневмоторакс
скопление крови в плевральной полости, гемоторакс

скопление крови и воздуха
в плевральной полости, ге-
мопневмоторакс

## PLEURAL CAVITY

II. inflation of air into the
pleural cavity
pleural **effusion/exudate**
accumulation of air in the
pleural cavity, pneumothorax
accumulation of blood in the
pleural cavity, h[a]emo-
thorax
accumulation of blood and
air in the pleural cavity
h[a]emopneumothorax

## ПНЕВМОТОРАКС

I. внутренний пневмоторакс
двусторонний пневмоторакс
закрытый пневмоторакс
искусственный пневмоторакс
клапанный пневмоторакс
лечебный пневмоторакс
напряженный пневмоторакс
односторонний пневмоторакс
открытый пневмоторакс
плащевидный пневмоторакс
правосторонний (левосторонний) пневмоторакс
спонтанный пневмоторакс
травматический пневмоторакс
хирургический/операционный
пневмоторакс
экстраплевральный пневмоторакс
III. накладывать пневмоторакс,
вводить воздух в плевраль-
ную полость

## PNEUMOTHORAX

I. internal pneumothorax
bilateral pneumothorax
closed pneumothorax
artificial pneumothorax
valvular pneumothorax
therapeutic pneumothorax
tension pneumothorax
unilateral pneumothorax
open pneumothorax
mantle[-like] pneumothorax
right (left) sided pneumothorax
spontaneous pneumothorax
traumatic pneumothorax
**surgical/operative** pneumothorax
extrapleural pneumothorax

III. to **apply/use** pneumothorax,
to inflate air into the
pleural cavity

## ПЛЕВРИТ

I. асептический плеврит
базальный/диафрагмальный
плеврит
верхушечный/апикальный
плеврит
геморрагический плеврит
гнилостный/ихорозный плеврит

гнойный плеврит, эмпиема
плевры
застойный/гипостатический
плеврит

## PLEURISY

I. aseptic pleurisy
**basal/diaphragmatic** pleurisy
apical pleurisy

hemorrhagic pleurisy
**putrefactive/ichorous** pleurisy
suppurative pleurisy, pyotho-
rax, pleural empyema
**congested/hypostatic** pleurisy

| | |
|---|---|
| междолевой/интралобарный плеврит | interlobar pleurisy |
| ограниченный плеврит | **localized/limited/circumscribed** pleurisy |
| острый плеврит | acute pleurisy |
| осумкованный плеврит | encapsulated pleurisy |
| панцирный плеврит | testaceous pleurisy |
| парапневмонический плеврит | parapneumonic pleurisy |
| пневмококковый плеврит | pneumococcal pleurisy |
| раковый/канцероматозный плеврит | **cancer/carcinomatous** pleurisy |
| ревматический плеврит | rheumatic pleurisy |
| серозно-фибринозный плеврит | serofibrinous pleurisy |
| серозный плеврит | serous pleurisy |
| слипчивый/адгезивный плеврит | adhesive pleurisy |
| сухой плеврит | dry pleurisy |
| туберкулезный плеврит | tuberculous pleurisy |
| уремический плеврит | uremic pleurisy |
| хилезный плеврит | chylous pleurisy |
| хронический плеврит | chronic pleurisy |
| экссудативный/выпотной плеврит | **exsudative/wet/infusional** pleurisy |
| С. шум трения плевры | S. pleural friction rub |

# ТРАХЕЯ

# TRACHEA

| | |
|---|---|
| II. бифуркация трахеи | II. bifurcation of the trachea |
| воспаление трахеи, трахеит | inflammation of the trachea, tracheitis |
| дивертикул трахеи | tracheal diverticulum |
| дискинезия/дистония трахеи | tracheal **dyskinesia/dystonia** |
| инородное тело трахеи | tracheal foreign body |
| папиллома трахеи | tracheal papilloma |
| просвет трахеи | lumen of the trachea |
| стеноз трахеи | tracheal stenosis |
| С. трахеобронхиальное дерево | S. tracheobronchial tree |
| трахеобронхомаляция | tracheobronchomalacia |
| трахеобронхомегалия, трахеобронхопатическая маляция, синдром Мунье-Куна | tracheobronchomegaly, Mounier-Kuhn's syndrome |
| хондроостеопластическая трахеобронхопатия | chondro-osteoplastic tracheobronchopathy |

| | |
|---|---|
| Вы не чувствуете боль во время дыхания? | Is breathing painful? |
| У вас колющая боль в боку (боль во время дыхания, затрудненное дыхание)? | Do you have a piercing pain in the side (painful breathing, difficulty in breathing)? |
| Боль усиливается при вдохе (кашле)? | Is it more painful when you breathe (in cough)? |
| Глубокий вдох вызывает боль? | Does deep breathing cause pain? |

| Дышите! Не дышите! | Breathe in and out. Hold your breath |
| --- | --- |
| Дышите глубже! | Breathe more deeply |
| Сделайте глубокий вдох | Take a deep breath |
| Вдохните и выдохните через нос (еще раз) | Breathe in and out through your nose (once again) |
| Сделайте полный выдох | Breathe out fully |
| Задержите дыхание | Hold your breath |
| У вас есть кашель? | Have you a cough? |
| Кашель постоянный (сухой, с мокротой)? | Is your cough persistent (dry, moist)? |
| Когда у вас появился кашель? | When did you start coughing? |
| Вы давно кашляете? | How long have you been coughing? |
| Вас беспокоит постоянный кашель? | Are you troubled by a persistent cough? |
| Кашель мешает вам спать? | Does coughing interfere with your sleep? |
| Вы отхаркивали когда-нибудь кровь? | Have you ever coughed up blood? |
| Покашляйте немножко! | Cough a little |
| У вас выделяется мокрота? | Do you bring up phlegm? |
| Мокрота обильная (скудная, с прожилками крови, ржавая, зловонная)? | Is your sputum abundant (scanty, blood-streaked, rusty, smelly)? |
| Какого цвета мокрота? | What colour is the sputum? |
| Сколько мокроты у вас выделяется ежедневно (утром)? | How much sputum do you bring up daily (in the morning)? |
| Количество выделенной мокроты зависит от положения тела? | Does the volume of sputum brought up depend on your body position? |
| У вас хронический (острый) бронхит | You have chronic (acute) bronchitis |
| Вам необходимо бросить курить | You must give up smoking |
| Вам нельзя охлаждаться (простужаться) | You must not catch cold (catch a cold) |
| У вас есть ощущение тяжести и полноты в боку (чувство стеснения в груди)? | Do you have a sense of heaviness and fullness in the side (a sense of tightness in the chest)? |
| Вы не можете глубоко вздохнуть? | Can you not take a deep breath? |

| | |
|---|---|
| Вы страдаете бронхиальной астмой? Сколько лет? | Do you suffer from bronchial asthma? For how many years? |
| Когда у вас был последний приступ бронхиальной астмы? | When did you have your last asthma attack? |
| Что вызывает (облегчает) приступ бронхиальной астмы? | What causes (relieves) an asthma attack? |
| Вы ощущаете при вдохе запах и вкус лекарственных веществ, введенных в плевральную полость? | When you breathe in, do you notice the odour and taste of drugs administered into the pleural cavity? |
| У вас есть примесь желчи в мокроте (выкашливание съеденной пищи, выхождение воздуха из свища при дыхании и кашле)? | Do you have bile in the sputum (regurgitation of food, emission of air from the fistula on respiration and coughing)? |
| Мокрота вязкая (прозрачная, стекловидная)? | Is your sputum viscous (transparent, clear)? |
| По рентгенограммам у вас может быть туберкулез (эхинококк) легких | According to the X-rays you may have pulmonary tuberculosis (echinococcus) |
| ▲ В плевральной полости жидкости не обнаружено | ▲ No liquid has been found in the pleural cavity |
| В плевральной полости обнаружено (не)большое количество крови | There has been found a large (small) amount of blood in the pleural cavity |
| Прослушайте легкие | Sound the lungs |
| Признаков эмфиземы легких нет | There is no evidence of pulmonary emphysema |
| Признаков ателектаза не обнаружено | No signs of atelectasis have been found |
| Причиной ателектаза является полная непроходимость бронха | The atelectasis is due to complete bronchial obstruction |
| В легких патологии не обнаружено | The lungs are clear |
| У больного(ой) двусторонняя пневмония (крупозная пневмония, хроническая пневмония) | The patient has bilateral pneumonia (croupous pneumonia, chronic pneumonia) |
| Следите за тем, чтобы осуществлялась адекватная легочная вентиляция | See to it that an adequate airway is maintained |
| Оба легких вентилируются нормально | Both lungs ventilate normally |
| У больного пневмоторакс | The patient has pneumothorax |
| Легкое коллабировалось (уменьшилось) на 1/3 своего объема | The lung is collapsed (decreased) to 1/3 of its [normal] volume |

Вы будете накладывать искусственный пневмоторакс?

Will you apply artificial pneumothorax?

Заподозрен спонтанный пневмоторакс, но тень средостения расположена по средней линии

There has been suspected spontaneous pneumothorax, but the mediastinal shadow is in the midline

Абсцесс легкого дренируется через бронх

The pulmonary abscess is drained via the bronchus

# СЕРДЦЕ. КРУПНЫЕ (МАГИСТРАЛЬНЫЕ) СОСУДЫ. ПЕРИКАРД

# HEART. MAJOR VESSELS. PERICARDIUM

## ОБЩАЯ ЧАСТЬ

## GENERAL

### КРОВООБРАЩЕНИЕ

### [BLOOD] CIRCULATION

I. вспомогательное кровообращение
искусственное/экстракорпоральное кровообращение, перфузия
капиллярное кровообращение
коллатеральное/окольное кровообращение
коронарное кровообращение
мозговое кровообращение
перекрестное кровообращение
плацентарное кровообращение
портальное кровообращение
регионарное кровообращение

II. восстановление кровообращения
большой круг кровообращения
[де]компенсация кровообращения
малый круг кровообращения
нарушение/расстройство кровообращения
недостаточность кровообращения

С. гемодинамика
кровоток
обратный кровоток, регургитация крови
время кровотока
микроциркуляция
минутный объем крови/сердца, сердечный выброс
объем/масса циркулирующей крови (ОЦК)
увеличение массы циркулирующей крови, гиперволемия

I. accessory circulation

**artificial/extracorporal** circulation, perfusion

capillary circulation
**collateral/roundabout** circulation
coronary circulation
cerebral circulation
cross circulation
placental circulation
portal circulation
regional circulation

II. restoration of circulation

**systemic/greater** circulation
circulatory [de]compensation
**pulmonary/lesser** circulation
circulatory disturbance, impairment of circulation
circulatory insufficiency

S. hemodynamics
blood **flow/stream**
**reversed/back** flow, blood regurgitation
circulation time
microcirculation
minute circulatory volume, cardiac output
volume of circulating blood

circulation overload, increase in the mass of circulating blood, hypervolemia

уменьшение массы циркулирующей крови, гиповолемия
III. не допускать увеличения объема циркулирующей крови
увеличивать объем циркулирующей крови

decrease in the mass of circulating blood, hypovolemia
III. to bar overloading circulation
to overload circulation

# [КРОВЯНОЕ] ДАВЛЕНИЕ

# [BLOOD] PRESSURE

I. артериальное [кровяное] давление
венозное [кровяное] давление
центральное венозное давление
внутрисердечное давление
высокое [кровяное] давление
диастолическое [кровяное] давление
низкое [кровяное] давление
нормальное [кровяное] давление
повышенное [кровяное] давление
среднее [кровяное] давление
систолическое [кровяное] давление
II. листок для записи давления
повышение [кровяного] давления
показатели [кровяного] давления
III. записывать [кровяное] давление
измерять [кровяное] давление

падать (*о кровяном давлении*)

повышаться (*о кровяном давлении*)

I. arterial [blood] **pressure/ tension**
venous [blood] pressure
central venous pressure
intracardiac pressure
high [blood] pressure
diastolic [blood] pressure

low [blood] pressure
normal [blood] pressure

**raised/elevated/increased** [blood] pressure
average [blood] pressure
systolic [blood] pressure

II. [blood] pressure chart
hypertension, [blood] pressure elevation, BP elevation
[blood] pressure readings, BP readings
III. to record [blood] pressure

to **take/determine/check** [blood] pressure/BP
to fall, to drop (*of blood pressure*)
to increase, to rise, to elevate (*of blood pressure*)

# ПОВЫШЕНИЕ КРОВЯНОГО ДАВЛЕНИЯ

# HYPERTENSION, BLOOD PRESSURE ELEVATION

I. повышение кровяного давления в артериях, артериальная/системная гипертензия

повышение кровяного давления в малом круге кровообращения, гипертензия малого круга кровообращения, легочная гипертензия, легочная гипертония

II. increased blood pressure in arteries, **arterial/systemic** hypertension

increased blood pressure in lesser circulation, hypertension of pulmonary circulation, pulmonary hypertension

# АРТЕРИАЛЬНАЯ/СИСТЕМНАЯ ГИПЕРТЕНЗИЯ

# ARTERIAL HYPERTENSION, SYSTEMIC HYPERTENSION

вазоренальная/реноваскулярная гипертензия

I. renovascular hypertension

гемодинамическая гипертензия    hemodynamic hypertension
застойная гипертензия    congestive hypertension
злокачественная гипертензия    malignant hypertension
лабильная гипертензия    labile hypertension
лекарственная гипертензия    drug-induced hypertension
неврогенная симптоматическая гипертензия    neurogenic symptomatic hypertension
нефрогенная/почечная гипертензия    **nephrogenic/renal** hypertension
пароксизмальная гипертензия    paroxysmal hypertension

первичная/эссенциальная артериальная гипертензия, гипертоническая болезнь    **primary/essential** arterial hypertension, hypertensive disease
посткоммоционная гипертензия    postcommotional hypertension
стабильная гипертензия    stable hypertension
транзиторная гипертензия    transitory hypertension
центрогенная гипертензия    centrogenic hypertension
эндокринопатическая/гормональная/эндокринная гипертензия    **endocrine/hormone/hormonal** hypertension
юношеская гипертензия    juvenile hypertension

C. болезнь Иценко-Кушинга    S. Itzenko-Cushing's disease
гиперальдостеронизм    hyperaldosteronism
гипертонический криз    hypertensive crisis
гломерулонефрит    glomerulonephritis
феохромоцитома    pheochromocytoma

## ПУЛЬС      PULSE

I. альтернирующий пульс    I. alternating pulse
большой/высокий пульс    **large/full** pulse
быстрый пульс    swift pulse
дикротический пульс    dicrotic pulse
интермиттирующий пульс    intermittent pulse, pulsus intermittens

лабильный пульс    labile pulse
малый/низкий пульс    small pulse
медленный пульс    slow pulse
мягкий/ненапряженный пульс    soft pulse
напряженный/твердый пульс    **tense/hard** pulse
нерегулярный/аритмичный пульс    **irregular/arhythmic** pulse
нитевидный пульс    **thready/thread-like** pulse
пародоксальный пульс    paradoxical pulse
периферический пульс    peripheral pulse
регулярный пульс    regular pulse
редкий пульс    slow pulse
ритмичный пульс    rhythmic pulse
скорый/подскакивающий пульс    **swift/collapsing** pulse, pulsus celerimus
частый/учащенный пульс    rapid pulse

II. дефицит пульса    II. pulse deficit
колебания пульса    pulse flutter
напряжение пульса    tension of the pulse
пульс с перебоями    dropped-beat pulse
пульс хорошего (слабого) наполнения    full (weak) pulse

| | |
|---|---|
| ритм пульса | pulse rhythm |
| скорость пульса | swiftness of the pulse |
| удары пульса | beatings of the pulse, pulse beats |
| частота пульса | pulse rate |
| III. пальпировать/определять пульс | III. to **take/feel/palpate** pulse |

## СПЕЦИАЛЬНЫЕ МЕТОДЫ ИССЛЕДОВАНИЯ

## SPECIAL METHODS OF INVESTIGATION

| | |
|---|---|
| C. ангиокардиография | S. angiocardiography |
| аппарат для измерения [артериального] давления | blood-pressure apparatus |
| баллистокардиография | ballistocardiography |
| векторкардиография | vectorcardiography |
| динамокардиография | dynamocardiography |
| измерение минутного объема сердца (МОС) | measuring [of] cardiac output |
| измерение объема циркулирующей крови (ОЦК) | measuring [of] circulating blood volume |
| измерение скорости кровотока | measuring [of] blood flow speed |
| капилляроскопия | capillaroscopy |
| кардиография | cardiography |
| кардиоманометрия | cardiomanometry |
| катетеризация/зондирование полостей сердца | cardiac **catheterization/probing** |
| кинетокардиография | kinetocardiography |
| осциллография | oscillography |
| плетизмография | plethysmography |
| прямая (непрямая) манометрия | direct (indirect) manometry |
| рентгенография | roentgenography |
| реокардиография | rheocardiography |
| спациокардиография | spaciocardiography |
| сейсмокардиография | seismocardiography |
| сфигмоманометрия | sphygmomanometry |
| телеэлектрокардиография | tele-electrocardiography |
| фонокардиография | phonocardiography |
| амплитуда первого (второго) тона | amplitude of the first (second) heart sound |
| эзофагокардиография | esophagocardiography |
| электрокардиография | electrocardiography |
| эхокардиография | echocardiography |

### ЭЛЕКТРОКАРДИОГРАФИЯ

### ELECTROCARDIOGRAPHY

| | |
|---|---|
| данные электрокардиографии | II. ECG findings |
| электрокардиограмма | S. electrocardiogram (ECG, EKG) |
| электрокардиограф | electrocardiograph, ECG machine |
| многоканальный электрокардиограф | multichannel electrocardiograph |

### ЭЛЕКТРОКАРДИОГРАММА (ЭКГ)

### ELECTROCARDIOGRAM (ECG, EKG)

| | |
|---|---|
| зубец (зубцы) ЭКГ | II. ECG wave(s) |

изоэлектрическая линия ЭКГ
интервал/отрезок/сегмент ЭКГ

отведение ЭКГ
показатели ЭКГ
технические недостатки в ре-
гистрации ЭКГ
III. записывать/делать/снимать/
регистрировать ЭКГ
расшифровывать ЭКГ

ECG isoelectric line
interval, piece, segment of
an **ECG/EKG**
lead on an **ECG/EKG**
**ECG/EKG** readings
technical **faults/errors** in
ECG recording
III. to **record/obtain/take** an ECG,
to have an ECG made
to interpret an ECG

## Зубец(цы) ЭКГ, волны ЭКГ

I. высокий зубец
двухфазный зубец
зубец, направленный вверх
(вниз)
зубец P, U, T, R, Q, F, f
отрицательный зубец
положительный зубец
раздвоенный зубец
расширенный зубец
уплощенный зубец

## ECG wave(s)

I. high wave
diphasic wave
upward (downward) wave

P, U, T, R, Q, F, f wave
negative wave
positive wave
split wave
wide wave
flat wave

# СПЕЦИАЛЬНАЯ ЧАСТЬ

# SPECIAL

## АОРТА

## AORTA

I. брюшная аорта
    короткая брюшная аорта
восходящая аорта
    широкая восходящая аорта
грудная аорта
    удлиненная грудная аорта
нисходящая аорта
узкая аорта
II. аневризма аорты
атеросклероз аорты
бифуркация аорты

ветви аорты
воспаление [стенок] аорты,
аортит
дуга аорты

двойная дуга аорты
окклюзия дуги аорты
клапан аорты, аортальный клапан
луковица аорты
разрыв аорты
расширение аорты
острое расширение аорты
ствол аорты
сужение/стеноз аорты

тромбоз аорты

I. abdominal aorta
    short abdominal aorta
ascending aorta
    wide ascending aorta
thoracic aorta
    stretched thoracic aorta
descending aorta
narrow aorta
II. aneurysm of the aorta
aortic atherosclerosis
bifurcation of the aorta,
aortic bifurcation
aortic branches, aortic rami
inflammation of aortic walls,
aortitis
aortic arch, arch of the
aorta
    double aortic arch
    aortic arch occlusion
aortic valve

aortic knuckle
aortic rupture
aortic dilation
    acute aortic dilation
aortic trunk
aortic narrowing, stenosis
of aorta
aortic thrombosis

тромбоэмболия аорты
aortic thromboembolism

C. окклюзия артерий нижних
конечностей
окклюзия подключичной ар-
терии
окклюзия сонной артерии

S. arterial occlusion of the
lower extremities
subclavicular artery occlusion
carotid artery occlusion

## АНЕВРИЗМА АОРТЫ

I. атеросклеротическая аневризма аорты
веретенообразная аневризма
аорты
врожденная аневризма аорты
истинная аневризма аорты
ложная аневризма аорты
мешковидная аневризма аорты

посттравматическая анев-
ризма аорты
расслаивающая аневризма
аорты
сифилитическая аневризма
аорты
хроническая аневризма аорты
цилиндрическая аневризма
аорты
II. аневризма брюшной аорты
аневризма ветвей аорты
аневризма восходящей (нисхо-
дящей) аорты
аневризма дуги аорты
III. расслаиваться (о стенке
аорты)

## AORTIC ANEURYSM

I. atherosclerotic aortic aneurysm
fusiform aortic aneurysm

congenital aortic aneurysm
true aortic aneurysm
false aortic aneurysm
**saccular/sacculated** aortic
aneurysm
posttraumatic aortic aneurysm

dissecting aortic aneurysm

syphilitic aortic aneurysm

chronic aortic aneurysm
cylindrical aortic aneurysm

II. abdominal aorta aneurysm
aneurysm of aortic branches
ascending (descending) aorta
aneurysm
aortic arch aneurysm
III. to dissect (of *aortic wall*)

## АНЕВРИЗМА ВЕТВЕЙ АОРТЫ

C. аневризма бедренной артерии
аневризма подколенной ар-
терии
аневризма сонной артерии

## ANEURYSM OF AORTIC BRANCHES

S. femoral artery aneurysm
popliteal artery aneurysm

carotid artery aneurysm

## АОРТИТ

I. аллергический аортит
гнойный аортит
инфекционный аортит
некротический язвенный
аортит
ревматический аортит
сифилитический аортит,
болезнь Деле-Геллера
тромбаортит
туберкулезный аортит
эмболический аортит
эндаортит

## AORTITIS

I. allergic aortitis
**purulent/suppurative** aortitis
infective aortitis
necrotic ulcerative aortitis

rheumatic aortitis
syphilitic aortitis, Döhle-
Heller's disease
thrombaortitis
tuberculous aortitis
embolic aortitis
endaortitis

II. аортит при болезни Такая-
су, аортит при болезни
отсутствия пульса
аортит при облитерирующем
тромбангиите, аортит при
болезни Винивартера-Бюргера
аортит при ревматизме, ревматический аортит
С. аорталгия

II. aortitis in Takayasu disease,
pulseless disease

aortitis in obliterating
thrombangiitis, Winiwarter-
Bürger's disease
aortitis in rheumatism, rheumatic aortitis
S. aortalgia

**БИФУРКАЦИЯ АОРТЫ**

**BIFURCATION OF THE AORTA,
AORTIC BIFURCATION**

II. непроходимость/окклюзия
бифуркации аорты, синдром
Лериша
эмболия бифуркации аорты

II. occlusion of the aortic bifurcation, Leriche's syndrome

embolism of the aortic bifurcation

**ОККЛЮЗИЯ АРТЕРИЙ НИЖ-
НИХ КОНЕЧНОСТЕЙ**

**ARTERIAL OCCLUSION OF
THE LOWER EXTREMITIES**

С. облитерирующий тромбан-
г[и]ит, болезнь Винивартера-
Бюргера

S. obliterating thrombangiitis,
Winiwarter-Bürger's disease

# ЛЕГОЧНАЯ АРТЕРИЯ

# PULMONARY ARTERY

II. ствол легочной артерии
устье легочной артерии
эмболия легочной артерии

II. trunk of the pulmonary artery
ostium of the pulmonary artery
pulmonary artery embolism

# ПЕРИКАРД

# PERICARDIUM

II. воспаление перикарда, перикардит
скопление крови в полости
перикарда, гемоперикардит

II. inflammation of the pericardium, pericarditis
accumulation of blood in the
pericardium, hemopericardium

**ПЕРИКАРДИТ**

**PERICARDITIS**

I. адгезивный/спаечный/слипчи-
вый перикардит
геморрагический перикардит
гнилостный/ихорозный перикардит
гнойный перикардит
карциноматозный перикардит
констриктивный/сдавливающий
перикардит, «панцирное» сердце
ксантоматозный/холестерино-
вый перикардит
острый перикардит
серозный перикардит
сухой перикардит

туберкулезный перикардит
уремический перикардит
хронический перикардит

I. adhesive pericarditis

hemorrhagic pericarditis
putrefactive/ichorous pericarditis
suppurative pericarditis
carcinomatous pericarditis
constrictive pericarditis,
armo[u]red heart
xanthomatous/cholesterol
pericarditis
acute pericarditis
hydropericarditis
dry pericarditis, pericarditis
sicca
tuberculous pericarditis
uremic pericarditis
chronic pericarditis

фибринозный перикардит
экссудативный/выпотной перикардит
C. шум трения перикарда

fibrinous .pericarditis
**exudative/wet/infusional** pericarditis
S. pericardial rub

## СЕРДЦЕ

## HEART, COR

I. «больное» сердце
«бычье» сердце
гипотиреоидное/микседематоз-
ное сердце
детренированное сердце
«здоровое» сердце
капельное/висячее сердце

«легочное» сердце
лежачее сердце, сердце ги-
перстеника
«открытое» сердце
панцирное сердце
пивное сердце
сердце астеника
«сухое» сердце
тиреотоксическое/базедово-
токсическое сердце
увеличенное сердце
юношеское сердце
II. аневризма сердца
аномалия сердца
аритмия сердца
блокада сердца
болезнь сердца
желудочек сердца
камера сердца
клапан сердца
мышца сердца
воспаление мышцы сердца,
миокардит
остановка сердца
отделы сердца
левый (правый) отдел сердца
перегородка сердца
пересадка сердца
порок сердца
разрыв сердца, кардиорексис

расширение сердца
сдавление сердца
прогрессирующее сдавление
сердца
стенка сердца
тампонада сердца
толчок сердца
верхушечный толчок сердца
тон(ы) сердца
шум(ы) сердца

I. "bad" heart
"cor bovinum"
**hypothyroid/myxedematous**
heart
**nontrained/untrained** heart
"good" heart
**drop/pendulous/hanging/sus-
pended** heart
pulmonary heart, cor pulmonale
**lying/hypersthenic** heart

"open" heart
armo[u]red heart
beer-heart
asthenic's heart, asthenic heart
"dry" heart
**thyroid/thyrotoxic** heart

enlarged heart
juvenile heart
II. cardiac aneurysm
cardiac anomaly
cardiac arrhythmia
heart block
**heart/cardiac** disease
heart ventricle
chamber of the heart
cardiac valve
cardiac muscle, myocardium
inflammation of the myo-
cardium, myocarditis
cardiac arrest, heart failure
heart chambers
left (right) heart chamber

septum of the heart
cardiac transplantation
heart defect
rupture of the heart, cardiac
rupture, cardiorrhesis
cardiac dila[ta]tion
compression of the heart
progressive compression of
the heart
wall of the heart
cardiac tamponade
cardiac beat
apex beat
**heart/cardiac** sound(s)
cardiac **murmur(s)/bruit(s)**

C. сердечная деятельность
  декомпенсация сердечной
  деятельности
  сердечная недостаточность
  сердечные сокращения
  сердцебиение

## АРИТМИЯ СЕРДЦА

I. дыхательная аритмия

  мерцательная/полная аритмия

  пароксизмальная аритмия
  синусовая аритмия
  юношеская аритмия
C. дефибриляция сердца
  дефицит пульса
  мерцание/фибриляция желудочков
  мерцание/фибриляция предсердий
  пароксизмальная тахикардия
  синусовая брадикардия
  синусовая экстрасистолия
  трепетание желудочков
  трепетание предсердий
  экстрасистолия

## БЛОКАДА СЕРДЦА

I. альтернирующая блокада
  арборизационная блокада
  внутрижелудочковая блокада
  внутрипредсердная блокада,
  полная поперечная блокада,
  полный поперечный блок,
  полная атриовентрикулярная/
  предсердно-желудочковая блокада
  синоаурикулярная блокада
  транзиторная блокада сердца
  от перемены положения
C. блокада ножек пучка Гиса
  синдром Вольффа-Паркин-
  сона-Уайта, синдром ВПУ,
  синдром преждевременного
  возбуждения желудочков
  синдром слабости синусового
  узла

## БОЛЕЗНЬ СЕРДЦА

I. ишемическая болезнь сердца,
  коронарная болезнь
  ревматическая болезнь сердца

S. cardiac activity
  cardiac decompensation

  cardiac insufficiency
  cardiac contractions
  heartbeat [ing], palpitation

## CARDIAC ARRHYTHMIA

I. **respiratory/breathing** arrhythmia
  cardiac fibrillation,
  complete arrhythmia
  paroxysmal arrhythmia
  sinus arrhythmia
  juvenile arrhythmia
S. defibrillation of the heart
  pulse deficit
  ventricular fibrillation

  **auricular/atrial** fibrillation

  paroxysmal tachycardia

  sinus bradycardia
  sinus extrasystole
  ventricular flutter
  **auricular/atrial** flutter
  extrasystole

## HEART BLOCK

I. alternating block
  arborisation block
  intra-ventricular block
  intra-auricular block
  complete **transverse/cross/au-
  riculoventricular/atriovent-
  ricular** block

  **sino-auricular/sinoatrial** block
  transient heart block associated with a change in posture
S. blockade of the bundle of His
  Wolff-Parkinson-White's syndrome, WPW syndrome, syndrome of premature ventricular stimulation
  sick sinus syndrome

## HEART DISEASE

I. ischemic heart disease, coronary disease
  rheumatic heart disease

ИШЕМИЧЕСКАЯ БОЛЕЗНЬ
СЕРДЦА (ИБС), КОРОНАРНАЯ
БОЛЕЗНЬ

ISCHEMIC HEART DISEASE,
CORONARY DISEASE

I. бессимптомная ишемическая
болезнь сердца
хроническая ишемическая
болезнь сердца
C. атеросклероз коронарных/
венечных сосудов сердца,
атерокоронаросклероз
инфаркт миокарда
ишемия миокарда
кардиосклероз
коронарная недостаточность
промежуточный коронарный
синдром
стенокардия, грудная жаба

I. asymptomatic ischemic heart
disease
chronic ischemic heart disease
S. atherosclerosis of the coronary vessels of the heart,
atherocoronarosclerosis
**myocardial/cardiac** infarction
myocardial ischemia
cardiosclerosis
coronary insufficiency
intermediate coronary syndrome
stenocardia, angina pectoris

## Инфаркт миокарда

## Myocardial infarction, cardiac infarction

I. интрамуральный инфаркт
миокарда
мелкоочаговый инфаркт миокарда
крупноочаговый инфаркт миокарда
послеоперационный инфаркт
миокарда
трансмуральный инфаркт
миокарда

I. intramural myocardial infarction
microfocal myocardial infarction
macrofocal myocardial infarction
postoperative myocardial infarction
transmural [myocardial] infarction

II. инфаркт межжелудочковой
перегородки
инфаркт передней (нижней,
боковой) стенки левого желудочка
C. кардиогенный шок
нарушение сердечного ритма

нарушение проводимости
непрямая (прямая) васкуля-
ризация миокарда
очаговая дистрофия миокарда

II. infarction of ventricular
septum
infarction of the anterior
(interior, lateral) wall of
left ventricle
S. cardiogenic shock
**impairment/disturbance** of
cardiac rhythm
conduction impairment
indirect (direct) vasculari-
zation of the myocardium
focal myocardial dystrophy

## Стенокардия, грудная жаба

## Stenocardia, angina pectoris, constriction of the heart

I. нестабильная/прогрессирующая
стенокардия, прединфарктное
состояние
II. приступ стенокардии
стенокардия напряжения
стенокардия покоя, постураль-
ная стенокардия
стенокардия Принцметала
приступ стенокардии

I. **unstable/progressive** stenocardia, preinfarction **state/
condition**
II. attack of angina
angina on exertion
angina at rest, postural
stenocardia
Prinzmetal's angina
attack of angina

**КЛАПАН СЕРДЦА**

C. аортальный клапан
двустворчатый/митральный
клапан
легочный клапан
трехстворчатый клапан

**CARDIAC VALVE**

S. aortic valve
**bicuspid/mitral** valve

pulmonary valve
tricuspid valve of the heart

**ПЕРЕГОРОДКА СЕРДЦА**

C. межжелудочковая перегородка
межпредсердная перегородка
предсердно-желудочковая перегородка

**SEPTUM OF THE HEART**

S. [inter]ventricular septum
[inter]atrial septum
atrio-ventricular septum

**ПОРОК СЕРДЦА**

**CARDIAC DEFECT, HEART
VALVULAR DISEASE, HEART
FAILURE, HEART DISEASE,
HEART DEFECT**

I. аортально-митральный порок
сердца
аортальный порок сердца
афонический/немой порок
сердца
белый/ацианотический порок
сердца
врожденный порок сердца
ребенок с врожденным поро-
ком сердца
комбинированный порок сердца
компенсированный порок
сердца
митральный порок сердца
папиллярный порок сердца
приобретенный порок сердца
ревматический порок сердца
синий/цианотический порок
сердца
сложный порок сердца
трикуспидальный порок сердца
C. аорто-пульмональный свищ
атрезия правого атриовент-
рикулярного отверстия
болезнь Лютамбаше
дефект межжелудочковой
перегородки
дефект межпредсердной перегородки
диастолическое дрожание
коарктация аорты
«кошачье мурлыканье»
комплекс Эйзенменгера
недостаточность аортального
клапана
обратный ток крови в аорте
при недостаточности аор-
тального клапана

I. aortomitral heart defect

aortal valvular disease
aphonic heart defect

acyanotic heart disease

congenital heart disease (CHD)
baby with congenital heart
disease, blue baby
combined valvular disease
compensated heart failure

mitral valvular disease
papillar heart defect
acquired heart defect
rheumatic heart disease
cyanotic heart failure

compound heart defect
tricuspid heart disease
S. aorto-pulmonary fistula
atresia of the right atrio-
ventricular opening
Lutembacher's disease
ventricular septum defect

atrial septum defect

diastolic thrill
coarctation of the aorta
"cat's murmur"
Eisenmenger's complex
aortic valve incompetence (AI)

aortic regurgitation (AR)

| недостаточность клапана легочной артерии | pulmonary valve incompetence |
|---|---|
| недостаточность митрального клапана | mitral valve incompetence |
| недостаточность трехстворчатого клапана | tricuspid valve incompetence |
| незаращение боталова/артериального протока, открытый артериальный проток | Botallo duct patency, patent ductus arteriosus, open Botallo's duct |
| пентада Фалло | pentalogy of Fallot |
| стеноз аортального клапана | aortic stenosis (AS), stenosis of aortic valve |
| стеноз легочной артерии | pulmonary artery stenosis |
| стеноз митрального клапана | mitral valve stenosis |
| стеноз трехстворчатого клапана | tricuspid valve stenosis |
| стеноз устья аорты | aortic ostium stenosis |
| стеноз устья легочной артерии | pulmonary artery ostium stenosis |
| тетрада Фалло | Fallot's tetralogy |
| транспозиция магистральных сосудов | transposition of the **major/great** vessels |
| трехкамерное сердце | three-chamber heart |
| триада Фалло | Fallot's triad |

НЕДОСТАТОЧНОСТЬ МИТРАЛЬНОГО КЛАПАНА

MITRAL VALVE INCOMPETENCE

I. атеросклеротическая недостаточность митрального клапана

I. atherosclerotic mitral incompetence

ревматическая недостаточность митрального клапана

rheumatic mitral incompetence

C. обратный ток крови через митральный клапан

S. **reverse blood flow/blood regurgitation** through the mitral valve

СЕРДЕЧНЫЕ СОКРАЩЕНИЯ

CARDIAC CONTRACTIONS, HEART BEATS, CONTRACTION OF THE HEART

ритмичные сердечные сокращения

I. rhythmic contraction of the heart

I. ритм сердечных сокращений
расстройство ритма сердечных сокращений, аритмия сердца

II. cardiac rhythm
disturbance of cardiac rhythm, cardiac arrhythmia

частота сердечных сокращений

**cardiac/heart** rate

урежение (учащение) частоты сердечных сокращений

slowing down (acceleration) of cardiac rate

СЕРДЦЕБИЕНИЕ

HEARTBEAT[ING]

замедленное сердцебиение, брадикардия

I. slowed heartbeating, bradycardia

учащенное сердцебиение, тахикардия

accelerated heartbeating, tachycardia

## ТОН(Ы) СЕРДЦА

I. второй/диастолический тон
сердца
второй тон на аорте
второй тон на легочной артерии
глухой тон сердца
первый/систолический тон
сердца
слабый тон сердца
третий/желудочковый тон
хлопающий тон сердца
четвертый/предсердный тон
сердца

II. акцент второго тона над аор-
той (легочной артерией)

ослабление сердечного тона
отсутствие сердечных тонов
расщепление сердечного тона
раздвоение сердечного тона
тон сердца нормальной звуч-
ности, чистый тон
тон/щелчок открытия митрального клапана
усиление первого тона на
верхушке сердца
усиление сердечного тона

C. ритм «галопа»
ритм «перепела»

## ШУМ(Ы) [СЕРДЦА]

I. воркующий шум
высоко(низко)амплитудный
шум
высоко(низко)частотный шум
грубый шум
диастолический шум
дующий шум
кардиопульмональный шум
мезодиастолический шум
мягкий шум
нарастающий шум
органический шум
плевроперикардиальный шум
пресистолический шум
протодиастолический шум
резкий шум
систолический шум
систолодиастолический шум

## HEART SOUND(S), CARDIAC SOUND(S)

I. **second/diastolic** heart
sound
second aortic sound (A$_2$)
second pulmonic sound (P$_2$)

quiet heart sound
**first/systolic** heart sound,
systolic sound
**faint/weak** heart sound
**third/ventricular** sound
flapping heart sound
**fourth/atrial** sound

II. aortic (pulmonic) accent of
the second sound, accent of
the second sound over the
aorta (pulmonary artery)
weakening of the heart sound
absence of heart sounds
splitting of the heart sound
doubling of the heart sound
strong sound, pure sound

[the] **sound/click** of mitral
valve opening
strengthening of the first
apical heart sound
**strengthening/amplification**
of the heart sound

S. "gallop" rhythm
"quail" rhythm

## [CARDIAC] MURMUR(S), [CARDIAC] BRUIT(S)

I. "dove-coo" murmur
high (low) amplitude
murmur
loud (soft) murmur
coarse murmur
diastolic murmur
blowing murmur
cardiopulmonary murmur
mid-diastolic murmur
soft murmur
growing murmur
organic murmur
pleuropericardial murmur
presystolic murmur
protodiastolic murmur
sharp murmur
systolic murmur
systolodiastolic murmur, see-
saw murmur, to-and-fro
murmur

слабый шум
убывающий шум
функциональный шум
II. проведение шума сердца
шум на верхушке сердца
шум при митральном стенозе
шум при недостаточности клапана сердца
С. шум трения перикарда
III. проводиться (*о шуме*)
выслушивать шумы сердца

уменьшаться (усиливаться)
(*о шуме*)

**faint/weak** murmur
decreasing murmur
functional murmur
II. conduction of cardiac murmur
apical cardiac murmur
crescendo murmur
regurgitant cardiac murmur

S. friction rub
III. to be conducted (*of murmur*)
to hear cardiac murmurs, to
listen **for/to** cardiac murmurs
to decrease (to increase)
(*of murmur*)

Вам измеряли раньше давление?

Has your blood pressure been
taken before?

Какое ваше обычное давле-
ние?

What is your usual blood
pressure?

Высокое (низкое, нормаль-
ное)?

Is it high (low, normal)?

Когда вам последний раз измеряли давление?

When did you last have your
blood pressure taken?

У вас давление...мм рт.ст.

Your blood pressure is... mm Hg

У вас резко повышается давление?

Does your blood pressure rise
sharply?

У ваших родителей было повышенное давление?

Did your parents have high
blood pressure?

Когда у вас впервые было обнаружено повышенное (пониженное) давление?

When were you first found to
have high (low) blood pressure?

У вас есть одышка?

Do you get short of breath?

Одышка возникает, когда вы
стоите (сидите) (при подъеме
на лестницу, при физической
нагрузке, при физическом напряжении)?

Do you get short of breath
when you stand (sit) (on
climbing stairs, on exer-
tion)?

У вас появляется одышка при
ходьбе?

Do you get short of breath
while walking?

У вас бывает внезапный приступ удушья?

Do you ever have a sudden
attack of breathlessness?

Приступ удушья появляется,
как только вы ложитесь (по
ночам)?

Do you get a breathless attack immediately after you
lie down (Does it come on at
night)?

Одышка исчезает, когда вы
встаете (приподнимаетесь)?

Does shortness of breath disappear when you stand up
(lift the trunk of the body)?

Одышка прошла (нарастает)?

Has the shortness of breath
passed (Is it becoming worse)?

Вы спите на одной подушке или вам требуется дополнительная подушка?

Do you sleep with one pillow or two?

У вас есть боли в области сердца (за грудиной)?

Do you have pain near your heart (behind your breastbone)?

Боль отдает в левую лопатку (в левую руку, шею, правое подреберье)?

Does the pain radiate to the left shoulder-blade (to the left arm, neck, to the right under the ribs)?

Вы испытываете чувство стеснения в груди (чувство давления в области сердца)?

Do you have a sense of tightness in the chest (a sense of pressure near the heart)?

Боль сжимающая (ломящая, распирающая, жгучая)

The pain is pressing (aching, arching, burning)

У вас есть чувство нехватки воздуха (ощущение невозможности глубоко вздохнуть)?

Do you have a feeling as if you lack air to breathe (as if you are unable to take a deep breath)?

У вас есть ощущение, напоминающее изжогу?

Do you have a sensation resembling heartburn?

Боль возникает при физической нагрузке (ночью, чаще утром, когда вы спите, в любое время, в покое, после употребления алкоголя, курения)?

Does pain occur on exertion (at night, more frequently in the morning, while you sleep, at any time, when resting, after taking alcohol, after smoking)?

Боль проходит в состоянии покоя (при переходе в сидячее положение, при приеме нитроглицерина, валидола, применения наркотиков, при прекращении физической нагрузки)?

Does the pain disappear when resting (when you sit, after taking nitroglycerin, validol, after taking narcotics, after the end of exertion)?

Прием нитроглицерина приносит облегчение на короткое время (неэффективен, полностью снимает боль)?

Does taking nitroglycerin give relief for a short time (is it ineffective, does it relieve pain completely)?

Разрешите мне прощупать ваш пульс

Let me feel your pulse

Вам нужно сделать ЭКГ

You must have an ECG taken

У вас есть постоянная боль в икроножных мышцах при ходьбе на короткие расстояния?

Do you have a persistent pain in the calf muscles when you walk a short distance?

Вы должны ходить медленно (короткими шагами), избегать лестниц, горок, возвышений

You must walk slowly (in short steps), avoid staircases, hills, rising ground

Я вам запрещаю курить!

I forbid you to smoke

| | |
|---|---|
| Вы должны носить мягкую (теплую, свободную, удобную) обувь. Соблюдайте гигиену ног | You must wear soft (warm, loose, comfortable) shoes. Look after your feet |
| У вас есть заболевание сердца? | Have you a bad heart? |
| Вы наблюдаетесь по поводу заболевания сердца? | Are you under medical care as regards your heart trouble? |
| Вы быстро утомляетесь? | Do you get tired easily? |
| У вас есть склонность к потере сознания при резкой перемене положения тела? | Are you apt to loose consciousness on a sudden change in posture? |
| Вы часто ощущаете сильные толчки (давление, чувство тяжести, пустоты) в области сердца? | Do you often experience thumping of the heart (pressure near the heart, a sense of heaviness near the heart, emptiness near the heart)? |
| У вас бывает иногда чувство трепетания в подложечной области? | Do you sometimes have a sense of flutter in the pit of the stomach? |
| У вас бывает(ют) замирание сердца (перебои в сердце, ощущение будто сердце остановилось)? | Does (do) slowing of the heart beat (dropped heart beats, the sensation that the heart has stopped) often trouble you? |
| У вас бывают сердечные приступы? | Do you have heart attacks? |
| Как часто? | How often? |
| Приступы сопровождаются тошнотой (рвотой, обморочным состоянием, кровохарканьем, одышкой)? | Are your heart attacks accompanied by nausea (vomiting, fainting, spitting blood, shortness of breath)? |
| Что помогает прекратить приступ? | What helps to control an attack? |
| Вас беспокоят сердцебиения? | Does palpitation trouble you? |
| Сердцебиения постоянные (приступообразные)? | Is palpitation constant (paroxysmal)? |
| Сердцебиения возникают при волнении (при напряжении, в связи с приемом пищи, при изменении положения тела, беспричинно)? | Does palpitation occur with anxiety (stress, eating, change in posture, without any reason)? |
| Вы ощущаете пульсацию в других частях тела? | Do you feel pulsation in other areas of the body? |
| Я подозреваю у вас [врожденный] порок сердца (ишемическую болезнь сердца) | I suspect that you have [congenital] heart trouble (ischemic heart disease) |
| Приступ болей в сердце со- | Is the onset of pain accom- |

провождается дрожью (холодным потом, чувством безотчетного страха, чувством страха смерти)?

panied by shivering (cold sweat, unaccountable fear, fear of death)?

Положите таблетку под язык!

Place the tablet under your tongue

▲ Артериальное давление не определяется

▲ No measurable blood pressure

Артериальное давление слегка (резко) повысилось (понизилось)

The blood pressure has slightly (markedly) risen (fallen)

Давление снизилось до... мм рт.ст.

The blood pressure has dropped to... mm Hg

Систолическое давление равно ... мм рт.ст.

Systolic pressure is... mm Hg

Пульс нитевидный (едва прощупываемый, с перебоями, полный, напряженный, частый, мягкий, с выпадениями)

The pulse is thready (barely palpable, with dropped beats, full, tense, rapid, soft, intermittent)

Сосчитайте пульс!

Count the pulse rate

Частота пульса... ударов в минуту

Pulse [rate] is... beats per minute

Пульс хорошего наполнения

Pulse is full

Что показывает (выявляет, фиксирует) фонокардиограмма (электрокардиограмма)?

What does the phonocardiogram (electrocardiogram) show (reveal)?

Что на ФКГ, ЭКГ?

What is disclosed by the PCG, ECG?

Амплитуда первого тона увеличена (снижена, сохранена)

The amplitude of the first sound is increased (decreased, retained)

Амплитуда шумов снижена

The amplitude of murmurs is reduced

Амплитуда шумов снижена во всех исследуемых областях

The amplitude of murmurs is low in all the leads

Отмечается расщепление (усиление, акцент) I тона

There is noted splitting (amplification, accentuation) of the first sound

Диастолический шум имеет невысокую амплитуду

Diastolic murmur is not of high amplitude

Систолический шум ромбовидной формы. Максимально выражен над проекцией аортального клапана (во II-III межреберье)

Systolic murmur is of "rhomboid" form. It is with "punctum maximum" over the valve aortal projection (in the 2nd-3d intercostal space)

Электрокардиограмма без изменений за исключением удлинения интервала PR

The ECG is normal except for prolongation of PR interval

| | |
|---|---|
| Комплекс QRS снижен (расширен, не изменен) | The QRS complex is narrow (prolonged, unchanged) |
| Зубец Р в предсердных отведениях инвертирован | The P-wave in precordial leads is inverted |
| На ЭКГ есть определенные изменения | There are definite changes on the ECG |
| Зубец Т в первом и пятом грудных отведениях изоэлектричен, сегмент S-T в третьем, четвертом и пятом отведениях снижен (приподнят) | The T-wave is isoelectric in the first and fifth thoracic leads, the S-T segment is depressed (raised) in the third, fourth and fifth leads |
| Рекомендована повторная ЭКГ Согласно данным ЭКГ и ФКГ у больного(ой) митральный порок с преобладанием стеноза | A repeat ECG is recommended According to ECG and PCG findings the patient has mitral valvular disease with stenosis dominant |
| ЭКГ: ритм синусовый, правильный, смещение электрической оси сердца вправо (влево) | ECG: rhythm is sinus, regular, with right (left) axis deviation |
| Неполная блокада правой ножки пучка Гиса. Гипертрофия правого желудочка | Incomplete blockade of the right branch of His bundle. Hypertrophy of the right ventricle |
| Зубец $P_{I, II, III}$ (в первом, во втором, в третьем) отведениях сглажен (ускорен, митральной конфигурации) | $P_{I, II, III}$ (in the first, second, third) lead is smoothed out (peaked, of mitral configuration) |
| Зубец Т в отведениях AVL и AVF положительный (отрицательный) | The T-wave in the leads AVL and AVF is positive (negative) |
| ЭКГ абсолютно нормальная (в норме) | The ECG is entirely normal |
| Признаков блокады сердца (нарушения проводимости, очаговых изменений миокарда) нет | There are no signs of heart block (impairment of conduction, focal disease of the myocardium) |
| У больного(ой) расслаивающая аневризма дуги аорты (восходящей аорты, брюшной аорты)? | Has the patient a dissecting aneurysm of the aortic arch (ascending aorta, abdominal aorta)? |
| Наблюдается увеличивающаяся в размере пульсирующая опухоль брюшной полости | There is a growing, pulsating mass in the abdominal cavity |
| Над опухолевидным образованием выслушивается систолический шум | Systolic murmur is heard above the tumour-like formation |
| Может произойти разрыв аневризмы | There may occur rupture of the aneurysm |

| | |
|---|---|
| У больного облитерирующий атеросклероз (облитерирующий тромбангиит, облитерирующий эндартериит) нижних конечностей | The patient has obliterating atherosclerosis (obliterating thrombangiitis, obliterating endarteriitis) of the lower extremities |
| Пульсация артерии тыла стопы (подколенной артерии, бедренной артерии) ослаблена (отсутствует) | Pulsation of artery at the back of the foot (of popliteal artery, of femoral artery) is diminished (absent) |
| Пульс на артериях стоп не определяется | The pulse of the foot arteries is not detected |
| Вы уверены, что это не пульсация ваших сосудов, а сосудов больного? | Are you sure that this is the patient's pulsation and not yours? |
| Больной жалуется на затруднение (уменьшение продолжительности) эрекции | The patient complains of a difficult erection (a shorter duration of erection) |
| Сделайте осциллографию (плетизмографию, артериографию) | Have oscillography (plethysmography, arteriography) made |
| Кровоснабжение стопы плохое (удовлетворительное, хорошее) | Circulation in the foot is poor (satisfactory, good) |
| Время кровенаполнения составляет 20 секунд | The time for bloodfilling is 20 seconds |
| Показана симпатэктомия (тромбэндартер [ио] эктомия, обходное шунтирование с помощью сосудистого протеза) | Sympathectomy (thrombendarter [io] ectomy, collateral shunting with the aid of a vascular prosthesis) is indicated |
| В этом случае симпатэктомия неэффективна. Больной нуждается в ампутации | In this case sympathectomy is not effective. The patient needs amputation |
| У больного (ой) все признаки острой артериальной непроходимости | The patient has all the signs of acute arterial occlusion |
| Кожные покровы конечности мраморной окраски (цианотичны) | The skin of the extremity is of a mottled colour (cyanotic) |
| Кожная и глубокая чувствительность снижены (отсутствуют) | Cutaneous sensitivity and deep sensation is diminished (absent) |
| У больного (ой) появилась (ось) внезапная резкая боль в конечности (чувство онемения конечности, невозможность движения в суставах) | The patient developed a sudden sharp pain in the limb (sense of numbness in the extremity, immobility of joints) |
| У больного (ой) нет в анамнезе митрального порока (недавнего случая фибрилляции предсердий, инфаркта миокарда)? | Is there a history of mitral valvular disease (recent auricular fibrillation, myocardial infarction)? |

| | |
|---|---|
| Положите конечность в горизонтальное положение | Place the limb into a horizontal position |
| Не прикладывайте холодного (горячего) к пораженной конечности | Don't apply cold (heat) to the affected limb |
| Охраняйте конечность от давления твердых поверхностей (тяжести постельного белья) | Protect the limb from the pressure of firm surfaces (weight of bed linen) |
| Введите 5000 единиц гепарина внутривенно | Administer 5,000 (five thousand) units of heparin intravenously |
| Произошел отрыв тромба | There has occurred abruption of a thromb[us] |
| Тоны сердца приглушены (ослаблены, нормальной звучности) | Heart sounds are muffled (weakened, strong) |
| Первый тон наиболее громко выслушивается у основания сердца (у верхушки сердца) | The systolic sound is heard loudest at the base of the heart (at the cardiac apex) |
| Слабый систолический шум прослушивается у левого края грудины | A soft systolic murmur is heard at the left sternal border |
| Шумов и нарушения ритма нет | There are no murmurs in any area, and the rhythm is regular |
| Частота сердечных сокращений около... ударов в минуту (значительно увеличена, уменьшена) | The heart rate is about... beats per minute (is considerably increased, slowed down) |
| Ритм сердечных сокращений синусовый (нормальный, правильный, неправильный) | The rhythm is sinus (normal, regular, irregular) |
| У больного(ой) синусовая (мерцательная) аритмия | The patient has sinus arrhythmia (cardiac fibrillation) |
| Определяется дефицит пульса | There is a pulse deficit |
| Сердце (не) увеличено | The heart is enlarged (not enlarged) |
| Частота сердечных сокращений увеличена, но ритм правильный | The heart is rapid but regular |
| Границы сердца в пределах нормы (расширены) | Heart borders are within normal limits (dilated) |
| Левая граница сердца не выходит за среднеключичную линию | The left heart is within the midclavicular line |
| Границы сердечной тупости в пределах нормы | The border of cardiac dullness is normally situated |
| Подозрение на стеноз устья аорты | Suggestion of aortic ostium stenosis |

| | |
|---|---|
| Шум над проекцией аорты | There is an aortic murmur |
| Признаков расширения сердца нет | There is no evidence of cardiac dilation |
| Шумы не прослушиваются | There are no murmurs |
| У больного(ой) боли в области сердца (приступ стенокардии) | The patient has pains in the heart area (an episode of angina) |
| Поставьте горчичники на область сердца больного(ой) | Apply plasters to the heart area |
| Положите грелки к ногам и рукам | Put hot water bottles to the patient's feet and hands |
| На ЭКГ выявлен обширный инфаркт миокарда | The ECG disclosed gross myocardial infarction |
| Может развиться кардиогенный шок | There may develop cardiogenic shock |
| Дайте закись азота | Give nitrous oxide |

| САЛЬНИК | 308 | OMENTUM |
| СЕЛЕЗЕНКА | 308 | SPLEEN |

# ЗАБОЛЕВАНИЕ БРЮШИНЫ И ОРГАНОВ БРЮШНОЙ ПОЛОСТИ

# DISORDER OF PERITONEUM AND ABDOMINAL CAVITY [ORGANS]

## ДИСПЕПСИЧЕСКИЕ РАССТРОЙСТВА

## DISPEPTIC DISTURBANCES

### АППЕТИТ

I. избирательный аппетит
избращенный аппетит, парорексия, пикацизм
плохой аппетит
пониженный аппетит
средний аппетит
хороший аппетит
чрезмерный/повышенный аппетит, «волчий» голод, кинорексия, булимия
II. отсутствие/потеря аппетита, анорексия
ухудшение аппетита
III. вызывать аппетит

### APPETITE

I. selective appetite
perverted appetite, parorexia, pica
**poor/bad** appetite
suppressed appetite
moderate appetite
good appetite
**excessive/increased/insatiable** appetite, bulimia

II. **absence/lack/loss** of appetite, anorexia
failing appetite
III. to arouse the appetite

### ИЗЖОГА

I. инициальная изжога

### HEARTBURN, EPIGASTRIC BURNING

I. initial heartburn

### ИКОТА

### HICCUP, HICCOUGH

### ОТРЫЖКА

I. кислая отрыжка
нервная отрыжка

II. отрыжка воздухом

отрыжка пищей
отрыжка с запахом кала
отрыжка с неприятным запахом
С. срыгивание
III. отрыгивать

### BELCHING, REGURGITATION, ERUCTATION

I. **acid/sour** belching
nervous **belching/regurgitation/eructation**
II. gaseous **regurgitation/eructation**
regurgitation of food
fecal belching
foul-smelling belching

S. regurgitation, eructation
III. to belch, to regurgitate

### РВОТА

I. истерическая рвота
каловая рвота

### VOMITING, VOMIT

I. hysterical vomiting
fecal vomiting

кровавая рвота, гематемезис
многократная рвота
мозговая рвота
неукротимая рвота, гипере-
мезис
обильная рвота
периодическая рвота

привычная рвота
сильная рвота
II. рвота желчью

рвота цвета кофейной гущи
позыв на рвоту
рвота пищей
рвота с запахом тухлого
C. рвотные массы
III. вызывать рвоту
рвать

hematemesis, black vomit
recurrent vomiting
cerebral vomiting
uncontrollable vomiting, hy-
peremesis
abundant vomiting
**periodic/intermittent** vomiting
habitual vomiting
**violent/abundant** vomiting
II. vomiting of bile, bilious
vomiting
coffee-grounds vomit
urge to vomit
vomiting of food
musty smelling vomit
S. emesis, vomit, vomitis
III. to induce vomiting
to vomit, to be vomiting

## СТУЛ, ОПОРОЖНЕНИЕ КИ-
ШЕЧНИКА. ДЕФЕКАЦИЯ

## STOOL[S] EVACUATION
OF BOWEL[S]. DEFECATION

I. дегтеобразный стул, мелена
жидкий стул
жирный/масляный стул, стеаторея
оформленный стул
регулярный (нерегулярный)
стул
фрагментированный стул
частый жидкий стул, понос,
диарея
II. задержка стула, затрудненное опорожнение кишечника,
запор, констипация, обстипация
III. иметь стул

I. tarry stool[s], melena
**loose/liquid** stool[s]
fatty stool[s], stea[to]-
rrhea
formed stool[s]
regular (irregular) stool[s]

fragmentation stool
diarrhea

II. retention of stool[s],
difficult evacuation of
bowel[s], constipation

III. to pass stool[s], to
defecate

## ЗАПОР

## CONSTIPATION

I. алиментарный запор
атонический/гипокинетиче-
ский/гипомоторный запор
ахилический запор
гиперкинетический/гипермо-
торный/спастический запор
дискинетический запор
ложный запор
медикаментозный запор
механический запор
неврогенный запор
панкреатический запор
привычный запор
рефлекторный запор
симптоматический/вторичный

I. constipation
**atonic/hypokinetic** constipation
achyliac constipation
**hyperkinetic/spastic** constipation
diskinetic constipation
false constipation
drug-induced constipation
mechanical constipation
neurogenic constipation
pancreatic constipation
habitual constipation
reflex constipation
**symptomatic/secondary** consti-

запор
токсический запор
уремический запор

pation
toxic constipation
uremic constipation

## ПОНОС

I. авитаминозный понос
алиментарный понос
аллергический понос
длительный понос
жирный понос, стеаторея
кровавый/геморрагический
понос
профузный понос

## DIARRHEA

I. avitaminous diarrhéa
alimentary diarrhea
allergic diarrhea
prolonged diarrhea
fatty diarrhea, stea [to] rrhea
**bloody/hemorrhagic** diarrhea

profuse diarrhea

## ТОШНОТА

II. чувство тошноты
III. испытывать чувство тошноты

## NAUSEA

II. **sense/feeling** of nausea
III. to feel sick [at·stomach],
to be sick [at stomach],
to be nauseous, to have a
feeling of nausea

# ОБЩАЯ ЧАСТЬ

# GENERAL

## БРЮШИНА

I. висцеральная/внутренност-
ная брюшина
париетальная/пристеночная
брюшина
II. воспаление брюшины, перитонит
мезотелиома брюшины
псевдомиксома брюшины
симптом раздражения брю-
шины
С. симптом Щеткина-Блюмберга
III. определять симптом раздражения брюшины

## PERITONEUM

I. visceral peritoneum

parietal peritoneum

II. inflammation of peritoneum,
peritonitis
peritoneal mesothelioma
peritoneal pseudomyxoma
rebound tenderness symptom

S. Shchotkin-Blumberg symptom
III. to check for rebound tenderness

### ПЕРИТОНИТ

I. аппендикулярный перитонит
асептический перитонит
брюшнотифозный перитонит
вторичный перитонит
гематогенный перитонит
геморрагический перитонит
гнилостный перитонит

гнойный перитонит
диффузный перитонит
желчный/билиарный перитонит
каловый перитонит
криптогенный/идиопатичес-
кий/первичный перитонит
меконневый перитонит

### PERITONITIS

I. appendicular peritonitis
aseptic peritonitis
typhoid peritonitis
secondary peritonitis
hematogenic peritonitis
hemorrhagic peritonitis
**putrid/putrefactive/sapro-
genic/saprogenous** peritonitis
purulent peritonitis
diffuse peritonitis
**bile/biliary** peritonitis
fecal peritonitis
**cryptogenic/idiopathic/pri-
mary** peritonitis
meconium peritonitis

| | |
|---|---|
| местный/локальный перитонит | local peritonitis |
| общий/тотальный/диффузный/разлитой/генерализованный перитонит | **general/total/diffuse/generalised** peritonitis |
| острый перитонит | acute peritonitis |
| осумкованный/отграниченный перитонит | encapsuled peritonitis |
| перфоративный/прободной перитонит | perforative peritonitis |
| пневмококковый перитонит | pneumococcal peritonitis |
| подострый/вялотекущий перитонит | subacute peritonitis |
| послеоперационный перитонит | postoperative peritonitis |
| разлитой перитонит | diffuse peritonitis |
| раковый/карциноматозный перитонит | carcinomatous peritonitis |
| ревматический перитонит | rheumatic peritonitis |
| септический перитонит | septic peritonitis |
| серозный перитонит | serous peritonitis |
| слипчивый/адгезивный перитонит | adhesive peritonitis |
| тазовый/генитальный перитонит, пельвиоперитонит | **pelvic/genital** peritonitis |
| туберкулезный перитонит | tuberculous peritonitis |
| фетальный/внутриутробный перитонит | **fetal/intrauterine** peritonitis |
| фибринозный перитонит | fibrinous peritonitis |
| хронический перитонит | chronic peritonitis |
| экссудативный перитонит | exudative peritonitis |
| II. перитонит в начальной/реактивной стадии | II. initial grade of peritonitis |
| перитонит в терминальной стадии | terminal grade of peritonitis |
| перитонит в токсической стадии | toxic grade of peritonitis |

## ЖИВОТ

## ABDOMEN, BELLY

| | |
|---|---|
| I. вздутый/выпуклый живот | I. **distended/bloated/swollen** abdomen |
| втянутый/впалый живот | scaphoid abdomen, retracted belly |
| доскообразный живот | board-like abdomen |
| лягушачий живот | frog **belly/abdomen** |
| мягкий живот | soft abdomen |
| напряженный живот | tense abdomen |
| «острый» живот (*процесс*) | "**acute**"/**surgical** abdomen, acute abdominal condition |
| отвислый живот | pendulous abdomen |
| II. вздутие живота, пучение, тимпания, метеоризм | II. abdominal distension, flatulence, tympany, meteorism |
| мышца(ы) живота | abdominal muscle(s) |
| область живота | abdominal region |
| полость живота, брюшная полость | abdominal cavity |
| урчание в животе | abdominal murmur |

чувство дискомфорта в животе

чувство переполнения в животе
C. брюшная стенка
брюшной пресс
III. вздуваться (*о животе*)

ослабить вздутие живота

uncomfortable feeling in the abdomen, feeling of discomfort in the abdomen
sense of fullness in the abdomen
S. abdominal wall
abdominal press
III. to distend, to bloat, to swell [up] (*of abdomen*)
to relieve abdominal distension

# БРЮШНАЯ ПОЛОСТЬ

II. опухоль брюшной полости
скопление транссудата в брюшной полости, брюшная водянка, асцит

АСЦИТ

I. выраженный асцит
геморрагический асцит
серозный асцит
хилезный асцит

II. зыбление/баллотирование жидкости (*при асците*)
C. асцитическая жидкость
III. определять асцит

# ABDOMINAL CAVITY

II. abdominal mass
exudate in the abdominal cavity, abdominal dropsy, hydroperitoneum, ascites

ASCITES, ABDOMINAL DROPSY, HYDROPERITONEUM

I. demonstrable ascites
hemorrhagic ascites
serous ascites
chylous ascites, milky ascites
II. fluid wave, fluctuation (*in ascites*)
S. ascitic fluid
III. to detect ascites

### БРЮШНАЯ СТЕНКА

I. передняя брюшная стенка
C. добавочные соски
пигментация кожи живота

полосы вследствие растяжения кожи живота
пупок

выделение из пупка
расширение вен передней брюшной стенки, «голова медузы»
рубцы

### ABDOMINAL WALL

I. anterior abdominal wall
S. supplementary nipples
pigmentation of the abdominal skin
striae due to abdominal distension
umbilicus, navel, belly button
umbilical discharge
distended veins of the anterior abdominal wall, "caput Medusae"
scars

## МЫШЦА(Ы) ЖИВОТА

I. внутренняя косая мышца живота
наружная косая мышца живота

поперечная мышца живота
прямая мышца живота
расхождение прямых мышц живота
II. напряжение мышц живота

## ABDOMINAL MUSCLE(S)

I. internal oblique abdominal muscle
external oblique abdominal muscle
transverse abdominal muscle
straight abdominal muscle
divergence of straight abdominal muscles
II. muscular **tension/rigidity/guarding**

НАПРЯЖЕНИЕ МЫШЦ ЖИВОТА

I. выраженное напряжение
мышц живота
местное напряжение мышц
живота
незначительное напряжение
мышц живота
общее напряжение мышц живота
рефлекторное напряжение
мышц живота
II. симптом напряжения мышц
живота/мышечной защиты

MUSCULAR TENSION, MUSCULAR
RIGIDITY, MUSCULAR GUARDING

I. marked muscular tension

localized rigidity of abdominal muscles
**mild/slight** muscular tension
of the abdomen
generalized rigidity of abdominal muscles
guarding of abdominal
muscles
II. guarding **symptom/reflex**


ОБЛАСТЬ ЖИВОТА

I. боковая область живота

C. лобковая область, подчревье
левая (правая) подреберная
область, левое (правое) подреберье
паховая область
пупочная область
эпигастральная/надчревная
область, надчревье

ABDOMINAL REGION, REGION
OF THE ABDOMEN

I. lateral region of the abdomen
S. pubic region, hypogastrium
left (right) hypochondrium,
the left (right) under the
ribs
inguinal region
umbilical region
epigastrium


ПЕРИСТАЛЬТИКА

I. замедленная перистальтика
ускоренная перистальтика
II. перистальтика желудка

перистальтика кишечника
перистальтика пищевода
C. кишечные шумы

PERISTALSIS

I. bradyperistalsis
increased peristalsis
II. peristalsis of the stomach,
gastric peristalsis
intestinal peristalsis
esophageal peristalsis
S. intestinal tones


ЯЗЫК

I. бороздчатый язык
влажный язык
географический язык, десква-
матозный глоссит
гладкий язык
двойной язык
малиновый язык, гунтеров-
ский глоссит
обложенный язык
«плохой» язык
скарлатинозный язык

складчатый язык

сухой язык
тифозный язык
увеличенный язык

TONGUE

I. **furrowed/fissured** tongue
moist tongue
geographical tongue, desqua-
matous glossitis
smooth tongue
diglossia
crimson tongue, Hunter's
glossitis
**coated/furred** tongue
"bad" tongue
**strawberry/raspberry** tongue,
dark red strawberry tongue
**grooved/fluted** tongue, lin-
gua plicata
dry tongue
typhoid tongue
macroglossia

| | |
|---|---|
| уменьшенный язык | microglossia |
| чистый язык | pink tongue |
| черный язык | black tongue |
| II. кончик языка | II. tip of the tongue |
| корень языка | base of the tongue |
| налет на языке | fur on the tongue |
| сосочек (чки) языка | lingual papilla (papillae) |
| уздечка языка | frenum of the tongue |

## СПЕЦИАЛЬНЫЕ МЕТОДЫ ИССЛЕДОВАНИЯ

## SPECIAL METHODS OF INVESTIGATION

| | |
|---|---|
| C. баллонография | S. ballonography |
| гастроскопия | gastroscopy |
| зондирование двенадцати-перстной кишки, дуоденальное зондирование | duodenal intubation |
| зондирование желудка | gastric intubation |
| зондирование пищевода | esophageal **intubation/probing** |
| индуктометрия | inductometry |
| интрагастральная PH-метрия | intragastric PH-metry |
| колоноскопия | colonoscopy |
| лапароскопия, перитонеоскопия | laparoscopy, peritoneoscopy |
| лапароцентез | abdominal paracentesis |
| магнитометрия | magnetometry |
| пункция заднего свода влагалища | puncture of posterior fornix of the vagina |
| пункция поддиафрагмального пространства | puncture of subdiaphragmatic space |
| реовазография печени | arteriovasography of the liver |
| реография кишечника | intestinal arteriography |
| сканирование печени | scanning of the liver |
| сканирование поджелудочной железы | scanning of the pancreas |
| сканирование селезенки | scanning of the spleen |
| тензометрия | tensometry |
| фиброволокновая эндоскопия | fibrofilament endoscopy |
| фонография | phonography |
| эзофаго [гастро] скопия | esophago [gastro] scopy |
| электрогастромиография | electrogastromyography |
| электрогастроскопия | electrogastroscopy |
| электроколонография | electrocolonography |
| электроэнтеромиография | electroenteromyography |
| эндорадиозондирование | endoradiointubation |

# СПЕЦИАЛЬНАЯ ЧАСТЬ

# SPECIAL

## БРЫЖЕЙКА КИШКИ

## MESENTERY OF THE BOWEL, [BOWEL] MESENTERY

| | |
|---|---|
| I. брыжейка поперечной ободочной кишки | I. transverse mesentery |
| брыжейка тонкой кишки | small intestinal mesentery |
| основание брыжейки тонкой кишки | root of the small intestinal mesentery |

II. воспаление лимфатических
    узлов брыжейки кишечника,
    мезаденит
    киста брыжейки кишки
    перекрут у основания бры-
    жейки тонкой кишки
    тромбоз сосудов брыжейки
    кишки
    эмболия сосудов брыжейки
    кишки
C. верхние (нижние) брыжееч-
    ные сосуды

II. inflammation of mesenteric
    lymphatic glands, mesenteric
    lymphadenitis, mesadenitis
    mesenteric cyst
    torsion of the root of the
    small intestinal mesentery
    thrombosis of mesenteric
    vessels of the bowel
    embolism of mesenteric ves-
    sels of the bowel
S. superior (inferior) mesente-
    ric vessels

# ЖЕЛУДОК

I. грудной желудок, короткий
   врожденный пищевод
   двойной желудок
   двуполостной желудок
   раздраженный желудок
   улиткообразный желудок
II. актиномикоз желудка
    атония желудка

    безоар желудка
    большая (малая) кривизна
    желудка
    гипотония желудка
    дивертикул желудка
    дно/свод желудка
    заворот желудка
    опущение желудка, гастро-
    птоз
    острое расширение желудка

    отдел/часть желудка
    парез желудка
    рак желудка

    сифилис желудка
    слизистая оболочка желудка

        воспаление слизистой обо-
        лочки желудка, гастрит

    стенка желудка
    туберкулез желудка
    язвенная болезнь желудка

C. аэрофагия
   желудочно-ободочный свищ
   перигастрит
   постгастрорезекционный
   синдром, болезнь опериро-
   ванного желудка

# STOMACH

I. thoracic stomach, short
   congenital esophagus
   duplex stomach
   double cavity stomach
   irritated stomach
   cochlea-like stomach
II. gastric actinomycosis
    atony of the stomach, gas-
    tric atony
    bezoar of the stomach
    greater (lesser) **curvature/
    curve** of the stomach
    hypotonia of the stomach
    diverticulum of the stomach
    fundus of the stomach
    torsion of the stomach
    ptosis of the stomach,
    gastroptosis
    acute distension of the
    stomach
    portion of the stomach
    paresis of the stomach
    **cancer/carcinoma** of  the stom-
    ach
    gastric syphilis
    mucous membrane of the stom-
    ach
        inflamed mucous membrane
        of the stomach, inflamma-
        tion of the mucous mem-
        brane of the stomach, gastri-
        tis
    wall of the stomach
    gastric tuberculosis
    ulcerative disease of the
    stomach
S. aerophagia, aerophagy
   gastrocolic fistula
   perigastritis
   postgastrectomy syndrome,
   disease of an operated stomach

III. опорожнять желудок
   промывать желудок

III. to **empty/evacuate the stomach**
   to **cleanse/wash** the stomach

### ГАСТРИТ

### GASTRITIS

I. азотемический гастрит
   алиментарный гастрит
   алкогольный гастрит
   аллергический гастрит
   анацидный гастрит
   антральный гастрит, ант-
   трум-гастрит
   атрофический гастрит
   ахилический гастрит
   гипацидный/субацидный
   гастрит
   гипертрофический гастрит
   катаральный/банальный/
   простой гастрит
   коррозивный/некротический
   гастрит
   острый гастрит
   поверхностный гастрит
   полипозный гастрит
   фибринозный/дифтеритический
   гастрит
   флегмонозный гастрит, флегмона желудка
   хронический гастрит
   элиминационный/выделитель-
   ный гастрит
   эрозивный/язвенный гастрит

I. uremic gastritis
   alimentary gastritis
   alcoholic gastritis
   allergic gastritis
   anacidic gastritis
   antral gastritis

   atrophic gastritis
   achylia gastritis
   hypoacidic gastritis

   hypertrophic gastritis
   **catarrhal/plain** gastritis

   **corrosive/necrotic** gastritis
   acute gastritis
   superficial gastritis
   polypous gastritis
   **fibrinous/diphtheritic** gastritis
   phlegmonous gastritis

   chronic gastritis
   eliminative gastritis

   **erosive/ulcerative** gastritis

### ОТДЕЛ/ЧАСТЬ ЖЕЛУДКА

### PORTION OF THE STOMACH

I. антральный отдел желудка,
   привратниковая пещера
   кардиальный отдел желудка,
   кардиа
   пилорический отдел желудка,
   привратниковая часть желудка
C. привратник, пилорус

I. antral portion of the stomach, antrum
   cardiac portion of the stomach, cardia
   pyloric portion of the
   stomach
S. pylorus

### ПРИВРАТНИК

### PYLORUS

II. непроходимость привратника
   спазм привратника, пилоро-
   спазм
   сужение/стеноз привратника,
   пилоростеноз

II. pyloric **obstruction/stenosis**
   spasm of the pylorus, pylo-
   rospasm
   pyloric stenosis

### ПОСТГАСТРОРЕЗЕКЦИОННЫЙ СИНДРОМ

### POSTGASTRECTOMY SYNDROME, DISEASE OF AN OPERATED STOMACH

C. агастральная астения
   демпинг-синдром

S. agastric asthenia
   dumping syndrome, jejunal
   dumping

пептическая язва анастомоза
пептическая язва культи
желудка
синдром приводящей петли

anastomatic peptic ulcer
peptic ulcer of the stump of
the stomach
afferent loop syndrome

## РАК ЖЕЛУДКА

I. рак кардиального отдела
желудка
рак пилорического отдела
желудка
рак тела желудка

## CANCER OF THE STOMACH, CARCINOMA OF THE STOMACH

I. carcinoma of the cardia

pyloric carcinoma

carcinoma of the stomach body

### ЯЗВЕННАЯ БОЛЕЗНЬ ЖЕЛУДКА

I. бессимптомная/немая язва
желудка
двойная язва желудка
каллезная язва желудка
кровоточащая язва желудка
околопривратниковая язва
желудка
осложненная язва желудка
острая язва желудка
пенетрирующая язва желудка

пептическая язва желудка
прободная/перфоративная язва
желудка
стенозирующая язва желудка

хроническая язва желудка

### ULCERATIVE DISEASE OF THE STOMACH

I. asymptomatic gastric ulcer

double gastric ulcer
callous gastric ulcer
**bleeding/active** gastric ulcer
**parapyloric/peripyloric**
gastric ulcer
complicated gastric ulcer
acute gastric ulcer
penetrating ulcer of the
stomach
peptic ulcer of the stomach
**perforating/perforative** ulcer
of the stomach
stenosing ulcer of the stomach
chronic gastric ulcer

## ЖЕЛЧНЫЙ ПУЗЫРЬ

I. блуждающий желчный пузырь
отключенный желчный пузырь
функционирующий желчный
пузырь
II. аплазия желчного пузыря

водянка желчного пузыря

воспаление желчного пузыря,
холецистит
дискинезия желчного пузыря

заворот желчного пузыря
лямблиоз желчного пузыря
рак желчного пузыря
удвоение желчного пузыря
эмпиема желчного пузыря

## GALLBLADDER (GB), CHOLE-CYST, BILE-CYST

I. floating gallbladder
non-functioning gallbladder
functioning gallbladder

II. aplasia of the gallbladder,
gallbladder aplasia
hydrops of the gallbladder,
gallbladder hydrops
inflammation of the gallbladder, cholecystitis
dyskinesia of the gallbladder, gallbladder dyskinesia
gallbladder torsion
gallbladder lambliasis
gallbladder **cancer/carcinoma**
duplex gallbladder
gallbladder empyema

## ХОЛЕЦИСТИТ

I. аллергический холецистит

## CHOLECYSTITIS

I. allergic cholecystitis

бескаменный холецистит

брюшнотифозный холецистит
вторичный/сопутствующий холецистит

гангренозный холецистит
калькулезный холецистит
катаральный холецистит
липоидный холецистит
острый холецистит
регургитационный холецистит
флегмонозный холецистит
хронический холецистит
эмфизематозный/газовый холецистит, пневмохолецистит

II. «приступ» [острого] холецистита, выраженная клиническая картина острого холецистита
C. симптом Ортнера
френикус-симптом

stone-free/calculus-free cholecystitis
typhoid cholecystitis
**secondary/accompanying/associated/concomitant** cholecystitis
gangrenous cholecystitis
calculous cholecystitis
catarrhal cholecystitis
lipoid cholecystitis
acute cholecystitis
regurgitation cholecystitis
phlegmonous cholecystitis
chronic cholecystitis
**emphysematous/gas** cholecystitis, pneumocholecystitis

II. "attack" of [acute] cholecystitis, marked clinical picture of acute cholecystitis

S. Ortner's symptom
phrenic symptom

## ЖЕЛЧЕВЫВОДЯЩИЙ(ИЕ)/ ЖЕЛЧНЫЙ(ЫЕ) ПРОТОК(И)/ ПУТЬ(И) / ХОД(Ы)

I. общий желчный проток
II. атрезия желчных протоков
воспаление [внепеченочных] желчных протоков, холангит
гипоплазия желчных протоков
дискинезия желчных протоков
камни желчных путей/протоков
опухоль желчных путей/протоков
стеноз желчных протоков
C. желчнокаменная болезнь, холелитиаз
общий печеночный проток
пузырный проток

## BILIARY DUCT(S), BILE DUCT(S)

I. common bile duct
II. biliary duct atresia
inflammation of [extrahepatic] biliary ducts, cholangitis
biliary duct hypoplasia
biliary duct dyskinesia

**calculi/stones** in the bile tract
bile duct **mass/tumour**

biliary duct stenosis
S. cholelithiasis

common hepatic duct
cystic duct

## КИШЕЧНИК

II. абсцесс кишечника (кишки)
атрезия кишечника
гангрена кишечника (кишки)
декомпрессия кишечника (кишки)
дискинезия кишечника
заворот кишечника (кишки)
непроходимость кишечника, илеус

## INTESTINE[S], BOWEL[S]

II. intestinal (bowel) abscess
intestinal atresia
intestinal (bowel) gangrene
intestinal (bowel) decompression
intestinal dyskinesia
intestinal twist, volvulus
intestinal **obstruction/obturation,** ileus

опорожнение кишечника
расстройство кишечника
содержимое кишечника
спазм кишечника
отдел кишечника
дистальный (проксималь-
ный) отдел кишечника
туберкулез кишечника
флегмона кишечника
C. брюшная жаба, субдиа-
фрагмальная стенокардия
кишечная непроходимость
кишка
синдром недостаточности
всасывания
синдром недостаточности пищеварения

intestinal **emptying/evacuation**
**intestinal/bowel** upset
**intestinal/bowel** contents
intestinal **colic/spasm**
bowel segment
distal (proximal) segment of
bowel
intestinal tuberculosis
intestinal inflammation
S. abdominis angina, subdia-
phragmal stenocardia
intestinal obstruction
bowel
malabsorption syndrome

maldigestion syndrome

## КИШЕЧНАЯ НЕПРОХОДИ-
МОСТЬ, ИЛЕУС

## INTESTINAL OBSTRUCTION,
INTESTINAL OBTURATION,
ILEUS

I. алиментарная кишечная непроходимость
артериомезентериальная кишечная непроходимость
врожденная кишечная непроходимость
высокая кишечная непроходимость
динамическая кишечная непроходимость
меконневая кишечная непроходимость
механическая кишечная непроходимость
низкая кишечная непроходимость
обтурационная кишечная непроходимость
острая кишечная непроходимость
паралитическая кишечная
непроходимость
полная кишечная непроходимость
послеоперационная кишечная
непроходимость
рецидивирующая кишечная
непроходимость
спаечная кишечная непро-
ходимость
спастическая кишечная не-
проходимость
странгуляционная кишечная
непроходимость
хроническая кишечная не-
проходимость

I. alimentary ileus

arteriomesenteric ileus

congenital ileus

upper intestinal ileus

dynamic ileus

meconium ileus

mechanical ileus

ileus in the lower intes-
tine
**obstructive/obturative** ileus
acute ileus

paralytic ileus

complete intestinal obstruction
postoperative ileus

recurrent ileus

**comissural/adhesive** ileus

spastic ileus

strangulation intestinal obstruction
chronic intestinal obstruction

| | |
|---|---|
| частичная кишечная непроходимость | partial intestinal obstruction |
| II. кишечная непроходимость как следствие тромбоза мезентериальных сосудов | II. ileus as a result of mesenteric vessel thrombosis |
| заворот кишки (кишок) | volvulus, intestinal twist |
| инвагинация кишок | **invagination/intussusception** of bowels |
| отрезок кишки, внедрившийся в просвет другого [отрезка кишки] | intussusceptum |
| перекручивание кишечной петли | twisted loop |
| симптом Валя | Wahl's symptom |
| симптом Данса | Dance's symptom |
| симптом Кивуля | Kywul's symptom |
| симптом Шланге | Schlange's symptom |
| узлообразование | formation of knots |
| шум падающей капли | falling drop sound |
| шум плеска | splashing sound |
| III. восстанавливать кишечную проходимость | III. to correct intussusception |
| раскручивать кишечную петлю | to release a loop |
| C. газо-жидкостные уровни, чаши Клойбера | S. air-fluid levels, Kloiber's cups |

## КИШКА

**BOWEL, INTESTINE, GUT**

| | |
|---|---|
| I двенадцатиперстная кишка | I. duodenum |
| ободочная кишка | colon |
| подвздошная кишка | ileum |
| прямая кишка | rectum |
| сигмовидная ободочная кишка | sigmoid colon |
| воспаление сигмовидной ободочной кишки, сигмоидит | inflammation of sigmoid colon, sigmoiditis |
| слепая кишка | cecum, blind gut |
| толстая кишка | large intestine, colon |
| тонкая кишка | small intestine |
| воспаление тонкой кишки, энтерит | inflammation of the small intestine, enteritis |
| II. дивертикул кишки | II. bowel diverticulum |
| инфаркт кишки | intestinal infarct [ion] |
| конец кишки | bowel end |
| край кишки, противоположный брыжейке, свободный край кишки | antimesenteric border of the bowel |
| перфорация кишки | intestinal perforation |
| пневматоз кишки | intestinal pneumatosis |
| стенка кишки | bowel wall |
| кишка с рыхлыми стенками | friable bowel, bowel with friabie walls |
| сужение/стеноз кишки | **intestinal/bowel** stenosis |
| врожденный стеноз кишки | congenital intestinal stenosis |

ДВЕНАДЦАТИПЕРСТНАЯ КИШКА

II. большой сосочек двенадцатиперстной кишки, фатеров
сосок
воспаление двенадцатиперстной кишки, дуоденит
воспаление серозного покрова
двенадцатиперстной кишки,
перидуоденит
врожденное расширение двенадцатиперстной кишки, ме-
гадуоденум
врожденное расширение лу-
ковицы двенадцатиперстной
кишки, мегабульбус
дивертикул двенадцатиперстной кишки
луковица/верхняя часть двенадцатиперстной кишки
разрыв двенадцатиперстной
кишки

язвенная болезнь двенадцатиперстной кишки

**Большой сосочек двенадцати-
перстной кишки, фатеров сосок**

II. воспаление большого сосочка
двенадцатиперстной кишки,
папиллит
отек большого сосочка двенадцатиперстной кишки
стриктура большого сосочка
двенадцатиперстной кишки

ДИВЕРТИКУЛ(Ы) КИШКИ

I. врожденный дивертикул кишки
истинный дивертикул кишки
ложный дивертикул кишки
множественные дивертикулы
кишки, дивертикулез
С. дивертикул Меккеля, дивертикул подвздошной кишки

ОБОДОЧНАЯ КИШКА

I. восходящая (нисходящая)
ободочная кишка
поперечная ободочная кишка
сигмовидная ободочная кишка

ПОДВЗДОШНАЯ КИШКА

II. воспаление подвздошной кишки, илеит

DUODENUM

II. major duodenal papilla, Vater's papilla

inflammation of the duodenum, duodenitis
inflammation of duodenal se-
rosa, periduodenitis

congenital [over]**distention**/
**dilation** of duodenum, mega-
duodenum
congenital **enlargement**/[over]-
**distention** of duodenal bulb,
megabulbus
duodenal diverticulum

duodenal bulb, upper segment
of duodenum
ruptured duodenum, rupture
of the duodenum, duodenal
rupture
duodenal ulcer

**Major duodenal papilla,
Vater's papilla**

II. inflammation of a Vater's
papilla, papillitis

edema of a Vater's papilla

**stricture**/**stenosis** of Vater's
papilla

BOWEL DIVERTICULUM
(DIVERTICULA)

I. congenital bowel diverticulum
true bowel diverticulum
false bowel diverticulum
multiple bowel diverticula,
diverticulosis
S. Meckel's diverticulum,
ileac diverticulum

COLON

I. ascending (discending) colon

transverse colon
sigmoid colon

ILEUM

II. inflammation of the ileum,
ileitis

## Илеит

I. регионарный илеит, форма
«болезни Крона»
ретроградный илеит
терминальный илеит,
форма «болезни Крона»

ПРЯМАЯ КИШКА

II. ампула прямой кишки
воспаление клетчатки, окружающей прямую кишку, па-
рапроктит
воспаление прямой кишки,
проктит
выпадение прямой кишки
инородное тело прямой кишки
невралгия прямой кишки,
прокталгия
опухоль прямой кишки
разрыв прямой кишки
расширение сосудов прямо-
кишечного венозного спле-
тения, геморрой
свищ прямой кишки
C. воспаление морганиевых
крипт, криптит
дермоидная киста крестцово-
копчиковой области
задний проход, анус
копчиковая боль, кокциго-
диния
эпителиальный копчиковый
ход, пилонидальный синус,
пилонидальная киста

## Геморрой

I. внутренний геморрой
комбинированный/смешан-
ный геморрой
наружный геморрой
острый геморрой
ущемленный геморрой
C. геморроидальное кровотечение
геморроидальный узел

*Геморроидальный узел*

I. вправление геморроидального
узла
выпадение геморроидального
узла
тромбоз внутреннего геморроидального узла
тромбофлебит внутреннего
геморроидального узла

## Ileitis

I. regional ileitis, form of
"Crohn's disease"
retrograde ileitis
terminal ileitis, form of
"Crohn's disease"

RECTUM

II. ampoule of the rectum
inflammation of pararectal
fatty tissue, paraproctitis

proctitis

rectal prolapse
rectal foreign body
rectal neuralgia, proctalgia

rectal **mass/tumour**
rectal rupture
piles, hemorrhoids

rectal fistula
S. inflammation of crypts of
Morgagni, cryptitis
dermoid cyst of the sacro-
coccygeal region
anus
coccygeal pain, coccygodynia

epithelial coccygeal passage,
pilonidal sinus, pilonidal
cyst

## Hemorrhoids, piles

I. internal hemorrhoids
mixed hemorrhoids

external hemorrhoids
acute hemorrhoids
strangulated hemorrhoids
S. hemorrhoidal bleeding

hemorrhoid, pile

*Hemorrhoid, pile*

I. reduction of a hemorrhoid

prolapse of a hemorrhoid

thrombosis of an internal
hemorrhoid
thrombophlebitis of an internal hemorrhoid

## Задний проход

II. гипертрофия сосочков заднего прохода, папиллит
зуд заднего прохода, анальный зуд
жом/сфинктер заднего прохода
трещина заднего прохода, анальная трещина

### Жом/сфинктер заднего прохода

I. внутренний (наружный) сфинктер заднего прохода
II. слабость сфинктера заднего прохода

## Парапроктит

I. острый парапроктит
подкожный парапроктит
подслизистый парапроктит
седалищно-прямокишечный парапроктит
тазово-прямокишечный парапроктит
хронический парапроктит

### СЛЕПАЯ КИШКА

I. подвижная слепая кишка
II. воспаление слепой кишки, тифлит
червеобразный отросток слепой кишки, аппендикс
воспаление червеобразного отростка, аппендицит

## Аппендицит

I. гангренозный аппендицит
грыжевой аппендицит
деструктивный аппендицит
катаральный аппендицит
острый аппендицит
прободной/перфоративный аппендицит
рецидивирующий аппендицит
склерозирующий аппендицит
фибропластический аппендицит
флегмонозно-язвенный аппендицит
хронический аппендицит

## Anus

II. anal papillitis

anal **pruritus/itch**

sphincter ani, anal sphincter
anal fissure

### Sphincter ani, anal sphincter

I. internal (external) sphincter ani
II. sphincter ani asthenia

## Paraproctitis

I. acute paraproctitis
subcutaneous paraproctitis
submucosal paraproctitis
ischiorectal paraproctitis

pelvirectal paraproctitis

chronic paraproctitis

### CECUM, BLIND GUT

I. mobile cecum
II. inflammation of cecum, cecitis, typhlitis
vermiform appendix

inflammation of vermiform appendix, appendicitis

## Appendicitis

I. gangrenous appendicitis
hernial appendicitis
destructive appendicitis
catarrhal appendicitis
acute appendicitis
perforating appendicitis

recurrent appendicitis
sclerosing appendicitis
fibroplastic appendicitis

ulcerophlegmonous appendicitis
chronic appendicitis

II. аппендицит при ретроцекаль-
ном расположении червеоб-
разного отростка, ретроце-
кальный аппендицит
выраженная клиническая картина острого аппендицита,
приступ острого аппендицита
стертая клиническая картина
острого аппендицита
C. аппендикулярная колика
аппендикулярный инфильтрат

периаппендикулярный абсцесс

симптом Бартомье-Михель-
сона
симптом Воскресенского, симптом скольжения
симптом Кохера-Волковича
симптом Лараша
симптом Образцова, псоас-
симптом
симптом Ровзинга
симптом Ситковского

ТОЛСТАЯ КИШКА

II. воспаление толстой кишки,
колит
опухоль толстой кишки
опущение толстой кишки, ко-
лоптоз
патологическое расширение
и удлинение толстой кишки,
мегадолихоколон
патологическое расширение
участка толстой кишки, мегаколон

**Колит**

I. алиментарный колит
аллергический колит
амебный колит
атрофический колит
вторичный колит
запорный колит
ишемический колит
катаральный колит
левосторонний (правосторонний) колит
неспецифический язвенный колит
острый колит
поверхностный колит
пострезекционный колит
сегментарный колит

II. retrocecal appendicitis, marked
clinical picture of acute
appendicitis

acute attack of appendicitis

mild attack of acute appendicitis
S. appendicular colic
**appendicular/appendiceal** infiltrate
**periappendicular/periappendi-
ceal** abscess
Bartomier-Mikhelson's **symp-
tom/sign**
Voskresensky's symptom, sign
of sliding
Kocher-Volkovitch's sign
Larasch's sign
Obrastsow's sign, psoas symptom
Rovsing's symptom
Sitkowsky's sign

LARGE INTESTINE, COLON

II. inflammation of large **intes-
tine/colon,** colitis
**mass/tumour** of colon
**ptosis/prolapse** of colon,
coloptosis
pathologic distension and
lengthening of colon, megado-
lichocolon
pathologic distension of a
segment of colon, pathologic
enlargement of a colonic segment, megacolon

**Colitis**

I. alimentary colitis
allergic colitis
amebic colitis
atrophic colitis
secondary colitis
constipation colitis
ischemic colitis
catarrhal colitis
left (right) sided colitis

nonspecific ulcerative colitis
acute colitis
shallow colitis
postresection colitis
segmental colitis

спастический колит
хронический колит
эрозивный колит
язвенный колит

spastic colitis
chronic colitis
erosive colitis
ulcerative colitis, colitis gravis

## Мегаколон

I. врожденный мегаколон, «болезнь Гиршспрунга»
идиопатический мегаколон

## Megacolon

I. congenital megacolon,
"Hirschsprung's disease"
idiopathic megacolon

## ПЕЧЕНЬ

I. блуждающая печень
бугристая печень
гладкая печень
глазурная/засахаренная печень
гусиная печень
добавочная печень
кистозная печень
кремневая печень
мускатная/застойная печень
пестрая большая печень
увеличенная печень
II. абсцесс печени
воспалительное заболевание печени, гепатит
доля печени
    правая (левая) доля печени

киста печени
край печени

разрыв печени
цирроз печени

эхинококкоз печени
C. желтуха

## LIVER

I. floating liver
nodular liver
smooth liver
**icing/sugar-icing** liver
anserine liver
accessory liver
cystic liver
brimstone liver
**nutmeg/congestive** liver
diverse big liver
enlarged liver
II. liver abscess
inflammatory disease of the liver, hepatitis
lobe of the liver
    right (left) lobe of the liver
liver cyst
margin of the liver, liver margin
ruptured liver, hepatic rupture
cirrhosis of the liver, hepatocirrhosis
hepatic echinococcosis
S. jaundice, icterus

### ГЕПАТИТ

I. аллергический гепатит
вирусный гепатит
врожденный/фетальный гепатит
диффузный гепатит
лучевой гепатит
острый гепатит
очаговый гепатит
холестатический гепатит
хронический гепатит
эпителиальный/паренхиматозный гепатит

### HEPATITIS

I. allergic hepatitis
viral hepatitis
**congenital/fetal** hepatitis
diffuse hepatitis
radial hepatitis
acute hepatitis
focal hepatitis
cholestatic hepatitis
chronic hepatitis
**epithelial/parenchymatous** hepatitis

### ЖЕЛТУХА

I. гемолитическая/надпеченочная желтуха

### JAUNDICE, ICTERUS

I. **hemolytic/suprahepatic** jaundice

механическая/обтурационная/
подпеченочная желтуха
печеночная/паренхиматозная/
гепатоцеллюлярная/эпители-
ально-клеточная желтуха

mechanical/obstructive/sub-
hepatic jaundice
hepatic/parenchimatous/
hepatocellular jaundice

## ПИЩЕВОД

## ESOPHAGUS, GULLET

I. врожденный короткий пищевод,
брахиэзофагус, грудной желудок
искусственный пищевод
искусственный пищевод из
кожной трубки
извитой/четкообразный/штопо-
рообразный пищевод, синдром
Баршоня-Ташендорфа

искусственный пищевод из
ободочной кишки
искусственный пищевод из
тонкой кишки
II. актиномикоз пищевода
атония пищевода
бужирование пищевода
варикозное расширение вен
пищевода
воспаление пищевода, эзофагит
врожденная ахалазия пищевода,
врожденный кардиоспазм,
врожденное нервно-мышечное
нарушение функции пищевода

врожденная непроходимость
пищевода, атрезия пищевода
дивертикул пищевода
идиопатическое расширение
пищевода, кардиоспазм, ахалазия кардии, мегаэзофагус
инородное тело пищевода
киста пищевода
кровотечение из пищевода
ожог пищевода
перфорация пищевода
повреждение пищевода

разрыв пищевода

свищ пищевода
врожденный пищеводно-
трахеальный свищ
сужение/стеноз пищевода

рубцовое сужение пищевода

I. congenital short esophagus,
brachyesophagus, thoracic
stomach
artificial esophagus
artificial esophagus made
out of a skin tube
mandering/beeded/moniliform/
corkscrew-like esophagus,
Bársony-Teschendorf's syndrome
artificial esophagus made out
of colon
artificial esophagus made out
of small intestine
II. actinomycosis of the esophagus
atony of the esophagus
bougienage of the esophagus
varicose dila[ta]tion of
esophageal veins
inflammation of esophagus,
esophagitis
congenital achalasia of the
esophagus, congenital cardiospasm, congenital nervous
muscular disturbance of esophageal function
congenital esophageal obstruction, esophageal atresia
esophageal diverticulum
idiopathic esophageal dila-
[ta]tion, cardiospasm, achalasia of cardia, megaesophagus
foreign body in the esophagus
esophageal cyst
esophageal hemorrhage
esophageal burn
esophageal perforation
injury to the esophagus, injured esophagus
rupture of the esophagus, ruptured esophagus, esophageal
rupture
esophageal fistula
congenital esophagotrache-
al fistula
esophageal stricture, constriction of the esophagus
scarry constriction, cicat-
ricial stricture

## БУЖИРОВАНИЕ ПИЩЕВОДА

I. длительное систематическое
бужирование пищевода
II. бужирование пищевода по
струне
III. бужировать пищевод

длительно систематически
бужировать пищевод

## ДИВЕРТИКУЛ ПИЩЕВОДА

I. бифуркационный дивертикул
пищевода
пульсионный дивертикул
пищевода
тракционный дивертикул
пищевода
ценкеровский/глоточно-пи-
щеводный дивертикул
эпифренальный дивертикул
пищевода

## РАЗРЫВ ПИЩЕВОДА

I. закрытый разрыв пищевода

спонтанный разрыв пищевода

## ЭЗОФАГИТ

I. геморрагический эзофагит
катаральный эзофагит
коррозивный эзофагит
острый эзофагит
пептический эзофагит
рефлюкс-эзофагит
флегмонозный эзофагит
хронический эзофагит
эрозивный эзофагит
язвенный эзофагит, пепти-
ческая язва пищевода
II. эзофагит Кушинга

## ПОДЖЕЛУДОЧНАЯ ЖЕЛЕЗА

I. аберрантная/добавочная поджелудочная железа
вентральная поджелудочная
железа
дорсальная поджелудочная железа
искусственная поджелудочная
железа

## BOUGIENAGE OF THE ESOPH-
AGUS

I. prolonged systematic bougienage of the esophagus
II. bougienage along a string

III. to dilate an esophageal
stricture with a bougie
to dilate an esophageal
stricture with a bougie chro-
nically systematically

## ESOPHAGEAL DIVERTICULUM

I. bifurcational esophageal diverticulum
pulsion esophageal diverticulum
traction esophageal diverticulum
pharyngo-esophageal diverticulum
epiphrenic esophageal diverticulum

## RUPTURED ESOPHAGUS,
RUPTURE OF THE ESOPHAGUS

I. closed rupture of the esophagus
spontaneous rupture of the
esophagus

## ESOPHAGITIS

I. hemorrhagic esophagitis
catarrhal esophagitis
corrosive esophagitis
acute esophagitis
peptic esophagitis
reflux esophagitis
phlegmonous esophagitis
chronic esophagitis
erosive esophagitis
ulcerous esophagitis, peptic
esophageal ulcer
II. Cushing's esophagitis

## PANCREAS

I. **aberrant/accessory** pancreas

ventral pancreas

dorsal pancreas

artificial pancreas

| кольцевидная поджелудочная железа | circular/**annular** pancreas |
| малая/винслова поджелудочная железа, крючковидный отросток | small/Winslow pancreas, uncinate process |
| II. аденома островковой ткани поджелудочной железы, инсулома | II. adenoma of pancreatic insular tissue, insuloma |
| воспаление поджелудочной железы, панкреатит | inflammation of pancreas, pancreatitis |
| камни поджелудочной железы [главный] проток поджелудочной железы, вирсунгов проток | pancreatic **calculi/lithiasis** [main] pancreatic duct, Wirsung's duct |
| головка поджелудочной железы | head of the pancreas |
| камни [протоков] поджелудочной железы, панкреатиколитиаз | pancreatolithiasis, pancreaticolithiasis |
| киста поджелудочной железы | cyst of [the] pancreas |
| наружный свищ поджелудочной железы | external fistula of the pancreas |
| обызвествление поджелудочной железы | pancreatic calcification |
| рак (тела, хвоста, головки) поджелудочной железы | pancreatic **cancer/carcinoma** (cancer of the pancreatic body, tail, head) |
| тело поджелудочной железы | pancreatic body, body of [the] pancreas |
| хвост поджелудочной железы | tail of [the] pancreas |
| цистоаденома поджелудочной железы | cystadenoma of [the] pancreas |

| **ПАНКРЕАТИТ** | **PANCREATITIS** |
| I. абсцедирующий/апостематозный панкреатит | I. abscessing pancreatitis |
| асептический панкреатит, острый некроз поджелудочной железы, панкреонекроз | aseptic pancreatitis, acute necrosis of the pancreas, **pancreonecrosis/pancreatonecrosis** |
| брюшнотифозный панкреатит | typhoid pancreatitis |
| гнойный панкреатит | **purulent/suppurative** pancreatitis |
| деструктивный панкреатит | destructive pancreatitis |
| диффузный панкреатит | diffuse pancreatitis |
| калькулезный панкреатит | **calculous/calcareous** pancreatitis |
| кистозный панкреатит | cystic pancreatitis |
| острый панкреатит | acute pancreatitis |
| паренхиматозный панкреатит | parenchymatous pancreatitis |
| рецидивирующий/хронический панкреатит | **recurrent/chronic** pancreatitis |
| фиброзный панкреатит | fibrous pancreatitis |
| флегмонозный панкреатит | phlegmonous pancreatitis |
| хронический панкреатит | chronic pancreatitis |
| S. геморрагический панкреонекроз | S. hemorrhagic pancreonecrosis |

жировой панкреонекроз
некроз поджелудочной железы,
панкреонекроз
отек поджелудочной железы

fatty pancreonecrosis
pancreatic necrosis, pancreonecrosis
pancreatic edema

## САЛЬНИК

I. большой сальник
воспаление большого саль-
ника, оментит
заворот сальника
малый сальник
некроз сальника

## OMENTUM

I. greater omentum
inflammation of the greater
omentum, omentitis
torsion of omentum
lesser omentum
necrosis of omentum

## СЕЛЕЗЕНКА

I. блуждающая селезенка
ветчинная/сальная селезенка
глазурная селезенка
добавочная селезенка
дольчатая селезенка
малярийная селезенка
порфирная селезенка
пятнистая селезенка
саговая селезенка
II. абсцесс селезенки
воспаление селезенки,
спленит
гиперплазия селезенки
инфаркт селезенки
разрыв селезенки

туберкулез селезенки
увеличение селезенки, спленомегалия
эхинококкоз селезенки
C. болезнь Гоше
гемолитическая анемия
врожденная (приобретенная)
гемолитическая анемия
тромбоцитопеническая пур-
пура, болезнь Верльгофа

## SPLEEN

I. floating spleen
**bacon/lardaceous** spleen
icing spleen
accessory spleen
lobular spleen
malarial spleen
diffuse waxy spleen
flecked spleen
sago spleen
II. splenic abscess
inflammation of [the] spleen,
splenitis
splenic hyperplasia
splenic infarction
ruptured spleen, rupture of
[the] spleen
splenic tuberculosis
enlargement of [the] spleen,
splenomegaly
splenic echinococcosis
S. Gaucher's disease
hemolytic anemia
congenital (acquired) he-
molytic anemia
thrombocytopenic purpura,
Werlhof's disease

У вас хороший (плохой, повышенный) аппетит (нет аппетита)?

У вас изменился аппетит?

Не замечали ли вы ухудшения
аппетита?

Несмотря на хороший аппе-
тит, вы потеряли в весе?

У вас бывает (есть) изжога
(отрыжка, рвота)?

Do you have a good (poor,
increased) appetite (no appetite)?

Is there a change in your
appetite?

Have you noticed any deterio-
ration in your appetite?

Have you lost any weight
despite a good appetite?

Do you have heartburn (belching, vomiting)?

| | |
|---|---|
| Когда у вас бывает изжога (отрыжка, рвота)? | When do you have heartburn (belching, vomiting)? |
| У вас всегда изжога (отрыжка) после еды? | Do you always have heartburn (belching) after meals? |
| Изжога проходит от приема питьевой соды? | Is the heartburn relieved by taking soda? |
| Отрыжка (рвота) чем? Пищей (пищей, съеденной накануне, пищей, съеденной только что)? | What do you belch (vomit)? Do you belch (vomit) food (the food taken the day before, the food just taken)? |
| У вас бывает кислая отрыжка (отрыжка тухлым, отрыжка с запахом съеденной пищи)? | Do you have sour eructations (musty smelling regurgitation, regurgitation with the odour of the food taken)? |
| У вас есть постоянная отрыжка с неприятным запахом (срыгивание съеденной пищей, немедленное срыгивание выпитой жидкости)? | Do you have constant foul-smelling belching (regurgitation of food taken, immediate regurgitation of liquid drunk)? |
| Рвота с кровью (со слизью, редкая, сильная)? | Is the vomit blood-stained (with mucus, infrequent, violent)? |
| Рвота облегчает состояние? | Do you obtain relief after vomiting? |
| Рвота (тошнота) прекратилась (продолжается)? | Has vomiting (nausea) ceased? (Is vomiting (nausea) still occurring)? |
| У вас есть постоянные позывы на рвоту? | Do you feel a constant urge to vomit? |
| Вас не тошнит? | Are you nauseous? |
| Вы часто испытываете чувство тошноты? | Do you often feel sick? |
| Рвота (тошнота) появляется утром (натощак, после еды)? | Do you vomit (are you nauseous) in the morning (on an empty stomach, after meals)? |
| Через сколько времени после еды? | How long after meals? |
| После приема какой пищи? | After taking what kind of food? |
| Какого цвета рвотные массы? | Of what colour is the vomit? |
| В рвотных массах крови (слизи) нет? | Is there any blood (mucus) in the vomit? |
| Покажите, пожалуйста, язык! | Show me your tongue, please |
| Высуньте язык! | Put your tongue out |
| У вас всегда обложенный (чистый) язык? | Is your tongue always furred (pink)? |
| У вас болит живот? У вас есть боли в животе? | Is there any pain in the abdomen? Have you any pain in the abdomen? |

В какой части живота болит сильнее всего? В левом (правом) подреберье, вокруг пупка, внизу живота слева (справа)?

In what part of the abdomen is the pain most severe? On the left (right) below the ribs, around the navel, in the lower abdomen on the left (on the right)?

Когда появилась боль в животе? Куда она отдает? Покажите!

When did the abdominal pain appear? Where does the pain radiate to? Show me

Боль в животе схваткообразная (острая, тупая)?

Is the abdominal pain paroxysmal (acute, dull)?

Боль в животе появляется временами?

Does the abdominal pain occur at intervals?

Боль выше или ниже пупка?

Is the pain above or below the navel?

Вы чувствуете вздутие живота?

Do you feel the abdomen is distended?

После еды у вас бывает вздутие живота?

Do you feel bloated after eating?

У вас есть чувство тяжести (давления) в эпигастральной области (под ложечкой)?

Do you have a sense of heaviness (pressure) in the pit of the stomach?

Подышите животом. Расслабьте живот

Breathe with your abdomen. Relax your abdomen

Согните ноги в коленях, чтобы уменьшить напряжение мышц живота

Bend your knees to relieve muscular tension in the abdomen

Вы чувствуете боль сильнее, когда я надавливаю на живот или когда я отнимаю руку?

When is the pain more severe, when I press in the abdomen or when I withdraw my hand?

У вас есть чувство (ощущение) препятствия при проглатывании твердой (жидкой) пищи (застревания пищи в пищеводе, давления за грудиной)?

Do you have a feeling (sensation) of obstruction while swallowing solid (liquid) food (a sensation that food sticks in the gullet, that there is pressure behind the breastbone)?

У вас есть чувство жжения (боли) при проглатывании пищи?

Do you have a burning sensation (pain) on swallowing food?

Боли исчезают после проглатывания пищи?

Do pains disappear after swallowing the food?

Опухоль на шее появляется периодически (во время приема пищи)?

Does the lump in your neck become perceptible periodically (while eating)?

Вы страдаете несварением желудка (язвенной болезнью желудка, двенадцатиперстной кишки)?

Do you suffer from indigestion (gastric ulcer, duodenal ulcer)?

Боли бывают натощак (после приема острой пищи, после приема обильного количества пищи)?

Do you have stomach pains on an empty stomach (after taking spicy food, after taking much food)?

Боли в желудке (не) связаны с приемом пищи?

Are gastric pains (not) associated with eating?

У вас бывают голодные (ночные) боли?

Do you have pain on fasting (at night)?

Что облегчает боли в желудке — прием пищи или питьевой соды?

What is the gastric pain relieved by — taking food or soda?

У вас есть неприятные ощущения в подложечной области (чувство тяжести и переполнения желудка, особенно после еды)?

Do you have unpleasant sensations in the pit of the stomach (sense of heaviness and fullness in the stomach especially after eating)?

Эти явления исчезают (уменьшаются) в горизонтальном положении (при ношении бандажа)?

Do these phenomena disappear (decrease) in a horizontal position (on wearing a binder)?

У вас бывает вздутие живота (плохая переносимость молока)?

Do you have stomach distension (poor tolerance of milk)?

Боли в желудке появляются при сгибании туловища назад (при переворачивании с боку на бок, при натуживании)?

Do stomach pains appear on bending the trunk back (on turning from side to side, on straining)?

У вас не было ощущения как бы удара кинжалом в живот?

Have you had a sensation as if somebody had stabbed you in the abdomen with a dagger?

У вас был приступ аппендицита (холецистита)?

Have you had an attack of appendicitis (cholecystitis)?

Боли начались в желудке, а затем перешли вниз, в правую половину живота?

Did the pains start in the stomach and then extend down into the right side of the abdomen?

У вас есть постоянная (периодически усиливающаяся) [острая] боль в правом подреберье?

Do you have a persistent (periodically increasing) [acute] pain on the right below the ribs?

У вас есть тупые (ноющие) боли в правом подреберье?

Do you have a dull ache on the right below the ribs?

Боли усиливаются после приема жирной пищи (грубой пищи), иррадиируют в правое плечо, лопатку, в межлопаточную область)?

Do the pains increase after taking fatty food (coarse food), radiate into the right shoulder, shoulder-blade, between the shoulder-blades)?

У вас есть чувство тяжести (ощущение постороннего тела в правом подреберье, отрыжка)?

Do you have a feeling of heaviness (sensation of a foreign body present on the right below the ribs, belching)?

Приступ болей сопровождается повышением температуры (ознобом, тошнотой, рвотой желчью, задержкой стула)?

Is the pain accompanied by high temperature (chill, nausea, bilious vomiting, retention of stool)?

Когда у вас появилась желтушная окраска кожи?

When did the yellow skin tint appear?

Во время приступов болей появлялась желтуха?

Did jaundice appear during the periods of pain?

У вас есть кожный зуд?

Do you have itching of the skin?

Моча стала темной? Кал обесцветился?

Has your urine become dark? Are your feces pale-coloured?

У вас есть боли в подложечной области (отдающие в спину, опоясывающие боли)?

Do you have pains in the pit of the stomach (pains extending to the back, pains all round your middle)?

Боли сопровождаются рвотой?

Are the pains accompanied by vomiting?

Голодание приносит облегчение?

Does fasting relieve the pains?

Вам проводили исследование мочи на амилазу?

Has your urine been analysed for amylase?

У вас затруднено отхождение газов?

Do you have difficulty in evacuating gas?

У вас отходят газы? Газы отходят свободно (умеренно, без запаха, обильно, с резким запахом)?

Does gas pass away? Gas passes away freely (moderately, without odour, abundantly, with a strong odour)?

Вы должны следить, чтобы у вас постоянно отходили газы

You should keep the bowel clear of gas

У вас бывает чувство неполного опорожнения кишечника (тяжести внизу живота, непроизвольное опорожнение кишечника)?

Do you have a feeling of incomplete emptying of the bowels (heaviness in the lower abdomen, loss of bowel control)?

У вас был когда-нибудь сильный кровяной понос (стул с кровью, жидкий стул, дегтеобразный стул, обесцвеченный стул)?

Have you ever had severe bloody diarrhea (blood-stained stool, loose motions, black tarry stool, pale-coloured stool)?

Вы страдаете запорами (поносами)?

Do you suffer from constipation (diarrhea)?

У вас бывают периодические поносы, чередующиеся с запорами?

Do you have recurrent bouts of diarrhea alternating with constipation?

Не замечали ли вы крови и слизи в стуле?

Have you observed blood and mucus in your feces?

У вас стул (нормальный, оформленный, жидкий, кашицеобразный, регулярный)?

Is your stool normal (formed, liquid, semi-liquid, regular)?

Сколько раз был стул?

How many times have you passed stool?

Стул бывает ежедневно? Через сколько времени?

Do you pass stool daily? Every how many days?

Вы [иногда] принимаете слабительное (ставите клизму)?

Do you [sometimes] take a laxative (give yourself an enema)?

Какое слабительное?

What kind of laxative?

Следите за тем, чтобы стул был регулярным

Try to have a regular stool

Запор сменяется частым стулом с отхождением первоначально твердого кала?

Is constipation followed by frequent bowel movement with initially hard feces?

У вас геморрой?

Do you have hemorrhoids?

Сядьте на корточки! Натужьтесь!

Please squat. Strain

Боли в заднем проходе возникают после приема острой пищи (перед позывом на низ)?

Do anal pains arise after taking spicy food (before having a desire to defecate)?

Боли связаны с опорожнением кишечника (уменьшаются после стула)?

Are they associated with defecation? (Do they diminish after passing stool)?

У вас отмечается урчание в животе (переливание в животе, вздутие живота)?

Is there stomach murmur (fluctuation in the abdomen, abdominal distension)?

Боли в животе постоянные (усиливаются при тряске, ходьбе)?

Are stomach pains persistent (Do they increase on being shaken, on walking)?

▲ Аппетит повышен (отсутствует, нормальный)

▲ Appetite is increased (lacking, normal)

Тошноты, рвоты, отрыжки нет

[There is] No nausea, vomiting, belching

Язык атрофичен (не изменен, сухой, влажный). Язык обложен белым (желтым, коричневым) налетом

The tongue is atrophic (not changed, dry, moist). The tongue is coated with white (yellow, brown) fur

Язык увеличен (нормальных размеров, гладкий, синюшной окраски, розовый)

The tongue is enlarged (of normal size, smooth, cyanotic, pink)

Перистальтика вялая (усиленная, не нарушена)

Peristalsis is sluggish (increased, not impaired)

Живот вздут (мягкий, безболезненный, втянут, напряжен, (не) участвует в акте дыхания)

The abdomen is distended (soft, non-tender, scaphoid, tense, moves (does not move) with breathing)

Живот симметрично увеличен (увеличен за счет избыточного отложения жира в подкожной клетчатке)

The abdomen is symmetrically enlarged (enlarged because of excessive deposition of fatty tissue)

| | |
|---|---|
| Симптом раздражения брюшины не определяется (отрицательный, положительный, выражен (не)четко, сомнительный) | The symptom of rebound tenderness is not found (is negative), positive, (not) well defined, is doubtful) |
| Пупок расположен по средней линии (уплощен, втянут, выпячен, смещен кверху) | The umbilicus is centrally located (flattened, inverted, everted, displaced upwards) |
| Определяется легкое (умеренное, выраженное, доскообразное) напряжение мышц передней брюшной стенки | There is mild (moderate, demonstrable, board-like) muscular tension of the anterior abdominal wall |
| Обследование живота затруднено из-за асцита | Abdominal examination is difficult because of ascites |
| У больного(ой) асцит с выраженным феноменом зыбления | The patient has ascites with a marked fluid wave |
| Признаков асцита (перитонита) нет | There is no sign of ascites (peritonitis) |
| У больного(ой) перитонит в терминальной стадии | In this patient peritonitis is in its terminal stage |
| Я полагаю, что боль в животе является вторичным симптомом острого плеврита | I suggest that abdominal pain is secondary to acute pleurisy |
| Я предполагаю частичную кишечную непроходимость (приступ острого аппендицита, острого панкреатита) | I suggest partial ileus (acute attack of appendicitis, acute attack of pancreatitis) |
| Подозрение на прободную язву желудка (рак прямой кишки, дивертикул пищевода) | There is suspicion of perforating ulcer of the stomach (rectal carcinoma, esophageal diverticulum) |
| Необходимо исключить дивертикул Меккеля (болезнь Крона, острый мезаденит) | It is necessary to rule out Meckel's diverticulum (Crohn's disease, acute mesadenitis) |
| Печень (не) пальпируется (без)болезненная, выступает на... см из-под края реберной дуги | The liver is (not) palpable (non-)tender, is extended... cm below the costal margin) |
| Френикус-симптом, симптом Ортнера положительный (отрицательный) | Phrenic sign, Ortner's sign is positive (negative) |
| Печень, селезенка, желчный пузырь не пальпируются | The liver, spleen, gallbladder are not palpable |
| Кишечные шумы выслушиваются? | Are bowel sounds heard? |
| Кишечные шумы хорошо выражены (восстановились, не выслушиваются) | Bowel sounds are active (have returned, are not heard) |

Газы отошли

Flatus has passed [away]

После ректального исследования на перчатке была кровь?

Was there blood on the glove after rectal examination?

Ректальное исследование затруднено из-за резкой болезненности в прямой кишке

Rectal examination is difficult because of extreme tenderness in the rectum

# ГРЫЖИ

# HERNIAS

## ГРЫЖИ

## HERNIAS

### ГРЫЖА

### HERNIA

I. бедренная грыжа
вправимая грыжа
врожденная грыжа
гигантская грыжа
диафрагмальная грыжа
запирательная грыжа
интерпариетальная грыжа
интерстициальная грыжа
истинная грыжа
    истинная грыжа диафрагмы
ложная грыжа
    ложная грыжа диафрагмы,
    диафрагмальная эвентрация
мочепузырная грыжа
мышечная грыжа
невправимая грыжа
паховая грыжа
послеоперационная грыжа
поясничная грыжа
предбрюшинная грыжа
промежностная грыжа
пупочная грыжа
седалищная грыжа
скользящая грыжа

I. femoral hernia
reducible hernia
congenital hernia
giant hernia
diaphragmatic hernia
obturator hernia
interparietal hernia
interstitial hernia
true hernia
    true hernia of the diaphragm
false hernia
    false diaphragmatic hernia,
    eventration of the diaphragm
cystic hernia, cystocele
muscular hernia
irreducible hernia
inguinal hernia
postoperative hernia
lumbar hernia
preperitoneal hernia
perineal hernia
umbilical hernia
**sciatic-ischiatic** hernia
sliding hernia

| | |
|---|---|
| травматическая грыжа | traumatic hernia |
| ущемленная грыжа | **strangulated/incarcerated** hernia |
| эмбриональная/амниотическая грыжа, грыжа пупочного канатика, омфалоцеле | embryonic hernia, hernia of umbilical cord, omphalocele |
| эпигастральная/надчревная грыжа | epigastric hernia |

II. воспаление грыжи
вправление грыжи
выпадение грыжи
грыжа белой линии живота
грыжа Винслова отверстия

грыжа влагалища прямой мышцы живота
грыжа десцеметовой оболочки, десцеметоцеле
грыжа живота
грыжа Ложье
грыжа матки, гистероцеле
грыжа мечевидного отростка
грыжа Морганьи/Ларрея, парастернальная, ретростернальная, передняя диафрагмальная грыжа

грыжа отверстия межреберного нерва
грыжа отверстия нижней полой вены
грыжа пищеводного отверстия диафрагмы, хиатальная грыжа
грыжа полулунной/спигелиевой линии
грыжа Рихтера
грыжа сухожильных перемычек

грыжа Шморля

грыжа щели симпатического ствола
грыжа Трейца, парадуоденальная грыжа
рецидив грыжи
ущемление грыжи

С. грыжевая вода
грыжевые ворота
пластика грыжевых ворот

грыжевой мешок
грыжевое содержимое
грыжесечение, герниотомия
II. вправлять грыжу
ущемляться (*о грыже*)

II. hernial inflammation
reduction of hernia
prolapse of hernia
hernia of the linea alba
hernia of the foramen of Winslow
hernia of the sheath of the rectus abdominis
hernia of Descemet's membrane, descemetocele
abdominal hernia
Laugier's hernia
uterine hernia, histerocele
hernia of xiphoid process
**Morgagni/Larrey's** hernia, parasternal, retrosternal, anterior diaphragmatic hernia

hernia of intercostal nerve foramen
hernia of vena cava inferior foramen
**hiatus/hiatal** hernia

hernia of semilunar line, hernia of the line Spigelius
Richter's hernia
hernia of tendinous intersections
Schmorl's hernia, paraduodenal hernia
hernia of sympathetic trunk fissure
Treitz's hernia

**relapse/recurrence** of hernia **strangulation/incarceration** of hernia
S. hernial water
hernial ring
plastic repair of the hernial ring
hernial sac
hernial sac contents
herniotomy
III. to reduce a hernia
to incarcerate, to strangulate (*of hernia*)

| | |
|---|---|
| **БЕДРЕННАЯ ГРЫЖА** | **FEMORAL HERNIA** |

I. гребешковая бедренная грыжа, грыжа Клоке
   мышечно-лакунарная бедренная грыжа, грыжа Гессельбаха
   сосудисто-лакунарная бедренная грыжа

I. crest femoral hernia,
   Cloquet's hernia
   muscle lacunar femoral hernia,
   Hesselbach's hernia
   vasculolacunar femoral hernia

| | |
|---|---|
| **ВПРАВЛЕНИЕ ГРЫЖИ** | **REDUCTION OF HERNIA** |

I. бескровное вправление грыжи

   насильственное вправление грыжи
   мнимое/ложное вправление грыжи
   постуральное вправление грыжи
   самопроизвольное вправление грыжи

I. bloodless reduction of hernia
   forced reduction of hernia
   **alleged/false** reduction of hernia
   postural reduction of hernia
   spontaneous reduction of hernia

| | |
|---|---|
| **ГРЫЖА ЖИВОТА** | **ABDOMINAL HERNIA** |

I. боковая грыжа живота
   внутренняя грыжа живота, внутрибрюшная грыжа
   наружная грыжа живота

I. lateral abdominal hernia
   **internal/intraperitoneal** hernia
   abdominal hernia

| | |
|---|---|
| **ГРЫЖЕВОЙ МЕШОК** | **HERNIAL SAC** |

I. двухкамерный грыжевой мешок
   многокамерный грыжевой мешок

I. double chamber hernial sac
   polychamber hernial sac

II. дно грыжевого мешка
   рассечение грыжевого мешка
   тело грыжевого мешка
   устье грыжевого мешка
   флегмона грыжевого мешка
   шейка грыжевого мешка

II. hernial sac bottom
   hernial sac dissection
   hernial sac body
   hernial sac opening
   hernial sac phlegmon
   hernial sac neck

III. веделять грыжевой мешок из окружающих тканей
   иссекать грыжевой мешок

III. to isolate a hernial sac out of surrounding tissue [s]
   to excise a hernial sac

| | |
|---|---|
| **ДИАФРАГМАЛЬНАЯ ГРЫЖА** | **DIAPHRAGMAL HERNIA** |

I. передняя диафрагмальная грыжа, парастернальная грыжа

I. anterior hernia of the diaphragm, parasternal hernia

II. диафрагмальная грыжа Бохдалека

II. Bohdalek's diaphragmatic hernia

C. параэзофагеальная грыжа диафрагмы

S. para-esophageal hernia of the diaphragm

| | |
|---|---|
| **ПАХОВАЯ ГРЫЖА** | **INGUINAL HERNIA** |

I. канальная/неполная паховая грыжа

I. incomplete [inguinal] hernia

канатиковая/полная паховая
грыжа
косая паховая грыжа
прямая паховая грыжа
пахово-мошоночная грыжа
промежуточная/межстеночная
паховая грыжа

complete [inguinal]    hernia

indirect inguinal hernia
direct inguinal hernia
inguino-scrotal hernia
**intermediate/interwalled**
inguinal hernia

**ПЛАСТИКА ГРЫЖЕВЫХ ВО-
РОТ, УКРЕПЛЕНИЕ БРЮШНОЙ СТЕНКИ
В ОБЛАСТИ ГРЫЖЕВЫХ ВОРОТ**

**PLASTIC REPAIR OF THE HER-
NIAL RING, BUILDING UP OF
TISSUE ON THE ABDOMINAL
WALL IN THE AREA OF THE
HERNIAL RING**

C. бедренный канал
паховая связка
паховый канал
пупочное кольцо

S. femoral canal
**inguinal/Poupart's** ligament
inguinal canal
umbilical ring

**БЕДРЕННЫЙ КАНАЛ**

**FEMORAL CANAL**

II. внутреннее отверстие бедренного канала, бедренное кольцо
   пластика/ушивание внутреннего отверстия бедренного канала по Бассини (Руд-
   жи)

II. inner opening of the femoral canal, femoral ring

   **plastic repair/suturing**
   of the inner ring of the
   opening according to
   Bassini (Rudzhy)

ПАХОВЫЙ КАНАЛ

INGUINAL CANAL

II. глубокое отверстие пахового
канала
   пластика пахового канала
   по Жирару-Спасокукоцкому
   (Мартынову, Кукуджанову)

   поверхностное отверстие пахового канала

II. **deep/ internal** opening of the
inguinal canal
   inguinal canal plastic repair according **to/by** Gi-
   rard-Spasokukotsky (Marty-
   nov, Kukudzhanov)
   **superficial/outer** opening of the
   inguinal canal

УЩЕМЛЕНИЕ ГРЫЖИ

**STRANGULATION OF HERNIA,
INCARCERATION OF HERNIA**

I. каловое ущемление грыжи
ложное ущемление грыжи
пристеночное/рихтеровское
ущемление грыжи
ретроградное ущемление грыжи
эластическое ущемление грыжи

I. fecal incarceration of hernia
false incarceration of hernia
**parietal/Richter's** incarceration of hernia
retrograde incarceration
of hernia
elastic incarceration of hernia

У вас есть грыжа?

Do you suffer from hernia?

У вас давно эта припухлость?

Have you had this swelling
for a long time?

Припухлость увеличивается
при кашле (при натуживании,
при напряжении, когда вы
встаете)?

Does the swelling increase
on coughing (straining, tension, when you stand up)?

Эта опухоль исчезает в положении лежа?

Does the swelling disappear when you lie down?

У вас есть боли в паху?

Do you have groin pains?

Вы испытываете чувство неловкости (неудобства) в паху (области пупка)?

Do you feel discomfort in the groin (near the navel)?

У вас есть одышка после еды (затруднение в прохождении пищи, боли в груди и животе)?

Do you have shortness of breath after eating (difficulty in getting food down, chest and abdominal pains)?

Боли в подложечной области усиливаются после еды (при кашле, при напряжении)?

Do pains in the pit of the stomach increase after meals (on coughing, on tension)?

Вы носите грыжевой бандаж?

Do you wear a truss?

У вас уже было ущемление грыжи?

Have you already had a strangulated hernia?

Сколько времени прошло с момента появления болей?

How long is it since the pains started?

Когда наступило ущемление?

When did strangulation occur?

Вы пытались сами вправить грыжу?

Did you attempt to reduce the hernia [by] yourself?

Раньше вам это удавалось?

Have you managed to do it before?

▲ У больного(ой) ущемленная грыжа

▲ The patient has a strangulated hernia

Вправление грыжи недопустимо

Reduction can't be permitted

Симптом кашлевого толчка положительный (отрицательный)

The cough shock symptom is positive (negative)

Грыжевое выпячивание болезненно (напряженно, невправимо)

The hernial protrusion is painful (tense, irreducible)

У больного(ой) рецидивная пупочная (бедренная, паховая) грыжа

The patient has a recurrent umbilical (femoral, inguinal) hernia

Грыжевой мешок выделен до глубокого отверстия пахового канала (бедренного кольца, пупочного кольца)

The sac has been isolated to the level of the internal ring (femoral ring, umbilical ring)

Грыжевой мешок вскрыт (рассечен, перевязан у шейки, отсечен дистальнее лигатуры)

The sac has been opened (dissected, tied at the neck, divided distal to the ligature)

# КОЖНЫЕ И ВЕНЕРИЧЕСКИЕ БОЛЕЗНИ

# SKIN AND VENEREAL DISEASES

## ДЕРМАТОЛОГИЯ

## DERMATOLOGY

### ОБЩАЯ ЧАСТЬ

### GENERAL

#### ВОЛОС(Ы)

#### HAIR

I. вросшие волосы
густые волосы
кольчатые волосы
кудрявые волосы

I. ingrown hair
thick hair
circular hair
curled hair

| | |
|---|---|
| пушковые волосы | lanugo [hair] |
| перекрученные волосы, трихокинез, трихотортоз | twisted hair |
| редкие волосы | thin hair |
| щетинистые волосы | bristly hair |
| II. блеск волос | II. hair luster |
| выпадение волос | falling out of hair, loss of hair |
| корень волоса, волосяной корень | root of a hair |
| ломкость волос | **fragility/brittleness of hair** |
| луковица волоса, волосяная луковица | hair bulb |
| рост волос | growth of hair |
| стержень волоса, волосяной стержень | hair shaft |
| цвет волос | colour of the hair |
| C. оволосение | S. pilosis |
| плешивость, облысение, атрихоз, пелада, алопеция | baldness, atrichosis, alopecia |
| поседение | getting gray |
| III. седеть | III. to be getting gray |
| стать лысым, облысеть | to **get/become/grow** bald |

# КОЖА

# SKIN, CUTIS

| | |
|---|---|
| I. атрофическая кожа | I. atrophic skin |
| бледная кожа | pale skin |
| влажная кожа | **moist/wet** skin |
| воспаленная кожа | inflamed skin |
| вялая кожа, холазодермия | flabby skin |
| гиперэластическая кожа | hyperelastic skin, cutis hyperelastica |
| «гусиная кожа» | gooseflesh |
| дряблая кожа | **loose/flaccid** skin, cutis laxa |
| жирная кожа | **oily/greasy** skin |
| леопардовая кожа | leopard skin |
| лоснящаяся кожа | **glossy/shiny/glistening** skin |
| морщинистая кожа | wrinkled skin |
| мраморная кожа | marble skin, cutis marmorata |
| обветренная кожа | weather skin |
| пергаментная кожа | parchment-like skin |
| сухая кожа | dry skin |
| темная кожа | dark skin |
| эластичная кожа | elastic skin |
| элефантоидная кожа | elephantoid skin |
| II. блеск кожи | II. skin glow |
| влажность кожи | skin moistness |
| заболевание кожи, дерматоз | skin disease, dermatosis |
| зуд кожи, кожный зуд | **itch/pruritus** of the skin |
| мокнутие кожи | skin weeping |
| окраска/цвет кожи | skin colour |
| желтушная окраска кожи | icteric discolouration of the skin, bile-tinged skin |

синюшная окраска кожи · cyanotic discolouration of the skin, cyanotic skin

отек кожи · skin edema, edematous skin
повреждение кожи · skin **lesion/injury**
покраснение кожи, гиперемия кожи · reddened skin, redness of the skin, hyperemia
раздражение кожи · skin irritation
строение кожи · skin **texture/structure**
сухость кожи · dryness of the skin
 патологическая сухость кожи · pathologic[al] dryness of the skin, xerosis
тургор кожи · turgor of the skin, skin turgor

уплотнение кожи · consolidation of the skin
чувство стягивания кожи · feeling of a tightly drawn skin, feeling of a tense skin

шелушение кожи · **scaling/peeling** of the skin
C. кожные покровы · S. **skin/dermal/cutaneous** integument

эпидермис · epidermis
III. расчесывать кожу · III. to scratch the skin
чесаться (*о коже*) · to be itchy (*of the skin*)
шелушиться (*о коже*) · to scale off, to peel, to desquamate (*of the skin*)

## ЗАБОЛЕВАНИЕ(Я) КОЖИ / DERMAL DISORDER(S), CUTANEOUS DISORDER(S)

I. воспалительное заболевание кожи, дерматит · I. inflammatory skin disease, dermatitis
гнойничковые заболевания кожи, пиодермит, пиодермия, пиоз · **pustular/impetiginous** skin diseases, pyodermitis, pyosis
грибковые заболевания кожи, дерматомикоз, дерматофитии · fungous skin diseases, dermatomycosis, dermatophytiae
паразитарные заболевания кожи, дерматозооноз · parasitogenic skin diseases, dermatozoonosis

## ШЕЛУШЕНИЕ КОЖИ / SCALING OF THE SKIN, PEELING OF THE SKIN

I. крупночешуйчатое/пластинчатое шелушение · I. macroscaling, laminar scaling
мелкоотрубевидное/мелкочешуйчатое шелушение · fine branlike desquamation, microscaling

## [КОЖНАЯ(ЫЕ)] СЫПЬ(И). [КОЖНОЕ] ВЫСЫПАНИЕ / [SKIN] RASH(ES), [SKIN] ERUPTION(S). [SKIN] ERUPTION, [SKIN] BREAKING OUT

I. мономорфная сыпь · I. monomorphous eruption
полиморфная сыпь · polymorphous eruption
C. морфологические элементы кожных сыпей · S. morphologic[al] elements of skin rash

## МОРФОЛОГИЧЕСКИЕ ЭЛЕМЕНТЫ КОЖНЫХ СЫПЕЙ / MORPHOLOGIC[AL] ELEMENTS OF SKIN RASH

C. бляшка · S. patch, plaque

| | |
|---|---|
| бугорок | tubercle |
| вегетации | vegetations |
| волдырь | blister, bleb |
| гнойничок, пустула | pustule |
| корка | crust |
| лихенизация, лихенификация | lichenification |
| петехии | petechiae |
| пигментация | pigmentation |
| пузырек, везикула | vesicle |
| пузырь, булла | blister, bleb |
| пурпура | purpura |
| пятно, макула | spot, macule |
| родинка | brith mark, mole |
| розеола | roseola |
| рубец | scar, cicatrix |
| ссадина, экскориация | abrasion, excoriation |
| телеангиэктазия(ии) | teleangiectasis (teleangiectases) |
| трещина | fissure |
| глубокая трещина | **deep/internal/hollow** fissure |
| поверхностная трещина | **superficial/external/shallow** fissure |
| узел | node |
| узелок, папула | papule, nodule |
| фликтена | phlyctena |
| чешуйка | scale |
| эритема | erythema |
| эрозия | erosion |
| язва | ulcer |
| II. слияние пузырьков (узелков, пятен) | II. fusion of vesicles (nodes, spots) |
| III. распространяться по всему кожному покрову (*о сыпи*) | III. to spread over the body (*of rash*) |

ПАПУЛА

PAPULE

| | |
|---|---|
| I. воспалительная папула | I. inflammatory papule |
| гипертрофическая папула | hyperthrophic papule |
| дермальная папула | dermal papule |
| крупная папула | **big/large** papule |
| лентикулярная папула | lenticular papule |
| ложносифилитическая папула | pseudosyphilitic papule |
| милиарная папула | miliary papule |
| мягкая папула | soft papule |
| невоспалительная папула | non-inflammatory papule |
| нуммулярная папула | nummular papule |
| плоская папула | flat papule, papula planus |
| плотная папула | **solid/hard papule** |
| полигональная папула | polygonal papule |
| сибиреязвенная папула | anthracic papule |
| эпидермальная папула | epidermal papule |

ПИГМЕНТАЦИЯ

PIGMENTATION

| | |
|---|---|
| II. ослабление пигментации, гипопигментация | II. decreased pigmentation, hypopigmentation |
| отсутствие пигментации, депигментация | depigmentation |

усиление пигментации, гипер-пигментация
excessive pigmentation, hyperpigmentation

C. альбинизм
витилиго
веснушка (и)
лейкодерма
лентиго
псевдолейкодерма
старческие пигментные пятна

хлоазма

S. albinism
vitiligo
freckle (s)
leukoderma
lentigo
pseudoleukoderma
senile pigmentary **spots/macules**
chloasma

ПЯТНО (А)

SPOT (S), MACULE (S)

I. белые/сизые пятна,
пятна Воячека
геморрагическое пятно
голубые пятна
искусственное/артифициаль-ное пятно
пигментное пятно
сосудистое пятно

I. **white/blue-grey** spots,
Voyatchek's spots
hemorrhagic spot
blue spots
artificial **macule/spot**

pigmented spot
vascular spot

РУБЕЦ (Ы)

SCAR (S), CICATRIX (CICATRICES)

I. атрофический рубец

гипертрофический/келлоидный рубец
гладкий рубец
глиозный рубец
глиомезенхимальный рубец
мозаический рубец
обезображивающий рубец
окрепший рубец
послеоспенный рубец

свежий рубец
штампованные рубцы
C. рубцовая атрофия

I. atrophic **scar/cicatrix/cicatrice**
**hypertrophic/keloid** cicatrix
smooth scar
glial cicatrix
gliomesenchymal cicatrix
mosaic scar
disfiguring scar
**old/mature** scar
**postvariolar/postvariolic/postvariolous** cicatrix
**new/fresh** scar
stamped **scars/cicatrices**
S. **scar [ry]/cicatricial** atrophy

ЯЗВА

ULCER

I. быстро распадающаяся язва
глубокая язва
заживающая язва
быстро (медленно) заживаю-щая язва
круглая язва
омозолелая язва
поверхностная язва
ползучая/серпингирующая язва
простая язва
разъедающая язва
трофическая язва
хроническая язва

I. canker
**hollow/internal** ulcer
healing ulcer
rapidly healing ulcer (atonic ulcer)
round ulcer
callous ulcer
**shallow/external** ulcer
creeping ulcer

**simple/plain** ulcer
perambulating ulcer
trophic ulcer
chronic ulcer

II. дно язвы

край язвы
   поднятый и вывернутый
   край язвы
   подрытый край язвы
отделяемое язвы
   зловонное отделяемое язвы

II. base of the ulcer, ulcer base, fundus of the ulcer
ulcer edge
   raised and everted edge of the ulcer
   undermined ulcer edge
ulcer discharge
   ichor

# НОГОТЬ

# NAIL

I. вросший ноготь, инкарнация ногтя
башенный ноготь
блестящий/полированный ноготь
гипертрофированный ноготь, склеронихия
ложкообразный/блюдцеобразный/вогнутый ноготь, койлонихия
наперстковый ноготь, точечная онихия

II. корень ногтя
ломкость ногтя

ноготь Гиппократа, часовые стеклышки
расслоение ногтя
утолщение ногтя

C. ногтевая луночка
ногтевая пластинка
ногтевое ложе
ногтевой валик
ногтевой синус

I. ingrown nail, incarnation of the nail
tower nail
**shining/polished nail**

hyperthrophied nail, scleronychia
spoon-like/saucer-like/concave nail

thimble nail, punctate onychia

II. root of the nail
**fragility/brittleness of a nail**
Hippocrate's nail

stratification of a nail
thickening of a nail

S. lunula of the nail
nail plate, body of the nail
nail bed
wall of the nail, nail wall
sinus of the nail

# ПОТООТДЕЛЕНИЕ

# SWEATING, PERSPIRATION, HIDROPOIESIS

I. повышенное потоотделение
C. пот
потливость
потовая железа
III. потеть

I. **increased/excessive** sweating
S. sweat
hidrosis, sweating
sweating gland
III. to sweat, to perspire

# СПЕЦИАЛЬНЫЕ МЕТОДЫ ИССЛЕДОВАНИЯ

# SPECIAL METHODS OF INVESTIGATION

C. биопсия
дермоскопия, дерматоскопия
дермографизм
витропрессия, диаскопия
капилляроскопия
определение изоморфной реакции
определение мышечно-волоскового рефлекса

S. biopsy
dermoscopy
dermographism
diascopy
capillaroscopy
determination of isomorphous reaction
determination of musculo-hair reflex

поскабливание высыпаний | scraping of eruptions
проба на «воспламенение» | test for "inflaming"
термография | thermography
термометрия | thermometry

I. белый дермографизм | I. white dermographism
возвышенный дермографизм | elevated dermographism
красный дермографизм | red dermographism
местный дермографизм | local dermographism
разлитой дермографизм | diffuse dermographism
рефлекторный дермографизм | reflex dermographism
уртикарный/эксфолиативный дермографизм | **urticarial/urticarious** dermographism, exfoliative dermographism

## СПЕЦИАЛЬНАЯ ЧАСТЬ

## SPECIAL

## ГНЕЗДНАЯ ПЛЕШИВОСТЬ, ГНЕЗДНАЯ / ОЧАГОВАЯ / КРУГОВАЯ АЛОПЕЦИЯ

## ALOPECIA AREATA, FOCAL ALOPECIA

## ДЕРМАТОЗ(Ы), КОЖНЫЕ БОЛЕЗНИ

## DERMATOSIS, SKIN DISEASES, DERMAL DISEASES

I. аллергический дерматоз | I. allergic dermatosis
вирусный дерматоз | virus dermatosis
геморрагически-пигментный дерматоз, гемосидероз кожи | pigmento-hemorrhagic dermatosis, dermal hemosiderosis, hemosiderosis of the skin
зудящий дерматоз | itching dermatosis
истерический дерматоз | hysterical dermatosis
пигментный дерматоз | **pigmental/pigmentary** dermatosis
профессиональный дерматоз | occupational dermatosis
пузырный/пузырчатый дерматоз | vesicular dermatosis

C. бородавка | S. wart
вакцинная экзема | eczema vaccinatum
контагиозный моллюск | molluscum contagiosum
остроконечные кондиломы | [pointed] warts
опоясывающий лишай | girdle, lichen, herpes, zoster, shingles
простой пузырьковый лишай | **simple/plain** vesicular lichen

I. остроконечная бородавка, остроконечная кондилома | I. pointed wart
плоская/юношеская бородавка | **flat/juvenile** wart
подошвенная/роговая бородавка | **plantar/horny** wart
простая/обыкновенная бородавка | **simple/plain** wart

| ОПОЯСЫВАЮЩИЙ ЛИШАЙ/ ГЕРПЕС | GIRDLE, LICHEN, HERPES, ZOSTER, SHINGLES |
|---|---|

I. геморрагический опоясывающий лишай
генерализованный/диссеминированный/опоясывающий лишай

I. hemorrhagic zoster

**generalized/disseminated** zoster

**ПУЗЫРНЫЙ/ПУЗЫРЧАТЫЙ ДЕРМАТОЗ**

**VESICULAR DERMATOSIS**

C. вегетирующая пузырчатка
вульгарная пузырчатка
дерматоз Дюринга
истинная пузырчатка
листовидная/эксфолиативная пузырчатка
себорейная пузырчатка

S. pemphigus vegetans
pemphigus vulgaris
Düring's dermatosis
true pemphigus
pemphigus foliaceus

seborrheal pemphigus

# ДЕРМАТИТ, КОНТАКТНЫЙ ДЕРМАТИТ

# DERMATITIS, CONTACT DERMATITIS

I. аллергический дерматит
искусственный дерматит
контактный дерматит, дерматит
лучевой/актинический дерматит
медикаментозный дерматит
простой дерматит
профессиональный дерматит
солнечный дерматит
токсико-аллергический дерматит, токсикодермия
травматический/механический дерматит
фитодерматит
C. ознобление
омозолелость
опрелость
потертость
потница

I. allergic dermatitis
artificial dermatitis
contact dermatitis, dermatitis
**radiation/actinic** dermatitis
medicamentous dermatitis
**plain/simple** dermatitis
occupational dermatitis
solar dermatitis
toxico-allergic dermatitis, toxicodermia, toxiderma
**traumatic/mechanical** dermatitis
phytodermatitis
S. chilblain, pernio, frostbite
callosity
intertrigo
abrasion
heat rash, miliaria

**ПОТНИЦА**

**HEAT RASH**

I. белая/глубокая потница
красная/тропическая потница
кристаллическая потница

I. **white/deep** heat rash
**red/tropical** heat rash

crystalline heat rash

# ДЕРМАТОЗООНОЗ(Ы)

# DERMATOZOONOSIS (DERMATOZOONOSES)

C. вшивость, педикулез

вошь
чесотка
чесоточный клещ
чесоточный ход

S. infestation with lice, pediculosis
louse
scabies, itch
scabies **mite/acarus**
[scabies] burrow

## ДЕРМАТОМИКОЗ(Ы)

C. актиномикоз
кандидоз
микроспории
отрубевидный/разноцветный
лишай, хроматофитоз
руброфития
трихофития
фавус, парша

### КАНДИДОЗ, КАНДИДАМИКОЗ, ДРОЖЖЕВОЙ МИКОЗ

I. интертригинозный кандидоз,
кандидоз складок кожи

II. кандидоз кожи
кандидоз слизистых оболочек
кандидоз слизистых оболочек
полости рта, молочница
кандидоз углов рта, микоти-
ческая заеда

### РУБРОФИТИЯ, РУБРОМИКОЗ

I. генерализованный рубромикоз
II. руброфития кистей
руброфития ногтевых плас-
тинок
руброфития стоп

### ТРИХОФИТИЯ, СТРИГУЩИЙ ЛИШАЙ, ТРИХОФИТОЗ

I. инфильтративно-нагноитель-
ная трихофития
поверхностная трихофития
хроническая трихофития
хроническая трихофития волосистой части головы
II. трихофития ногтей

## КРАСНАЯ ВОЛЧАНКА

I. дискоидная красная волчанка, эритематоз
острая красная волчанка,
острый эритематоз
диссеминированная красная
волчанка
подострая красная волчанка,
подострый эритематоз
хроническая красная волчанка, хронический рубцующий-
ся эритематоз

## DERMATOMYCOSIS (DERMATOMYCOSES)

S. actinomycosis
candidiasis
microsporias
pityriasis versicolor, chro-
matophytosis
rubrophytosis, rubrophitia
trichophytosis, trichophitia
favus

### CANDIDIASIS, YEAST MYCOSIS

I. intertrigenous candidiasis,
candidiasis of dermal
folds

II. candidiasis of the skin
mycosal candidiasis
mycotic stomatitis, white
mouth
mycotic perlèche

### RUBROPHYTOSIS, RUBROMYCOSIS

I. generalized rubromycosis
II. rubromycosis of wrists
rubromycosis of nail plates

rubromycosis of the feet

### TRICHOPHYTOSIS, TRICHO-PHITIA

I. infiltrative-purulent trichophytosis
ringworm of the body
chronic trichophytosis
chronic trichophytosis of
the scalp
II. ringworm of the nails

## LUPUS ERYTHEMATOSUS (LE)

I. discoid Lupus erythematosus
(LE)
acute Lupus erythematosus
(LE)
disseminated Lupus erythematosus (LE)
subacute Lupus erythematosus
(LE)
chronic Lupus erythematosus
(LE)

| | |
|---|---|
| С. высыпание в виде бабочки на лице | S. butterfly rash on the face |
| симптом дамского каблука | dame's heel **sign/symptom** |

## КРАСНЫЙ ПЛОСКИЙ ЛИШАЙ, ЛИШАЙ ВИЛЬСОНА

## LICHEN PLANUS, WILSON'S LICHEN

| | |
|---|---|
| I. атрофический красный плоский лишай, вторичный склерозирующий лихен | I. lichen planus atrophicus, secondary sclerosing lichen |
| бородавчатый/гипертрофический красный плоский лишай | lichen planus **hypertrophicus/verrucosus** |
| кольцевидный красный плоский лишай | lichen planus annularis |
| линейный/зониформный красный плоский лишай | **linear/zoniform** red plane lichen |
| монилиформный красный плоский лишай | lichen ruber moniliformis |
| остроконечный красный плоский лишай | lichen ruber acuminatus |
| пигментный красный плоский лишай | **pigmental/pigmentary** red plane lichen |
| приплюснутый/притупленный красный плоский лишай | flat[tened] red plane lichen |
| пузырчатый красный плоский лишай | lichen ruber planus pemphigoides |
| роговой/гиперкератотический красный плоский лишай | **horny/hyperkeratotic** red plane lichen |
| серпигинозный красный плоский лишай | serpiginous red plane lichen, lichen ruber planus serpiginosus |
| эритематозный красный плоский лишай | erythematous red plane lichen, lichen ruber planus erythematosus |
| С. очаговое помутнение ногтевых пластинок | S. focal **clouding/opacity** of nail plates |
| продольная исчерченность ногтевых пластинок | longitudinal striation of nail plates |
| симптом Уикхема | Wickham's **sign/symptom** |
| феномен Кебнера | Köbner's phenomenon |

## ЛЕЙШМАНИОЗ КОЖИ

## CUTANEOUS LEISHMANIASIS

## НЕЙРОДЕРМАТОЗ

## NEURODERMATOSIS

| | |
|---|---|
| С. кожный зуд | S. skin **itch/pruritus** |
| локализованный кожный зуд | localized itch |
| универсальный кожный зуд | universal itch |
| крапивница | urticaria, hives, nettle rash |
| нейродермит | neurodermatitis |
| почесуха | prurigo |

## КРАПИВНИЦА

## URTICARIA, HIVES, NETTLE RASH

| | |
|---|---|
| I. острая крапивница | I. acute urticaria |

| | |
|---|---|
| папулезная крапивница | **papulose/papular/papulous** urticaria |
| солнечная крапивница | solar urticaria |
| стойкая крапивница | **stubborn/persistent** urticaria |
| холинергическая крапивница | cholinergic **hives/urticaria** |
| холодовая крапивница | cold **hives/urticaria** |
| хроническая крапивница | chronic recurrent urticaria |
| C. острый ограниченный отек Квинке | S. acute localized Quincke's edema, Quincke's edema |

## НЕЙРОДЕРМИТ, НЕЙРОДЕРМАТИТ — NEURODERMITIS, NEURODERMATITIS

| | |
|---|---|
| I. белый/депигментированный нейродермит, нейродермит Крейбиха | I. **white/pigment-free** neurodermitis, Kreibich's neurodermitis |
| гипертрофический нейродермит | hypertrophic neurodermatitis |
| диффузный/разлитой/рассеянный нейродермит | diffuse neurodermatitis |
| линейный нейродермит | linear neurodermitis |
| ограниченный нейродермит | limited neurodermitis |

## ПОЧЕСУХА — PRURIGO

| | |
|---|---|
| I. детская почесуха | I. infantile prurigo |
| диатезная почесуха | diathesis prurigo |
| зимняя почесуха | winter prurigo |
| солнечная/весенняя/летняя почесуха | **sun/spring/summer** prurigo |
| узловатая почесуха | **nodular/nodal/nodose** prurigo |
| II. почесуха взрослых | II. adult prurigo |

## ОПУХОЛЬ КОЖИ — DERMAL TUMOUR

## ПИОДЕРМИТ, ПИОДЕРМИЯ, ПИОЗ — PYODERMATITIS, PYODERMA, PYODERMIA, PYOSIS

| | |
|---|---|
| I. гангренозная пиодермия | I. gangrenous **pyodermia/pyoderma** |
| глубокая пиодермия | deep **pyodermia/pyoderma** |
| поверхностная пиодермия | **shallow/superficial** pyodermia |
| смешанная пиодермия | mixed pyodermia |
| стафилококковая пиодермия | staphylococcal pyoderma |
| стрептококковая пиодермия | streptococcal pyoderma |
| шанкриформная пиодермия | chancriform pyoderma |
| хроническая язвенная пиодермия | chronic ulcerative pyoderma |
| C. везикулопустулез | S. vesiculopustulosis |
| вульгарная эктима | ecthyma vulgaris |
| гидраденит | hidradenitis |
| глубокий фолликулит | deep folliculitis, folliculitis profunda |
| импетиго ногтевых валиков, турниоль | impetigo of nail walls |
| карбункул | carbuncle |

остиофолликулит | osteal folliculitis
простой лишай | **plain**/**simple** lichen
псевдофурункулез Фингера | Finger's pseudofurunculosis
сверлящая эктима | penetrating ecthyma
сикоз | sycosis
стрептококковая опрелость | streptococcal intertrigo
фурункул | furuncle
   стержень фурункула |    furuncle core
фурункулез | furunculosis
эпидемическая пузырчатка новорожденных | epidemic impetigo of the newborn, impetigo neonatorum

## ПСОРИАЗ, ЧЕШУЙЧАТЫЙ ЛИШАЙ

## PSORIASIS, PSORA

I.  атропатический псориаз
    бородавчатый/гиперкератоз-
    ный/папилломатозный псориаз
    интертригинозный псориаз
    каплевидный псориаз
    кольцевидный псориаз
    монетовидный/дисковидный
    псориаз
    пустулезный псориаз
    рупиоидный псориаз
    универсальный псориаз, псо-
    риатическая эритродермия

    фолликулярный псориаз
    экссудативный псориаз
    точечный псориаз
II. псориаз ногтей
    псориаз складок
C.  феномен Кебнера
    феномен кровяной росы, то-
    чечного кровотечения
    феномен стеаринового пятна
    феномен терминальной/псо-
    риатической пленки

I.  atropathic psoriasis
    **verrucous**/**hyperkeratose**/**pa-
    pillomatous** psoriasis
    intertrigenous psoriasis
    guttate psoriasis
    annular psoriasis
    **nummular**/**diskform**/**discoid**
    psoriasis
    pustular psoriasis
    rupioid psoriasis
    universal psoriasis, psoria-
    tic **erythrodermia**/**erythro-
    derma**/**erythrodermatitis**
    follicular psoriasis
    exudative psoriasis
    punctate psoriasis
II. psoriasis of nails
    psoriasis of folds
S.  Köbner's phenomenon
    phenomenon of punctate he-
    morrhage
    phenomenon of stearic spot
    phenomenon of **terminal**/**pso-
    riatic** film

## РЕТИКУЛЕЗ КОЖИ

## SKIN RETICULOSIS, DERMAL RETICULOSIS, CUTANEOUS RETICULOSIS

## РОЗОВЫЕ УГРИ, РОЗАЦЕА

## ACNE ROZACEA

## РОЗОВЫЙ ЛИШАЙ ЖИБЕРА

## ZHIBER'S PINK LICHEN

## СЕБОРЕЯ

## SEBORRHEA

I.  густая себорея
    жидкая себорея
    жирная себорея
    смешанная себорея
    сухая/чешуйчатая себорея

C.  саловыделение
    повышенное саловыделение

I.  concrete seborrhea
    seborrhea **adiposa**/**oleosa**
    seborrhea adiposa
    mixed seborrhea
    seborrhea **sicca**/**scaly, scale-
    like**/**squamous** seborrhea,
    seborrheic dandruff
S.  secretion of sebum
    increased secretion of sebum

| сальные железы | sebaceous glands |
| себорейная плешивость | seborrheic baldness, alopecia seborrheica |
| угорь(и), акне | blackhead(s), comedone(s), acne |

## УГОРЬ(И), АКНЕ

## BLACKHEAD(S), COMEDONE(S), ACNE

I. обыкновенные/юношеские угри
сливные угри
черный угорь, комедон
шаровидные угри
C. угревая сыпь
II. удаление угрей

C. чистка кожи лица

I. simple/vulgar/juvenile acne

confluent comedones
blackhead, comedone
spherical comedones
S. acne agminata
II. removal of blackheads/comedones/acne
S. cleaning/cleansing the skin of the face

## СКЛЕРОДЕРМИЯ

## SCLERODERMA

I. диффузная/системная/прогрессивная/генерализованная/универсальная склеродермия
каплевидная склеродермия, болезнь белых пятен
ограниченная/бляшечная склеродермия
ограниченная/очаговая склеродермия
поверхностная склеродермия
полосовидная/линейная/лентовидная склеродермия
II. склеродермия взрослых, отечная склеродермия
C. венчик периферического роста
пергаментная кожа

I. diffuse/systemic/progressive/generalized/universal scleroderma
scleroderma guttata, white spot disease
limited/patch scleroderma
circumscribed/focal sclerodermia
superficial sclerodermia
scleroderma striata
II. sclerodermia of grown-ups, edematous scleroderma
S. crown/corona of peripheral growth
parchment skin

## ТУБЕРКУЛЕЗ КОЖИ

## CUTANEOUS TUBERCULOSIS

I. бородавчатый туберкулез кожи
индуративный туберкулез кожи, болезнь Базена
колликвативный туберкулез кожи, скрофулодерма
лихеноидный туберкулез кожи, лишай золотушных
люпозный туберкулез кожи, туберкулезная/обыкновенная волчанка
папулонекротический туберкулез кожи
язвенный туберкулез кожи

люпома

I. verrucous teburculosis of the skin
indurative dermal tuberculosis, Bazin's disease
tuberculosis cutis colliquativa, scrofuloderma
papular tuberculid

lupus vulgaris

tuberculosis papulonecrotica
ulcerative tuberculosis of the skin
lupoma

феномен «яблочного желе»
фолликулит

"apple jelly" phenomenon
folliculitis

## ЭКЗЕМА

I. варикозная экзема
гиперкератотическая/роговая/
ладонно-подошвенная экзема
детская экзема
дисгидротическая экзема
идиопатическая/истинная экзема
импетигинозная экзема
интертригинозная экзема
контактная экзема
менструальная экзема
микробная экзема
мокнущая экзема
нуммулярная экзема
острая экзема
профессиональная экзема

пруригинозная экзема
себорейная/сухая экзема
сикозиформная экзема
солнечная экзема
хроническая экзема
II. герпетиформная экзема Ка-
поши

## ECZEMA

I. varicose eczema
**hyperkeratotic/horny/palmar-**
**pelmatic** eczema
infantile eczema
dyshidrotic eczema
**idiopathic/atopic/true**
eczema
impetiginous eczema
intertriginous eczema
contact eczema
menstrual eczema
microbial eczema
weeping eczema
nummular eczema
acute eczema
**occupational/professional**
eczema
pruriginous eczema
**seborrheic/dry** eczema
sycosiform eczema
solar eczema
chronic eczema
II. eczema herpeticum, Kaposi's
varicelliform eruption

## ЭРИЗИПЕЛОИД, СВИНАЯ РО-
## ЖА, ПОЛЗУЧАЯ ЭРИТЕМА

## ERYSIPELOID, SERPIGINOUS
## ERYTHEMA

■ У вас кожа сухая (жирная,
чувствительная, грубая, неж-
ная)?

■ Is your skin dry (oily, sensitive, rough, delicate)?

У вас есть чувство (ощущение) зуда (жжения, напряжения, болезненности) кожи?

Do you have a feeling (sensation) of itching (burning,
tension, tenderness) of
the skin?

У вас есть высыпания на
коже? Где?

Do you have eruptions on
the skin? Where?

Когда появилась(лись) эта(и)
сыпь(и) (пузырьки,
пятна)?

When did this (these) rash
(blisters, spots) appear?

С чем вы связываете появление этих высыпаний?

To what do you attribute
the appearance of these eruptions?

Сыпь появилась после при-
ема лекарства (определенной
пищи, применения косметики,
бытовых (моющих) средств)?

Did the rash come out after
taking drugs (particular
kinds of food, use of cos-
metics, detergents)?

Что появилось вначале —
зуд (краснота, пятна, пу-
зырьки)?

What was first to appear —
itching (redness, spots,
blisters)?

У вас были уже подобные высыпания на коже? Сколько раз?

Have you had similar eruptions on the skin before? How many times?

Эти высыпания связаны с временами года (зимой, летом, осенью, весной)?

Do these eruptions depend on the season of the year (winter, summer, autumn, spring)?

Сыпь исчезала сама или в результате лечения?

Did the rash disappear by itself or as a result of treatment?

Зуд обычно усиливается (возникает) в ночное время?

Does the itching usually increase (occur) during the night?

Беспокоят ли вас эти высыпания?

Do these eruptions trouble you?

Где первоначально появилась сыпь?

Where did the rash appear first?

Сыпь сопровождается зудом?

Does itching accompany the appearance of the rash?

▲ Кожа гладкая (блестящая, напряженная, тестоватой консистенции, ярко-красного цвета, с синюшным оттенком)

▲ The skin is smooth (shiny, tense, of pasty consistency, of bright-red colour, cyanotic)

Кожа плотная (холодная на ощупь, истончена, утолщена)

The skin is solid (cold to touch, extremely thin, thickened)

Кожные покровы и видимые слизистые [оболочки] чистые

Skin integument and visible mucosa are clear

Окраска кожи нормальная

Skin colour is normal

Кожа легко (с трудом) собирается в складку

The skin gets into folds easily (with difficulty)

Отмечается гиперемия (мокнутие кожи, мацерация эпидермиса)

There is hyperemia (weeping of the skin, maceration of epidermis)

Отмечается отек (уплотнение, атрофия) кожи

There is edema (consolidation, atrophy) of the skin

На коже лица (конечностей, волосистой части головы) отмечается ограниченная отечность с гиперемией и шелушением (эритематозно-папулезные высыпания, ограниченные эритематозные бляшки)

On the skin of the face (extremities, scalp) there is (are) limited edema with hyperemia and scaling (erythemato-papular eruptions, limited erythematous patches)

Вегетации мягкие (сочные)

Vegetations are soft (succulent)

Папулы плоские (конусовидные, полушаровидные)

Papules are flat (cone-shaped, semi-spherical)

| | |
|---|---|
| Узел плотно-эластический (мягкий, деревянисто-плотный) | The node is solidly-elastic (soft, ligneous-solid) |
| Потоотделение нормальное (повышено) | Sweating is normal (increased) |
| Ладони холодные (влажные) | The palms are cold (wet) |
| Дермографизм нестойкий (не вызывается, красный, разлитой) | Dermographism is unsteady (not induced, red, diffuse) |

## ВЕНЕРОЛОГИЯ

### ГОНОРЕЯ, ТРИППЕР

I. восходящая гонорея
диссеминированная/метастатическая гонорея
осложненная гонорея
острая гонорея
ректальная гонорея
свежая гонорея
семейная гонорея
скрытая/латентная/асимптомная гонорея, гонококконосительство
торпидная гонорея
экстрагенитальная гонорея
хроническая гонорея

II. гонорея беременных
гонорея девочек
гонорея мочевого пузыря
гонорея семенных пузырьков
гонорея шейки матки

C. гонорейный артрит
гонорейный бартолинит
гонорейный бурсит
гонорейный вульвовагинит
гонорейный иридоциклит
гонорейный конъюнктивит
гонорейный менингит
гонорейный орхит
гонорейный перитонит
гонорейный сальпингит
гонорейный эндокардит

### МЯГКИЙ ШАНКР

C. мягкошанкерный бубон
смешанный шанкр

### СИФИЛИС

I. бытовой сифилис
висцеральный сифилис

## VENEREOLOGY

### GONORRH[O]EA

I. ascending gonorrhea
**disseminated/metastatic** gonorrhea
complicated gonorrhea
acute gonorrhea
rectal gonorrhea
recent gonorrhea
family gonorrhea
**latent/asymptomatic** gonorrhea

torpid gonorrhea
extragenital gonorrhea
chronic gonorrhea

II. gonorrhea of the pregnant
gonorrhea of girls
gonorrhea of urinary bladder
gonorrhea of seminal vesicles
gonorrhea of neck of the uterus

S. gonococcal arthritis
gonococcal bartholinitis
gonococcal bursitis
gonococcal vulvovaginitis
gonococcal iridocyclitis
gonococcal conjunctivitis
gonococcal meningitis
gonococcal orchitis
gonococcal peritonitis
gonococcal salpingitis
gonococcal endocarditis

### SOFT CHANCRE, SIMPLE CHANCRE, NONINFECTIVE CHANCRE

S. soft chancrous bubo
mixed chancre

### SYPHILIS, LUES

I. syphilis economica
visceral syphilis

врожденный сифилис

вторичный сифилис
злокачественный сифилис
нейросифилис
обезглавленный сифилис

первичный сифилис
ранний (поздний) сифилис
рецидивный вторичный сифилис
свежий сифилис
свежий вторичный сифилис
серонегативный первичный
сифилис
серопозитивный первичный
сифилис
серорезистентный сифилис
скрытый/латентный сифи-
лис
трансфузионный сифилис
третичный/гуммозный сифилис

C. гуммозная язва
зубы Гетчинсона

осадочная реакция Кана
паренхиматозный кератит
прогрессивный паралич
реакция Вассермана
саблевидная голень
сифилитический седловидный
нос
сифилид
сифилитическая гумма
сифилитическая плешивость/
алопеция
сифилитическая пузырчатка
сифилитическая эктима
сифилитический аортит
сифилитический периостит
сифилитический перитонит
сифилитический энцефалит
спинная сухотка
суставная болезнь Шарко
твердый шанкр
табопаралич
широкие кондиломы

**СИФИЛИД**

I. бугорковый сифилид
везикулезный сифилид
гуммозный сифилид, сифилитическая гумма
лихеноидный/милиарный папулезный сифилид
папулезный сифилид

**congenital/hereditary** syphilis
secondary syphilis
malignant syphilis
neurosyphilis
**beheaded/decapitated** syphilis
primary syphilis
early (late) syphilis
**relapse/recurrent** syphilis
**fresh/recent** syphilis
fresh secondary syphilis
sulfurnegative syphilis

sulfurpositive syphilis

sulfurresistant syphilis
latent syphilis

transfusion syphilis
**tertiary/gummy/gummatous**
syphilis
S. gummatous ulcer
Hutchinson's teeth, syphilitic teeth
Kahn's precipitation reaction
parenchymatous keratitis
progressive paralysis
Wassermann's reaction
saber **shin/shank**
syphilitic saddle nose

syphilid
syphilitic gumma
syphilitic alopecia

syphilitic pemphigus
syphilitic ecthyma
syphilitic aortitis
syphilitic periostitis
syphilitic peritonitis
syphilitic encephalitis
tabes dorsalis
Charcot's joint disease
hard chancre
taboparesis
condiloma latum

**SYPHILID**

I. **nodular/tubercular** syphilid
vesicular syphilid
gummatous syphilid, syphilitic gumma
**lichen/miliary** papular
syphilid
papular syphilid

пигментный сифилид, сифи-
литическая лейкодерма
пустулезный сифилид
пятнистый сифилид, сифилитическая розеола
серпигинозный сифилид
угревидный сифилид

pigmentary syphilid,
syphilitic leukoderma
pustular syphilid
**spotted/macular** syphilid,
syphilitic roseola
serpiginous syphilid
acneiform syphilid

■ Вы болели гонореей (сифилисом)?

■ Have you had gonorrhea
(syphilis)?

У вас есть выделения из
мочеиспускательного канала
(бели, выделение нескольких
капель гноя по утрам из
полового члена)?

Do you have a urethral discharge (the whites, dis-
charge of a few drops of
pus from the penis in the
morning)?

Когда у вас было последнее
половое сношение?

When did you last have sexual intercourse?

С кем было половое сношение?

With whom did you have
sexual intercourse?

Вы имели случайное половое
сношение?

Did you have sexual intercourse with a stranger?

У вас были половые сношения
после этого с вашей женой
(вашим мужем)?

Have you had sexual intercourse with your wife (your
husband) since then?

У вас есть гнойные выделения
из мочеиспускательного канала (из влагалища)?

Do you have discharge of pus
from the urethra (from the
vagina)?

Вы лечились когда-нибудь по
поводу гонореи, сифилиса?

Have you ever been treated
for gonorrhea, syphilis?

Вам делали анализ на гоно-
кокки (на спирохету) (анализ крови на реакцию Фрея)?

Have you had analysis for
gonococci (spirochetes)
(blood analysis for Frei
reaction) done?

Сколько дней спустя после
полового сношения появи-
лась(ись) язва на половом
члене (гнойные выделения из
мочеиспускательного канала,
бели)?

How many days after sexual
intercourse did the ulcer on
the penis (discharge of pus
from the urethra, the whites)
appear?

Язва болезненная (безболезненная)?

Is the ulcer painful (not
painful)?

Через сколько дней после появления язвы появились опу-
холевидные образования в
паху (паховой области)?

How many days after the ulcer appeared did tumour-like
formations evolve in the
groin (in the groin area)?

Сколько раз вам исследовали
кровь на реакцию Вассер-
мана и каков был результат?

How many times has your
blood been analysed for Wassermann's reaction and what
were the results?

Разденьтесь. Встаньте. От-

Take your clothes off. Stand

кройте головку полового члена. Покажите мошонку

Откройте рот. Покажите язык. Поднимите язык. Отведите его в сторону, влево, вправо

Повернитесь ко мне спиной

Нагнитесь. Раздвиньте ягодицы руками

Ложитесь в кресло. Положите ноги на подставки

▲ Вы закапали раствор азотнокислого серебра (пенициллина) новорожденному в глаза после рождения?

up. Expose the glans penis. Show me your scrotum

Open your mouth. Put your tongue out. Raise your tongue. Move it to the left side, to the right side

Turn your back to me

Please bend down. Move your buttocks apart with your hands

Lie on the chair. Place your legs on the foot-rests

▲ Have you put drops of silver nitrate (penicillin) into the eyes of the infant after birth?

# ТРОПИЧЕСКАЯ ДЕРМАТОВЕНЕРОЛОГИЯ

# TROPICAL DERMATO-VENEREOLOGY

| | |
|---|---|
| # ТРОПИЧЕСКАЯ ДЕРМАТОВЕНЕРОЛОГИЯ | # TROPICAL DERMATOVENEREOLOGY |

## АЙНГУМ, СПОНТАННАЯ АМПУТАЦИЯ [V-ЫХ] ПАЛЬЦЕВ РУК И НОГ, АМПУТИРУЮЩАЯ СКЛЕРОДЕРМИЯ, АНЬЮМ, СПОНТАННЫЙ ДАКТИЛОЛИЗИС

## AINHUM, ANNULAR CONSTRICTION OF [THE SMALL] FINGER OR TOE, ANNULAR SCLERODERMA, AINHUM, DACTYLOLYSIS SPONTANEA

C. ауто-ампутация пальцев
борозда/перетяжка с изъязвлениями
гиперкератоз
деформация ногтей
патологический перелом

S. auto-amputation of digits
groove with ulceration

hyperkeratosis
deformity of nails
pathological fracture

## ВЕНЕРИЧЕСКАЯ ЛИМФОПАТИЯ, БОЛЕЗНЬ НИКОЛА-ФАВРА, ТРОПИЧЕСКИЙ БУБОН, ПАХОВАЯ ЛИМФОГРАНУЛЕМА, ВЕНЕРИЧЕСКИЙ ЛИМФОГРАНУЛОМАТОЗ, 4-Я ВЕНЕРИЧЕСКАЯ БОЛЕЗНЬ

## VENEREAL LYMPHADENOPATHY, DISEASE OF NICOLAS-FAVRE, TROPICAL BUBO, INGUINAL LYMPHOGRANULOMA, VENEREAL LYMPHOGRANULOMATOSIS, 4TH VENEREAL DISEASE

C. воспаление (нагноение) паховых лимфатических узлов
генито-ано-ректальный синдром, синдром Джерзилда
лимфогрануломатозный шанкр

поверхностная язва полового члена
прокто-колит
реакция Гатэ
реакция Папакоста
реакция Фрея
ректовагинальный свищ

S. inflammation (suppuration) of inguinal lymph nodes
genito-ano-rectal syndrome, Jersild's syndrome
lymphogranulomatous chancre
shallow ulcer of the penis

procto-colitis
Gaté's reaction
Papacostas's reaction
Frei's reaction
recto-vaginal fistula

## ГАНГРЕНА НАРУЖНЫХ ПОЛОВЫХ ОРГАНОВ ФУРНЬЕ

## FOURNIER'S GANGRENE OF EXTERNAL GENITALS, FOURNIER'S DISEASE

C. ссадины (потертость) в области наружных половых органов

S. abrasions (blister area) in the region of genitals

## ДОНОВАНОЗ, ВЕНЕРИЧЕС- КАЯ ГРАНУЛЕМА, ТРОПИЧЕ- СКАЯ ПАХОВАЯ ГРАНУЛЕ- МА, 5-Я ВЕНЕРИЧЕСКАЯ БО- ЛЕЗНЬ

I. веррукозный донованоз

мягкошанкрозный донованоз
некротический донованоз
склеротизирующий донованоз
слизистый донованоз
смешанный донованоз
цветущий донованоз
язвенный донованоз
C. серпигиноидное изъязвление
половых органов

## ДРАКУНКУЛЕЗ, ДРАКОНТИ- АЗ, ГВИНЕЙСКИЙ ЧЕРВЬ, РИШТА

C. обызвествление гвинейского
червя

пузырь, содержащий гвинейского червя

## КОЖНЫЙ ЛЕЙШМАНИОЗ ЛЕПРА, БОЛЕЗНЬ ГАНСЕНА, ГАНСЕНИАЗ, ГАНСЕНОЗ, ПРОКАЗА

I. гистоидная лепра
лепроматозная лепра, лепро-
матозный тип лепры
недифференцированная лепра
пограничная/диморфная лепра
погранично-лепроматозная
лепра
погранично-туберкулоидная
лепра
пятнисто-анестетическая лепра
туберкулоидная лепра, ту-
беркулоидный тип лепры
II. лепра Лусио, лепра Лусио-
Альварадо, диффузная леп-
роматозная лепра, пятнистая
диффузная лепра
C. деструкция (декальцифика-
ция) костных трабекул
когтеобразная кисть (стопа)
лепрозорий
лепролог
лепрома
львиноподобное выражение
лица

## DONOVANOSIS, GRANULOMA VENEREUM, VENEREAL GRA- NULOMA, TROPICAL INGUI- NAL GRANULOMA, 5TH VE- NEREAL DISEASE

I. **verrucose/verrucous** donovanosis
softchancrous donovanosis
necrotic donovanosis
sclerotic donovanosis
mucous donovanosis
mixed donovanosis
flourishing donovanosis
ulcerative donovanosis
S. serpiginous ulceration of
genitals

## DRACUNCULOSIS, DRA- CONTIASIS, GUINEA WORM, DRACUNCULUS MEDINEN- SIS

S. calcified guinea worm

blister containing a guinea
worm

## CUTANEOUS LEISHMANIASIS LEPRA, LEPROSY, HANSEN'S DISEASE, HANSENIAS

I. histoid **lepra/leprosy**
lepromatous leprosy

non-differentiated lepra
dimorphous leprosy
border-line lepromatous lepra
border-line tuberculoid lepra
maculo-anaesthetic leprosy
tuberculoid leprosy

II. Lucio's leprosy, Lucio-Alva-
rado's leprosy, diffuse lepromatous leprosy, macular
diffuse leprosy
S. destruction (decalcification)
of osseous trabeculae
claw hand (foot)
leprosarium, leper house
leprologist
leproma
leonine facies

| | |
|---|---|
| острый паралич стопы (кисти) | acute paralysis of foot (wrist), acute foot (wrist) |
| потеря бровей | **drop/loss** of eyebrows, madarosis |
| проба на потоотделение, проба Минора | Minor's test for sweating |
| проба на ультрафиолетовое облучение | test for ultra-violet radiation |
| проба с горчичником | mustard plaster test |
| проба с химическим карандашом | chemical pencil test |
| проба уколом иглой | needle prick test |
| рассасывание костной ткани | **resolution/resorption** of bone tissue |
| седловидный нос | saddle nose |
| узелковое разрастание губ (носа, ушной раковины) | nodulation of the lips (nose, ear) |
| эритематозно-пигментные пятна | erythematous-pigment **spots/macules** |

## НОМА, ВОДЯНОЙ РАК

## NOMA, CANCRUM ORIS, CANCER AQUATICUS

I. мадагаскарская нома, хомамиадана рта

I. Madagascar noma

C. гангренозный стоматит
запах изо рта
изъязвление десны (слизистой оболочки щеки)

распад мягких тканей щеки (неба, языка, десен)

слюнотечение

S. gangrenous stomatitis
fetor oris
ulceration of the gum (buccal **mucosa/mucous membrane** of the cheek)
destruction of soft tissue of the cheek (palate, tongue, gums)
salivation

## ОНЬЯЛАИ, БОЛЕЗНЬ ГЕМОРРАГИЧЕСКИХ ПУЗЫРЕЙ, ОСТРАЯ ТРОПИЧЕСКАЯ ТРОМБОПЕНИЧЕСКАЯ ПУРПУРА

## ONYALAI, DISEASE OF HEMORRHAGIC VESICLES, ACUTE TROPICAL THROMBOCYTOPENIC PURPURA

C. гематурия
кровотечение из носа (десен, желудка, матки)

петехиальная сыпь

S. hematuria
nosebleed (gum bleeding, stomach bleeding, uterine bleeding)
petechial rash

## ПЕРУАНСКАЯ БОРОДАВКА, БОЛЕЗНЬ КАРРИОНА, БАРТОНЕЛЛЕЗ, ЛИХОРАДКА ОРОЯ

## PERUVIAN WART, CARRION'S DISEASE, BARTONELLOSIS, OROYA FEVER

C. бугристая сосудистая опухоль

S. tuberous vascular tumour

## ПИОЗ МАНСОНА, ОБЕЗЬЯНЬЯ ОСПА, ТРОПИЧЕСКАЯ КОНТАГИОЗНАЯ ПУЗЫРЧАТКА

### ТРОПИЧЕСКИЙ МИАЗ

I. африканский миаз, кордило-
биоз
**глубокий/злокачественный**
миаз
линейный/мигрирующий миаз
мочевой/уринарный миаз
**поверхностный/доброкачест-**
венный миаз
полостной миаз
тканевой миаз
южноамериканский миаз,
дерматобиаз

### ТРОПИЧЕСКИЙ МИКОЗ

I. глубокий тропический микоз
поверхностный тропический
микоз
черепицеобразный микоз, то-
кело, герпес Мансона, шелу-
шащийся лишай, хрониче-
ский фигурный дерматомикоз,
тропический круговидный
микоз

C. бластомикоз
болезнь Мадуры
гистоплазмоз
кокцидиоидомикоз
пьедра
споротрихоз
узловатый трихомикоз
шимбери

### БЛАСТОМИКОЗ, АСКОМИКОЗ

I. европейский бластомикоз,
криптококкоз
келоидный/амазонский бластомикоз, болезнь Лобо, ама-
зонский гленоспороз
североамериканский бластомикоз, [глубокий] бластоми-
коз Гилкриста
черный бластомикоз, хромо-
микоз, болезнь Фонсека, болезнь Педрозо-Гомеза
южноамериканский/бразиль-
ский бластомикоз, болезнь
Лютца-Сплендора-Альмейда,
паракокцидиоидоз

II. бластомикоз легких

## PYOSIS MANSONI, MONKEY POX, PEMPHIGUS TROPICUS CONTAGIOSUS

### TROPICAL MYIASIS

I. African myiasis

**deep/malignant** myiasis

myiasis linearis migrans
urinary myiasis
**superficial/shallow/benign**
myiasis
cavity myiasis
tissue myiasis
South-American myiasis

### TROPICAL MYCOSIS, MYCOSIS TROPICANS

I. deep tropical mycosis
**superficial/shallow** tropical
mycosis
tinea imbricata, Manson's
herpes, tropical circular
mycosis

S. blastomycosis, ascomycosis
Madura disease
histoplasmosis
coccidioidomycosis
piedra
sporotrichosis
trichomycosis nodosa
chimbere

### BLASTOMYCOSIS, ASCOMYCOSIS

I. European blastomycosis, cryp-
tococcosis
keloid blastomycosis, Lôbo
disease

North-American blastomycosis, Gilchrist blastomycosis

chromomycosis, Fonsec disease, Pedroso-Gomez disease

**South American/Brazilian**
blastomycosis, Lutz-Splen-
dore-Almeida disease, para-
coccidioidosis

II. pulmonary blastomycosis

БОЛЕЗНЬ МАДУРЫ, ИНДИЙ-
СКАЯ БОЛЕЗНЬ, МАДУРСКАЯ
СТОПА, МИЦЕТОМА, МАДУ-
РОМИКОЗ

MADURA DISEASE, MORBUS
INDIANA, MADURA FOOT, MY-
CETOMA, MADUROMYCOSIS

ГИСТОПЛАЗМОЗ, БОЛЕЗНЬ
ДАРЛИНГА, РЕТИКУЛОЭНДО-
ТЕЛИАЛЬНЫЙ ЦИТОМИКОЗ

HISTOPLASMOSIS, DARLING
DISEASE, RETICULOENDOTHELIAL
CYTOMYCOSIS

I. африканский гистоплазмоз
диссеминированный гисто-
плазмоз
кожный гистоплазмоз
C. одиночная гранулема кожи
(кости, органов грудной
(брюшной) полости)

I. African histoplasmosis
disseminated histoplasmosis

cutaneous histoplasmosis
S. solitary granuloma of skin
(bone, thoracic (abdominal)
viscera)

КОКЦИДИОИДОМИКОЗ, БОЛЕЗНЬ
ПОСАДЫ-ВЕРНИКЕ,
ЛИХОРАДКА ВАЛЛЕЙ,
КОКЦИДИОИДОЗ

COCCIDIOIDOMYCOSIS,
POSADAS-WERNICKE DISEASE,
VALLEI FEVER,
COCCIDIOIDOSIS

I. аллергический кокцидиоидомикоз
вторичный кокцидиоидоми-
коз
C. кокцидиоидная гранулема

I. allergic coccidioidomycosis

secondary coccidioidomycosis

S. coccidioidal granuloma

ПЬЕДРА, БОЛЕЗНЬ БЕДЖЕ-
ЛЯ, УЗЛОВАТАЯ ТРИХОСПО-
РИЯ, УЗЛОВОЙ ЛИШАЙ ВО-
ЛОС, УЗЛОВАТЫЙ ТРИХОМИКОЗ

PIEDRA, BEIGEL DISEASE,
TRICHOSPORIA NODOSA,
TINEA NODOSA PILARIS,
TRICHOMYCOSIS NODULARIS

I. белая/европейская пьедра
черная/истинная пьедра

I. piedra nostras s. alba
**tropical/true** piedra

СПОРОТРИХОЗ, БОЛЕЗНЬ
БЕРМАННА

SPOROTRICHOSIS, BEUR-
MANN'S DISEASE

I. диссеминированный споротрихоз
лимфатический/локализован-
ный споротрихоз
C. споротрихозный шанкр

I. disseminated sporotrichosis

**lymphatic/localized** sporotrichosis
S. sporotrichosic chancre

ТРОПИЧЕСКИЙ ПИОМИО-
ЗИТ, ТРОПИЧЕСКИЙ МИО-
ЗИТ, ПЕРВИЧНЫЙ ТРОПИ-
ЧЕСКИЙ ФЛЕБИТ

TROPICAL PYOMYOSITIS,
PYOMIOSITIS TROPICA, TROP-
ICAL MYOSITIS, PHLEBITIS
PRIMERIA TROPICA

C. глубоко расположенные
внутримышечные абсцессы

S. deep-seated intramuscular
abscesses

ТРОПИЧЕСКИЙ ТРЕПОНЕ-
МАТОЗ

TROPICAL    TREPONEMATOSI

C. беджель
дишушва
пинта
фрамбезия

S. bejel
dichuchua
pinta
framb[o]esia, yaws

БЕДЖЕЛЬ, АРАБСКИЙ/БЫ-
ТОВОЙ/ЭНДЕМИЧЕСКИЙ СИ-
ФИЛИС, БАЛЯШ, ЗУХРИЯ,
НЬЮВЕРА, СИТИ, ТАИР,
ФРАНГИ

BEJEL, ARABIC SYPHILIS,
SYPHILIS ECONOMICA, ENDEMIC
SYPHILIS, NJOVERA, SITI

ПИНТА, ЭПИДЕРМОМИКОЗ
ЦЕНТРАЛЬНОЙ АМЕРИКИ,
ЭНДЕМИЧЕСКИЕ ПЯТНА
КОРДИЛЬЕР, КАРАТЕ

PINTA, EPIDERMOMYCOSIS
OF CENTRAL AMERICA, MA-
CULA ENDEMICA CORDILIER

С. пинтида

S. pintid

**ФРАМБЕЗИЯ, ТРОПИЧЕСКИЙ
СИФИЛИС**

**FRAMB[O]ESIA, YAWS, TROP-
ICAL SYPHILIS**

I. вторичная фрамбезия
   первичная фрамбезия
   третичная фрамбезия
   тропическая фрамбезия
С. гунду
   диффузный гиперкератоз
   ладоней (подошв)
   кондиломатозные бляшки
   малиново-красные разраста-
   ния на коже
   обезображивающий/увечащий
   ринофарингит Лейса, гангоза

   околосуставные узловатости
   папула в виде ягод малины

   симптом походки краба
   фрамбезид
      люпоидный фрамбезид
      псориазиформный фрамбезид
   фрамбезиома, пианома,
   пианический шанкр

I. secondary frambesia
   primary frambesia
   tertiary frambesia
   tropical frambesia
S. goundou
   diffuse hyperkeratosis of
   palms (soles)
   condilomatous patches
   raspberry-red excrescences
   on the skin
   Leis's disfiguring rhynopha-
   ryngitis, gangosa

   para-articular nodosities
   papule in the form of rasp-
   berries
   symptom of crab's gait
   frambesid
      lupoid frambesid
      psoriasiform frambesid
   frambesoma, pianoma, pian
   chancre

# ТРОПИЧЕСКИЙ ФИТОДЕРМА-
ТОЗ

# TROPICAL PHYTODERMATO-
SIS

С. ананасовый дерматит
   дерматит канделяброго мо-
   лочая
   дерматит «ослепляющего де-
   рева»
   манговый дерматит
   палисандровый дерматит

   примуловый дерматит
   токсикодендроновый дерматит

S. ananas dermatitis
   Euphorbia officinalis dermatitis
   Excoeraria agallocha dermatitis
   mango dermatitis
   **palysandra/rose-wood** dermatitis
   primula dermatitis
   toxicodendron dermatitis

# ТРОПИЧЕСКАЯ/ДЖУНГЛЕ-
ВАЯ/МАДАГАСКАРСКАЯ/
ТРОПИЧЕСКАЯ ФАГЕДЕНИ-
ЧЕСКАЯ/ЦЕЙЛОНСКАЯ ЯЗВА

# TROPICAL ULCER, JUNGLE
ULCER, MADAGASCAR ULCER,
TROPICAL PHAGEDENIC ULCER,
CEYLON ULCER

. гипертрофическая тропическая язва

I. hypertrophic tropical ulcer

молниеносная/галопирующая
тропическая язва
С. коралловая язва
распад мягких тканей
феномен «тяжести»

тропикалоидная язва
язва пустынь

## КОРАЛЛОВАЯ ЯЗВА

С. накол шипами живых корал-
ловых рифов
ныряльщик за жемчугом

## ТРОПИКАЛОИДНАЯ ЯЗВА, МИЦЕТОМНАЯ ЯЗВА ПУ-СТЫНЬ, ПЕСЧАНАЯ ЯЗВА, ПО-ВЕРХНОСТНАЯ ТРОПИЧЕС-КАЯ ЯЗВА, ЯЗВА КАСТЕЛЛА-НИ, ЯЗВА ОАЗИСОВ

I. диссеминированная тропикалоидная язва
нодулярная/крупнобляшеч-
ная тропикалоидная язва
ссадиноподобная тропика-
лоидная язва
экзематозная тропикалоид-
ная язва

## ЯЗВА ПУСТЫНЬ, СЕПТИЧЕ-СКАЯ ЯЗВА, СТЕПНАЯ ЯЗВА

С. ксероз кожи
симптом смятой папиросной
бумаги

## ФИЛЯРИОЗ, ФИЛЯРИАТОЗ

С. вухерериоз
варикозное расширение лимфатических сосудов
гигантская водянка оболочек
яичка
лоаоз
молочная моча
слоновость мошонки (нижних
конечностей)
онхоцеркоз
филярия
хилурия

## ОНХОЦЕРКОЗ

С. аденолимфоцеле
онхоцерк
онхоцеркома
точечная депигментация кожи,
леопардовая кожа

**fulminating/galloping** tropical ulcer
S. coral ulcer
soft tissue destruction
**"weight/heaviness"** phenomenon
tropicaloid ulcer
desert sore

## CORAL ULCER

S. prick with thorns of living
coral reefs
pearl diver

## TROPICALOID ULCER, MYCE-TOID DESERT SORE, SAND SORE, SUPERFICIAL TROPICAL ULCER, CASTELLANI'S ULCER, OASIS ULCER

I. disseminated tropicaloid
ulcer
**nodular/macropatched** tropicaloid ulcer
abrasion-like tropicaloid
ulcer
eczematous tropicaloid
ulcer

## DESERT SORE, SEPTIC SORE, VELD SORE, NATAL SORE

S. dermal xerosis
crumpled cigarette paper
**sign/symptom**

## FILARIASIS

S. wuchereriosis
lymphatic varix

gigantic hydrocele

loiasis
**milky/white** urine
elephantiasis of scrotum
(lower extremities)
onchocerciasis
filaria
chyluria

## ONCHOCERCIASIS

S. adenolymphocele
onchocerca
onchocercoma
punctate depigmentation of
the skin, leopard skin

## ШИСТОЗОМОЗ, БИЛЬГА-РЦИОЗ

## SCHISTOSOMIASIS, BILHARZIASIS

I.  кишечный шистозомоз, шистозомоз Мансона
мочеполовой шистозомоз

японский шистозомоз
C.  египетская спленомегалия
истинная дизентерия
«песчаные пятна»
болезнь Катаямы
стриктура мочеточника
терминальная гематурия
чесотка, зуд Кабуре
эритематозная сыпь

I.  intestinal schistosomiasis,
Manson's schistosomiasis
**urogenital/urinary** schistosomiasis
Japanese schistosomiasis
S.  Egyptian splenomegaly
true dysentery
"sand **spots/patches/macules"**
Katayama disease
ureteric stricture
terminal hematuria
pruritus, Kabouré itch
erythematous rash

■  Болезнь началась внезапно
со схваткообразных болей в
мышцах?

■  Did the disease develop all
of a sudden with cramplike
pains in the muscles?

Мышцы болезненные, плотные?

Are the muscles tender, hard?

Зуд возник спустя несколько
часов после купания? Длился
сутки, двое?

Did the itch arise some hours
after bathing? Did it last one
day, two days (24, 48 hours)?

Зуд кожи усиливается в жар-
кие дни после потения (приема алкоголя, соленой пищи,
купания в соленой воде)?

Does the skin itch increase
on hot days after sweating
(taking alcohol, eating salty
food, bathing in salt water)?

Перед купанием смазывайте
кожу всего тела диметилфта-
лановой мазью

Before bathing paint your
skin all over the body with
dimethylphthalene ointment

По окончании купания тща-
тельно вытирайте тело поло-
тенцем

After bathing dry your body
thoroughly with a towel

Соблюдайте гигиену волос,
тела

Take care of your hair, body

Не пользуйтесь общими го-
ловными уборами, расческами

Use hats as regards hygiene.
Don't use combs belonging to
other people

Не смазывайте волосы раз-
личными бриллиантинами

Don't put any brilliantine on
your hair

Сбрейте волосы. Тщательно
вымойте голову (подмышеч-
ную впадину) дважды горя-
чей водой с мылом

Have the hair shaved. Wash
your head (arm-pit) twice
thoroughly using hot water
and soap

Вы должны ежедневно мыть
голову мылом в чередовании
с горячим раствором сулемы
(сулемовым уксусом, спирто-
вым раствором уксусной кислоты)

You must wash head with
soap daily alternating soap
and water with hot sublimate
solution (sublimate vinegar
solution, alcoholic solution
of acetic acid)

▲ Червь пальпируется под кожей как болезненный тяж

Головка червя приблизилась к поверхности кожи. Пузырь лопнул?

Попытайтесь извлечь червя путем накручивания его на спичку

Поверхность щеки плотная. Участок гангрены отделен четкой демаркационной линией. Произошло отторжение струпа

Кожа утолщена (неправильной формы, покрыта большими узлами)

Отмечается частичная потеря чувствительности (укорочение первого пальца, атрофия мышц тенора)

Стопа буро-синюшного цвета (бугристая, увеличена в размере, резко деформирована)

Опухоль подвижная (твердая, резиноподобная, содержит жидкость)

Язва мягкая (твердая) на ощупь, болезненная (безболезненная), сочного ярко-красного цвета

Края язвы приподняты (подрыты, неровные)

Дно язвы имеет зернистую поверхность (покрыто пленкой, покрыто грануляциями)

Выделения из язвы скудные (серозно-гнойные, с неприятным запахом)

Под жгутом произведите иссечение краев язвы (выскабливание дна язвы до жизнеспособных тканей)

Возьмите материал для исследования из-под края язвы острой ложечкой
Язва малигнизировалась?

Необходима ампутация ниже колена с тщательным иссечением блоком паховых лимфатических узлов

▲ The subcutaneous body of a worm is felt as a tender cord

The head of the worm has approached the skin. Has the blister burst?

Attempt to extract the worm by winding it around a match stick

The overlying cheek is tense. The area of gangrene has acquired a clear-cut line of demarcation. The slough has separated

The skin is thickened (irregular in form, covered with large nodules)

There is partial sensory loss (shortening of the thumb, muscular atrophy of the thenar space)

The foot is brown-blue in colour (tuberous, enlarged in size, greatly deformed)

The swelling is mobile (hard, rubber-like, contains fluid)

The ulcer is soft (hard) to touch, painful (painless), of rich bright-red colour

Ulcer edges are raised (undermined, uneven)

The base surface of the ulcer is granular (covered with a film, covered with granulations)

Discharge from the ulcer is scanty (seropurulent, with foul smell)

Using a tourniquet do excision of ulcer edges (do curettage of the ulcer floor up to living tissues)

Take material for examination from the under surface of the ulcer edge with a sharp curette. Has ulcer become malignant?

A below-knee amputation is required with a careful block dissection of inguinal lymph nodes

<table>
<tr><td>

# БОЛЕЗНИ УХА, ГОРЛА, НОСА

## ЗАБОЛЕВАНИЕ ВЕРХНИХ ДЫХАТЕЛЬНЫХ ПУТЕЙ

### ВЕРХНИЕ ДЫХАТЕЛЬНЫЕ ПУТИ

II. опухоль верхних дыхательных путей

C. глотка
гортаноглотка
гортань
нос
носоглотка
   свод носоглотки
ротоглотка

#### ГЛОТКА

II. ангиома глотки
воспаление глотки, фарингит

инородное тело глотки
киста глотки
ожог глотки
папиллома глотки
полип глотки
   волосатый полип глотки
ранение глотки
сифилис глотки
слизистая оболочка глотки
стенка глотки
C. боковые валики, валики
мышцы, поднимающей мягкое небо
глотание
   затрудненное глотание
глоточный рефлекс
горло
заглоточный абсцесс
зев
   покраснение/гиперемия зева
кольцо Пирогова-Вальдейера, лимфаденоидное глоточное кольцо

</td><td>

# DISORDERS OF THE EAR, NOSE, THROAT

## DISORDER OF THE UPPER RESPIRATORY TRACT

### UPPER RESPIRATORY TRACT

II. **tumour/mass** of the upper respiratory tract

S. pharynx
laryngopharynx
larynx
nose
nasopharynx, epipharynx
   vault of the nasopharynx
stomatopharynx

#### PHARYNX

II. angioma of the pharynx
inflammation of the pharynx, pharyngitis
pharyngeal foreign body
pharyngeal cyst
pharyngeal burn
pharyngeal papilloma
pharyngeal polyp
   hairy pharyngeal polyp
pharyngeal injury
pharyngeal syphilis
pharyngeal mucous membrane
pharyngeal wall
S. lateral pharyngeal bands, palatine protuberances

swallowing
   difficult swallowing
pharyngeal reflex
throat
retropharyngeal abscess
fauces
   hyperemia of the fauces
Pirogoff-Waldeyer's ring

</td></tr>
</table>

| | |
|---|---|
| корень языка | root of the tongue |
| миндалина | tonsil |
| небные дужки | palatine arches |
| недоразвитие небных дужек | **underdeveloped/hypoplastic** palatine arches, **underdevelopment/hypoplasia/atresia** of palatine arches |
| небо | palate |
| мягкое небо, небная занавеска | soft palate |
| твердое небо | hard palate |
| расщелина твердого неба, волчья пасть | cleft palate |
| небный язычок | uvula |
| окологлоточный абсцесс | parapharyngeal abscess |
| III. глотать | III. to swallow |
| полоскать горло | to gargle the throat |

МИНДАЛИНА

TONSIL

I. глоточная/аденоидная миндалина

I. **pharyngeal/adenoid** tonsil

гипертрофия глоточной миндалины, аденоиды, аденоидные вегетации, аденоидные разращения

hypertrophy of the pharyngeal tonsil, adenoids, adenoidal vegetations

небная миндалина
воспаление небной миндалины, тонзиллит
удаление небных миндалин, тонзилэктомия
острое воспаление [небных] миндалин, острый тонзиллит, ангина
рыхлая миндалина
трубная миндалина
увеличенная миндалина
язычная миндалина

**faucial/palatine** tonsil
inflamed palatine tonsil, tonsillitis
removal of palatine tonsils, tonsillectomy
acutely inflamed tonsils, quinsy, angina, acute tonsillitis
loose tonsil
**tubal/Eustachian** tonsil
enlarged tonsil
lingual tonsil

## АНГИНА

## QUINSY, ANGINA

I. агранулоцитарная ангина
аденовирусная ангина
герпетическая/ульцерозная ангина, афтозный фарингит, герпангина
гортанная ангина, подслизистый ларингит
грибковая ангина
гриппозная ангина
катаральная ангина
лакунарная ангина
моноцитарная ангина
септическая ангина
сифилитическая ангина
скарлатинозная ангина
фибринозная/дифтероидная/фибринозно-пленчатая ангина

I. agranulocytic angina
adenovirus angina
**herpetic/ulcerous** angina, aphthous pharyngitis
laryngeal angina, submucosal laryngitis
mycotic angina
influenzal angina
catarrhal angina
lacunar angina
monocytic angina
septic angina
syphilitic angina
scarlatinal angina
**fibrinous/diphtheroid/membrano-fibrinous** angina

флегмонозная ангина, интратонзиллярный абсцесс
фолликулярная ангина
хроническая ангина, хронический тонзиллит
язвенно-пленчатая ангина,
ангина Симановского-Плау-
та-Венсана
II. ангина боковых валиков

ангина небных миндалин
ангина носоглоточной мин-
далины, аденоидит
ангина тубарной миндалины
ангина язычной миндалины
C. интратонзиллярный абсцесс
паратонзиллярный абсцесс
III. болеть ангиной

phlegmonous angina, intratonsillar abscess
follicular angina
chronic angina, chronic tonsillitis
ulceromembranous angina, Si-
manovsky-Plaut-Vincent's
angina
II. angina of lateral pharyngeal bands
angina of palatine tonsils
angina of nasal-pharyngeal
tonsil, adenoiditis
angina of tubar tonsil
angina of lingual tonsil
S. intratonsillar abscess
paratonsillar abscess
III. to have **a sore throat/quin-
sy/angina**

**Тонзиллит, амигдалит**

I. безангинный хронический
тонзиллит
гипертрофический тонзиллит
интерстициальный/рубцовый/
склерозированный тонзиллит
криптовый/лакунарный хронический тонзиллит
острый тонзиллит, ангина

паренхиматозный хронический
тонзиллит
склеротический хронический
тонзиллит
токсико-аллергический тонзиллит
хронический тонзиллит

**Tonsillitis, amygdalitis**

I. nonanginal chronic tonsillitis
hypertrophy tonsillitis
**interstitial/cicatricial/
sclerose** tonsillitis
**crypt/lacunar** chronic tonsillitis
acute tonsillitis, angina,
quinsy
parenchymatous chronic
tonsillitis
sclerotic chronic tonsillitis
toxico-allergic tonsillitis

chronic tonsillitis

**Тонзиллэктомия**

I. плановая тонзиллэктомия
срочная ТОНЗИЛЛЭКТОМИЯ

III. оставить часть миндалины

ФАРИНГИТ

I. атрофический хронический/
сухой фарингит
боковой фарингит
гипертрофический хронический
фарингит
гранулезный фарингит
катаральный хронический фарингит
мезофарингит

**Tonsillectomy**

I. planned tonsillectomy
**urgent/immediate/emergency**
tonsillectomy
III. to leave part of the tonsil
behind
PHARYNGITIS

I. atrophic **chronic/dry** pharyngitis
lateral pharyngitis
hypertrophic chronic pharyngitis
granular pharyngitis
catarrhal chronic pharyngitis
mesopharyngitis

острый фарингит
хронический фарингит
C. гиперкератоз небных миндалин, фарингомикоз

**ГОРТАНЬ**

II. абсцесс гортани
воспаление гортани, ларингит
вход в гортань

дифтерия гортани
инородное тело гортани
отек гортани
паралич гортани
рак гортани
рожистое воспаление гортани
саркома гортани
сифилис гортани
стеноз гортани
хондроперихондрит гортани

C. голос
изменение голоса
осиплость/охриплость
голосовая складка
рак голосовой складки
голосовая щель
спазм голосовой щели, ла-
рингоспазм
надгортанник
подскладочное пространство
черпаловидный хрящ

ЛАРИНГИТ

I. абсцедирующий ларингит
аллергический ларингит
атрофический/сухой ларин-
гит
геморрагический ларингит
гиперпластический ларингит
инфильтративный ларингит
катаральный ларингит
острый ларингит
отечный ларингит
подскладочный ларингит,
ложный круп
подслизистый ларингит, гортанная ангина
рожистый ларингит, рожа гортани
фибринозный ларингит
флегмонозный ларингит
хронический ларингит
язвенно-пленчатый ларингит

**НОС**

I. двойной нос

acute pharyngitis
chronic pharyngitis
S. hyperkeratosis of palatine
tonsils, pharyngomycosis

**LARYNX**

II. laryngeal abscess
laryngitis

superior aperture of the larynx, aditum laryngis
laryngeal diphtheria
laryngeal foreign body
laryngeal edema
laryngeal paralysis
laryngeal carcinoma
laryngeal erysipelas
laryngeal sarcoma
laryngeal syphilis
laryngeal stenosis
chondroperichondritis of the
larynx

S. voice
change of voice
hoarseness
[true] vocal cord, vocal fold
vocal cord carcinoma
true glottis
true glottis spasm, laryngospasm
epiglottis
subglottic space
arytenoid cartilage

LARYNGITIS

I. abscess forming laryngitis
allergic laryngitis
**atrophic/dry** laryngitis

hemorrhagic laryngitis
hyperplastic laryngitis
infiltrative laryngitis
catarrhal laryngitis
acute laryngitis
edematous laryngitis
subglottic laryngitis, false
croup
submucosal laryngitis, laryngeal angina
erysipelatous laryngitis,
laryngeal erysipelas
fibrinous laryngitis
phlegmonous laryngitis
chronic laryngitis
ulcero-filmy laryngitis

**NOSE**

I. double nose

| | |
|---|---|
| заостренный нос | pinched nose |
| наружный нос | external nose |
| провалившийся нос | depressed nose |
| седловидный нос | saddle nose |
| шишковидный/винный нос, ринофима | **pineal/whisky** nose |
| II. выделения из носа | II. nasal discharge |
| обильные выделения из носа | **abundant/heavy** nasal discharge |
| кончик носа | nose tip |
| кости носа | bones of the nose |
| перелом костей носа | nasal bones fracture |
| кровотечение из носа | nosebleed, nasal bleeding, epistaxis |
| крылья носа | nostrils |
| деформированные крылья носа | deformed nostrils |
| папиллома носа | nasal papilloma |
| полип носа | nasal polyp |
| полость носа | nasal cavity |
| придаточная пазуха носа, околоносовая пазуха | accessory nasal sinus |
| расщепление носа, нос дога | nasal split, dog nose |
| слизистая оболочка носа | mucous membrane of the nose |
| воспаление слизистой оболочки носа, насморк, ринит | inflammation of nasal mucosa, cold in the head, nasal cold, running nose, rhinitis |
| отек/набухание слизистой оболочки носа | swelling of the mucous membrane of the nose |
| спинка носа | bridge of the nose |
| тампонада носа | tamponade of the nose |
| фолликулит носа | nasal folliculitis |
| форма носа | external configuration of the nose |
| фурункул носа | nasal furuncle |
| экзема носа | nasal eczema |
| C. ноздря | S. nostril, naris |
| носовая перегородка | nasal septum |
| носовая раковина | turbinated bone, turbinate |
| атрофия (гипертрофия) носовой раковины | turbinated bone atrophy (hypertrophy) |
| носовой ход | nasal passage |
| сужение носового хода | nasal passage narrowing |
| обоняние | olfaction, sense of smell |
| хоана | choana |
| III. быть заложенным (*о носе*) | III. to be stuffed (*of the nose*) |
| высморкать нос | to blow the nose |

| | |
|---|---|
| НАСМОРК, РИНИТ | COLD IN THE HEAD, NASAL COLD, RUNNING NOSE, RHINITIS |
| I. аллергический ринит | I. allergic rhinitis |
| атрофический ринит | atrophic rhinitis |
| вазомоторный/нервно-рефлекторный ринит, носовая астма | **vasomotor/neuroreflex** rhinitis, nasal asthma |
| гиперпластический ринит | hyperplastic rhinitis |

| | |
|---|---|
| гриппозный ринит | influenzal rhinitis |
| дифтерийный ринит, дифтерия носа | diphtheritic rhinitis, nasal diphtheria |
| геморрагический ринит | hemorrhagic rhinitis |
| зловонный насморк, озена | coryza foetida, ozena |
| коревой насморк/ринит | measles rhinitis |
| острый насморк/ринит | acute rhinitis |
| простой/хронический катаральный ринит | **simple/chronic** catarrhal rhinitis |
| скарлатинозный насморк | scarlatinal rhinitis |
| хронический насморк | chronic rhinitis |

## НОСОВАЯ ПЕРЕГОРОДКА

II. абсцесс носовой перегородки
гематома носовой перегородки
искривление носовой перегородки

перфорация носовой перегородки

II. [nasal] septal abscess
nasal septal hematoma
septal **deformity/deviation**

septal perforation

## ОБОНЯНИЕ

OLFACTION, SENSE OF SMELL

II. извращение обоняния, какосмия
нарушение обоняния
отсутствие обоняния, аносмия
повышение обоняния, гиперосмия
понижение обоняния, гипосмия
ухудшение обоняния
C. запах
III. различать запахи

II. perversion of olfaction, cacosmia
impaired olfaction
absence of olfaction, anosmia
excessive acuteness of the sense of smell, hyperosmia
diminished acuteness of the sense of smell, hyposmia
worsened olfaction
S. smell, odour
III. to distinguish **smell/odours**

ОКОЛОНОСОВАЯ(ЫЕ) ПАЗУХА(И),
ПРИДАТОЧНАЯ(ЫЕ) ПАЗУХА(И)
НОСА

ACCESSORY NASAL SINUS(ES)

I. верхнечелюстная/гайморова
пазуха
воспаление верхнечелюстной пазухи, верхнечелюстной синусит, гайморит, максиллит
киста гайморовой пазухи
полип гайморовой пазухи
клиновидная пазуха
воспаление клиновидной пазухи, сфеноидит
лобная пазуха
воспаление лобной пазухи, фронтит
решетчатая пазуха
воспаление решетчатой пазухи, этмоидит

I. upper jaw sinus, maxillary
sinus, antrum of Highmore
inflammation of the maxillary sinus, maxillary sinusitis, maxillitis

antrum of Highmore cyst
antrum of Highmore polyp
clinoid, sphenoid[al] sinus
inflammation of the sphenoid sinus, sphenoiditis
frontal sinus
frontal sinusitis, frontitis
ethmoid sinus
inflammation of the ethmoid sinus, ethmoiditis

II. затемнение пазухи
зондирование пазухи
просвечивание пазухи, ди-
афаноскопия
пункция пазухи

II. shadowed sinus
probing [of] the sinus
transilluminating of the sinus, diaphanoscopy
puncture of the sinus

## ГАЙМОРИТ, МАКСИЛЛИТ

## MAXILLARY SINUSITIS, MAXILLITIS

I. аллергический гайморит
атрофический гайморит

гиперпластический гайморит

гнойный гайморит
катаральный гайморит

некротический гайморит
одонтогенный гайморит

острый гайморит
травматический гайморит

туберкулезный гайморит

хронический гайморит

I. allergic maxillary sinusitis
atrophic maxillary sinusitis
hyperplastic maxillary sinusitis
purulent maxillary sinusitis
catarrhal maxillary sinu-
sitis
necrotic maxillary sinusitis
odontogenic maxillary sinusitis
acute maxillary sinusitis
traumatic maxillary sinu-
sitis
tuberculous maxillary sinusitis
chronic maxillary sinusitis

■ У вас есть выделения из носа?

■ Do you have a nasal discharge?

Выделения из носа обильные
(скудные, гнойные, жидкие,
густые, с запахом, с кровью)?

Are the nasal discharges
profuse (scanty, purulent,
liquid, thick, odourous,
[stained] with blood)?

Выделения из носа вначале
были водянистые слизистые,
а затем стали гнойными?

Was the nasal discharge
liquid and mucous at first
and did it become purulent
after [that]?

Вас часто беспокоят(ит)
сильные приступы чихания
(заложенность носа)?

Do attacks of sneezing (stuffiness in the nose) often
trouble you?

У вас есть ощущение сухости
(напряжения, царапания) в
носу?

Do you have sensations of
nasal dryness (tension,
scratchiness)?

У вас бывает(ют) кровоте-
чение из носа (корки в носу)?

Do you ever have nose-bleeds
(crusts in the nose)?

У вас затруднено дыхание через нос?

Is it difficult for you to
breathe through the nose?

Какой половиной носа вы
дышите лучше (хуже)?

Through which nostril do you
breathe better (worse)?

Вы постоянно плохо дышите
этой половиной носа?

Do you always breathe
poorly through this side of
the nose?

| | |
|---|---|
| Вы хорошо различаете запахи? | Do you distinguish odours well? |
| У вас изменился вкус? | Has your sense of taste changed? |
| У вас появилась гнусавость? | Does your voice become nasal? |
| Вам удалили аденоиды (полипы носа)? | Have your adenoids (nasal polyps) been removed? |
| У вас острый насморк. У вас частые насморки? | You have an acute rhinitis. Do you often have a runny nose? |
| Вы должны закаливать организм | You should harden your body |
| Вам нельзя переохлаждаться и перегреваться | Do not catch cold or get overheated |
| Высморкайте нос | Blow your nose |
| У вас часто болит горло? | Do you often have a sore throat? |
| Вы часто болеете ангиной? Вы чувствуете боль при глотании (сухость, першение, жжение) в горле? | Do you often have tonsillitis? Do you feel pain on swallowing (dryness in the throat, a dry scratchy feeling in the throat, a burning sensation in the throat)? |
| У вас есть ощущение щекотания (царапания, саднения, инородного тела, неловкости) при глотании? | Do you have a tickling (scratching, smarting sensation, a feeling of a foreign body, discomfort) on swallowing? |
| У вас (не) удалены миндалины? | Have you had your tonsils out? |
| У вас воспаленные, увеличенные миндалины | Your tonsils are inflamed, enlarged |
| Я вам (не) рекомендую удалить(ять) миндалины | I (do not) recommend that your tonsils are removed |
| У вас бывает осиплость? Боли в горле усиливаются при «пустом» глотке? | Do you ever have hoarseness? Do the pains increase on swallowing? |
| Вы подавились? Чем? | Have you choked? What with? |
| Чем вы полощите горло? Вы должны полоскать горло теплым раствором питьевой соды (делать ингаляции несколько раз в день) | What do you gargle with? You must gargle with a warm solution of sodium bicarbonate (use an inhalant several times a day) |
| У вас катаральная ангина (острый тонзиллит) | You have catarrhal angina (acute tonsillitis) |
| ▲ Нос правильной (неправильной) формы | ▲ Nose is of normal (abnormal) external configuration |
| Носовое дыхание затруднено (свободное) | Nasal breathing is difficult (free) |

| | |
|---|---|
| Обоняние сохранено (ослаблено, повышено) | Sense of smell is retained (weakened, increased) |
| Носовая перегородка расположена по средней линии (искривлена, перфорирована) | Nasal septum is midline (deformed, perforated) |
| Носовые ходы свободные (сужены) | Nasal passages are free (narrowed) |
| Слизистая оболочка носа розовая (влажная, сухая, набухшая, гиперемирована) | Nasal cavity mucosa is pink (moist, dry, swollen, hyperemic) |
| Отделяемого в носовых ходах нет | Nasal passages are free from secretions |
| В носовых ходах плотные корки | Nasal passages are stuffed with solid crusts |
| Синусы и носовые ходы без патологических изменений | The sinuses and nasal passages are normal |
| Болезненности в области пазух не определяется | There is no sinus tenderness |
| Больной(ая) жалуется на чувство тяжести в области лба (спинки носа) | The patient complains of a sensation of weight on the forehead (on the bridge of the nose) |
| Больной(ая) жалуется на острую колющую боль при глотании (ощущение сухости в горле) | The patient complains of an acute sticking pain upon swallowing (sensation of dryness in the throat) |
| Отмечается набухание слизистой оболочки верхней (средней, нижней) носовой раковины | There is swelling of the upper (middle, lower) turbinate mucous membrane |
| Сделайте прокол гайморовой пазухи (прижигание слизистой оболочки носа, криовоздействие на слизистую оболочку носа) | Puncture the Highmore sinus (cauterize nasal mucosa, do cryocoagulation of the nasal mucous membrane) |
| Глотка без патологических изменений | Pharynx is free from pathology |
| Слизистая оболочка глотки розовая | The pharyngeal mucosa is pink |
| Дужки контурируются | The arch contour is clearly visible |
| Края небных дужек гиперемированы (отечны, инфильтрированы, спаяны с миндалинами) | The edges of the palatine arches are reddened (edematous, infiltrated, fused with the tonsils) |
| В криптах — гной. Надавите на миндалины шпателем | There is pus in the crypts. Press upon the tonsils with a spatula |

| Выдавите гной и казеозные массы (пробки) из крипт | Get the pus and caseous masses forced from the crypts |
|---|---|
| Миндалины увеличены в объеме (гиперемированы, болезненные при пальпации) | The tonsils are enlarged (reddened, tender on palpation) |
| Инородное тело застряло в подскладочном пространстве | A foreign body has stuck in the subglottic space |
| Сделайте прямую ларингоскопию (ларинготомию, трахеотомию) | Perform direct laryngoscopy (laryngotomy, tracheotomy) |
| Удалите инородное тело | Remove the foreign body |

## БОЛЕЗНИ УХА

### УХО (УШИ)

| I. внутреннее ухо<br>кошачье ухо<br>наружное ухо<br>среднее ухо<br>ухо макаки<br>ухо сатира/фавна | I. internal ear<br>cat ear<br>external ear<br>middle ear<br>macaco's ear<br>**satyr's/faun's** ear |
|---|---|
| II. ангиома уха/ушной раковины<br><br>атерома уха/ушной раковины<br><br>боль в ухе<br>воспаление уха, отит<br>воспаление внутренного уха, лабиринтит<br>гноетечение из уха, оторея<br><br>заложенность уха<br>звон в ушах<br>катетеризация уха<br>меланома наружного уха<br>холестеатома уха | II. angioma of the **ear/auricle of the ear**<br>atheroma of the **ear/auricle of the ear**<br>ear pain<br>inflammation of the ear, otitis<br>inflammation of the inner ear, labyrinthitis<br>purulent discharge from the ear, otorrhea<br>stuffiness in the ear<br>ringing in the ears<br>otic catheterization<br>melanoma of the external ear<br>cholesteatoma of the ear |
| C. барабанная перепонка<br><br>барабанная полость<br><br>болезнь Миньера<br>костный лабиринт<br>наружный слуховой проход<br><br>отосклероз<br>перепончатый лабиринт<br>полукружные каналы<br>преддверно-улитковый орган, ухо<br>серная пробка<br>слух<br>слуховая/евстахиева труба<br>  воспаление слуховой трубы, евстахиит | S. eardrum, tympanum, tympanic membrane<br>tympanic cavity, cavity of the middle ear<br>Ménière's disease<br>**bony/osseous** labyrinth<br>external auditory **passage/meatus**<br>otosclerosis<br>membranous labyrinth<br>semicircular canals<br>organum vestibulocochleare, ear<br>wax plug<br>hearing<br>**auditory/Eustachian** tube<br>  inflammation of the auditory tube, eustachitis |

## DISORDERS OF THE EAR

### EAR(S)

слуховая(ые) косточка(и)
(*молоточек, наковальня, стремя*)
сосцевидный отросток
   воспаление сосцевидного
   отростка, мастоидит
улитка
ушная раковина
III. промывать уши

auditory ossicle(s)  (*hammer
/malleus, incus/anvil,
stapes/stirrup*)
mastoid process
   inflammation of the mastoid process, mastoiditis
cochlea
auricle [of ear]
III. to **syringe/wash out/irrigate**
ears

## БАРАБАННАЯ ПЕРЕПОНКА

## EARDRUM, TYMPANUM, TYM-PANIC MEMBRANE, DRUM [MEMBRANE]

II. блеск барабанной перепонки
выбухание барабанной перепонки
искусственный прокол/разрез
барабанной перепонки, парацентез
натянутая часть барабанной
перепонки
прободение/перфорация барабанной перепонки
пупок/втягивание/углубление барабанной перепонки

расслабленная/шрапнелевая/
ненатянутая часть барабанной перепонки

II. luster of the eardrum
bulging eardrum

artificial **puncture/incision**
of the eardrum, paracentesis
**tense/tightly drawn** membrane
eardrum perforation

eardrum **umbilicus/umbo**, recession of the eardrum umbilicus
**flaccid/schrapnel** membrane

## ЛАБИРИНТИТ, ВНУТРЕННИЙ ОТИТ

## LABYRINTHITIS, INTERNAL OTITIS

I. гематогенный лабиринтит
гнойный лабиринтит
диффузный лабиринтит
менингогенный лабиринтит
некротический лабиринтит
ограниченный лабиринтит
острый лабиринтит
серозный лабиринтит
тимпаногенный лабиринтит
травматический лабиринтит
хронический лабиринтит

I. hematogenous labyrinthitis
purulent labyrinthitis
diffuse labyrinthitis
meningogenic labyrinthitis
necrotic labyrinthitis
limited labyrinthitis
acute labyrinthitis
serous labyrinthitis
tympanogenous labyrinthitis
traumatic labyrinthitis
chronic labyrinthitis

## НАРУЖНЫЙ СЛУХОВОЙ ПРОХОД

## EXTERNAL AUDITORY PASSAGE, EXTERNAL AUDITORY MEATUS

II. атрезия наружного слухового прохода
грибковое заболевание наружного слухового прохода,
отомикоз
фурункул наружного слухового прохода

II. atresia of the external
auditory passage
fungal disease of the external auditory passage,
otomycosis
furuncle of the external auditory passage

## ОТИТ

I. адгезивный/слипчивый отит
аллергический отит
аэроотит
внутренний отит, лабиринтит
гнойный отит
гриппозный отит
контузионный отит
коревой отит
наружный отит
острый отит
острый гнойный отит
острый катаральный отит
скарлатинозный отит

средний отит
травматический отит
туберкулезный отит
хронический отит
хронический гнойный отит
экссудативный отит

## СЛУХ

I. бинауральный слух
моноауральный слух
острый слух
пониженный слух
II. больной с пониженным слухом
острота слуха
потеря слуха
C. глухой
глухота
внезапная глухота
острая глухота
усиливающаяся глухота
слуховой аппарат

тугоухость

III. восстанавливаться (*о слухе*)
восстанавливать слух
потерять слух, оглохнуть

слышать
хорошо (плохо) слышать

## УШНАЯ РАКОВИНА

I. оттопыренная ушная раковина
II. гематома ушной раковины
козелок ушной раковины
разрастание на ушной раковине в виде цветной капусты

## OTITIS

I. adhesive otitis
allergic otitis
aero-otitis
internal otitis, labyrinthitis
purulent otitis
influenzal otitis
contusion otitis
measles otitis
external otitis
acute otitis
acute purulent otitis
acute catarrhal otitis
**scarlatinous/scarlet fever** otitis
inflammation of middle ear
traumatic otitis
tuberculous otitis
chronic otitis
chronic suppurative otitis
exudative otitis

## HEARING

I. binaural hearing
monaural hearing
acute hearing
diminished hearing
II. hard hearing patient

acuity of hearing
loss of hearing
S. deaf
deafness
sudden deafness
acute deafness
progressive deafness
acoustic hearing **apparatus /aid**
hearing disorder

III. to regain (*of hearing*)
to regain hearing
to lose hearing, to become deaf
to hear
to hear well (poorly), to have a good (bad) ear

## AURICLE OF EAR, PINNA

I. **protuberant/sticking out** ear
II. hematoma of the ear
tragus of the ear
cauliflower ear

C. мочка [уха], долька ушной раковины

S. ear lobe, lobe of the ear

## СПЕЦИАЛЬНЫЕ МЕТОДЫ ИССЛЕДОВАНИЯ. ПРОБЫ

## SPECIAL METHODS OF INVESTIGATION. TESTS

### МЕТОДЫ ИССЛЕДОВАНИЯ

### METHODS OF INVESTIGATION

C. аудиометрия, акуметрия, пороговая аудиометрия
вращательная проба
исследование камертоном

калорическая проба
ларингоскопия
ольфактометрия
отолитовая проба
отоскопия
пневматическая проба
риноскопия
указательная проба в позе Ромберга
фарингоскопия

S. audiometry, acumetry, liminal audiometry
rotatory test
examination with the aid of a tuning fork
caloric test
laryngoscopy
olfactometry
**otolith/ear stone** test
otoscopy
pneumatic test
rhinoscopy
Romberg's test

pharyngoscopy

#### АУДИОМЕТРИЯ, АКУМЕТРИЯ, ПОРОГОВАЯ АУДИОМЕТРИЯ

#### AUDIOMETRY, ACUMETRY, LIMINAL AUDIOMETRY

I. игровая аудиометрия
объективная/рефлекторная аудиометрия
речевая аудиометрия
ультразвуковая аудиометрия

шумовая аудиометрия

I. game audiometry
**objective/reflex** audiometry

speech audiometry
**ultrasonic/ultrasound** audiometry
noise audiometry

#### ЛАРИНГОСКОПИЯ

#### LARYNGOSCOPY

I. непрямая ларингоскопия
прямая ларингоскопия
C. гортанное зеркало

I. indirect laryngoscopy
direct laryngoscopy
S. laryngeal speculum

#### РИНОСКОПИЯ

#### RHINOSCOPY

I. задняя риноскопия, эпифарингоскопия
передняя риноскопия
C. лобный рефлектор, зеркало

носорасширитель

I. posterior rhinoscopy, epipharyngoscopy
anterior rhinoscopy
S. head reflector, frontal mirror
nasodilater

■ Вы хорошо (плохо) слышите?

У вас есть выделения из уха?

Выделения из уха постоянные или периодические?

■ Do you hear well (poorly)?

Do you have a discharge from the ear?

Is the ear discharge persistent or periodic?

364

| | |
|---|---|
| У вас есть шум в ушах (звон в ушах, резонирование голоса в ухе, боль в ушах, чувство заложенности ушей)? | Do you have noises in the ears (ringing in the ears, resonance of voice in the ear, ear pain, a feeling of stuffiness in the ears)? |
| У вас была травма уха? | Have you had an injury to the ear? |
| Вы капали в ухо (очищали ухо, прогревали ухо, делали компресс на ухо)? | Have you put drops into the ear (poked into the ear, applied heat to the ear, applied a compress to the ear)? |
| Каким ухом вы слышите хуже? | With which ear do you hear worse? |
| У вас раньше болели уши? | Have you had ear disorders before? |
| У вас есть гноетечение из уха? | Do you have a discharge of pus from the ear? |
| Боль в ухе усиливается при чихании (сморкании, глотании)? | Does the ear pain increase on sneezing (blowing the nose, swallowing)? |
| Боль в ухе пульсирующая (стреляющая, колющая)? | Is the ear pain throbbing (shooting, piercing)? |
| С каких пор вы стали слышать хуже? | Since when have you begun to hear less well? |
| У вас часто закладывает уши? | Are your ears often stuffed [up]? |
| Откройте рот, высуньте язык | Open your mouth, put out your tongue |
| Скажите «и» и сделайте глубокий вдох | Say "ee" and take a deep breath |
| Громко повторяйте за мной услышанные слова | Say loudly after me the words you hear |
| ▲ Слух не изменен (снижен) | ▲ Hearing is not changed (diminished) |
| Барабанная перепонка отечная (выбухающая, гиперемирована, с кровоизлияниями, истончена, утолщена) | The eardrum is edematous (bulging, hyperemic, ecchymotic, thin, thickened) |
| Световой конус укорочен (отсутствует, хорошо контурирует) | Cone of light is shortened (absent, clearly visible by its contour) |
| У больного(ой) сухая перфорация барабанной перепонки (фурункул наружного слухового прохода, серная пробка) | The patient has dry perforated eardrum (furuncle in the exterior auditory passage, a wax plug) |
| Удалите серную пробку сухим путем при помощи зонда (промыванием уха при помощи шприца Жане) | Take out the wax plug by a dry method with the aid of a tube (by washing out the ear with a Zhanè syringe) |

| | |
|---|---|
| Введите в наружный слуховой проход турунду, пропитанную борным спиртом | Insert a turunda soaked in boric spirit into the external auditory passage) |
| Наружный слуховой проход сужен (широкий, содержит умеренное количество серы) | The external auditory passage is narrowed (is wide, contains a moderate amount of sulfur) |
| Поставьте вибрирующий камертон на основание сосцевидного отростка | Place a vibrating tuning fork onto the mastoid process base |
| Держите камертон до тех пор, пока больной(ая) не перестанет его слышать | Keep it on until the patient can no longer hear the sound |
| Возьмите ушную раковину и осторожно оттяните ее вверх (назад и немного кнаружи) | Grasp the ear [auricle] and gently pull it upward (back and slightly out) |
| Введите зеркало отоскопа внутрь (продвиньте его немного вниз и вперед) | Insert the speculum of the otoscope in (slightly down and forward) |
| Продвиньте зеркало (ушную воронку) так, чтобы можно было видеть полностью барабанную перепонку | Move the speculum (aural speculum) so that you can see the entire drum |
| Серная пробка частично закрывает барабанную перепонку | Wax plug partially obscures the drum |
| Гнойный экссудат выделился в наружный слуховой проход | Purulent discharge has poured into the external auditory canal |
| При проверке шепотом острота слуха (не) снижена | Whisper test has (not) revealed diminished acuity of hearing |
| Укрепите рефлектор на лбу | Put on the frontal mirror |
| Отверстие рефлектора поместите против левого глаза | Align the reflector's slit with the left eye |
| Оттяните шпателем угол рта. Осмотрите преддверие рта | Pull aside the mouth angle with a spatula. Inspect the entrance to the mouth |
| Осмотрите слизистую оболочку мягкого неба (язычка, передних и задних небных дужек) | Examine the soft palate mucous membrane (the uvular mucosa, the mucous membrane of the anterior and posterior palatine arches) |
| Введите носоглоточное зеркало в полость рта, не касаясь корня языка и задней стенки глотки | Insert a nasopharyngeal speculum into the mouth without touching the root of the tongue and posterior pharyngeal wall |
| При легких поворотах зеркала осмотрите задние отделы глотки | Slightly turning the speculum inspect the posterior areas of the pharynx |

# ГЛАЗНЫЕ БО-ЛЕЗНИ

# EYE DISEASES

| РОГОВИЦА | 379 | CORNEA [OF THE EYE] |
|---|---|---|
| **Кератит** | 379 | **Keratitis** |
| СЕТЧАТКА | 380 | RETINA |
| **Ретинопатия** | 380 | **Retinopathy** |
| СКЛЕРА | 381 | SCLERA |
| СОСУДИСТАЯ ОБОЛОЧКА ГЛАЗНОГО ЯБЛОКА | 381 | VASCULAR TRACT OF THE EYE |
| **Иридоциклит** | 381 | **Iridocyclitis** |
| **Радужка** | 382 | **Iris** |
| **Зрачок(чки)** | 382 | **Pupil(s)** |
| **Хориоидея** | 382 | **Choroid** |
| **Хориоидит** | 382 | **Choroiditis** |
| СТЕКЛОВИДНОЕ ТЕЛО | 383 | VITREOUS BODY |
| ХРУСТАЛИК | 383 | [CHRYSTALLINE] LENS |
| КАТАРАКТА | 383 | CATARACT |
| **ИНЪЕКЦИЯ [СОСУДОВ] ГЛАЗА** | 384 | **OCULAR INJECTION** |
| **КОНЪЮНКТИВА** | 384 | **CONJUNCTIVA** |
| КОНЪЮНКТИВИТ | 385 | CONJUNCTIVITIS |
| **СЛЕЗНЫЕ ОРГАНЫ** | 385 | **LACRIMAL ORGANS** |
| СЛЕЗНЫЙ КАНАЛЕЦ | 386 | LACRIMAL DUCT |
| СЛЕЗНЫЙ МЕШОК | 386 | LACRIMAL SAC |
| ДАКРИОЦИСТИТ | 386 | DACRYOCYSTITIS |
| **ГЛАЗНАЯ ВПАДИНА** | 386 | **EYE-SOCKET** |
| **ГЛАУКОМА** | 387 | **GLAUCOMA** |
| **ЗРИТЕЛЬНЫЙ НЕРВ** | 387 | **OPTIC NERVE** |
| **ТРАХОМА** | 387 | **TRACHOMA** |

# ГЛАЗНЫЕ БОЛЕЗНИ

## ОБЩАЯ ОФТАЛЬМОЛО-ГИЯ

### ЗРЕНИЕ

I. афакическое зрение
бинокулярное/стереоскопи-ческое зрение
двойное зрение, двоение, ди-плопия
дневное/фотопическое зре-ние
монокулярное зрение
нормальное зрение

# EYE DISEASES

## GENERAL OPHTHALMO-LOGY

### SIGHT, VISION, EYESIGHT

I. aphacic vision
binocular vision

seeing double, diplopia

daylight vision

monocular vision
normal vision, emmetropia

| | |
|---|---|
| ночное/скотопическое зрение | night vision |
| периферическое зрение | peripheral vision |
| пониженное зрение | **reduced/impaired** vision |
| слабое зрение | weak **eyesight/vision** |
| стереоскопическое зрение | stereoscopic vision |
| сумеречное/мезопическое зрение | twilight vision |
| цветовое зрение, хроматопсия | colour vision, chromatopsia |
| врожденное расстройство цветового зрения, дальтонизм | congenital disturbance of colour vision, colour blindness, daltonism |
| центральное/макулярное/фовеальное зрение | central vision |
| II. нарушение зрения | II. **disturbance/impairment** of vision |
| острота зрения | acuity of vision |
| поле зрения | visual field, field of vision |
| потеря зрения, слепота | loss of **sight/vision**, blindness |
| ухудшение зрения | failing sight |
| C. зрительная адаптация, адаптация глаза | S. visual adaptation, adaptation of the eye |
| световая зрительная адаптация | light visual adaptation |
| темновая зрительная адаптация | dark visual adaptation |
| светоощущение | photoperception |
| цветоощущение | colour perception |
| III. вернуть больному зрение | III. to **give back/return** eyesight to a patient |
| видеть | to see |
| плохо (хорошо) видеть | to see poorly (well), to have bad (good) eyes |
| иметь хорошее (плохое) зрение | to have good (bad) **sight/eyes** |
| потерять зрение, ослепнуть | to lose sight, to **get/become** blind |
| потерять зрение на один (оба) глаз(а) | to lose sight in one eye (both eyes) |
| проверять зрение | to examine eyes, to check vision |
| слепнуть, терять зрение | to **get/become** blind, to lose sight |

**ПОЛЕ ЗРЕНИЯ**

**VISUAL FIELD**

| | |
|---|---|
| II. выпадение/дефект поля зрения | II. visual field defect |
| сужение поля зрения | narrowing of visual field margins |
| концентрическое сужение поля зрения | concentric narrowing of visual field |

**ВЫПАДЕНИЕ ПОЛЯ ЗРЕНИЯ**

**VISUAL FIELD DEFECT**

| | |
|---|---|
| I. двустороннее выпадение половины поля зрения, гемианопсия | I. half-vision, hemianopsia |

выпадение наружных половин поля зрения, битемпоральная гемианопсия
выпадение носовых половин поля зрения, биназальная гемианопсия
очаговое выпадение поля зрения, скотома

absence of temporal halves of visual field, bitemporal hemianopsia
absence of nasal halves of visual field, binasal hemianopsia
focal visual field defect, scotoma

## СЛЕПОТА

I. абсолютная/полная/медицинская слепота
куриная/ночная слепота, никталопия, гемералопия
неполная/частичная слепота
цветовая слепота, ахроматопсия, монохромазия, дальтонизм

## BLINDNESS

I. **absolute/complete/medical** blindness, amaurosis
night blindness, nyctalopia, hemeralopia
**incomplete/partial** blindness
colour blindness, achromatopsia, monochromasy, daltonism

## [ФИЗИОЛОГИЧЕСКАЯ] ОПТИКА

C. аккомодация глаза
конвергенция глаза
линза
очки

рефракция глаза

## [PHYSIOLOGIGAL] OPTICS

S. eye accomodation
ocular convergence
lens
glasses, eyeglasses, spectacles
**eye/ocular** refraction

## АККОМОДАЦИЯ ГЛАЗА

I. абсолютная (относительная) аккомодация глаза
II. ослабление аккомодации глаза
ослабление аккомодации глаза в пожилом возрасте, пресбиопия
паралич аккомодации глаза
спазм аккомодации глаза
C. аккомодативная астенопия

## EYE ACCOMODATION, OCULAR ACCOMODATION

I. absolute (relative) eye accomodation
II. **reduced/weakened** ocular accomodation
reduced ocular accomodation in old age, presbyopia

eye accomodation paralysis
eye accomodation spasm
S. accomodative asthenopia

## ЛИНЗА

I. астигматическая очковая линза
бифокальная очковая линза
бицилиндрическая очковая линза
контактная линза
мягкая контактная линза
лентикулярная линза
очковая линза
рассеивающая/отрицательная линза
роговичная контактная линза
склеральная контактная линза
собирательная/положительная линза

## LENS

I. astigmatic glasses lens

bifocal glasses lens
bicylinder glasses lens

contact lens
soft contact lens
lenticular lens
glasses lens
**dispersing/negative** lens

corneal contact lens
scleral contact lens
**accumulating/positive** lens

| | |
|---|---|
| сферическая линза | spherical lens |
| торическая линза | toric lens |
| цилиндрическая линза | cylindrical lens |

| ОЧКИ | GLASSES, EYEGLASSES, SPECTACLES |
|---|---|
| I. бифокальные очки | I. bifocal spectacles |
| зеркальные очки | mirror glasses |
| изейконические очки | isoiconic **spectacles/glasses** |
| корригирующие очки | corrective **eyeglasses/spectacles** |
| однофокальные очки | monofocal spectacles |
| предохранительные/защитные очки | goggles, defensive spectacles |
| призматические очки | prismatic spectacles |
| стенопические/дырчатые очки | stenopeic **spectacles/glasses** |
| сферопризматические очки | spheroprismatic **spectacles/glasses** |
| телескопические очки | telescopic spectacles |
| фотохромные очки | photochrome **spectacles/glasses** |
| II. заушник очков | II. glasses ring |
| набор стекол для подбора очков | spectacle-box, spectacle-case |
| оправа очков | glasses **rims/frames** |
| размер оправы (расстояние между центрами зрачков) | rims size (distance between the centres of pupils) |
| очки без оправы, пенсне | rimless glasses, pince-nez |
| рецепт на очки | prescription for eyeglasses |
| стекла очков | ocular **glasses/lenses** |
| III. носить очки | III. to wear glasses |
| подбирать очки | to adjust glasses |

| РЕФРАКЦИЯ ГЛАЗА | EYE REFRACTION, OCULAR REFRACTION |
|---|---|
| I. аметропическая рефракция глаза | I. ametropic **eye/ocular** refraction |
| динамическая рефракция глаза | dynamic **eye/ocular** refraction |
| миопическая рефракция глаза, близорукость, сильная рефракция глаза, миопия | myopic eye refraction, nearsightedness, intense eye refraction, myopia |
| нормальная/эмметропическая рефракция глаза, эмметропия | **normal/emmetropic** eye refraction, emmetropia |
| слабая рефракция глаза, гиперметропия, дальнозоркость | weak eye refraction, hypermetropia, longsightedness |
| смешанная рефракция глаза, астигматизм | mixed eye refraction, astigmatism |
| статическая рефракция глаза | static **eye/ocular** refraction |
| неодинаковая рефракция обоих глаз, анизометропия | unequal refraction of both eyes, anisometropia |
| С. ближайшая (дальнейшая) точка ясного зрения | S. near (far) visual point |

АСТИГМАТИЗМ

I. неправильный астигматизм
обратный астигматизм
правильный астигматизм
простой астигматизм
простой гиперметропичес-
кий астигматизм
простой миопический астигматизм
прямой астигматизм
роговичный астигматизм
сложный астигматизм
сложный гиперметропичес-
кий/гиперметропо-гипермет-
ропический астигматизм
сложный миопический/миопо-
миопический астигматизм
смешанный/миопо-гипермет-
ропический астигматизм
физиологический астигматизм
хрусталиковый астигматизм


БЛИЗОРУКОСТЬ, МИОПИЯ

I. врожденная близорукость
злокачественная близору-
кость
ложная/спазматическая близорукость, псевдомиопия
ночная/сумеречная близорукость
осевая близорукость
прогрессирующая (непрогрес-
сирующая) близорукость
профессиональная близору-
кость, рабочая миопия
рефракционная близорукость
транзиторная близорукость
II. близорукость высокой (сла-
бой, средней) степени
C. близорукий

III. быть близоруким


ДАЛЬНОЗОРКОСТЬ, ГИПЕРМЕТ-
РОПИЯ

I. комбинированная дальнозоркость
осевая дальнозоркость
полная/истинная дальнозоркость
рефракционная дальнозор-
кость
скрытая дальнозоркость
старческая дальнозоркость,

[EYE] ASTIGMATISM,
[OCULAR] ASTIGMATISM

I. irregular astigmatism
reversed astigmatism
regular astigmatism
simple astigmatism
simple hypermetropic astigmatism
simple myopic astigmatism

direct astigmatism
corneal astigmatism
compound astigmatism
compound hypermetropic
astigmatism

compound myopic astigma-
tism
mixed astigmatism

physiologic astigmatism
lenticular astigmatism


NEARSIGHTEDNESS, SHORT-
SIGHTEDNESS, MYOPIA

I. congenital myopia
malignant myopia

false myopia, pseudomyopia

twilight myopia

axial myopia
progressive (non-progressive)
myopia
occupational myopia

refractive myopia
transitory myopia
II. nearsightedness of high (mild,
average) degree
S. nearsighted, shortsighted,
myopic
III. to be nearsighted, shortsighted, myopic


LONGSIGHTEDNESS, HYPEROPIA,
HYPERMETROPIA

I. combined hypermetropia

axial hypermetropia
**complete/true** hypermetropia

refractive hypermetropia

latent hypermetropia
senile hypermetropia, long-

пресбиопия

явная дальнозоркость
II. высокая (слабая, средняя)
степень дальнозоркости
C. дальнозоркий
III. быть дальнозорким

sightedness due to old age,
presbyopia
apparent hypermetropia
II. longsightedness of high (**mild
/slight**, average) degree
S. longsighted, presbyopic
III. to be **longsighted/presbyopic**

## СПЕЦИАЛЬНЫЕ МЕТОДЫ ИССЛЕДОВАНИЯ

## SPECIAL METHODS OF INVESTIGATION

C. адаптометрия
биомикроскопия
биомикроскоп
щелевая лампа
диафаноскопия, диасклераль-
ное просвечивание
исследование методом боко-
вого (фокального) освещения

исследование остроты зрения
при помощи оптотипов
таблица для определения
остроты зрения
исследование проходящим
светом
кампиметрия
офтальмоскопия
офтальмофакометрия
офтальмохромоскопия
пальпаторное определение
внутриглазного давления
рефрактометрия
теневая проба, скиаскопия
тонография
тонометрия
тоноскопия, офтальмодина-
мометрия
ультразвуковая биометрия
флюоресцентная ангиогра-
фия
экзофтальмометрия
эластотонометр
электроретинография
эхоофтальмометрия

S. adaptometry
biomicroscopy
biomicroscope
slit-lamp
diaphanoscopy

**investigation/examination**
by the method of lateral
(focal) light
examination of visual acuity with the aid of optotypes
visual test table

investigation by passing
light
campimetry
ophthalmoscopy
ophthalmophacometry
ophthalmochromoscopy
determination of intra-
ocular pressure by palpation
refractometry
shadow test, skiascopy
tonography
tonometry
tonoscopy, ophthalmodynamo-
metry
ultrasonic biometry
fluorescent angiography

exophthalmometry
elastotonometer
electroretinography
echo-ophthalmometry

### ОФТАЛЬМОСКОПИЯ

### OPHTHALMOSCOPY

II. офтальмоскопия в обратном
виде
офтальмоскопия в прямом
виде
C. глазное дно
ручной электроофтальмос-
коп

II. indirect ophthalmoscopy

direct ophthalmoscopy

S. fundus of the eye
portable electric ophthalmoscope

# ЧАСТНАЯ ОФТАЛЬМО-ЛОГИЯ

## ГЛАЗ(А)

I. бычий глаз
воспаленный глаз
выпученный глаз, экзофтальм
запавший глаз, энофтальм
искусственный глаз
косящий глаз
левый (правый) глаз
неподвижный глаз
слезящийся глаз

II. боль в глазу
выделение из глаза
дрожание глаз, нистагм
инъекция сосудов глаза
пелена перед глазами
утомление глаза

C. веко(и)
глазное яблоко
слезные органы
слизистая/соединительная
оболочка глаза, конъюнктива

III. воспаляться (о глазах)

промывать глаза
слезиться (о глазах)

### ВЕКО(И)

I. верхнее веко
нижнее веко

II. абсцесс века
аденокарцинома века
воспаление краев век, блефа-рит
втяжение века
выворот века, эктропион
гемангиома века
дефект края века, колобома века
заворот века
контагиозный моллюск век

ксантелазма век
опущение/птоз [верхнего] века
отек века (век)
отрыв века
разрыв века
рак кожи века
базальноклеточный рак кожи века
ранение века
ресничный край век

# SPECIFIC OPHTHALMO-LOGY

## EYE(S), OCULUS (OCULI)

I. buphthalmos
**inflamed/sore** eye
bulging eye, exophthalmos
retracted eye, enophthalmos
artificial eye
squinting eye
left (right) eye, OS (OR)
**immovable/fixed** eye
running eye

II. eye pain
ocular discharge
nistagmus
ocular injection
blurring of vision
eye strain

S. eyelid(s)
eyeball, ball of the eye
lacrimal organs
mucous membrane of the eye,
connective membrane, con-junctiva

III. to inflame, to get sore (*of eyes*)
to **wash out/bathe** eyes
to be running (*of eyes*)

### EYELID(S)

I. upper lid
lower lid

II. abscess of the eyelid
adenocarcinoma of the lid
inflammation of the lid
margins, blepharitis
lid retraction
lid evertion, ectropion
lid hemangioma
lid coloboma, coloboma pal-pebrale
blepharelosis, entropion
molluscum contagiosum of
the eyelids
xanthelasma palpebrarum
[upper] lid ptosis
edematous lid(s)
lid abruption
lid rupture
skin carcinoma of the lid
skin basal cell carcinoma
of the lid
lid injury
ciliary margin of the lids

| | |
|---|---|
| сальные железы век, мейбомиевы железы | meibomian glands |
| свисание истонченной кожи верхнего века, блефарохалазис | blepharochalasis |
| сращение век между собой и глазным яблоком, анкилоблефарон | ankyloblepharon |
| флегмона века | lid phlegmon |
| фурункул века | lid furuncle |
| экзема кожи века | lid skin eczema |
| C. глазная щель, щель век | S. eye-slit, ocular fissure |
| кожный рог | cutaneous horn |
| спазм вековой части круговой мышцы глаза, блефароспазм | blepharospasm |
| халазион, градина | chalazion |
| эпикантус | epicanthus |
| ресницы | eyelashes |
| ячмень | sty, hordeolum |
| внутренний ячмень | **inner/internal** sty |
| наружный ячмень | **outer/external** sty |
| III. вывернуть веко | III. to evert a lid |
| вывернуть веко с помощью векоподъемника (стеклянной палочки) | to evert a lid with the aid of an eyelid lifter (glass rod) |
| слипаться (о веках) | to stick together (of lids) |
| смыкать веки, закрывать глаз(а) | to close lids, to close eye(s) |

## БЛЕФАРИТ

## BLEPHARITIS

| | |
|---|---|
| I. ангулярный блефарит | I. angular blepharitis |
| мейбомиевый блефарит | meibomian blepharitis |
| простой/чешуйчатый блефарит, себорея век | **simple/squamous** blepharitis |
| язвенный блефарит | ulcerative blepharitis |
| II. розацеа-блефарит | II. rosacea blepharitis |

## БЛЕФАРОСПАЗМ

## BLEPHAROSPASM

| | |
|---|---|
| I. истерический блефароспазм | I. hysterical blepharospasm |
| клонический блефароспазм | clonic blepharospasm |
| рефлекторный блефароспазм | reflex blepharospasm |
| симптоматический блефароспазм | symptomatic blepharospasm |
| старческий блефароспазм | senile blepharospasm |
| тонический блефароспазм | tonic blepharospasm |
| эссенциальный блефароспазм | essential blepharospasm |

## ВЫВОРОТ ВЕКА, ЭКТРОПИОН

TURNING OUT OF AN EYELID,
EVERSION OF AN EYELID,
ECTROPION, ECTROPIUM

| | |
|---|---|
| I. атонический выворот века | I. atonic eversion of an eyelid |
| паралитический выворот века | paralytic eversion of an eyelid, paralytic ectropion |
| рубцовый выворот века | cicatricial eversion of an eyelid |

спастический выворот века
старческий выворот века

spastic eversion of an eyelid
senile ectropion

ГЛАЗНАЯ ЩЕЛЬ, ЩЕЛЬ ВЕК

EYE-SLIT, OCULAR FISSURE

I. узкая глазная щель
широкая глазная щель
II. смыкание глазной щели
неполное смыкание глазной
щели, лагофтальм
сужение глазной щели
угол глазной щели
укорочение и сужение глазной щели, блефарофимоз
ширина глазной щели

I. narrow eye-slit
wide eye-slit
II. closing of eye-slit
incomplete closing of eye-
slit, lagophthalmos
narrowing of the eye-slit
canthus
blepharophimosis

eye-slit width

ОТЕК ВЕКА (ВЕК)

LID EDEMA

I. аллергический отек век
ангионевротический отек век
травматический отек век

I. allergic lid edema
angioneurotic lid edema
traumatic lid edema

ПТОЗ ВЕКА (ВЕК), БЛЕФАРОПТОЗ

EYELID PTOSIS, BLEPHAROPTOSIS

I. врожденный птоз века
двусторонний птоз век
миогенный птоз века

односторонний птоз века
паралитический птоз век
полный (неполный) птоз
века
приобретенный птоз века
старческий птоз век
С. поза звездочета

I. congenital eyelid ptosis
bilateral eyelid ptosis
**myogenic/myogenetic/myogeno-
us** ptosis
unilateral eyelid ptosis
paralytic eyelid ptosis
complete (incomplete) eyelid
ptosis
acquired eyelid ptosis
senile eyelid ptosis
S. posture of an astrologer

РЕСНИЦА(Ы)

EYELASH(ES)

I. густые (редкие) ресницы
II. неправильный рост ресниц,
трихиаз века
полное выпадение ресниц,
мадароз
прекращение роста ресниц

I. dense (thin) eyelashes
II. trichiasis of the lid

total falling out of eyelashes
non-growth of eyelashes

# ГЛАЗНОЕ ЯБЛОКО

# EYEBALL, BALL OF THE EYE

II. атрофия глазного яблока
быстро повторяющиеся дви-
жения глазных яблок, дро-
жание глаз, нистагм
выпячивание глазного яблока, экзофтальм
западение глазного яблока,
энофтальм
камер(ы) глазного яблока

контузия глазного яблока

II. eyeball atrophy
nystagmus

eyeball bulging, bulging eyes,
exophthalmos
recession of the eyeball
[in the orbit], enophthalmos
eye chamber(s), chamber(s)
of the eye
ocular contusion

неподвижность глазного яблока
оболочка(и) глазного яблока
ожог глазного яблока кислотой (щелочью)
отклонение зрительной оси
одного из глаз от общей точки фиксации, косоглазие,
страбизм, гетеротропия
ранение глазного яблока
    проникающее ранение глаз-
    ного яблока
C. стекловидное тело
хрусталик

fixed eyeball, eyeball immo-
bility
**eye/ocular** membrane(s)
acid (alkali) burn of the
eye
squint, strabismus


eyeball injury
    penetrating eyeball in-
    jury
S. vitreous body
[crystalline] lens


## КАМЕРА ГЛАЗНОГО ЯБЛОКА

I. глубокая камера глазного
яблока
мелкая камера глазного яблока
передняя (задняя) камера
глазного яблока
II. водянистая влага камер
глаза
гной в передней камере глазного яблока, гипопион
кровоизлияние в переднюю
камеру глазного яблока, ги-
фема
отсутствие камеры глазного
яблока

## EYE CHAMBER, CHAMBER OF THE EYE

I. deep chamber of the eye

shallow chamber of the
eye
anterior (posterior) chamber of the eye
II. aqueous humor of the **eye
chambers/chambers of the eye**
pus in the anterior chamber
of the eye, hypopyon
bleeding into the anterior
chamber of the eye, hyphem-
[i]a
absence of the eye chamber


## КОСОГЛАЗИЕ, ГЕТЕРОТРОПИЯ, СТРАБИЗМ

I. аккомодационное косоглазие

альтернирующее косоглазие

вертикальное косоглазие
горизонтальное косоглазие

двустороннее косоглазие
мнимое/кажущееся косоглазие,
псевдострабизм
одностороннее/монолатераль-
ное/монокулярное косоглазие
паралитическое косоглазие
периодическое косоглазие

расходящееся/дивергирующее/
наружное косоглазие, экзо-
тропия
скрытое косоглазие, гете-
рофория
содружественное косоглазие

## SQUINT, HETEROTROPIA, STRABISMUS

I. accomodation **squint/strabis-
mus**
alternating **squint/strabis-
mus**
vertical **squint/strabismus**
horizontal **squint/strabis-
mus**
bilateral strabismus
**sham/apparent** strabismus,
pseudostrabismus
**unilateral/monolateral** strabismus
paralytic squint
periodical **squint/strabis-
mus**
**divergent/external** squint,
exotropia


latent squint, heteropho-
ria
concomitant squint

377

сходящееся/внутреннее/конвер-
гирующее косоглазие
фиксированное/постоянное
косоглазие
явное косоглазие
II. косоглазие кверху, гипертропия, суправергенция
косоглазие книзу, гипотро-
пия, инфравергенция
угол косоглазия, величина
отклонения глаза

convergent/internal squint

**fixed/constant squint/stra-
bismus**
**apparent/manifest** squint
II. upward squint, hypertropia,
supravergence
downward squint, hypotropia,
infravergence
angle of squint, eye deviation value

**НИСТАГМ**

**NYSTAGMUS**

I. бинокулярный нистагм
вертикальный нистагм
вестибулярный нистагм
вращательный нистагм
горизонтальный нистагм
диагональный нистагм
диссоциированный нистагм
интенционный/установочный
нистагм
крупноразмашистый нистагм
лабиринтный нистагм
маятникообразный/качатель-
ный нистагм
мелкоразмашистый нистагм
монокулярный нистагм
оптический нистагм
оптокинетический/зрительный
нистагм
послевращательный нистагм,
постнистагм
прессорный нистагм
пульсирующий/ретракторный
нистагм
ротаторный нистагм
содружественный/ассоциирован-
ный нистагм
смешанный нистагм
спонтанный нистагм
среднеразмашистый нистагм
толчкообразный/клонический
нистагм
тонический нистагм
II. нистагм положения

I. binocular nystagmus
vertical nystagmus
vestibular nystagmus
rotatory nystagmus
horizontal nystagmus
diagonal nystagmus
dissociated nystagmus
**intention/adaptive** nystagmus
large-swinging nystagmus
labyrinthine nystagmus
**pendular/rocking** nystagmus

small-swinging nystagmus
monocular nystagmus
optic nystagmus
**optokinetic/opticokinetic/
visual** nystagmus
postrotatory nystagmus, post-
nystagmus
pressure nystagmus
pulsating, **throbbing/retrac-
tor** nystagmus
rotatory nystagmus
**conjugated/associated** nystagmus
mixed nystagmus
spontaneous nystagmus
middle-swinging nystagmus
**jerk/clonic** nystagmus

tonic nystagmus
II. posture nystagmus

**ОБОЛОЧКА ГЛАЗНОГО
ЯБЛОКА**

**EYE MEMBRANE, OCULAR
MEMBRANE**

I. белочная оболочка глазного
яблока/глаза, склера
внутренняя оболочка глаз-
ного яблока, сетчатая оболочка, сетчатка, ретина
сосудистая оболочка глаз-
ного яблока, увеальный тракт

I. white of the eye sclera

internal membrane of the eye,
tunica interna bulbi, retina

**vascular/uveal** tract

C. радужная оболочка, радужка
   роговая оболочка, роговица

РОГОВИЦА

I. блестящая роговица
   гигантская роговица, мега-
   локорнеа
   конусовидная роговица, ке-
   ратоконус
   малая роговица, микрокорнеа
   непрозрачная/мутная роговица
   овальная роговица
   прозрачная роговица
   тусклая роговица
   шаровидная роговица, кера-
   тоглобус
II. болезненная чувствитель-
    ность/раздражение роговицы
    васкуляризация роговицы
    воспаление роговицы, кератит

    изъязвление роговицы
    инородное тело роговицы

    опоясывающий лишай рого-
    вицы
    пересадка роговицы, кера-
    топластика
    повреждение роговицы
      поверхностное повреждение
      роговицы
    помутнение роговицы, бельмо
      помутнение по краю рого-
      вицы, старческая дуга
    уплощение роговицы

    эрозия роговицы
    язва роговицы, язвенный ке-
    ратит
      ползучая язва роговицы
C. лимб
   роговичный синдром


**Кератит**

I. авитаминозный кератит
   аллергический кератит
   бактериальный кератит
   бессосудистый кератит
   герпетический кератит
   глубокий кератит
   грибковый кератит, керато-
   микоз
   дисковидный кератит
   диффузный кератит

S. iris of the eye, iris
   cornea, corneal membrane

CORNEA [OF THE EYE]

I. bright cornea
   giant cornea, megalocornea

   coneshaped cornea, kerato-
   conus
   small cornea, microcornea
   **opaque/clouded** cornea

   oval cornea
   **clear/transparent** cornea
   dull cornea
   globular cornea, keratoglo-
   bus
II. corneal pathological sensi-
    tivity, corneal irritation
    corneal vascularization
    inflammation of the cornea,
    keratitis
    ulceration of the cornea
    [intra-]corneal foreign
    body
    corneal girdle

    keratoplasty

    corneal injury
      superficial corneal injury,
      abrasion of the cornea
    corneal opacity, corneal spot
      circular corneal opacity,
      arcus senilis
    flat cornea, corneal impres-
    sion
    corneal erosion
    corneal ulcer, ulcerative
    keratitis
      corneal creeping ulcer
S. limbus
   corneal syndrome


**Keratitis**

I. avitaminotic keratitis
   allergic keratitis
   bacterial keratitis
   nonvascular keratitis
   herpetic keratitis
   deep keratitis
   mycotic keratitis, keratomyco-
   sis
   diskform keratitis
   diffuse keratitis

древовидный кератит
интерстициальный/паренхима-
тозный кератит
лучевой кератит
поверхностный кератит
поверхностный краевой кератит
полосчатый кератит
пучковидный кератит, блуждаю-
щая/странствующая фликтена
сифилитический кератит
сухой/нитчатый/филаментозный
кератит, сухой кератоконъюн-
ктивит
точечный кератит
травматический кератит
туберкулезный кератит
фликтенулезный/скрофулезный/
туберкулезно-аллергический
кератит
центральный кератит
язвенный кератит, язва роговицы
II. розацеа-кератит

dendriform keratitis
**interstitial/parenchymatous**
keratitis
**radiation/stellate** keratitis
**shallow/superficial** keratitis
superficial marginal keratitis
strip keratitis
fascicular keratitis, **wander-
ing/travelling** phlyctena
syphilitic keratitis
**dry/filamentous** keratitis,
dry keratoconjunctivitis

punctate keratitis
traumatic keratitis
tuberculous keratitis
**phlyctenular/scrofular/tuber-
culoallergic** keratitis

central keratitis
ulcerative keratitis, corneal ulcer
II. rosacea keratitis

СЕТЧАТКА, РЕТИНА

RETINA

II. ангиопатия сетчатки
ангиосклероз сетчатки
воспаление сетчатки, рети-
нит
глиоматоз сетчатки
дегенерация сетчатки
дистрофия сетчатки
    пигментная дистрофия сет-
    чатки
заболевание сетчатки, ретинопатия
истончение сетчатки
кровоизлияние в сетчатку

непроходимость центральной
артерии сетчатки
отложение холестерина в сетчатку
отслоение сетчатки
тромбоз центральной вены
сетчатки
центральная ямка сетчатки
C. желтое пятно

II. retinal angiopathy
retinal angiosclerosis
retinal inflammation, reti-
nitis
retinal gliomatosis
retinal degeneration
retinal dystrophy
    retinal pigment dystrophy

retinal disorder, retinopathy
retinal thinning
retinal apoplexy, bleeding
into the retina
retinal central artery obstruction
retinal cholesterol deposits

retinal detachment
retinal central vein thrombosis
retinal central fossa
S. yellow spot

**Ретинопатия**

I. анемическая ретинопатия
артериосклеротическая/скле-
ротическая ретинопатия
гипертоническая/ангиоспасти-
ческая ретинопатия

**Retinopathy**

I. anemic retinopathy
**arteriosclerotic/sclerotic**
retinopathy
**hypertensive/angiospastic**
retinopathy

диабетическая ретинопатия
диспротеинемическая ретинопатия

коллагенозная ретинопатия
лейкемическая ретинопатия
пигментная ретинопатия, пигментная дегенерация сетчатки

почечная ретинопатия
старческая ретинопатия
токсогравидарная ретинопатия
травматическая ретинопатия,
болезнь Пурчера

diabetic retinopathy
dysproteinemic retinopathy

collagenous retinopathy
leukemic retinopathy
pigmental retinopathy, pigmentary degeneration of
retina
renal retinopathy
senile retinopathy
toxogravidar retinopathy
traumatic retinopathy,
Purtscher's disease

## СКЛЕРА

## SCLERA

II. воспаление склеры, склерит

разрыв склеры
субконъюнктивальный
разрыв склеры
стафилома склеры
эктазии склеры

II. inflammation of the sclera,
scleritis
scleral rupture
subconjunctival scleral
rupture
scleral staphyloma
scleral ectasia

## СОСУДИСТАЯ ОБОЛОЧКА ГЛАЗНОГО ЯБЛОКА, СОСУДИСТЫЙ/УВЕАЛЬНЫЙ ТРАКТ

## VASCULAR TRACT OF THE EYE, UVEAL TRACT

II. воспаление задних отделов
сосудистой оболочки глазного
яблока, задний увеит, хо-
риоидит
воспаление передних отделов
сосудистой оболочки глазного
яблока, передний увеит, иридоциклит
C. радужка
собственная сосудистая оболочка глазного яблока, хо-
риоидея
цилиарное/ресничное тело
воспаление цилиарного те-
ла, циклит

II. inflammation of the posterior vascular tract of the
eye, posterior uveitis,
choroiditis
inflammation of the anterior
vascular tract of the eye,
anterior uveitis, iridocyclitis
S. iris
vascular coat of the eye,
choroid

ciliary body
inflammation of the ciliary body, cyclitis

## ИРИДОЦИКЛИТ

## IRIDOCYCLITIS

I. герпетический иридоциклит
гнойный иридоциклит
гонорейный иридоциклит
лучевой иридоциклит
серозный иридоциклит
симпатический иридоциклит,
симпатическое воспаление,
симпатическая офтальмия

фибринозный иридоциклит
травматический иридоциклит

I. herpetic iridocyclitis
purulent iridocyclitis
gonorrheal iridocyclitis
radial iridocyclitis
serous iridocyclitis
**sympathetic/sympathic** iridocyclitis, sympathetic in-
flammation, sympathetic
ophthalmia
fibrinous iridocyclitis
traumatic iridocyclitis

## Радужка

I. воспаление радужки, ирит

воспаление радужки и реснич-
ного тела, иридециклит

выпадение радужки
гетерохромия радужки
меланома радужки
отсутствие радужки, аниридия
патологическое расслоение
радужки, иридошизис, ири-
досхизис
C. зрачок
кольцо Кайзера-Флейшера
пятна Брушфильда

## Зрачок(чки)

I. активный зрачок
вяло реагирующий зрачок
искусственный зрачок
круглый зрачок
неподвижный зрачок
неправильный зрачок
расширенный зрачок
симметричные зрачки
суженный зрачок
II. заращение зрачка
расширение зрачка, мидриаз

реакция зрачка на свет
сращение зрачка
средство, расширяющее (су-
живающее) зрачок
сужение зрачка, миоз

## Хориоидея

II. воспаление хориоидеи, хориоидит
воспаление радужки и хориоидеи, иридохориоидит

## Хориоидит

I. диссеминированный/рассе-
янный хориоидит
диффузный хориоидит
ограниченный хориоидит
очаговый хориоидит
периферический хориоидит
симпатический хориоидит
туберкулезный хориоидит

## Iris

II. inflammation of the iris,
iritis
inflammation of the iris and
ciliary body, inflamed iris
and ciliary body
prolapse of iris
heterochromia of iris
melanoma of iris
absence of iris, aniridia

pathologic stratification
of iris

S. pupil, pupilla
Kayser-Fleischer's ring
Brushfield's spots

## Pupil(s), pupilla (pupillae)

I. active pupil
sluggish pupil
artificial pupil
round pupil
fixed pupil
irregular pupil
**dilated/mydriatic** pupil
symmetrical pupils
**constricted/miotic** pupil
II. pupillary constriction
pupillary dilation, mydriasis
pupillary response to light
pupillary **adhesion/symphysis**
mydriatic (miotic)

pupillary constriction, miosis

## Choroid, vascular coat
of the eye

II. inflammation of choroid,
choroiditis
inflammation of iris and
choroid, iridochoroiditis

## Choroiditis

I. disseminated choroiditis

diffuse choroiditis
limited choroiditis
focal choroiditis
peripheral choroiditis
sympathetic choroiditis
tuberculous choroiditis

центральный хориоидит
экваториальный хориоидит.

central choroiditis
equatorial choroiditis

## СТЕКЛОВИДНОЕ ТЕЛО

## VĬTREOUS BODY

I. гиперпластическое первичное стекловидное тело
II. деструкция стекловидного тела
кровоизлияние в стекловидное тело, гемофтальм

отслойка стекловидного тела
помутнение стекловидного тела
разжижение стекловидного тела
сморщивание стекловидного тела

I. hyperplastic primary vitreous body
II. vitreous body destruction

bleeding into the vitreous body, vitreous hemorrhage, hemophthalmos
detachment of vitreous body
haziness of vitreous body

synchysis [of vitreous body]

wrinkled vitreous body

## ХРУСТАЛИК, ЛИНЗА

## [CRYSTALLINE] LENS, LENS

I. искусственный хрусталик
конусовидный хрусталик, лентиконус
уменьшенный хрусталик, микрофакия
шаровидный хрусталик, сферофакия
II. отсутствие хрусталика, афакия
подвывих хрусталика
помутнение хрусталика, катаракта
разрыв капсулы хрусталика
смещение хрусталика, эктопия хрусталика
С. красный рефлекс

I. artificial lens
cone-shaped crystalline lens, lenticonus
diminished crystalline lens, microphakia
spherical crystalline lens, spherophakia
II. absence of the crystalline lens, aphakia
subdislocation of the lens
clouding of the crystalline lens, cataract
crystalline capsule rupture
displacement of the crystalline lens, lens ectopia
S. red reflex

## КАТАРАКТА

## ÇATARACT

I. бурая/черная катаракта
веретенообразная катаракта
врожденная катаракта
вторичная/последовательная катаракта
голубая катаракта
диабетическая катаракта
дисковидная катаракта
дырчатая катаракта
задняя полярная катаракта
звездчатая катаракта, катаракта хрусталикового шва
зрелая (незрелая) катаракта
корковая/кортикальная катаракта
коронарная/венечная катаракта

I. **brown/black** cataract
spindle-shaped cataract
congenital cataract
**secondary/successive** cataract
blue cataract
diabetic cataract
diskform cataract
stenopeic cataract
posterior polar cataract
stellate cataract, cataract of lenticular raphe
mature (immature) cataract
cortical cataract

**coronary/coronal** cataract

| | |
|---|---|
| лентикулярная катаракта | lenticular cataract |
| лучевая катаракта | stellate cataract |
| люксированная катаракта | luxated cataract |
| медная катаракта, халькоз хрусталика | copper cataract, lenticular chalcosis |
| морганиева/молочная катаракта | **Morgagni's/lacteal/lacteous** cataract |
| начинающаяся катаракта | arising cataract |
| передняя полярная катаракта | anterior polar cataract |
| перезрелая катаракта | **overripe/hypermature** cataract |
| перепончатая катаракта | membranous cataract |
| пленчатая катаракта | membranous cataract |
| порошкообразная ядерная катаракта, катаракта Коппок | powdered nuclear cataract, Coppock's cataract |
| приобретенная катаракта | acquired cataract |
| прогрессирующая катаракта | progressive cataract |
| розетчатая катаракта | **rosella/rosula** cataract |
| слоистая катаракта | stratified cataract |
| старческая катаракта | senile cataract |
| тотальная катаракта | total cataract |
| травматическая катаракта | traumatic cataract |
| ядерная катаракта | nuclear cataract |

## ИНЪЕКЦИЯ [СОСУДОВ] ГЛАЗА

I. конъюнктивальная/поверхностная инъекция глаза
   перикорнеальная/цилиарная/глубокая/эписклеральная инъекция глаза
   смешанная инъекция глаза

## КОНЪЮНКТИВА

I. набухшая конъюнктива
   разрыхленная конъюнктива
II. воспаление конъюнктивы, конъюнктивит

   жировик конъюнктивы
   инородное тело конъюнктивы
   конъюнктива века

   конъюнктива глазного яблока

   кровоизлияние в конъюнктиву

   меланома конъюнктивы
   отек конъюнктивы
   пигментные родимые пятна конъюнктивы
   ретенционная киста желез конъюнктивы
   сосочки конъюнктивы
   ущемление конъюнктивы между краями век, хемоз
   эпителиома конъюнктивы

## OCULAR INJECTION

I. **conjunctival/superficial** ocular injection
   **pericorneal/episcleral** ocular injection

   mixed ocular injection

## CONJUNCTIVA

I. swollen conjunctiva
   loose conjunctiva
II. conjunctival inflammation, inflamed conjunctiva, conjunctivitis
   conjunctival fatty tissue
   conjunctival foreign body
   palpebral conjunctiva, conjunctiva of the eyelid
   bulbar conjunctiva, conjunctiva of the eyeball
   bleeding into the conjunctiva
   conjunctival melanoma
   conjunctival edema
   pigmentary conjunctival birthmarks
   retentional cyst of the conjunctival glands
   conjunctival papillae
   conjunctival incarceration between lid margins, chemosis
   conjunctival epithelioma

C. конъюнктивальный мешок
   крыловидная плева, птери
   гий
   трахома

S. conjunctival sac
   winglike **membrane/film/coat**,
   pterygium
   trachoma

## КОНЪЮНКТИВИТ

I. аденовирусный конъюнктивит
   аллергический конъюнктивит
   ангулярный конъюнктивит
   блефароконъюнктивит
   весенний конъюнктивит/
   катар
   вирусный конъюнктивит
   герпетический конъюнктивит
   гнойный конъюнктивит
   гонорейный конъюнктивит
   дифтерийный конъюнктивит,
   дифтерия глаза

   катаральный конъюнктивит
   коревой конъюнктивит
   острый конъюнктивит
   острый эпидемический конъюнк
   тивит
   пленчатый конъюнктивит
   пневмококковый конъюнкти
   вит
   сенной конъюнктивит
   стафилококковый конъюнктивит

   стрептококковый конъюнктивит

   трахомоподобный конъюнктивит

   фликтенулезный конъюнктивит
   фолликулярный конъюнктивит
   хронический конъюнктивит
II. конъюнктивит новорожденных
   конъюнктивит с включения
   ми, паратрахома, банный/
   бассейный конъюнктивит

C. пемфигус/пузырчатка глаза
   снежная слепота
   электрофтальмия

## CONJUNCTIVITIS

I. adenovirus conjunctivitis
   allergic conjunctivitis
   angular conjunctivitis
   blepharoconjunctivitis
   spring **conjunctivitis/catarrh**

   virus conjunctivitis
   herpetic conjunctivitis
   purulent conjunctivitis
   gonorrheal conjunctivitis
   diphtheritic conjunctivitis,
   ocular diphtheria, diphthe
   ria of the eye
   catarrhal conjunctivitis
   measles conjunctivitis
   acute conjunctivitis
   acute epidemic conjunctivitis

   membranous conjunctivitis
   pneumococcal conjunctivitis

   allergic conjunctivitis
   staphylococcal conjuncti
   vitis
   streptococcal conjunctivi
   tis
   trachoma-like conjunctivi
   tis
   phlyctenular conjunctivitis
   follicular conjunctivitis
   chronic conjunctivitis
II. infantile conjunctivitis
   inclusion conjunctivitis,
   granular conjunctivitis,
   paratrachoma, **bath/pool**
   conjunctivitis
S. ocular pemphigus
   snow blindness
   electrophthalmia

## СЛЕЗНЫЕ ОРГАНЫ

C. носослезный канал/проток
   атрезия носослезного канала

   отверстие носослезного ка
   нала
   слезная железа
   воспаление слезной желе
   зы, дакриоаденит

## LACRIMAL ORGANS

S. nasolacrimal **canal/duct**
   atresia of nasolacrimal
   duct
   **orifice/opening** of naso
   lacrimal duct
   lacrimal gland
   lacrimal gland **inflammati
   on/infection**, dacryoadenitis

слезная точка  
  выворот слезной точки  
  сужение слезной точки  
слезное озеро  
слезный каналец  
слезный мешок  
слезный сосочек  
слезовыделение  
  избыточное слезовыделение  
  отсутствие слезовыделения  
слезоотводящие пути  
слезотечение  

III. зондировать слезопроводя-  
     щие пути  
     промывать слезные пути  

     расширять слезную точку  

lacrimal **point/opening**  
  lacrimal opening eversion  
  lacrimal opening stricture  
lacrimal lake  
lacrimal duct  
lacrimal sac  
lacrimal papilla  
lacrimation, tearing  
  excessive tearing  
  **lack/absence** of tears  
lacrimal **ducts/tracts**  
running eyes, epiphora, watery eyes, eyewatering  

III. to probe lacrimal ducts  

     to **wash out/bathe** lacrimal ducts  
     to widen the lacrimal opening  

## СЛЕЗНЫЙ КАНАЛЕЦ

II. воспаление слезного каналь-  
     ца  
     непроходимость слезного ка-  
     нальца  
     сужение слезного канальца  

## LACRIMAL DUCT

II. lacrimal duct inflammation  

     lacrimal duct obstruction  

     lacrimal duct **stricture/narrowing**  

## СЛЕЗНЫЙ МЕШОК

II. воспаление слезного мешка,  
     дакриоцистит  
     водянка слезного мешка  
     свищ слезного мешка  
     флегмона слезного мешка,  
     острый дакриоцистит  
ДАКРИОЦИСТИТ  

I. острый дакриоцистит, флег-  
    мона слезного мешка  
    хронический дакриоцистит  
II. дакриоцистит новорожденных  

## LACRIMAL SAC

II. lacrimal sac inflammation,  
    dacryocystitis  
    lacrimal sac dropsy  
    lacrimal sac fistula  
    lacrimal sac phlegmon, acute  
    dacryocystitis  
DACRYOCYSTITIS  

I. acute dacryocystitis, lacrimal sac phlegmon  
    chronic dacryocystitis  
II. dacryocystitis of the newborn  

## ГЛАЗНАЯ ВПАДИНА, ГЛАЗНИЦА, ОРБИТА

I. выступающая глазница  
II. глубина глазницы  
    киста глазницы  
    опухоль глазницы  
    остеома глазницы  
    остеопериостит глазницы  
    саркома глазницы  
    флегмона глазницы  

C. синдром верхней глазничной  
    щели  

## EYE-SOCKET, ORBIT

I. prominent orbit  
II. depth of orbit  
    orbital cyst  
    orbital tumour  
    orbital osteoma  
    orbital osteoperiostitis  
    sarcoma of the orbit  
    phlegmon of the orbit, orbital phlegmon  

S. upper eye-slit syndrome

| тенонова капсула | Tenon's capsule |
| воспаление теноновой капсулы, тенонит | tenonitis |
| тромбофлебит глазничных вен | thrombophlebitis of ocular veins |

## ГЛАУКОМА

## GLAUCOMA

| I. врожденная глаукома | I. congenital glaucoma |
| вторичная глаукома | secondary glaucoma |
| закрытоугольная глаукома | closed-angle glaucoma |
| застойная глаукома | congestive glaucoma |
| открытоугольная глаукома | open-angle glaucoma |
| первичная глаукома | primary glaucoma |
| приобретенная глаукома | acquired glaucoma |
| простая глаукома | simple glaucoma |
| травматическая глаукома | traumatic glaucoma |
| II. приступ глаукомы | II. attack of glaucoma |
| острый приступ глаукомы | acute attack of glaucoma |
| подострый приступ глаукомы | subacute attack of glaucoma |
| C. внутриглазное давление, офтальмотонус | S. tension of the eye, ocular tension, intraocular pressure, ophthalmotonus |
| повышение внутриглазного давления | elevation in the ocular tension |
| видение радужных кругов | rainbow vision, seeing rainbow effects |
| краевая экскавация диска зрительного нерва | marginal excavation of the optic disk |
| сужение поля зрения | narrowing of visual field margin |
| III. понизить внутриглазное давление | III. to relieve intraocular pressure |

## ЗРИТЕЛЬНЫЙ НЕРВ

## OPTIC NERVE, CRANIAL NERVE, NERVE OF SIGHT

| II. атрофия зрительного нерва | II. optic nerve atrophy |
| диск/сосок зрительного нерва | optic **disk/papilla** |
| застойный сосок, отек диска зрительного нерва | engorged papilla, choked disk |
| отек и воспаление диска зрительного нерва | papilloedema |
| воспаление зрительного нерва, неврит, папиллит | inflammation of the optic nerve, neuritis, papillitis |
| патологическое углубление диска зрительного нерва, экскавация диска | pathological excavation of the optic **disk/papilla** |
| побледнение диска зрительного нерва | fading in colour of the optic **disk/papilla**, optic disk pallor |

## ТРАХОМА

## TRACHOMA

| I. студенистая трахома | I. jelly[-like] trachoma |
| префолликулярная трахома, претрахома | prefollicular trachoma, pretrachoma |

C. «глазки» Бонне
выдавливание/экспрессия
трахоматозного фолликула
трахоматозный паннус
трахоматозный фолликул

S. Bonnet "small eyes"
**squeezing/expression out**
of trachomatous follicle
trachomatous pannus
trachomatous follicle

■ Вас беспокоят(ит) глаза
(зрение)?

■ Do you have any trouble with
your eyes (eyesight)?

У вас хорошее (плохое) зрение?

Do you have good (poor)
vision?

Вы видите лучше вдали или
вблизи?

Do you see better at a distance or near to?

Каким глазом вы видите хуже?

Which eye do you see worse
with?

Когда последний раз вы проверяли зрение?
Назовите букву, на которую
я показываю

When did you last have your
eyes tested?
What letter am I pointing
to?

У вас абсолютно нормальное
зрение (дальнозоркость, близорукость, высокая степень
близорукости, слабая степень дальнозоркости)

Your eyesight is quite normal (you are longsighted,
nearsighted, you have a
high degree of nearsightedness, a slight degree of
longsightedness)

У вас косоглазие с детства?

Have you had a squint since
childhood?

Вы видите ясно (нечетко,
как в тумане)?

Is your sight clear (blurred, dim)?

Вы постоянно носите очки?
Какие?

Do you wear glasses permanently? What kind of glasses?

Вы пользуетесь очками только для работы на близком расстоянии (для дали)?

Do you use glasses only for
short-distance (long-distance) work?

Вы должны носить очки постоянно (по необходимости)

You must wear your glasses
permanently (only when
necessary)

Вам нужны очки для чтения
(для дали)

You need glasses for reading
(for distant vision)

Я вам выпишу рецепт на очки
для работы вблизи (для дали,
для постоянного пользования)

I'll prescribe glasses for
short-distance work (for
long-distance work, for permanent wear)

У вас есть двоение в глазах?

Do you see double?

Вы лучше видите в сумерки
или при ярком свете?

Can you see better at dusk
or in bright light?

Вы различаете все цвета?

Can you distinguish all colours?

У вас часто краснеют и воспаляются глаза (нагнаивают-

Are your eyes often red and
inflamed? (Do your eyes form

ся иногда глаза, часто бывают ячмени)?

Края век утром слипаются?

Вы часто ощущаете сильную боль в глазах?

Бывает ли у вас слизисто-гнойное отделяемое в уголках глаз?

У вас есть ощущение засоренности глаз песком (ощущение инородного тела за веками, постоянный мучительный зуд в веках, постоянное раздражение век, выраженная чувствительность к пыли, искусственному свету)?

Вас беспокоит постоянное слезотечение (спазм век)?

В вашей семье есть больные глаукомой?

У вас бывает головная боль (боль в глазах утром после сна)?

У вас бывает(ют) периодическое ухудшение зрения (видение радужных кругов вокруг источника света, находящегося на расстоянии, неприятные ощущения в глазах после волнения или при плохом освещении)?

Вы [когда-нибудь] замечали, что у вас один зрачок шире, чем другой?

▲ У больного(ой) стало быстро ухудшаться зрение

У больного(ой) что-то с глазами

Установите офтальмоскоп на 0 диоптрий. Затемните комнату

Проверьте остроту зрения и поля зрения

Определите степень косоглазия!

Выверните веко! Приподнимите слегка веко!

pus sometimes? Do you often have sties?)

Do your eyelids stick together in the morning?

Do you often have severe pains in the eyes?

Do you have a discharge of mucus and pus at the corners of the eyes?

Do you have a gritty feeling in the eyes (a sensation of a foreign body present behind the eyelids, persistent troublesome itching in the eyelids, constant irritation of the eyelids, pronounced sensitivity to dust, artificial light)?

Are you troubled with persistent eyewatering (eyelid spasm)?

Is there a history of glaucoma in your family?

Do you have headache (eye pain after sleep)?

Do you have periodical failing vision (seeing rainbow effects around a distant light, discomfort in the eyes after excitement or in reduced illumination)?

Have you [ever] noticed that one of your pupils is larger than the other?

▲ The patient has developed rapidly failing vision

There is something wrong with the patient's eyes

Set the ophthalmoscope at 0 diopters. Darken the room

Check visual acuity and fields

Measure the degree of strabismus

Evert the lid. Raise the upper eyelid slightly

| | |
|---|---|
| Поставьте канальцевую (носо-вую) пробу | Do a ductus (nasal) test |
| Функция канальцев сохране-на | Ductus function is retained |
| Слеза свободно проходит в слезный мешок | The tear passes into the lac-rimal sac easily |
| Канальцевая проба поло-жительная, слезноносовая проба отрицательная | Test of the duct is positive, lacrimonasal test is negative |
| Определите проходимость сле-зоотводящих путей | Determine if the lacrimal passage is patent |
| Какие зрачки у больного(ой)? | What is the pupillary status? |
| Зрачки круглые (правильной формы, равномерно реагиру-ют на свет и аккомодацию) | The pupils are round (regular, react equally to light and accomodation) |
| Направляйте свет на каждый зрачок по очереди | Shine a light on each pupil in turn |
| Исследуйте реакцию зрачков | Observe the pupillary response |
| Зрачки расширены (суже-ны, неодинаковых размеров, симметричны) | The pupils are dilated (con-stricted, unequal in size, symmetrical) |
| Левый зрачок шире, чем пра-вый | The left pupil is larger than the right one |
| Размер зрачков и реакция на свет адекватны | Pupil size and reaction to light are adequate |
| Проверьте роговичный реф-лекс! | Test the corneal reflex |
| Коснитесь роговицы тонким жгутиком ваты | Touch the cornea with a fine wisp of cotton |
| Не назначайте средств, рас-ширяющих зрачок, без кон-сультации с офтальмологом! | Don't order mydriatics with-out a consultation with an ophthalmologist |
| Больной(ая) жалуется на за-туманивание зрения (видение радужных кругов перед гла-зами, одностороннюю голов-ную боль) | The patient complains of clouding of vision (rain-bow vision, one-sided head-ache) |
| Проведите тонометрию (ком-прессионно-тонометрическую пробу, гониоскопию) | Perform tonometry (compres-sion-tonometric test, gonio-scopy) |
| У больного(ой) язва рогови-цы (бельмо роговицы, раз-рыв радужки) | The patient has a corneal ulcer (a corneal spot, rup-ture of iris) |
| Тушируйте язву роговицы | Paint the corneal ulcer |
| Сделайте криоаппликацию (фотокоагуляцию, лазерокоа-гуляцию, кератопластику) | Perform cryoapplication (photocoagulation, laser coagulation, keratoplasty) |

Отмечается перикорнеальная инъекция глаза (углубление передней камеры глаза, помутнение ее влаги, изменение цвета и рисунка радужной оболочки)

There is pericorneal injection of the eye (recess of the anterior ocular chamber, clouding of its humor, change in colour and pattern of the iris)

Роговица блестящая (прозрачная, тусклая, мутная)

The cornea is bright (transparant, dull, opaque)

Выделения из глаз гнойные (обильные, сливкообразной консистенции, желтого цвета)

Eye discharges are purulent (profuse, of cream-like consistency, of yellow colour)

Конъюнктива нормальной окраски (отечная, гипертрофирована, разрыхлена, инфильтрирована, набухшая, ярко-красного цвета)

Conjunctiva is of normal colour (edematous, hypertrophic, loose, infiltrated, swollen, of bright-red colour)

Отмечается болезненность глазного яблока (светобоязнь, покраснение век)

There is eyeball tenderness (photofobia, reddening of the eyelids)

Диск зрительного нерва отечен (гиперемирован, розовато-серый, обесцвечен)

The optic disk is edematous (reddened, pinkish-gray, discoloured)

Границы диска зрительного нерва четкие (нечеткие)

The optic disk borders are distinct (blurred)

Отмечается выраженное (незначительное) кровоизлияние в сетчатку, частичное (краевое, тотальное) отслоение сетчатки

There is pronounced (slight) bleeding into the retina, partial (marginal, total) detachment of the retina

Показана диатермокоагуляция (криопексия)

There is indicated diathermocoagulation (cryopexy)

Сосуды сетчатки резко расширены (сужены, извиты, прерываются)

Retinal vessels are greatly dilated (narrowed, tortuous, interrupt)

Закапайте в глаз пипеткой дезинфицирующий раствор (раствор пилокарпина, раствор альбуцида)

Put with an eye dropper a disinfectant solution (a pilocarpine solution, an albucid solution) into the eye

Заложите в конъюнктивальный мешок дезинфицирующую мазь

Place some disinfectant salve into the conjunctival sac

Промойте конъюнктивальный мешок (слезные пути) дезинфицирующим раствором

Wash out the conjunctival sac (lacrimal ducts) with a disinfectant solution

# УРОЛОГИЯ

## ОБЩАЯ ЧАСТЬ

### БОЛЬ(И)

II. боль внизу живота

боль в мочеиспускательном канале/уретре
боль в области мочевого пузыря

боль в проекции мочеточника

боль в области мошонки

боль в области наружных половых органов
боль в половом члене

боль в поясничной области

# UROLOGY

## GENERAL

### PAIN(S)

II. pain in the lower abdomen, lower abdominal pain
pain in the urethra, [para]-urethral pain
**bladder/[para]cystic pain**

[para]ureteral pain, pain in the area of ureter
pain in the scrotal area, [para]scrotal pain, pain in the area of scrotum
pain in the area of external genitals
penile pain, pain in the penis
low back pain, small of the back pain

боль над лобком

боль при мочеиспускании
С. почечная колика
рези при мочеиспускании

pain over the pubis, supra-
pubic pain
pain on **urination/micturition**
S. renal colic
sharp **pains/colic** on urination

## ПОЧЕЧНАЯ КОЛИКА

I. левосторонняя (правосторонняя) почечная колика
II. приступ почечной колики
III. купировать приступ почечной
колики

## RENAL COLIC

I. left sided (right sided) renal colic
II. attack of renal colic
III. to control an attack of
renal colic

## МОЧЕВЫДЕЛЕНИЕ, ДИУРЕЗ

I. дневной (ночной) диурез

минутный диурез
суточный диурез,
диурез за одни сутки
увеличение суточного диу-
реза, полиурия
уменьшение суточного ди-
уреза, олигурия
II. диурез за один час
С. количество выделяемой мочи
выделение мочи постоянно
низкого удельного веса,
гипостенурия
выделение мочи преимущественно в ночные часы, никту-
рия
III. выделять малые (большие)
количества мочи

выводить мочу катетером

выделять мочу

измерять диурез
собирать мочу

## URINE FLOW, URINARY EX-
CRETION, DIURESIS

I. daily urine flow (nocturnal
urination)
minute diuresis
diurnal urine excretion,
daily diuresis
high urine flow, polyuria

low urine flow, oliguria

II. hourly urine flow
S. urinary output
hyposthenuria

nocturia

III. to pass small quantities of
urine, to pass scanty urine
(to pass large quantities of
urine)
to **take/collect** urine with a
catheter
to pass **urine/water**, to ex-
**crete/void** urine, to urinate
to measure urine flow
to collect urine

## МОЧЕИСПУСКАНИЕ

I. болезненное затрудненное
мочеиспускание, странгурия
непроизвольное мочеиспускание
редкое мочеиспускание, оли-
гакиурия
учащенное мочеиспускание,
поллакиурия

## URINATION, MICTURITION

I. painful difficult urination,
strangury
involuntary urination, leak-
age of urine
infrequent urination, oliga-
kisuria
frequent urination, pollaki-
suria

II. акт мочеиспускания
затруднение/расстройство
мочеиспускания, дизурия
мочеиспускание по каплям
начало мочеиспускания
отсутствие позывов к мочеиспусканию
позыв к мочеиспусканию
    императивный позыв к
    мочеиспусканию
    ложный позыв к мочеиспус-
    канию
рези при мочеиспускании

частота мочеиспускания
C. задержка мочи, ишурия

наличие в моче крови или
эритроцитов, гематурия
недержание мочи

неудержание мочи
отсутствие поступления мочи
в мочевой пузырь, анурия,
анурез
III. выделяться по каплям (о моче)
мочиться

II. act of **urination/micturition**
**difficult/impaired** urination,
dysuria
dribble
start of the stream
failure to urinate, failure
to pass urine
urge to void urine
    imperative urge to void
    urine
    false urge to void urine,
    tenesmus
sharp **pains/colic** on urination
urinary frequency
S. **retention/suppression** of urine, ischuria
discharge of bloody urine,
hematuria
incontinence of urine, urinary incontinence
involuntary urination
absence of urinary entry
into the bladder, anuria,
anuresis
III. to dribble, to stream in
dribble (*of urine*)
to urinate, to pass urine

**АНУРИЯ, АНУРЕЗ**

I. аренальная анурия
внепочечная/преренальная/
экстраренальная анурия
интоксикационная анурия
калькулезная анурия
обтурационная анурия
ренальная/почечная/секре-
торная анурия
рефлекторная анурия
субренальная/постренальная
/экскреторная анурия
травматическая анурия
транзиторная анурия

**ANURIA, ANURESIS**

I. arenal anuria
prerenal anuria, extrarenal
anuria
intoxication anuria
calculous anuria
**obturative/obstructive** anuria
**renal/secretory** anuria

reflex anuria
**subrenal/postrenal/excretory**
anuria
traumatic anuria
transitory anuria

**ГЕМАТУРИЯ, ИСТИННАЯ
ГЕМАТУРИЯ**

I. вторичная/поздняя гематурия
истинная гематурия, гема-
турия
макроскопическая гемату-
рия, макрогематурия
микроскопическая гемату-
рия, микрогематурия
начальная/инициальная ге-
матурия

**HEMATURIA, TRUE
HEMATURIA**

I. **secondary/late** hematuria
true hematuria, hematuria

macrohematuria

microhematuria

initial hematuria

терминальная/конечная гематурия    terminal hematuria

тотальная гематурия    total hematuria

эссенциальная гематурия    essential hematuria

**ИШУРИЯ**    **ISCHURIA**

I. неполная (полная) ишурия    I. incomplete (complete) ischuria

острая ишурия    acute ischuria

парадоксальная ишурия    paradoxical ischuria

хроническая ишурия    chronic ischuria

## ПОЛОВАЯ ФУНКЦИЯ

## SEXUAL FUNCTION, GENITAL FUNCTION

S. онанизм, мастурбация, ипсация, рукоблудие    S. onanism, masturbation, ipsism, ipsation

половая активность    sexual activity

половая жизнь    sex life, sex

половая зрелость    puberty

половая связь    sexual relations

   внебрачная половая связь    extramarital sexual relations

половое бессилие    loss of sexual function

половые органы    genitals, privates, genital organs

половое сношение    sexual intercourse

семяизвержение, эякуляция    ejaculation

эрекция    erection

   болезненная эрекция    painful erection

   стойкая эрекция, приапизм    lasting erection, priapism

## СПЕЦИАЛЬНЫЕ МЕТОДЫ УРОЛОГИЧЕСКОГО ИССЛЕДОВАНИЯ

## SPECIAL METHODS OF UROLOGICAL INVESTIGATION

C. биопсия    S. biopsy

бужирование мочеиспускательного канала    bougienage of urethral canal

изотопная ренография    isotope renography

катетеризация мочевого пузыря    bladder catheterization

клиренс-тест(ы)    clearance test(s)

проба Зимницкого    Zimnitsky's test

проба Каковского-Аддиса    Kakovsky-Addis test

проба Тареева-Реберга    Tareev-Rehberg test

проба Фольгарда    Volhard's test

сканирование почки    kidney scanning

спермограмма    spermogram

сфинктерометрия    sphincterometry

тест Говарда    Howard's test

тест Говарда-Рапопорта    Howard-Rapoport test

уретроскопия    urethroscopy

урография    urography

   инфузионная урография    infusion urography

   обзорная урография    plain urography

   экскреторная урография    excretory urography

урокимография
урорентгенокинематография
урофлоуметрия
хромоцистоскопия
цистометрия
цистоскопия
цитологическое исследование
мочи
эхография, ультразвуковое
сканирование

urokymography
uroroentgenokynematography
urofluometry
chromocystoscopy
cystometry
cystoscopy
cytologic **examination/study**
of urine
echography, ultrasonic scanning

## БИОПСИЯ

## BIOPSY

I. открытая биопсия почки
пункционная биопсия почки
пункционная биопсия пред-
стательной железы
пункционная биопсия придат-
ка яичка
пункционная биопсия яичка

эндовезикальная (трансвези-
кальная) биопсия мочевого
пузыря

I. open biopsy of kidney
puncture biopsy of kidney
puncture biopsy of prostate

puncture biopsy of epidi-
dymis
puncture biopsy of **testis/
testicle**
endovesicular (transvesicu-
lar) cystic biopsy

# ЧАСТНАЯ УРОЛОГИЯ

# SPECIFIC UROLOGY

## МОЧЕВОЙ ПРОТОК, УРАХУС

## URINARY DUCT, URACHUS

II. киста урахуса
незаращение урахуса
полное (частичное) незаращение урахуса
опухоль урахуса

II. urachus cyst
non-closed urachus
completely (partially) non-
closed urachus
urachus **mass/tumour**

## МОЧЕВОЙ ПУЗЫРЬ

## [URINARY] BLADDER

I. двухкамерный мочевой пузырь
склеротический мочевой пузырь
сморщенный мочевой пузырь,
микроцистис
II. атония мочевого пузыря
амилоидоз мочевого пузыря
воспаление мочевого пузыря,
цистит
врожденное отсутствие/аге-
незия мочевого пузыря
врожденное отсутствие передней стенки/экстрофия мочевого пузыря
дивертикул мочевого пузыря
дно мочевого пузыря
емкость мочевого пузыря
инородное тело мочевого пузыря
камни мочевого пузыря

I. two-chamber bladder
sclerotic bladder

microcystis

II. cystic atony
cystic amyloidosis
inflammation of the bladder,
cystitis
congenital absence of the
bladder, cystic agenesis
**congenital absence of the an-
terior wall/extrophy** of the
bladder
cystic diverticulum
base of the bladder
bladder capacity
cystic foreign body

cystic calculi

| | |
|---|---|
| лейкоплакия мочевого пузыря | **cystic/bladder** leukoplakia |
| малакоплакия мочевого пузыря | cystic malakoplakia |
| неврогенная дисфункция мочевого пузыря | neurogenic cystic dysfunction |
| опухоль мочевого пузыря | cystic **mass/tumour** |
| отрыв мочевого пузыря | bladder abruption |
| перерастяжение мочевого пузыря | **cystic/bladder** distention |
| разрыв мочевого пузыря | bladder rupture, rupture of the bladder |
| рак мочевого пузыря | cystic **cancer/carcinoma** |
| сифилис мочевого пузыря | cystic syphilis |
| слизистая оболочка мочевого пузыря | bladder mucosa |
| сфинктер мочевого пузыря | bladder sphincter |
| трабекулы мочевого пузыря | bladder trabeculation |
| трихомоноз мочевого пузыря | cystic **trichomonosis/trichomoniasis** |
| туберкулез мочевого пузыря | cystic tuberculosis |
| удвоение мочевого пузыря | duplex bladder |
| филяриатоз мочевого пузыря | cystic filariasis |
| фистула мочевого пузыря | cystic fistula |
| шейка мочевого пузыря | bladder neck |
| контрактура/склероз шейки мочевого пузыря | bladder neck contracture |
| шистосомоз/бильгарциоз мочевого пузыря | bilharzial bladder |
| эктопия мочевого пузыря | cystic ectopy |
| эндометриоз мочевого пузыря | bladder endometriosis |
| эхинококкоз мочевого пузыря | cystic echinococcosis |
| язва мочевого пузыря | **cystic/bladder** ulcer |
| С. воспаление околопузырной жировой клетчатки, парацистит | S. inflammation of paracystic fatty tissue, paracystitis |
| III.дренировать мочевой пузырь | III.to drain the bladder |
| опорожнять мочевой пузырь | to empty the bladder |
| промывать мочевой пузырь | to irrigate the bladder |
| расширять/бужировать шейку мочевого пузыря | to **enlarge/get** dilated the bladder neck |

**РАЗРЫВ МОЧЕВОГО ПУЗЫРЯ**

**BLADDER RUPTURE, RUPTURE OF THE BLADDER**

| | |
|---|---|
| I. внебрюшинный разрыв мочевого пузыря | I. extraperitoneal bladder rupture |
| внутрибрюшинный разрыв мочевого пузыря | intraperitoneal bladder rupture |
| прикрытый разрыв мочевого пузыря | masked rupture of the bladder |

**ЦИСТИТ**

**CYSTITIS**

| | |
|---|---|
| I. буллезный цистит | I. bullous cystitis |
| вторичный цистит | secondary cystitis |
| гангренозный цистит | gangrenous cystitis |
| геморрагический цистит | hemorrhagic cystitis |
| дефлорационный цистит | **exfoliative/deflorative** cystitis |

| | |
|---|---|
| застойный цистит | congestive cystitis |
| интерстициальный цистит, | interstitial cystitis, simple |
| простая язва мочевого пузы- | cystic ulcer |
| ря | |
| катаральный цистит | catarrhal cystitis |
| кистозный цистит | cystic cystitis |
| лучевой цистит | radiation cystitis |
| мембранозный цистит | membranous cystitis |
| острый цистит | acute cystitis |
| пролиферативный цистит | **proliferative/proliferous** |
| | cystitis |
| радиационный цистит | radiation cystitis |
| фибринозный цистит | fibrinous cystitis |
| флегмонозный цистит | phlegmonous cystitis |
| фолликулярный цистит | follicular cystitis |
| хронический цистит | chronic cystitis |
| шеечный цистит | cystitis colli |
| шистосомозный/бильгарциоз- | **shistosomous/bilharziosal** |
| ный цистит | cystitis |
| щелочной/инкрустирующий цис- | **alkaline/inlay** cystitis |
| тит | |
| эмфизематозный цистит | emphysematous cystitis |
| язвенно-некротический цистит | ulcero-necrotic cystitis |

## МОЧЕИСПУСКАТЕЛЬНЫЙ КАНАЛ, УРЕТРА

## URETHRAL CANAL, URE-THRA

| | |
|---|---|
| I. врожденно короткая уретра, гипоспадия без гипоспадии | I. congenitally short urethra, hypospadias without hypo-spadias |
| II. вирусные папилломы уретры | II. viral papillomas of the urethra |
| воспаление уретры, уретрит | inflammation of the urethra, urethritis |
| врожденное расщепление нижней стенки дистальной части уретры, нижняя рас-щелина уретры, гипоспадия | congenital splitting of the lower distal urethral wall, hypospadias |
| врожденное расщепление верх-ней стенки уретры, верхняя расщелина уретры, эписпадия | congenital splitting of the upper urethral wall, epi-spadias |
| врожденное сужение уретры | congenital stricture of the urethra |
| дивертикул уретры | urethral diverticulum |
| врожденный дивертикул уретры | congenital diverticulum of the urethra |
| инородное тело уретры | urethral foreign body |
| клапан уретры | urethral valve |
| наружное отверстие уретры | external urethral **meatus/ori-fice** |
| отдел/часть уретры | urethral **end/part/portion** |
| остроконечные кондиломы уретры | urethral warts |
| отделяемое из уретры | urethral discharge |
| повреждение уретры | urethral injury |
| просвет уретры | urethral lumen |
| свищ уретры | urethral fistula |

стриктура уретры
туберкулез уретры

urethral stricture
urethral tuberculosis

## ГИПОСПАДИЯ

I. головчатая гипоспадия
мошоночная гипоспадия
промежностная гипоспадия
стволовая/пенальная гипоспадия, гипоспадия полового
члена
тотальная гипоспадия
членомошоночная гипоспадия

## HYPOSPADIAS

I. glans hypospadias
scrotal hypospadias
perineal hypospadias
penile hypospadias



total hypospadias
penoscrotal hypospadias

## ОТДЕЛ/ЧАСТЬ УРЕТРЫ

I. мембранозный отдел уретры,
перепончатая часть уретры
пещеристый отдел уретры,
губчатая часть уретры
простатический отдел уретры,
предстательная часть уретры

## URETHRAL END, URETHRAL PORTION

I. membranous urethra

**cavernous/spongy** urethra

prostatic urethra

## СВИЩ УРЕТРЫ

C. уретровагинальный свищ
уретроперинеальный свищ
уретроректальный свищ

## URETHRAL FISTULA

S. urethrovaginal fistula
urethroperineal fistula
urethrorectal fistula

## СТРИКТУРА(Ы) УРЕТРЫ

I. бильгарциозная стриктура
уретры
гонококковая стриктура
уретры
клапанная стриктура уретры
множественные стриктуры
уретры
C. непроходимость/облитерация
уретры

## URETHRAL STRICTURE(S)

I. bilharzial urethral stricture
gonococcal urethral stricture
valvular urethral stricture
multiple urethral strictures

S. obstructive urethral stricture

## УРЕТРИТ

I. аллергический уретрит
амебный уретрит
бактериальный уретрит
вирусный уретрит
вторичный уретрит
гонорейный уретрит
задний уретрит
кандидомикотический уретрит
кистозный уретрит
конгестивный уретрит
микотический уретрит
первичный уретрит
передний уретрит
травматический уретрит
трихомонадный уретрит
туберкулезный уретрит

## URETHRITIS

I. allergic urethritis
amebic urethritis
bacterial urethritis
viral urethritis
secondary urethritis
gonorrheal urethritis
posterior urethritis
candidomycotic urethritis
cystic urethritis
congestive urethritis
mycotic urethritis
primary urethritis
anterior urethritis
traumatic urethritis
mycotic urethritis
tuberculous urethritis

## МОЧЕКАМЕННАЯ БОЛЕЗНЬ, УРОЛИТИАЗ

## UROLITHIASIS

S. камень, конкремент
  оксалурия
  песок
  почечная колика
  почечнокаменная болезнь, нефролитиаз

  симптом «закладывания струи мочи»
  уратурия
  урикурия
  фосфатурия
  цистинурия
III. [самопроизвольно] отходить (*о камне, песке*)

S. calculus, stone
  oxaluria
  sand
  renal colic
  nephrolithiasis

  "urinary stream stopping" symptom
  uraturia
  uric [acid] uria, wicosuria
  phosphaturia
  cystinuria
III. to pass [spontaneously], to be excreted (*of stone, sand*)

### КАМЕНЬ(И), КОНКРЕМЕНТ(Ы)

### CALCULUS (CALCULI), STONE(S)

I. коралловидный камень
  мигрирующий камень
  оксалатный камень
  уратный камень
  фиксированный камень
  фосфатный камень
  цистиновый камень
II. камень мочевого пузыря
  камень мочеиспускательного канала

  камень мочеточника
  камень почки
  камни предстательной железы
S. камнедробление, литотрипсия
  камнесечение, литотомия

I. coral calculus
  mobile stone
  oxalate calculus
  urate calculus
  fixed stone
  phosphate calculus
  cystine calculus
II. bladder stone
  urethral calculus

  ureteral calculus
  renal calculus
  prostatic calculi
S. lithotripsy
  lithotomy

## МОЧЕТОЧНИК

## URETER

I. расширенный удлиненный мочеточник, мегауретер
  ретрокавальный мочеточник
  эктопический мочеточник, эктопия устья добавочного мочеточника
II. атония мочеточника
  ахалазия мочеточника
  воспаление мочеточника, уретерит
  дивертикул мочеточника
  истечение из устья мочеточника, выделение мочи из мочеточникового отверстия
  лейкоплакия мочеточника
  нейромышечная дисплазия мочеточника
  опухоль мочеточника

I. dilated **lengthened/stretched** ureter, mega-ureter
  retrocaval ureter
  ectopic ureter, ectopy of the mouth of the accessory ureter
II. ureteric atony
  ureteric achalasia
  inflammation of the ureter, ureteritis
  ureteric diverticulum
  efflux from the ureter, urinary efflux from the ureteric mouth
  ureteric leukoplakia
  neuromuscular ureteric dysplasia
  ureteric **mass/tumour**

отдел/часть мочеточника

перегиб мочеточника
перекрут мочеточника

повреждение мочеточника
просвет мочеточника
   сужение просвета мочеточника, стриктура мочеточника
туберкулез мочеточника
удвоение мочеточника
устье мочеточника
   эктопия устья мочеточника
эндометриоз мочеточника
C. пузырно-мочеточниковый ре-
  флюкс
  кистозное расширение вну-
  трипузырной части мочеточника, уретроцеле

**end/portion/third part** of
ureter
ureteric **kink/twist**
ureteric torsion, tortuous
ureter
ureteric injury
ureteric lumen
   ureteric stricture

ureteric tuberculosis
duplex ureter
ureteric **orifice/mouth**
   ectopic ureteric orifice
ureteric endometriosis
S. vesicoureteric reflux

ureterocele

**ОТДЕЛ/ЧАСТЬ МОЧЕТОЧНИКА**

I. брюшной отдел мочеточника
тазовый отдел мочеточника

**УРЕТЕРИТ**

I. виллезный уретерит
вторичный уретерит
кистозный уретерит
первичный уретерит
спастический уретерит
туберкулезный уретерит

**END OF URETER, PORTION OF
URETER**

I. abdominal [end of] ureter
pelvic [end of] ureter

**URETERITIS**

I. villous ureteritis
secondary ureteritis
cystic ureteritis
primary ureteritis
spastic ureteritis
tuberculous ureteritis

# МОШОНКА

I. элефантоидная мошонка
II. абсцесс мошонки
молниеносная гангрена мо-
шонки, болезнь Фурнье, гангрена Фурнье
гидраденит кожи мошонки
опухоль мошонки
отек мошонки
рожистое воспаление мошонки, рожа мошонки
слоновость/элефантиаз
мошонки
C. мошоночный лимфангит

# SCROTUM

I. elephantoid scrotum
II. scrotal abscess
fulminating scrotal gangrene,
Fournier's disease, Fournier's
gangrene
scrotal skin hidradenitis
scrotal **mass/tumour**
scrotal edema
scrotal erysipelas

scrotal elephantiasis

S. scrotal lymphangitis

# НЕФРОГЕННАЯ ГИПЕРТО-
НИЯ, НЕФРОГЕННАЯ ГИПЕР-
ТЕНЗИЯ

I. паренхиматозная нефрогенная гипертония
вазоренальная/реноваску-
лярная гипертензия

# NEPHROGENIC HYPERTEN-
SION

I. parenchymatous nephrogenic
hypertension
renovascular hypertension

## ПОЛОВОЙ ЧЛЕН

II. вывих полового члена
головка полового члена
искривление полового члена

крайняя плоть полового
члена
лейкоплакия полового члена
опухоль полового члена
папиллома полового члена
пещеристое тело полового
члена
воспаление пещеристого
тела полового члена, ка-
вернит

рак полового члена
слоновость/элефантиаз полового члена
спинка полового члена
туберкулез полового члена
ушиб полового члена
тело полового члена
фибропластическая индура-
ция полового члена
эписпадия полового члена
эритроплазия полового члена
Кейра

## ГОЛОВКА ПОЛОВОГО ЧЛЕНА

II. воспаление кожи головки
полового члена, баланит
воспаление кожи головки полового члена и крайней плоти, баланопостит
ущемление головки полового
члена узкой крайней плотью,
парафимоз

## КРАЙНЯЯ ПЛОТЬ ПОЛОВОГО
## ЧЛЕНА

I. длинная крайняя плоть полового члена
узкая крайняя плоть полового члена
II. воспаление крайней плоти,
постит полового члена
гипертрофия крайней плоти
полового члена
обрезание/иссечение крайней
плоти полового члена
уздечка крайней плоти по-
лового члена
короткая уздечка крайней
плоти полового члена
круговое обрезание крайней
плоти, циркумцизия

## PENIS

II. phallocrypsis
head of penis, glans penis
penile curvature, curved penis
prepuce, foreskin [of pe-
nis]
penile leukoplakia
penile **mass/tumour**
penile papilloma
cavernous body of penis,
corpus cavernosum penis
inflammation of the cavernous body of penis, cavern-
itis

penile **cancer/carcinoma**
penile elephantiasis

dorsum of penis
penile tuberculosis
contusion of penis
body of penis
fibroplastic induration of
penis
epispadiac penis
penile erythroplasia of Quey-
rat

## HEAD OF PENIS, GLANS PENIS

II. skin inflammation of [penile]
glans, balanitis
balanoposthitis

glans incarcerated by phimo-
tic prepuce, paraphimosis

## PREPUCE, FORESKIN[OF
## PENIS]

I. long prepuce [of penis]

**tight/phimotic** prepuce [of
penis]
II. foreskin inflammation, pos-
thitis [of penis]
hypertrophy of prepuce, re-
dundant prepuce [of penis]
excision of penile prepuce

penile frenulum

short penile frenulum

circular excision of pre-
puce, circumcision

папилломатоз крайней плоти
полового члена
рак крайней плоти полового
члена
слизистая оболочка крайней
плоти полового члена
сужение отверстия крайней
плоти полового члена, фимоз
III. удалять крайнюю плоть полового члена, делать обрезание

preputial papillomatosis of
penis
preputial **carcinoma/cancer**
of penis
preputial mucosa

penile tight preputial
opening, phimosis
III. to remove prepuce, to cir-
cumcise

## ФИМОЗ

I. атрофический фимоз
врожденный фимоз
гипертрофический фимоз
приобретенный фимоз

## PHIMOSIS

I. atrophic phimosis
congenital phimosis
hypertrophic phimosis
acquired phimosis

## ПОЧКА(И)

I. блуждающая/подвижная
почка, нефроптоз
болезненная почка
губчатая/спонгиозная почка
дистопированная почка
добавочная почка
дольчатая/эмбриональная
почка
искусственная почка
кистозная/поликистозная
почка
нормально расположенная
почка
подковообразная почка
поликистозная почка
правая (левая) почка
увеличенная почка
удвоенная/раздвоенная почка
II. абсцесс почки
аплазия/агенезия почки
воспаление почки, нефрит
гипоплазия почки
декапсуляция почки
дистопия/атопия/аллотопия
почки

заболевание почки
инфаркт почки
капсула почки
карбункул почки
киста почки
дермоидная киста почки
солитарная киста почки
клубочек почки
лоханка почки
мультикистоз почки

## KIDNEY(S)

I. **floating/wandering** kidney,
nephroptosis
**tender/painful** kidney
**spongy/spongious** kidney
dystopic kidney
accessory kidney
**lobular/embryonic/embryonal**
kidney
artificial kidney
**cystic/polycystic** kidney

normally-positioned kidney

horseshoe kidney
polycystic kidney
right (left) kidney
enlarged kidney
double kidney
II. **kidney/renal** abscess
renal **aplasia/agenesis**
renal inflammation, nephritis
renal hypoplasia
renal decapsulation
renal dystopia, dystopia of
the kidney, renal atopy,
renal allotopia (malposition)
renal **disease/disorder**
renal infarct
capsule of the kidney
renal carbuncle
renal cyst
dermoid renal cyst
solitary renal cyst
renal glomerulus
renal pelvis
renal multicystosis

| | |
|---|---|
| опущение почки, нефроптоз | nephroptosis |
| осложнения со стороны почки | renal complications |
| паренхима почки | kidney parenchyma |
| педункулит почки | **renal/kidney** pedunculitis |
| повреждение почки | **renal/kidney** injury |
| поликистоз почек | polycystic kidneys |
| поражение почки | renal **lesion/affection,** affected kidney |
| | |
| рак почки | renal **carcinoma/cancer** |
| сифилис почки | renal syphilis |
| туберкулез почки | renal tuberculosis |
| удвоение почки | duplex kidney |
| функция почки | renal function |
| чаш[еч]ка(и) почки | renal calyx (calyces) |
| врожденное увеличение чашек почки, мегакаликоз | congenital enlargement of renal calyces |
| эхинококкоз почки | renal echinococcosis |

## ДИСТОПИЯ/АТОПИЯ/АЛЛОТОПИЯ ПОЧКИ

## ATOPIA OF THE KIDNEY, RENAL ECTOPIA, RENAL ATOPIA, RENAL ALLOTOPIA

I. высокая [гомолатеральная] дистопия почки
низкая [гомолатеральная] дистопия почки
перекрестная [гетеролатеральная] дистопия почки
подвздошная дистопия почки
поясничная дистопия почки
тазовая дистопия почки
торакальная/грудная дистопия почки

I. high [homolateral] renal atopia
low [homolateral] renal ectopia
cross [heterolateral] ectopia of the kidney
ileac ectopia of the kidney
lumbar ectopia of the kidney
pelvic ectopia of the kidney
thoracic ectopia of the kidney

## КАПСУЛА ПОЧКИ

## CAPSULE OF THE KIDNEY

I. жировая капсула почки
воспаление жировой капсулы почки, паранефрит
фиброзная капсула почки
воспаление фиброзной капсулы почки, перинефрит

I. perirenal fat
inflammation of perirenal fat, paranephritis
fibrous capsule of the kidney
inflammation of fibrous capsule of kidney, perinephritis

## ПАРАНЕФРИТ

## PARANEPHRITIS

I. верхний (нижний) паранефрит
вторичный паранефрит
гнойный паранефрит
двусторонний паранефрит
острый паранефрит
«панцирный» паранефрит
первичный паранефрит
передний (задний) паранефрит

склерозирующий паранефрит
тотальный паранефрит
флегмонозный паранефрит

I. upper (lower) paranephritis

secondary paranephritis
purulent paranephritis
bilateral paranephritis
acute paranephritis
"testaceous" paranephritis
primary paranephritis
anterior (posterior) paranephritis
sclerosing paranephritis
total paranephritis
phlegmonous paranephritis

хронический паранефрит     chronic paranephritis

## ЛОХАНКА ПОЧКИ

I. удвоенная лоханка почки
II. воспаление лоханки и парен-
хймы почки, пиелонефрит

воспаление лоханки почки,
пиелит
расширение лоханки и ча-
шек почки с атрофией по-
чечной паренхимы, гидронефроз, уронефроз

### ГИДРОНЕФРОЗ

I. асептический гидронефроз
врожденный/первичный гид-
ронефроз
вторичный/приобретенный
гидронефроз
двусторонний гидронефроз
динамический гидронефроз

закрытый гидронефроз
интермиттирующий гидронефроз
инфицированный гидронефроз
калькулезный гидронефроз

открытый гидронефроз
посттравматический гидро-
нефроз
C. гидрокаликоз
пиелэктазия

## ПОВРЕЖДЕНИЕ ПОЧКИ

C. отрыв почки
размозжение почки

разрыв почки

ушиб почки

## ПОЧЕЧНАЯ НЕДОСТАТОЧ-
НОСТЬ

I. острая почечная недостаточность
хроническая почечная не-
достаточность
C. аппарат «искусственная почка»

## RENAL PELVIS

I. double renal pelvis
II. inflammation of renal pelvis
and kidney parenchyma, inflamed renal pelvis and kidney parenchyma, pyelonephritis
inflammation of renal pelvis,
pyelitis
distension of renal pelvis
and calyces with atrophic
renal parenchyma, hydronephrosis, uronephrosis

### HYDRONEPHROSIS

I. aseptic hydronephrosis
**congenital/primary** hydronephrosis
**secondary/acquired** hydronephrosis
bilateral hydronephrosis
**dynamic/kinetic** hydronephrosis
closed hydronephrosis
intermittent hydronephrosis

infected hydronephrosis
calculous **hydronephrosis/
nephrohydrosis/uronephrosis**
open hydronephrosis
posttraumatic hydronephrosis

S. hydrocalycosis
pyeloectasis

## KIDNEY INJURY, RENAL
DAMAGE

S. kidney abruption
crushed kidney, kidney
crushing
ruptured kidney, kidney
rupture
contused kidney, kidney
contusion

## RENAL INSUFFICIENCY,
RENAL FAILURE

I. acute renal failure

chronic renal insufficiency

S. apparatus "artificial kidney"

| | |
|---|---|
| артерио-венозный анастомоз | arterio-venous anastomosis |
| артерио-венозный шунт | arterio-venous shunt |
| гемодиализ | hemodialysis |
| гемосорбция | hemosorption |
| перитонеальный диализ | peritoneal dialysis |
| синдром раздавливания, краш-синдром | crush syndrome |

## ПРЕДСТАТЕЛЬНАЯ ЖЕЛЕЗА

## PROSTATE, PROSTATIC GLAND

I. увеличенная предстательная железа

I. enlarged prostatic gland

II. абсцесс предстательной железы
аденома предстательной железы/параауретральных желез
воспаление предстательной железы, простатит
капсула предстательной железы
рак предстательной железы
саркома предстательной железы
туберкулез предстательной железы

II. prostatic abscess
prostatic adenoma

prostatic gland inflammation, inflamed prostate, prostatitis
prostatic gland capsule

prostatic **carcinoma/cancer**
prostatic sarcoma
prostatic tuberculosis

### ПРОСТАТИТ

### PROSTATITIS

I. абсцедирующий простатит
гонорейный простатит
катаральный простатит
острый простатит
паренхиматозный простатит
хронический простатит

I. prostatic abscess
gonorrheal prostatitis
catarrhal prostatitis
acute prostatitis
parenchymatous prostatitis
chronic prostatitis

## СЕМЕННОЙ КАНАТИК

## SPERMATIC CORD

II. варикозное расширение вен семенного канатика, варикоцеле
водянка оболочек семенного канатика, фуникулоцеле
воспаление семенного канатика, фуникулит

II. varicous dilation of spermatic cord veins, varicocele

dropsy of spermatic cord membranes, funiculocele
inflamed spermatic cord, inflammation of spermatic cord, funiculitis

## СЕМЕННОЙ(ЫЕ) ПУЗЫРЕК(И)

## SEMINAL VESICLE(S)

II. воспаление семенных пузырьков, везикулит, сперматоцистит

II. inflammation of seminal vesicles, vesiculitis, spermatocystitis

## СЕМЯВЫНОСЯЩИЙ ПРОТОК

## TESTICULAR DUCT, DUCTUS [VAS] DEFERENS, SEMINAL DUCT

II. воспаление семявыносящего протока, деферентит

II. inflammation of the testicular duct, deferentitis

## ЯИЧКО

I. мигрирующее яичко, псевдоретенция яичка
   неопущенное яичко
II. атрофия яичка
   воспаление яичка, орхит
   водянка оболочек яичка, гидроцеле
   врожденное отсутствие обоих яичек, анорхизм, анорхидия, анорхия
   врожденное отсутствие одного яичка, монорхизм
   гипоплазия яичка
   неопущение яичка в мошонку, крипторхизм, крипторхидизм, крипторхидия
   опухоль яичка
   опущение яичка
      неполное опущение яичка

   перекрут яичка
   придаток яичка
      воспаление придатка яичка, эпидидимит
      киста придатка яичка
   семинома яичка
   сифилис яичка
C. наличие лейкоцитов и гноя в сперме, пиоспермия
   наличие крови в сперме, гемоспермия
   отсутствие сперматозоидов в сперме, азооспермия

## ГИДРОЦЕЛЕ

I. врожденная гидроцеле
   гигантская гидроцеле
   инфицированная гидроцеле
   приобретенная гидроцеле
   симптоматическая гидроцеле

## КРИПТОРХИЗМ, КРИПТОРХИДИЗМ, КРИПТОРХИДИЯ

I. брюшной крипторхизм
   двусторонний крипторхизм
   истинный крипторхизм
   ложный крипторхизм
   односторонний крипторхизм
   паховый крипторхизм
C. задержка яичка
   эктопия яичка

■ У вас есть боль при мочеиспускании?

## TESTICLE, TESTIS

I. migrating **testis/testicle,**
   testicular pseudoretention
   undescended testis
II. testicular atrophy
   inflammation of a testis, orchitis
   dropsy of testicular membranes, hydrocele
   congenital absence of both testes, anorchi[di]sm, anorchia
   congenital absence of one testis, monorchism
   testicular hypoplasia
   undescended **testis/testicle,** cryptorchism, cryptorchidism, cryptorchidia
   **mass/tumour** of the testis
   descent of the testis
      incomplete descent of the testis
   torsion of the testis
   epididymis
      inflammation of the epididymis, epididymitis
      epididymis cyst
   seminoma of the testis
   testicular syphilis
S. pyospermia

   hemospermia

   azoospermia

## HYDROCELE

I. congenital hydrocele
   giant hydrocele
   infected hydrocele
   acquired hydrocele
   symptomatic hydrocele

## CRYPTORCHISM, CRYPTORCHIDISM, CRYPTORCHIDIA

I. abdominal cryptorchism
   bilateral cryptorchism
   true cryptorchism
   false cryptorchism
   unilateral cryptorchism
   inguinal cryptorchism
S. testicular **stasis/delay**
   ectopia of the testis

■ Do you have pain on urination?

| У вас бывает боль в конце мочеиспускания? | Do you feel pain at the end of urination? |
|---|---|
| Усиливается ли боль в конце мочеиспускания? | Is pain more pronounced at the end of urination? |
| У вас часто бывает сильная жгучая боль во время мочеиспускания? | Do you often have a severe burning pain when you pass urine? |
| Моча окрашена в цвет мясных помоев (ярко-красный цвет)? | Is your urine of brownish-red colour (bright-red colour)? |
| Появление крови в моче не сопровождается болями? | Is the passing of blood in your urine painful? |
| Боль предшествует кровотечению? | Does pain precede the bleeding? |
| Вы замечали прежде кровь в моче? | Have you noticed blood in your urine before? |
| Кровь в моче появляется только в начале мочеиспускания (только к концу мочеиспускания)? | Does blood in your urine appear only when urination starts (only at the end of urination)? |
| Была ли вся струя мочи окрашена кровью? | Was the whole stream of urine bloody? |
| Вы замечали сгустки крови в моче? | Have you observed blood clots in your urine? |
| Кровь в моче увеличивается при физической нагрузке? | Does the amount of blood increase on exertion? |
| Страдаете ли вы болями в пояснице? | Do you suffer from small back pains? |
| Когда во время мочеиспускания вы обратили внимание на кровь в моче? | When was it that you noticed blood in the urine? |
| Изменилась ли частота мочеиспускания? | Is there any change in the frequency of urination? |
| Страдает ли кто-нибудь в вашей семье заболеваниями почек? | Does anybody in your family suffer from kidney disease? |
| Не страдаете ли вы серповидноклеточной анемией? | Do you suffer from sickle-cell anemia? |
| Вы встаете ночью мочиться? | Do you get up at night to pass urine? |
| Сколько раз? | How many times? |
| Вы страдаете задержкой мочи? | Do you suffer from retention of urine? |
| У вас была раньше задержка мочи? | Have you had retention of urine before? |
| У вас бывает ночное недержание мочи (острая задержка мочи)? | Do you have nocturnal incontinence of urine (acute retention of urine)? |

| Вы удерживаете мочу лежа (стоя)? | Can you hold your urine when you lie (stand)? |
|---|---|
| У вас прерывистая (слабая, тонкая) струя мочи? | Do you have a stop-go urine stream (a poor urine stream, a thin urine stream)? |
| Моча выделяется по каплям в конце мочеиспускания? | Do you dribble at the end of urination? |
| У вас мочеиспускание болезненное (не)затрудненное, учащенное, безболезненное, регулярное)? | Do you urinate painfully (with (without) difficulty, frequently, painlessly, regularly)? |
| У вас есть затруднения при мочеиспускании? | Do you have any trouble with urination? |
| У вас бывает непроизвольное мочеиспускание? | Do you have involuntary urination? |
| У вас есть болезненные позывы к мочеиспусканию (рези при мочеиспускании)? | Do you have painful urges to pass urine (sharp pains on urination)? |
| Вы постоянно испытываете чувство жжения при мочеиспускании? | Do you have a persistent sense of burning on urination? |
| Сколько раз в день вы мочитесь? | How many times a day do you pass urine? |
| Вы не хотите помочиться? Нет ли у вас сейчас позывов к мочеиспусканию? | Do you want to empty your bladder? Do you feel a need to pass urine now? |
| Вы чаще мочитесь днем или ночью? | Do you urinate more by day or by night? |
| В каком возрасте вы начали половую жизнь? | At what age did you become sexually active? |
| Как часты половые сношения? | How often do you have sexual intercourse? |
| Вы имеете внебрачные половые связи? | Do you have extramarital sexual relations? |
| У вас пропала способность к эрекции? | Have you lost the ability to have an erection? |
| У вас бывает преждевременное выделение спермы? | Do you have premature ejaculation? |
| Боли отдают в промежность (задний проход, головку полового члена)? | Do pains radiate into the perineum (rectum, glans penis)? |
| У вас есть выделение нескольких капель крови в конце мочеиспускания? | Do you observe a few drops of blood appearing at the end of urination? |
| Вам необходимо исключить острые и раздражающие блюда (принимать обильное питье, мочегонные средства) | You have to exclude from your diet spicy food and stimulants (drink a great deal, take diuretics) |

| | |
|---|---|
| Выделяется ли у вас с мочой песок? | Have you had urinary excretion of gravel? |
| Отходили ли мелкие камни? | Did you pass small stones? |
| Вас оперировали по поводу камней почки? | Have you been operated on for renal calculi? |
| У вас был приступ почечной колики? | Have you had an attack of renal colic? |
| Приступ сопровождался ознобом (рвотой)? | Was the attack accompanied by chills (vomiting)? |
| Боли в поясничной области (подреберье) начались неожиданно? | Was the onset of pains in the lumbar area (below the ribs) unexpected? |
| Боли иррадиируют в паховую область (на внутреннюю поверхность бедра)? | Do pains radiate into the groin area (onto the inner surface of the thigh)? |
| У вас есть позыв на стул? | Do you feel an urge to have stool? |
| У вас есть зуд и чувство жжения в области головки полового члена? | Do you have itching and burning sensation in the glans penis area? |
| У вас раньше находили опущение почки? | Had kidney descent ever occurred in you before? |
| Тупые боли в пояснице появляются в вертикальном положении? | Do dull lumbar pains appear in the standing position? |
| Боли усиливаются при физической нагрузке (во второй половине дня)? | Do the pains increase on exertion (in the latter half of the day)? |
| Для укрепления мышц передней брюшной стенки делайте физические упражнения | To strengthen the muscles of the anterior abdominal wall do physical exercises |
| Вам следует носить бандаж | You should wear a truss |
| Вам рекомендуется операция по поводу кисты почки | Operation is recommended for a kidney cyst |
| У вас после гриппа осложнение со стороны почек | You have kidney complication after [having] influenza |
| Вы болели гриппом (ангиной, энтероколитом)? | Have you had influenza (tonsillitis, enterocolitis)? |
| У вас было внезапное повышение температуры до 38-39 °C? | Have you had a sudden rise in temperature to 38-39 °C? |
| По утрам температура снижалась [до нормальных цифр]? | Did your temperature fall [to normal] in the morning? |
| У вас был(о) приступ почечной колики (отхождение камней, расстройство мочеиспускания, простатит, уретрит)? | Have you ever had an attack of renal colic (a passage of stones, impaired urination, prostatitis, urethritis)? |

Повышение температуры сопровождалось ознобами (проливными потами)?

Was the rise in temperature accompanied by chills (profuse sweating)?

В детстве у вас было заболевание почек и мочевых путей?

Did you have kidney and urinary tract disease as a child?

У вас не было травмы позвоночника (мочеиспускательного канала, мочевого пузыря)?

Have you had any injury to the vertebral column (urethra, urinary bladder)?

У вас было воспалительное заболевание мочеполовых органов?

Have you ever had inflammation of the genitourinary organs?

Вы не страдаете сахарным диабетом (нефроптозом, опущением почки, аденомой предстательной железы)?

Do you suffer from diabetes mellitus (nephroptosis, descent of kidney, prostatic adenoma)?

Боли в поясничной области постоянные (сильные)?

Are the pains in the lumbar area persistent (intense)?

Вам необходим постельный режим (прием пищи, богатой углеводами и молочно-кислыми белками, прием антибиотиков и сульфаниламидов)

You need bed rest (food rich in carbohydrates and sour-milk proteins, antibiotics and sulfanilamides)

Вы нуждаетесь в диспансерном наблюдении уролога

You need to be under the supervision of an urologist in a dispensary

Вы замечали, что у вас по утрам отекают веки и лицо?

Have you noticed that your eyelids and face get swollen in the morning?

Боли усиливаются во время полового акта?

Do the pains increase during sex?

Половое влечение и потенция понижены?

Are your feelings of sexual desire and potency diminished?

У вас есть чувство неполного опорожнения мочевого пузыря при мочеиспускании?

Do you have a sense of incomplete emptying of the bladder on urination?

У вас есть тупые ноющие боли в промежности?

Do you have dull, aching pains in the perineum?

Боли иррадиируют в головку полового члена (задний проход)?

Do the pains radiate into the penis glans (anus)?

Мочеиспускание частое (болезненное, затрудненное)?

Is urination frequent (painful, difficult)?

У вас имеются боли в паховой (подвздошной) области (прямой кишке)?

Do you have pains in the groin (iliac) area (in the rectum)?

Боли усиливаются при акте дефекации?

Do the pains increase during defecation?

Боли появляются при выделении спермы?

Do the pains occur on ejaculation?

Отмечали ли вы примесь крови в сперме?

Have you observed an admixture of blood in your semen?

У вас есть обильные (гнойные, сливкообразные, желтовато-серые) выделения из мочеиспускательного канала?

Do you have a profuse (purulent, cream-like, yellowish-grey) urethral discharge?

Выделения сопровождаются сильной жгучей болью при мочеиспускании?

Is this discharge associated with a severe burning pain on urination?

У вас есть чувство жжения и зуда в мочеиспускательном канале (умеренные покалывающие боли в начале мочеиспускания, незначительные слизисто-гнойные выделения из мочеиспускательного канала, усиливающиеся по утрам)?

Do you have a sense of burning and pruritus in the urethra (moderate pricking pains when urination starts, slight urethral mucopurulent discharge which becomes more profuse in the morning)?

▲ Больной(ая) жалуется на боль в поясничной области (в области мочевого пузыря, иррадиирующую по ходу мочеточников, в надлобковую область, в область наружных половых органов)

▲ The patient complains of small back pain (paracystic pain which radiate along the ureters route, into superpubic area, into the area of outer genitals)

Источником кровотечения является задний отдел уретры (шейка мочевого пузыря, передний отдел уретры)

The source of bleeding is the posterior urethra (bladder neck, the anterior urethra)

Проведите трехстаканную пробу. Сделайте цистоскопию

Run a "three glasses" test. Do cystoscopy

Сколько больной(ая) выделил(а) мочи за сутки (за ночь)?

How much urine has the patient excreted for 24 hours (by night)?

У больного(ой) отмечается повышенный (низкий) диурез

High (low) urine flow is noted in the patient

Диурез значительно снизился (повысился)

Urine flow has fallen (has increased) considerably

Поддерживайте диурез за каждый час в пределах (на цифрах) от... до... куб. см

Maintain the hourly urine flow at... to... cc [in figures]

Вы проверили функцию почек?

Have you checked renal function?

При хромоцистоскопии выявлено запаздывание выделения индигокармина из устья правого (левого) мочеточника

Chromocystoscopy revealed delay in indigocarmin coming out from the mouth of the right (left) ureter

У больного острый цистит. Цистоскопия противопоказана

The patient has acute cystitis. Cystoscopy is contraindicated

413

| | |
|---|---|
| Больному необходимо сделать биопсию предстательной железы | Prostatic biopsy is imperative for this patient |
| Сделайте исследование суточного количества мочи по Зимницкому | Analyse 24-hour urine collections by Zimnitsky |
| Возьмите мочу катетером | Collect urine by a catheter |
| Поступил больной с острой задержкой мочи | There has been admitted a patient in acute retention |
| Положите грелку на область мочевого пузыря. Проведите катетеризацию мочевого пузыря (надлобковую пункцию мочевого пузыря). Введите прозерин, пилокарпин | Put the hot water bottle on the cystic area. Catheterize the bladder (puncture the suprapubic bladder). Administer neostigmine methylsulfate, pilocarpine |
| Больной(ая) не может сам(а) помочиться | The patient fails to empty his (her) bladder |
| Больной жалуется на непроизвольное мочеиспускание, возникающее при движении | The patient complains of involuntary urination on motion |
| У больного(ой) отмечается частое мочеиспускание | The patient is noted to have frequent urination |
| Мочеиспускание не нарушено | Urination is not impaired |
| Мочевой пузырь полный | The bladder is full |
| Опорожните мочевой пузырь с помощью катетера | Get the bladder emptied by means of a catheter |
| Дренируйте мочевой пузырь через мочеиспускательный канал при помощи полиэтиленовой трубки | Drain the bladder per urethra with a polyethylene tub |
| Промойте и наполните мочевой пузырь дезинфицирующим раствором | Irrigate the bladder and fill it [through a catheter] with a disinfectant solution |
| У больного разрыв мочевого пузыря | The patient has bladder rupture |
| Определяется истечение мочи из раны (нависание прямокишечно-пузырной переходной складки) | There is urine leakage from the wound (pendulent retrovesical fold) |
| Курс лечения окончен. Выделения из уретры отсутствуют? | The course of treatment is over. Is there a urethral discharge? |
| Результаты исследования мазков на гонококк отрицательные | Smears for gonococcus are negative |
| Проведите комбинированную провокацию | Have combined provocation carried out |
| Проведите повторную прово- | Have provocation repeated in |

кацию через месяц. Исследуйте мазки из уретры и секрета предстательной железы на гонококк

a month. Have urethral and prostatic smears for gonococcus studied

У больного(ой) обнаружены камни мочевого пузыря (почек, мочеточника)

In the patient there have (has) been detected bladder stones (nephrolithiasis, urethral calculi)

Большой камень вызвал закупорку мочевых путей

A large stone has obstructed the urinary tract

Показано удаление камня хирургическим путем

Surgical removal of the stone is indicated

У больного(ой) левосторонняя (правосторонняя) почечная колика

The patient has a renal colic on the left (on the right)

Он (она) жалуется на боли в боку и частое мочеиспускание

He (she) complains of flank pain and frequent urination

У больного(ой) сильный приступ почечной колики

The patient has an intense attack of renal colic

У него (нее) может развиться шок. Введите ему (ей) морфин

He (she) may develop shock. Give him (her) morphine

У больного(ой) в анамнезе мочекаменная болезнь

The patient's history includes urolithiasis

Симптом Пастернацкого резко положительный

Pasternatsky's symptom is positive

Надавливание в области костно-вертебрального угла резко болезненно

Pressure in the costovertebral angle is extremely painful

Отмечается рефлекторный парез кишечника (задержка стула, напряжение мышц передней брюшной стенки, пиурия, дизурия, гематурия)

There is noted reflex intestinal paresis (retention of stool, muscular tension of the anterior abdominal wall, pyuria, dysuria, hematuria)

Сделайте обзорный снимок почек и мочевых путей (экскреторную урографию)

Have a plain X-ray of kidneys and urinary tract (excretory urography) made

Рекомендуется тепло на поясничную область (горячая ванна, блокада круглой связки матки, блокада семенного канатика, катетеризация мочеточника, введение антигистаминных (болеутоляющих, спазмолитических) препаратов)

Recommend heat to the lumbar area (hot bath, blockade of the round ligament of the uterus, spermatic cord blockade, catheterization of the ureter, administering antihistamine (pain-killing, spasmolytic) preparations)

Следует провести дифференциальный диагноз с острым аппендицитом (острым вос-

Differential diagnosis should be made against acute appendicitis (acute adnexitis,

паление придатков матки, перекрутом семенного канатика, внематочной беременностью, острым орхитом, эпидидимитом)

spermatic cord twist, extrauterine pregnancy, acute orchitis, epididymitis)

Проведите почечную ангиографию (аортографию, селективную артерио- и венографию почки)

Get renal angiography (aortography, selective renal arteriography and venography) done

Введите 40 мл 70% раствора уротраста в вену после определения чувствительности больного к йодсодержащим препаратам

Administer 40 ml 70 per cent urotrast solution into the vein after testing patient's sensitivity to iodine containing preparations

Сделайте снимки на 1, 3, 5, 10 и 20 минуте

Have films taken at 1, 3, 5, 10 and 20 minutes

При экскреторной урографии установлено отсутствие функции почки

During excretory urography there has been detected absence of renal function

При ангиографии обнаружен(ы) атеросклеротические бляшки в проксимальной трети почечной артерии (стеноз почечной артерии)

Angiography showed atherosclerotic patches in the proximal third of the renal artery (renal artery stenosis)

Проведите пробу Говарда-Рапопорта

Have Howard-Rapoport test run

Больной просит удалить ему крайнюю плоть

The patient asks to be circumcised

У больного поясничная дистопия почки

The patient has lumbar ectopia of the kidney

Патологической подвижности почки не отмечается. Нефропексия противопоказана

No pathological mobility of the kidney is noted. Nephropexy is contraindicated

Отмечается сколиоз поясничного отдела позвоночника

There has been noted scoliosis of the lumbar vertebral column

При пальпации определяется защитное сокращение поясничных мышц

On palpation there is guarding of the lumbar muscles

При пункции паранефральной клетчатки получен гной?

Has pus been obtained on paranephric fat puncture?

Причиной острого пиелонефрита явилась (лись) беременность (камни почек, аденома предстательной железы, инфравезикальная обструкция)

Acute pyelonephritis was caused by pregnancy (renal calculi, prostatic adenoma, infravesical obstruction)

Пальпируется увеличенная и болезненная почка

Enlarged and tender kidney is palpated

Резко выражен(о) симптом Пастернацкого (защитное напряжение поясничных мышц и мышц передней брюшной стенки)

Pasternatsky's symptom (guarding of lumbar and anterior abdominal wall muscles) is greatly pronounced

Подозрение на острый (хронический) пиелонефрит

Suspicion of acute (chronic) pyelonephritis

Показано выявление лейкоцитурии по методу Каковского-Аддиса (Амбюрже, Стенсфильда и Вебба), проведение провокационного теста)

There has been indicated detection of leukocyturia according to Kakovsky-Addis (Hamburger, Stensfield and Webb) method, running a provocative test)

Произведено дренирование и декапсуляция почки

There have been done drainage and decapsulation of the kidney

Атака острого пиелонефрита купирована

The attack of acute pyelonephritis has been controlled

В анамнезе отмечается хроническое заболевание почек (прием ядовитых веществ, внебольничное прерывание беременности)

In the history there is evidence of chronic renal disease (of intake of poisonous substances, of back-street abortion)

У больного(ой) признаки хронического воспаления почек

The patient shows signs of chronic bilateral renal inflammation

У больного(ой) все признаки острой уремии

The patient shows all the signs of acute uremia

Показано(а) проведение гемодиализа (перитонеального диализа, пересадка почки)

There is indicated hemodialysis (peritoneal dialysis, kidney transplantation)

Предстательная железа увеличена (не увеличена, ассиметрична, уплотнена, резко болезненная при пальпации, гладкая, не изменена)

The prostate is enlarged (not enlarged, asymmetrical, consolidated, extremely tender on palpation, smooth, without changes)

Больной жалуется на недостаточную эрекцию (ускоренную эякуляцию)

The patient complains of erectile impotence (premature ejaculation)

У больного острая задержка мочи

The patient is in acute [urinary] retention

В третьей порции мочи обнаружены лейкоциты

Leukocyturia is detected in the third portion of urine

В секрете предстательной железы обнаружено большое количество лейкоцитов (лецитиновых зерен)

In the prostatic secretions there are a lot of leukocytes (lecithin granules)

# АКУШЕРСТВО

# OBSTETRICS

# АКУШЕРСТВО

# OBSTETRICS

## АБОРТ, ВЫКИДЫШ

## ABORTION, MISCARRIAGE

I. искусственный аборт
криминальный/преступный/
внебольничный/незаконный
аборт
медицинский аборт
начавшийся аборт
несостоявшийся/задержавшийся
выкидыш
неполный аборт
поздний аборт, роды незре-
лым плодом, несвоевремен-
ные роды
полный аборт
привычный аборт/выкидыш
ранний аборт/выкидыш
самопроизвольный аборт
септический аборт
трубный аборт
угрожающий аборт
шеечный аборт

II. аборт в ходу
аборт путем вакуум экско-
хлеации, вакуум-аборт
средство, вызывающее аборт

III. вызывать аборт
делать аборт

I. artificial abortion
**criminal/back-street**
abortion

**therapeutic/justifiable** abortion
**incipient/imminent** abortion
**missed/delayed** miscarriage

incomplete abortion
late abortion, immature
fetus labor, premature
labor
complete abortion
habitual **abortion/miscarriage**
early **abortion/miscarriage**
spontaneous abortion
septic abortion
tubal abortion
threatened abortion
cervical abortion

II. **incipient/imminent** abortion
abortion by vacuum-extraction
abortifacient

III. to induce abortion
to perform abortion

## АКУШЕРСКО-ГИНЕКОЛОГИ- ЧЕСКОЕ УЧРЕЖДЕНИЕ

## OBSTETRICS AND GYNECOLO- GY INSTITUTION

C. женская консультация

научно-исследовательский
институт акушерства и гинекологии
родильный дом

фельдшерско-акушерский
пункт

S. female [prenatal] dispensary,
prenatal care dispensary
obstetrics and gynecology
scientific-research institute

maternity **home/hospital,**
lying-in hospital
feldscher-obstetric station

### РОДИЛЬНЫЙ ДОМ

### MATERNITY HOME, MATERNITY HOSPITAL, LYING-IN HOSPITAL

C. отделение новорожденных

отделение патологии бере-
менных

S. unit of the newborn, infants
**unit/department**
pathologic pregnancy **unit/
department**

первое (второе) акушерское отделение
послеродовое отделение
родовое отделение, родовой блок

first (second) obstetric[al] **department/unit**
postnatal **department/unit**
**obstetric/maternity department/suite**

## БЕРЕМЕННОСТЬ

## PREGNANCY, GESTATION

I. брюшная внематочная беременность
внематочная/несвоеместная/эктопическая беременность
доношенная беременность
иммуноконфликтная беременность, иммунологически несовместимая беременность
ложная/мнимая беременность
маточная беременность
многоплодная беременность, многоплодие
недоношенная беременность
нормально протекающая/физиологическая беременность
одноплодная беременность
осложненная беременность

[32-]недельная беременность
переношенная беременность
повторная беременность
прервавшаяся беременность
развивающаяся/прогрессирующая беременность
трубная [внематочная] беременность
шеечная беременность
яичниковая [внематочная] беременность

II. беременность в слишком раннем возрасте
беременность с пузырным заносом
невынашивание беременности

матка при доношенной беременности
отпуск по беременности и родам
патология беременности
период беременности и лактации
предупреждение беременности
прерывание беременности
признаки беременности
развитие беременности
  по мере развития беременности

I. abdominal extrauterine pregnancy
**extrauterine/ectopic** pregnancy
[full-]term pregnancy
immunoincompatible pregnancy

false pregnancy
uterine pregnancy
multiple pregnancy

**part-term/immature** pregnancy
**normal/physiological** pregnancy
single pregnancy
complicated pregnancy, pregnancy with complications
[32] weeks of gestation
prolonged gestation
repeated pregnancy
interrupted pregnancy
progressive pregnancy

tubal pregnancy

cervical pregnancy
ovarian pregnancy

II. precocious pregnancy

pregnancy with hydatid[iform] mole
incompetent pregnancy, premature labor
full-term uterus

maternity leave

pathology of pregnancy
reproductive cycle

contraception of pregnancy

interruption of pregnancy
signs of pregnancy
advance of pregnancy
  as pregnancy advances

середина беременности
    женщина в середине беременности
ранние (поздние) сроки беременности
тетания в период беременности и лактации
C. беременная

    противозачаточные средства
III. забеременеть
    прервать беременность

**БЕРЕМЕННАЯ**

II. беременная в первый раз, первобеременная
    беременная во второй раз, повторнобеременная
    наблюдение за беременной
        карта записи наблюдения за беременной
    токсикоз беременных

ТОКСИКОЗ БЕРЕМЕННЫХ, ГЕСТОЗ

I. поздний (ранний) токсикоз беременных
C. бронхиальная астма беременных
    водянка беременных
    дерматоз(ы) беременных
    желтуха беременных
    нефропатия беременных
    остеомаляция беременных
    преэклампсия
    рвота беременных
        неукротимая/чрезмерная рвота беременных
    слюнотечение, птиализм
    тетания беременных
    тошнота
    эклампсия

**ПРИЗНАКИ БЕРЕМЕННОСТИ**

I. вероятные признаки беременности
    достоверные признаки беременности
    сомнительные признаки беременности

**ПРОТИВОЗАЧАТОЧНЫЕ СРЕД-СТВА**

I. противозачаточные средства, применяемые внутрь

mid-pregnancy
    midpregnant woman

early (late) pregnancy

tetany of reproductive cycle, tetany of pregnancy
S. pregnant, gravid, expectant mother, would-be-mother
contraceptives
III. to **become/get** pregnant
    to interrupt pregnancy

**PREGNANT**

II. unigravida, primigravida, gravida I
    gravida II

    antenatal care
        antenatal record

    toxemia of pregnancy

TOXEMIA OF PREGNANCY

I. late (early) toxemia of pregnancy
S. bronchial asthma of pregnancy
    **dropsy/edema** of pregnancy
    dermatosis of pregnancy
    jaundice of pregnancy
    nephropathy of pregnancy
    osteomalacia of pregnancy
    pre-eclampsia
    vomiting of pregnancy
        **uncontrollable/excessive** vomiting of pregnancy
    salivation, ptyalism
    tetany of pregnancy
    nausea
    eclampsia

**SIGNS OF PREGNANCY**

I. probable signs of pregnancy

    true signs of pregnancy

    doubtful signs of pregnancy

**CONTRACEPTIVES, CONTRA-CEPTIVE REMEDIES**

I. oral contraceptives

| | |
|---|---|
| C. колпачок на шейку матки | S. cervical cap |
| мужской презерватив | condom |
| спираль | spiral |

## ПЛОД

## FETUS

I. включенный плод
внутриутробный плод
гигантский плод
доношенный (недоношенный) плод
жизнеспособный (нежизнеспособный) плод
зрелый (незрелый) плод
крупный плод
мацерированный плод
переношенный плод
плод-аутозит, аутозит
растущий плод

II. асфиксия плода, внутриутробная асфиксия
головка плода
    деформация головки плода
движение/шевеление плода
запись состояния плода в матке
поворот плода
позиция/положение/ [члено-] расположение плода
предлежание плода
развитие плода
сердцебиение плода
смертность плода во время родов
смертность плода в утробе матери

C. большой родничок
малый родничок
околоплодные воды, амниотическая жидкость, плодные воды
плацента
плодный пузырь
послед
пуповина
стреловидный шов

I. included fetus
intrauterine fetus
giant fetus
**mature/full-term** (premature) fetus
viable (non-viable) fetus

mature (immature) fetus
big fetus
macerated fetus
overmature fetus
autosite fetus, autosite
growing fetus

II. fetal asphyxia

fetal head
    deformity of the fetal head
fetal movements
record of fetal well-being in utero
fetal version
fetal position

fetal presentation
fetation
fetal heart sounds
fetal mortality

intrauterine death

S. greater fontanelle
lesser fontanelle
amniotic fluid

placenta
bag of waters
afterbirth
umbilical cord
sagittal suture

### ОКОЛОПЛОДНЫЕ ВОДЫ

### AMNIOTIC FLUID

II. излитие/отхождение околоплодных вод

II. rupture of amniotic fluid sac

ИЗЛИТИЕ/ОТХОЖДЕНИЕ ОКОЛОПЛОДНЫХ ВОД

RUPTURE OF AMNIOTIC FLUID SAC

I. раннее (позднее) излитие околоплодных вод

I. early (late) rupture of amniotic fluid sac

своевременное (несвоевременное) излитие околоплодных вод
II. эмболия околоплодными водами

timely (premature) rupture of amniotic fluid sac
II. embolism caused by amniotic fluid

## ПЛАЦЕНТА

I. врастающая плацента
двудолевая/двойная/двухдисковая/двухдольчатая плацента
диффузная плацента
краевая плацента
многодольчатая плацента
окончатая плацента
пленчатая плацента
поясообразная плацента
приросшая плацента
прорастающая плацента
II. добавочная доля плаценты
инфаркт плаценты
материнская поверхность плаценты
отделение/отслойка плаценты
плодовая поверхность плаценты
предлежание плаценты

## PLACENTA

I. ingrowing placenta
**bilobular/duplex** placenta

diffuse placenta
marginal placenta
multilobular placenta
fenestrated placenta
membranous placenta
belt-like placenta
adherent placenta
vegetative placenta
II. accessory placenta
placental infarction
maternal placental surface

placental **separation/detachment**
fetal placental surface

placental presentation

## ОТДЕЛЕНИЕ/ОТСЛОЙКА ПЛАЦЕНТЫ

I. острая отслойка плаценты
полная отслойка плаценты
преждевременная отслойка плаценты
частичная отслойка плаценты

## PLACENTAL SEPARATION, PLACENTAL DETACHMENT

I. acute placental separation
total placental separation
premature placental separation
partial placental separation

## ПРЕДЛЕЖАНИЕ ПЛАЦЕНТЫ

I. боковое предлежание плаценты
краевое предлежание плаценты
полное (неполное) предлежание плаценты
центральное предлежание плаценты

## PLACENTAL PRESENTATION

I. lateral placental presentation
marginal placental presentation
complete (incomplete) placental presentation
central placental presentation

## ПЛОДНЫЙ ПУЗЫРЬ

II. вскрытие плодного пузыря

## WATER BAG, FETAL SAC, GESTATION SAC, AMNIOTIC SAC

II. **break/rupture** of the water bag

## ПОСЛЕД

II. отделение последа

## AFTERBIRTH

II. **expulsion/separation** of afterbirth

ручное отделение последа

manual removal of after-birth

## ПУПОВИНА

## UMBILICAL CORD

I. длинная пуповина
   короткая пуповина
II. выпадение пуповины
   культя пуповины
   обвитие пуповины вокруг...

   перевязка пуповины
   предлежание пуповины
   пульсация пуповины
   разрыв пуповины
   узлы пуповины
   укорочение пуповины
   шум пуповины

I. long umbilical cord
   short umbilical cord
II. prolapse of the umbilical cord
   stump of the umbilical cord
   umbilical cord winding round...
   tying [of] the cord
   cord presentation
   cord pulse
   cord rupture
   cord knots
   cord shortening
   cord murmur

## [ЧЛЕНОРАС]ПОЛОЖЕНИЕ ПЛОДА

## FETAL POSITION

C. вторая позиция задний вид
   головное предлежание
   вторая позиция задний вид
   ягодичное предлежание
   вторая позиция передний вид
   головное предлежание
   вторая позиция передний вид
   ягодичное предлежание
   вторая позиция средний вид
   ягодичное предлежание
   головное предлежание задний вид
   головное предлежание передний вид
   косое положение плода

   неправильное положение плода
   первая позиция задний вид
   головное предлежание
   первая позиция задний вид
   ягодичное предлежание
   первая позиция передний вид
   головное предлежание
   первая позиция передний вид
   ягодичное предлежание
   первая позиция средний вид
   головное предлежание
   первая позиция средний вид
   ягодичное предлежание
   поперечное положение плода

   правильное положение плода

   продольное положение плода

S. right occipito-posterior (ROP)
   right sacro-posterior (RSP)
   right occipito-anterior (ROA)
   right sacro-anterior (RSA)

   right sacro-transverse (RST)

   occipito-posterior (OP)

   occipito-anterior (OA)

   oblique fetal **position/presentation**
   malpresentation
   left occipito-posterior (LOP)
   left sacro-posterior (LSP)

   left occipito-anterior (LOA)

   left sacro-anterior (LSA)

   left occipito-transverse (LOT)
   left sacro-transverse (LST)

   transverse fetal **position/presentation**
   **correct/regular** fetal **position/presentation**
   longitudinal fetal **position/presentation**

| ПРОМЕЖНОСТЬ | PERINEUM |
|---|---|
| II. разрыв промежности | II. perineal rupture |

## РОДЫ

## LABOR, DELIVERY, CHILD-BIRTH, CONFINEMENT, PARTURITION

| | |
|---|---|
| I. безболезненные роды | I. painless labor |
| быстрые роды | rapid **labor/parturition** |
| запоздалые роды | delayed labor, retarded birth |
| затянувшиеся роды | prolonged labor |
| искусственно вызванные роды | induced labor |
| искусственные преждевременные роды | artificial premature **labor/delivery** |
| несостоявшиеся роды | missed labor |
| нормальные/физиологические роды | normal **delivery/labor** |
| патологические роды | pathologic labor |
| первые роды | first labor, primipara |
| преждевременные роды | premature delivery |
| спонтанные/самопроизвольные роды | spontaneous **labor/delivery** |
| срочные/своевременные роды | delivery at term, timely labor |
| стремительные роды | precipitated labor |
| трудные/осложненные роды | difficult **childbirth/labor, dystocia** |
| трудные/осложненные роды вследствие аномалии со стороны плода (матери) | fetal dystocia (maternal dystocia) |
| угрожающие преждевременные роды | threatened premature **labor/delivery** |
| II. исход родов | II. outcome of labor |
| консервативное ведение родов | conservative management of labor |
| кровотечение во время родов | perinatal hemorrhage, intra partum hemorrhage |
| начало родов | onset of labor |
| осложнение в связи с родами | **parturient/labor** complication |
| предвестники родов | precursory labor signs |
| роды без посторонней помощи | labor without assistance, spontaneous labor |
| роды двойней | twin **labor/delivery** |
| роды мертвым плодом | dead fetus delivery, stillbirth |
| роды посредством кесарева сечения | delivery by cesarean section |
| роды при головном предлежании | head delivery |
| роды при узком тазе | contracted pelvis delivery |
| роды при ягодичном предлежании | breech delivery |
| смертность во время родов | perinatal mortality |
| судороги во время родов | puerperal cramps |
| течение родов | course of labor |
| C. родильница | S. puerperium, parturient |

| | |
|---|---|
| родовая деятельность | **birth/labor** activity, labor |
| родовые потуги | labor pushing |
| родовые пути | maternal passages |
| родовые схватки | **labor/birth** pains, pain |
| родовозбуждение | inducing [of] delivery |
| родоразрешение | delivery |
|    родоразрешение оперативным путем |    delivery involving surgery |
|    родоразрешение через естественные родовые пути |    normal delivery by way of natural maternal passages |
| родостимуляция | stimulation of **labor/delivery** |
| роженица | woman in childbirth, woman in labor, lying-in |
| период изгнания | stage of expulsion |
| период раскрытия | stage of dilation |
| последовый период | [delivery of the] afterbirth stage |
| послеродовой период | postnatal stage |
| потужной период | stage of pushing |
| сглаживание шейки матки | uterine cervix effacement |
| сокращение матки | uterine contractions |
|    вялые сокращения матки |    flaccid uterine contractions |
|    периодические/повторяющиеся болезненные сокращения матки, родовые схватки, схватки |    **periodic/regular/recurrent** tender uterine contractions, labor pains, |
|    укорочение шейки матки |    short cervix [birth] pains |
| III.быть хорошо (плохо) подготовленной к родам | III.to be well (ill) prepared for labor |
| вести роды | to manage **labor/delivery** |
| предсказывать/прогнозировать исход родов | to predict the outcome of labor |
| принимать роды | to handle the delivery |
| рожать | to bear a child, to give birth to a child |

## РОЖЕНИЦА

## WOMAN IN CHILDBIRTH, WOMAN IN LABOR, LYING-IN

| | |
|---|---|
| С. дважды рожавшая женщина | S. bipara, para II |
| женщина, рожавшая много раз | multipara |
| женщина, рожавшая один раз, повторнородящая | unipara, para I |
| первородящая | primipara |
| сиделка роженицы | assistant nurse, attendant |
| трижды рожавшая женщина | tripara, para III |

## РОДОВАЯ ДЕЯТЕЛЬНОСТЬ

## BIRTH ACTIVITY, LABOR ACTIVITY, LABOR, UTERINE CONTRACTIONS

| | |
|---|---|
| I. дискоординированная родовая деятельность | I. dyscoordinated labor [activity] |
| нормальная родовая деятельность | normal labor [activity] |
| патологическая родовая деятельность | pathologic labor [activity] |
| слишком сильная/чрезмерная родовая деятельность | hyperactive labor [activity] |

II. искусственное вызывание
родовой деятельности
слабость родовой деятельности
первичная (вторичная) слабость родовой деятельности

III.вызывать родовую деятельность
стимулировать родовую деятельность

**РОДОВЫЕ СХВАТКИ, СХВАТКИ**

I. изгоняющие родовые схватки
ложные родовые схватки
предродовые схватки
сильные (слабые) родовые
схватки
судорожные родовые схватки

частые (редкие) родовые
схватки

**СПЕЦИАЛЬНЫЕ МЕТОДЫ ИС-
СЛЕДОВАНИЯ** *см. стр. 436*

**ТАЗ**

I. анатомический узкий таз

большой таз
воронкообразный таз
инфантильный/юношеский таз
клинически узкий таз
кососуженный/асимметричный
узкий таз
малый таз
общеравномерносуженный таз

плоскорахитический таз
поперечносуженный таз
простой плоский таз
узкий таз
II. плоскость входа таза
плоскость выхода таза
плоскость узкой части таза

полость таза, тазовая по-
лость
размеры таза
степень сужения таза
С. мышцы тазового дна
несостоятельность мышц
тазового дна

II. artificial induction of
labor
powerless labor
primary (secondary) powerless labor

III.to induce labor

to stimulate labor

**CONTRACTIONS, [BIRTH]
PAINS, PAIN**

I. expulsive contractions
false contractions
prenatal contractions
intensive (weak) contrac-
tions
**spasmodic/paroxysmal** contractions
frequent (infrequent) contractions

**SPECIAL METHODS OF IN-
VESTIGATION** *see p. 436*

**PELVIS**

I. anatomically contracted
pelvis
large pelvis, pelvis major
funnel-shaped pelvis
**infantile/juvenile** pelvis
clinically contracted pelvis
obliquely contracted pelvis

small pelvis, pelvis minor
pelvis [aequabiliter] justo
minor
flat rachitic pelvis
transverse contracted pelvis
simple flat pelvis
contracted pelvis
II. plane of **entry/inlet**
plane of **exit/outlet**
plane of the **narrow/contract-
ed** part of pelvis
pelvic cavity

pelvis size
degree of pelvic contraction
S. muscles of the pelvic floor
pelvic floor muscular **fail-
ure/incompetence**

# ОПЕРАТИВНОЕ АКУШЕР-СТВО

# OPERATIVE OBSTETRICS

## ОПЕРАЦИЯ

## OPERATION

I. плодоразрушающая операция, эмбриотомия
родоразрешающая операция

II. операция вакуум-экстракции плода
операция наложения [акушерских] щипцов

С. акушерский поворот
искусственный аборт
кесарево сечение
метрейриз

надвлагалищная ампутация матки
наложение циркулярного шва на шейку матки
рассечение промежности, перинеотомия
рассечение шейки матки
ручное пособие при предлежании плода
экстирпация матки

I. fetus-destroying operation, embryotomy
delivery operation

II. vacuum-extraction of the fetus
application of [obstetrical] forceps

S. obstetric version
**artificial/induced** abortion
cesarean section
metreurysis, cervical dilatation
supravaginal amputation of the uterus
placing circular suture to the uterine cervix
perineal dissection, episiotomy, perineotomy
dissection of the uterine neck
manual assistance in fetal presentation
uterine extirpation

## АКУШЕРСКИЙ ПОВОРОТ

## [OBSTETRIC] VERSION

I. внутренний несвоевременный акушерский поворот
классический/комбинированный наружно-внутренний акушерский поворот
наружный акушерский поворот

II. поворот на головку
поворот на ножку

I. internal unwanted version

externo-internal version, combined externo-internal version
external version

II. head version
podalic version

## КЕСАРЕВО СЕЧЕНИЕ

## CESAREAN SECTION

I. абдоминальное/брюшностеночное кесарево сечение
влагалищное кесарево сечение
внебрюшинное/экстраперитонеальное кесарево сечение
кесарево сечение на мертвой
корпоральное/классическое абдоминальное кесарево сечение
малое кесарево сечение
низкое/истмическое/перешеечное/ретровезикальное кесарево сечение, кесарево сечение в нижнем сегменте матки
чрезбрюшинное кесарево сечение

I. **abdominal/abdominoparietal** cesarean section
vaginal cesarean section

extraperitoneal cesarean section
cesarean section on the dead
**corporal/classical** abdominal cesarean section

minor cesarean section
**low/isthmic/retrovesical** cesarean section, cesarean section in the lower uterine segment
transperitoneal cesarean section

C. отделение головки плода
от туловища, декапитация
перфорация головки плода
раздавление головки плода,
краниоклазия
рассечение ключиц плода,
клейдотомия
рассечение позвоночника
плода, спондилотомия
разрушение головки плода,
краниотомия

удаление вещества мозга
плода, эксцеребрация
удаление внутренностей
плода, эвисцерация

S. decapitation

fetal head perforation
crushing of the fetal head,
cranioclasis, cranioclasia
division of the clavicles
of the fetus, cleidotomy
incision of the spinal column
of the fetus, spondylotomy
**cutting/incision** of the skull
of the fetus, destroying of
the head of the fetus, cranio-
otomy
removal of the brain, excere-
bration
removal of the viscera, removal of the fetus inner parts,
evisceration

◼ Сколько у вас было родов?

Все дети родились в срок
(доношенными)?

Вы рожали дома или в ро-
дильном доме?

Предыдущие роды прошли
нормально?

Роды были преждевременны-
ми или своевременными?

У вас были осложнения при
родах: разрыв промежности
(сильное кровотечение, разрыв матки?)

Вы рожали нормально (со
щипцами, при помощи кеса-
рева сечения?)

Были ли осложнения или хирургические вмешательства
в предыдущих родах?

Когда начались схватки (по-
туги, отошли воды)?

Ранний послеродовой период
прошел без осложнений?

Колени прижмите к животу!
Туловище выпрямите! Упри-
тесь ступнями в кровать!

Потужьтесь! Не тужьтесь!

◼ How many children have you
borne?

Were all your children born
at full term?

Did you have your baby at
home or in a maternity hospital?

Was your previous delivery
normal?

Was the delivery premature
or at term?

Was the delivery complicated
in any way by perineal rupture (heavy bleeding, rupture
of the womb)?

Was the delivery normal
(with the application of forceps, with cesarean section)?

Were there any complications
of childbirth or surgical in-
terventions in previous de-
liveries?

When did the labor pains (labor pushing) begin? (When
did your waters break?)

Was the early postnatal period uneventful?

Take a kneeling-squatting position. Straighten your back.
Rest your feet on the bed

Strain! Don't strain!

| | |
|---|---|
| ▲ Плодный пузырь вскрылся | ▲ The water bag has broken |
| Околоплодные воды излились | The amniotic fluid has poured out |
| Сердцебиение плода остается хорошим | Fetal heart sounds remain good |
| Шевеление плода нормальное (в норме) | The fetal movements are normal |
| Частота сердцебиения плода ... ударов в минуту | Fetal heart rate is... per minute |
| Прогноз для плода хороший (плохой) | The prognosis for the fetus is good (poor) |
| После рождения последа осмотрите наружные половые органы (промежность, вход во влагалище, шейку матки) | After expulsion of afterbirth examine the external genitals (perineum, vaginal aditus, uterine neck) |
| Определите целостность плаценты | Determine if the placenta is intact |
| Осмотрите, измерьте и взвесьте плаценту | Inspect, measure and weigh the placenta |
| Все данные о плаценте и оболочках занесите в историю родов | Record all the data about placenta and membranes in the delivery card |
| Оставшиеся в матке частицы плаценты удалите рукой (кюреткой) | Remove by hand (curette) the remnants of the afterbirth |
| Обработайте пуповину у новорожденного | Cleanse the umbilical cord of the newborn |
| Жизнь роженицы под угрозой | The mother's life is at stake |
| Показана срочная эмбриотомия (краниотомия) | There is indicated an urgent embryotomy (craniotomy) |
| Операция закончена? | Is the operation over? |
| Произведите ручное обследование полости матки (с помощью зеркал) | Perform manual examination of the uterine cavity (uterine cervical examination with the aid of a speculum) |
| Отметьте начало и окончание родов | Record the initiation and termination of labor |
| Роженица подготовлена к родам правильно | The woman in childbirth has been prepared for labor adequately |
| Установите точно сроки родов (предполагаемое время родов) | Determine exactly timing of delivery (the expected date of delivery) |
| Кто должен принимать роды? | Who must handle the delivery? |
| У роженицы преждевременная отслойка плаценты (перфорация матки, разрыв матки) | There is a premature placental detachment (uterine perforation, uterine rupture) |

Показана надвлагалищная ампутация матки

There is indicated a supravaginal amputation of the uterus

В анамнезе у роженицы кесарево сечение, осложнившееся. в послеродовом периоде нагноением операционной раны

The woman's history reveals a cesarean section delivery complicated by suppuration of the operative wound in the postnatal period

Возможен разрыв матки

Uterine rupture is possible

Встает вопрос о родоразрешении посредством кесарева сечения

The question arises about delivery by cesarean section

Произведите наложение щипцов на головку (замыкание щипцов, пробную тракцию (вниз, вверх)

Apply forceps to the head (close the forceps, do exploratory traction (down, upwards)

Шейка матки раскрылась на 8 см

The cervix has dilated to 8 cm

Период раскрытия, плодный пузырь вскрылся, вторая позиция задний вид ягодичное предлежание

The period of dilation, bag of waters has ruptured, position RSP (right sacro-posterior)

Наблюдается слабость родовой деятельности

Inhibition of uterine contractions is noted

Проведите стимуляцию родовой деятельности

Stimulate labor [activity]

У вас были когда-нибудь аборты (выкидыши)?

Have you ever had an abortion (miscarriage)?

Сколько у вас было абортов (выкидышей)?

How many abortions (miscarriages) have you had?

Аборт был искусственный или самопроизвольный?

Was the abortion artificial or spontaneous?

Чем был вызван аборт (выкидыш)?

What was the abortion (miscarriage) caused by?

На каком месяце беременности у вас произошел выкидыш?

In what month of pregnancy did the miscarriage occur?

У вас были осложнения при аборте: перфорация матки, кровотечение?

Did you have any abortion complications: uterine perforation, bleeding?

У вас угрожающий выкидыш

You have a threatened miscarriage

Вам противопоказано принимать горячую ванну, душ. Необходим(а) полный покой (строгий постельный режим, диета, богатая витаминами)

You should avoid hot baths and douches. You need complete rest (strict bed rest. diet rich in vitamins)

Вы предохраняетесь от беременности?

Do you use contraceptives?

Какими противозачаточными средствами вы пользуетесь?

What contraceptives do you use?

Вам не следует принимать противозачаточные средства внутрь. У вас заболевание печени

You should not use oral contraceptives. You have a liver disorder

Вы беременны?

Are you pregnant?

Вы первый раз замужем?

Is it your first marriage?

Через сколько времени после замужества вы забеременели?

How long after getting married was it before you were pregnant?

Это первая (вторая) беременность?

Is this your first (second) pregnancy?

Сколько раз вы были беременны?

How many pregnancies have you had?

В каком возрасте вы начали половую жизнь?

At what age did you first have sex?

Как протекала предыдущая беременность?

How did your previous pregnancy proceed?

Как вы себя чувствовали в первой половине беременности?

How did you feel in the first half of pregnancy?

Вы чувствовали себя хорошо на протяжении всей беременности?

Did you feel well throughout the whole pregnancy?

У вас были осложнения во время беременности?

Did you have any complications during the pregnancy?

Во время беременности у вас не отмечали повышения артериального кровяного давления (отеков, дерматитов, заболевания кожи)?

Were you found to have increase in blood pressure (edema, dermatitis, skin disease)?

Вам противопоказано беременеть

You should avoid becoming pregnant

Используйте противозачаточные средства

Use contraceptives

▲ Установлено отсутствие беременности

▲ There has been established the absence of pregnancy

Первая беременность закончилась абортом, а вторая — нормальными родами

The first pregnancy ended in abortion and the second one in a live birth

Беременность прошла без осложнений

The pregnancy was uneventful

Беременность и роды прошли благополучно

The pregnancy and labor were successful

Продолжение беременности представляет большой риск для матери

Continuation of the pregnancy carries a serious maternal risk

# ГИНЕКОЛОГИЯ

# GYNECOLOGY

# ГИНЕКОЛОГИЯ

# GYNECOLOGY

## ОБЩАЯ ЧАСТЬ

## GENERAL

## ВЫДЕЛЕНИЯ ИЗ ПОЛОВЫХ ОРГАНОВ [ЖЕНЩИНЫ]

I. водянистые выделения
гнойные выделения
обильные выделения
патологические выделения
из половых органов, бели

слизисто-гнойные выделения
творожистые выделения
II. выделения из влагалища
выделения цвета мясных помоев

### БЕЛИ

I. вестибулярные бели
влагалищные бели
маточные бели
трубные бели
шеечные бели
II. бели с примесью крови

## [ЖЕНСКОЕ] БЕСПЛОДИЕ

I. абсолютное бесплодие
временное бесплодие
врожденное бесплодие
вторичное бесплодие
относительное бесплодие
первичное бесплодие
приобретенное бесплодие
трубное бесплодие
функциональное бесплодие

## КРОВОТЕЧЕНИЕ

I. контактное кровотечение
маточное кровотечение
менструальное кровотечение
менструальноподобное кровотечение
сильное менструальное кровотечение, меноррагия, гиперменорея

## МАТОЧНОЕ КРОВОТЕЧЕНИЕ

I. атоническое маточное кровотечение
ациклическое маточное кровотечение, метроррагия
дисфункциональное/функциональное маточное кровотечение, овариальная метропатия

## [FEMALE] GENITAL DISCHARGE

I. watery discharge
purulent discharge
profuse discharge
pathologic discharge from genitals, leucorrhea, whites
mucopurulent discharge
caseous discharge
II. vaginal discharge
brownish red colour discharge

### LEUCORRHEA, WHITES

I. vestibular leucorrhea
vaginal leucorrhea
uterine milk
tubal leucorrhea
·cervical leucorrhea
II. blood stained whites

## [FEMALE] STERILITY, INFERTILITY, BARRENNESS

I. absolute sterility
temporary sterility
congenital sterility
secondary sterility
relative sterility
primary sterility
acquired sterility
tubal sterility
functional sterility

## BLEEDING, HEMORRHAGE

I. contact bleeding
uterine bleeding
menstruation hemorrhage
menstruation-like hemorrhage

excessive menstruation, menorrhagia, hypermenorrhea

## UTERINE BLEEDING, UTERINE HEMORRHAGE

I. atonic uterine **bleeding/hemorrhage**
acyclic uterine bleeding, metrorrhagia
dysfunctional uterine bleeding

овулярное межменструальное
маточное кровотечение
сильное маточное кровотечение
циклическое маточное кровотечение

ovular intermenstrual uterine **hemorrhage/bleeding**
profuse uterine bleeding,
uterine flooding
cyclic uterine **bleeding/
hemorrhage**

## МЕНСТРУАЛЬНЫЙ ЦИКЛ

## MENSTRUAL CYCLE

I. ановулярный/монофазный
менструальный цикл
двухфазный менструальный
цикл
трехнедельный менструальный
цикл
четырехнедельный менструальный цикл

I. **anovular/monophase** menstrual
cycle
two-phase menstrual cycle

three-week menstrual cycle

four-week menstrual cycle

II. расстройство менструального
цикла, дисменорея

II. dysmenorrhea, disordered menstrual cycle

S. климакс, климактерий, климактерический период
менструация (и)

S. climacteric

menstruation, menses

## ЛИМАКС, КЛИМАКТЕРИЙ,
ЛИМАКТЕРИЧЕСКИЙ ПЕ-
ИОД [У ЖЕНЩИН]

## [FEMALE] CLIMACTERIC,
CLIMACTERIC PERIOD, MENO-
PAUSE

. патологический климакс
ранний климакс
. климактерический синдром
менопауза
постменопауза
II. наступать (о климаксе, ме-
нопаузе)

I. pathological climacteric
early climacteric
S. climacteric syndrome
menopause
postmenopause
III. to come on (of climacteric,
menopause)

## ЛИМАКТЕРИЧЕСКИЙ
ИНДРОМ

CLIMACTERIC SYNDROME

. головокружение
климактерическая кардиопатия
климактерический невроз
нарушение сна
повышение артериального
давления
потливость
приливы жара к верхней половине туловища (голове, лицу)
утомляемость
повышенная утомляемость
эмоциональная лабильность
повышенная эмоциональная
лабильность

S. dizziness, giddiness, vertigo
climacteric cardiopathy
climacteric neurosis
disturbance of sleep
rise in arterial pressure

sweating
hot flushes of the upper
half of the body (head, face)
fatiguability
**easy/undue** fatiguability
emotional lability
enhanced emotional lability

## ЕНСТРУАЦИЯ(И),
.СЯЧНЫЕ, РЕГУЛЫ

## MENSTRUATION, MENSES,
PERIODS, MONTHLIES

болезненные менструации,
альгоменорея, альгодисменорея

I. painful menstruation, algo-
menorrhea, algodysmenorrhea

| | |
|---|---|
| викарная менструация | vicar menstruation |
| затяжные менструации, полименорея | prolonged menstruation, polymenorrhea |
| короткие менструации, олигоменорея | short menstruation, oligomenorrhea |
| неправильные менструации | inadequate menstruation |
| обильные менструации, гиперменорея | heavy periods, hypermenorrhea |
| редкие менструации, опсоменорея | rare periods, opsomenorrhea |
| скрытая менструация | occult menstruation |
| скудные менструации, гипоменорея | scanty periods, hypomenorrhea |
| скудные и короткие менструации, опсоолигоменорея | scanty and rare periods, opso oligomenorrhea |
| частые менструации, пройоменорея | frequent menstruation, proiomenorrhea |
| II. задержка менструаций | II. suppression of menses, ischomenia |
| начало менструаций | onset of the menstrual period |
| отсутствие менструаций, аменорея | absence of menorrhea, amenorrhea |
| С. боли в животе во время менструаций | S. menstrual colic, menstrual pains |
| схваткообразные боли в животе во время менструаций | menstrual cramps in the abdomen |
| гиперменструальный синдром | hypermenstrual syndrome |
| гипоменструальный синдром | hypomenstrual syndrome |
| предменструальное напряжение | premenstrual tension |
| сильное менструальное кровотечение, меноррагия | excessive menstruation, menorrhagia |
| III. менструировать | III. to menstruate, to flow |

АМЕНОРЕЯ

AMENORRHEA

| | |
|---|---|
| I. вторичная аменорея | I. secondary amenorrhea |
| гипоталамическая аменорея | hypothalamic amenorrhea |
| гипофизарная аменорея | hypophysial amenorrhea |
| истинная аменорея | true amenorrhea |
| лактационная аменорея | **lactation/lactic** amenorrhea |
| ложная аменорея, криптоменорея | false amenorrhea, cryptomenorrhea |
| маточная аменорея | uterine amenorrhea |
| первичная аменорея | primary amenorrhea |
| физиологическая аменорея | physiologic amenorrhea |
| яичниковая аменорея | ovarian amenorrhea |

# СПЕЦИАЛЬНЫЕ МЕТОДЫ ИССЛЕДОВАНИЯ

# SPECIAL METHODS OF INVESTIGATION

| | |
|---|---|
| С. гидротубация | S. hydrotubation |
| гистеросальпингография | hysterosalpingography |
| гистероскопия | hysteroscopy |
| двуручное влагалищнобрюшностеночное исследование, бимануальное влагалищное исследование | bimanual vaginal investigation |

зондирование полости матки  
исследование при помощи пулевых щипцов  
кариопикнотический индекс  
кольпоскопия  
кольпоцитограмма  
кульдоскопия  
лапароскопия  
пробное/диагностическое выскабливание матки  
продувание маточных труб  
пункция через задний свод влагалища  
раздельное выскабливание полости матки  
реакция Ашгейма-Цондека, реакция на хориальный гонадотропин  
ректовлагалищное исследование  

симптом «зрачка»  
симптом «папоротника»  
ультразвуковое исследование, эхолокация  
эозинофильный индекс  

uterine probing  
examination with the aid of bullet forceps  
karyopyknotic index  
colposcopy  
colpocytogram  
culdoscopy  
laparoscopy  
**exploratory/diagnostic** curettage of the uterine cavity  
uterine tube insufflation  
puncture through the posterior vaginal vault  
**scraping** [out]/**curettage** of the uterine cavity  
Aschheim-Zondek reaction, reaction for choreo-gonadotropin  
rectovaginal examination  

"pupil" symptom  
"fern" symptom  
**ultrasound/ultrasonic** investigation, echolocation  
eosinophilic index  

# СПЕЦИАЛЬНАЯ ЧАСТЬ

# SPECIAL

## ВЛАГАЛИЩЕ

## VAGINA

I. узкое влагалище  
   широкое влагалище  
II. воспаление влагалища, кольпит, вагинит  
   вход во влагалище  
   выпадение/выворот влагалища  
   гипоплазия влагалища  
   заращение/атрезия влагалища  
   зуд влагалища  
   киста влагалища  
   кровотечение из влагалища  
   микробная флора влагалища  
   опухоль влагалища  
   опущение стенок влагалища  
   отрыв влагалища от матки, кольпорексис  
   папиллома влагалища  
   разрыв влагалища  
   рак влагалища  
   растяжимость влагалища  
   свод влагалища  
    глубина свода влагалища  
   слизистая оболочка влагалища  
   стеноз влагалища  
C. влагалищное спринцевание  

I. narrow vagina  
   wide vagina  
II. vaginal inflammation, colpitis, vaginitis  
   vaginal orifice  
   vaginal prolapse, colpoptosis  
   vaginal hypoplasia  
   vaginal **closure/atresia**  
   vaginal pruritus  
   vaginal cyst  
   vaginal bleeding  
   vaginal microbial flora  
   vaginal **mass/tumour**  
   elytroptosis  
   abruption of vagina from uterus, colporrhesis  
   vaginal papilloma  
   vaginal rupture  
   vaginal **cancer/carcinoma**  
   vaginal distensibility  
   vaginal vault  
    depth of the vaginal vault  
   vaginal mucosa  

   vaginal stenosis  
S. vaginal **irrigation/syringing**

девственная плева, гимен
заращение/атрезия девствен-
ной плевы
III. делать спринцевание влагалища

III. to **perform/do/make** vaginal
irrigation, to **irrigate/syr-
inge** the vagina

maidenhead, hymen
atresia of hymen

## КОЛЬПИТ

I. атрофический кольпит
гранулезный кольпит
трихомонадный кольпит
эмфизематозный кольпит

## COLPITIS

I. atrophic colpitis
granulomatous colpitis
colpomycosis
emphysematous colpitis

## ВУЛЬВА, НАРУЖНЫЕ ПОЛО-
ВЫЕ ОРГАНЫ ЖЕНЩИНЫ

## VULVA, EXTERNAL GENI-
TALS OF THE FEMALE

II. воспаление вульвы, вульвит

воспаление вульвы и влагалища, вульвовагинит
гемангиома вульвы
гематома вульвы
зуд вульвы
крауроз вульвы
лейкоплакия вульвы
меланома вульвы
остроконечные кондиломы
вульвы
рак вульвы
саркома вульвы
сифилитическая язва вульвы
фолликулит вульвы
широкие кондиломы вульвы

язва вульвы
С. большая железа преддверия
влагалища, бартолинева железа
воспаление бартолиневой
железы, бартолинит
большие половые губы
клитор
лобок
малые половые губы
преддверие влагалища

II. inflammation of vulva, vulvi-
tis
inflammation of vulva and
vagina, vulvovaginitis
vulval hemangioma
vulval hematoma
vulval **pruritus/itching**
vulval kraurosis
vulval leukoplakia
vulval melanoma
vulval warts

vulval **cancer/carcinoma**
vulval sarcoma
vulval syphilitic ulcer
vulval folliculitis
vulval wide warts, vulval
condylomata lata
vulval ulcer
S. **greater/Bartholin's** gland

inflammation of Bartholin's
gland, bartholinitis
major lips, labia majora
clitoris
pubis
minor lips, labia minora
vaginal vestibule

## ВУЛЬВОВАГИНИТ

I. бактериальный вульвовагинит
вирусный вульвовагинит
диабетический вульвовагинит
микотический/грибковый вульвовагинит, молочница вла-
галища
острый вульвовагинит
трихомонадный вульвовагинит
хронический вульвовагинит

## VULVOVAGINITIS

I. bacterial vulvovaginitis

viral vulvovaginitis
diabetic vulvovaginitis
mycotic vulvovaginitis

acute vulvovaginitis
trichomonal vulvovaginitis
chronic vulvovaginitis

# МАТКА

# UTERUS, WOMB

I. двойная матка
двурогая матка
зачаточная/рудиментарная
матка
однорогая матка
седловидная матка
инфантильная матка
II. ампутация матки
надвлагалищная ампутация
матки
выворот матки
выпадение матки
дно матки
высота стояния дна матки

заболевание матки
загиб матки
миома матки
субмукозная миома матки
субсерозная миома матки
наклонение матки
наклонение матки кзади
(кпереди)
новообразование матки
опущение матки

отверстие матки
передняя (задняя) губа отверстия матки
перекрут матки
перфорация матки
перегиб матки
перегиб матки кпереди
(кзади)
перешеек матки
поворот матки
придатки матки

воспаление придатков матки,
аднексит, сальпингоофорит
полость матки
орошение полости матки

размер матки
разрыв матки
рак матки
рак тела матки
рак шейки матки
саркома матки
серозная оболочка матки,
периметрий
воспаление серозной обо-
лочки матки, периметрит
слизистая оболочка матки,
эндометрий

I. duplex uterus
bifid uterus
rudimentary uterus, ves-
tigial womb
monofid **uterus/womb**
saddle-like **uterus/womb**
infantile uterus
II. uterine amputation
supravaginal uterine am-
putation
inversion of the uterus
uterine prolapse
uterine fundus
fundal height of the
uterus
uterine **disorder/disease**
retroversion of the uterus
uterine myoma
submucous uterine myoma
subserous uterine myoma
uterine version
retro-(ante-)version

uterine **neoplasm/growth**
uterine prolapse, descent of
the womb
mouth of the womb
internal (external) mouth of
the womb
uterine **torsion/twist**
perforation of the uterus
uterine flexion
anteflexion (retroflexion)
of the uterus
isthmus of the uterus
uterine version
uterine adnexa, uterine ap-
pendages
inflammation of the adnexa,
adnexitis, salpingo-oophoritis
uterine cavity
intrauterine **douche/irriga-
tion/syringing**
uterine size
uterine **rupture/laceration**
uterine **cancer/carcinoma**
uterine body cancer
uterine neck cancer
uterine sarcoma
serous membrane of the
uterus, perimetrium
inflammation of the peri-
metrium, perimetritis
uterine mucosa, endometrium

воспаление слизистой обо-
лочки матки, эндометрит
смещение матки

сокращение матки
тело матки
тонус матки
туберкулез матки
фиброма матки
форма/конфигурация матки
хорионэпителиома матки
шейка матки
удаление матки

удаление матки без при-
датков
удаление матки с придат-
ками
эндометриоз матки

inflammation of the endo-
metrium, endometritis
uterine displacement, displacement of the womb
uterine contraction
uterine body
uterine tonus
uterine **tuberculosis/TB**
uterine fibroma
uterine configuration
uterine chorionepithelioma
uterine **neck/cervix**
**removal/extirpation** of the
uterus
uterine extirpation without
adnexa
uterine extirpation with
adnexa
uterine endometriosis

## АДНЕКСИТ, САЛЬПИНГООФО-РИТ

I. гонорейный аднексит
острый аднексит
туберкулезный аднексит
хронический аднексит
C. пельвиоперитонит, тазовый
перитонит
периаднексит

## ADNEXITIS, SALPINGO-OOPHORITIS

I. gonorrheal adnexitis
acute adnexitis
tuberculous adnexitis
chronic adnexitis
S. pelviperitonitis

periadnexitis

## ШЕЙКА МАТКИ

II. влагалищная часть шейки
матки
канал шейки матки
киста шейки матки
лейкоплакия шейки матки
надвлагалищная часть шейки
матки
полип шейки матки
разрыв шейки матки
ригидность шейки матки
электрокоагуляция шейки
матки
эрозия шейки матки

## UTERINE NECK, UTERINE CERVIX, NECK OF THE WOMB, NECK OF THE UTERUS

II. vaginal part of the cervix

cervical canal of the uterus
cervical cyst
cervical leukoplakia
supravaginal part of the
cervix
cervical polyp
cervical **rupture/laceration**
cervical rigidity
cervical electrocoagulation

cervical erosion

## ЭНДОМЕТРИТ

I. атрофический эндометрит

гонорейный эндометрит
острый эндометрит
послеродовый эндометрит

постабортный эндометрит

## ENDOMETRITIS

I. atrophic endometritis

gonorrheal endometritis
acute endometritis
**postnatal/puerperal** endometritis
postabortion endometritis,
endometritis post abortum

| | |
|---|---|
| туберкулезный эндометрит | **tuberculous/TB** endometritis |
| хронический эндометрит | chronic endometritis |

## МАТОЧНАЯ ТРУБА

## UTERINE TUBE, FALLOPIAN TUBE, OVIDUCT

II. ампула маточной трубы
воронка маточной трубы

воспаление маточной трубы, сальпингит
закупорка брюшного и маточного отверстия маточной трубы, сактосальпинкс
маточная часть маточной трубы
перешеек маточной трубы
подвижность маточной трубы
просвет маточной трубы
проходимость маточной трубы
рак маточной трубы
скопление гнойного экссудата в маточной трубе, пиосальпинкс
скопление серозного экссудата в маточной трубе, гидросальпинкс
сократительная способность маточной трубы
туберкулез маточной трубы

хорионэпителиома маточной трубы
эндометриоз маточной трубы
С. тубо-овариальная опухоль

II. ampullar tube
infundibulum of the uterine tube
salpingitis

sactosalpinx

interstitial tube

tubal isthmus
tubal mobility
tubal lumen
tubal patency
tubal **carcinoma/cancer**
accumulation of purulent exudate in the tube, pus-tube, pyosalpinx
accumulation of serous exudate in the uterine tube, hydrosalpinx
tubal contractile ability

tuberculosis of the uterine tube
tubal chorionepithelioma

tubal endometriosis
S. tubo-ovarian **mass/tumour**

## ЯИЧНИК

## OVARY

. склерокистозный яичник
увеличенный яичник
I. аплазия яичника
апоплексия яичника
аденома сети яичника, арреномбластома, андробластома, арренома, маскулинома
воспаление яичника, оофорит

дисфункция яичника
желтое тело яичника
персистенция желтого тела яичника
заболевание яичника
киста яичника
кистома яичника
перекручивание ножки кистомы яичника
рак яичника

I. sclerocystic ovary
enlarged ovary
II. ovarian aplasia
ovarian apoplexy
ovarian arrhenoblastoma, androblastoma, arrhenoma, masculinoma
ovarian inflammation, oophoritis

ovarian dysfunction
ovarian yellow body
yellow body persistency

ovarian disease
ovarian cyst
ovarian cystoma
twist of ovarian cystoma pedicle
ovarian **carcinoma/cancer**

резекция яичника
текабластома яичника
тератобластома яичника
тератома яичника, дермоидная киста яичника
увеличение яичника
удаление яичника, овариэк-
томия
фиброма яичника
фолликулома яичника
фолликул яичника
    атрезия фолликула яичника
    персистенция фолликула
    яичника

C. овуляция
прогестерон
синдром склерокистозных
яичников
фолликулин
яйцеклетка
    оплодотворение яйцеклетки

**РАК ЯИЧНИКА**

I. базальный/фолликулоидный
рак яичника, аденома граафо-
вых пузырьков, цилиндрома
яичника

метастатический рак яичника, рак Крукенберга

▌ У вас есть выделения из
половых путей?

Выделения обильные (гной-
ные, с примесью крови, с неприятным запахом)?

Вас часто беспокоят выделения белей?

У вас бывают кровянистые
выделения при половом сно-
шении?

В каком возрасте наступила
менопауза, начался климакс?

У вас бывают(ет) приливы
жара к голове (сильное по-
тение, боли в области сердца,
повышенная возбудимость)?

В каком возрасте появилась
первая менструация?

Через какой промежуток времени установились менструации?

---

ovary resection
ovarian thecoblastoma
ovarian teratoblastoma
ovarian teratoma

ovarian enlargement
removal of the ovary, ovari-
ectomy, oophorectomy
ovarian fibroma
ovarian folliculoma
ovarian follicle
    ovarian follicle atresia
    ovarian follicle persistency

S. ovulation
progesterone
sclerocystic ovaries syn-
drome
folliculin
egg cell, ovum
    ovum fertilization

**OVARIAN CARCINOMA,
OVARIAN CANCER**

I. **basal/folliculoid** ovarian
**cancer/carcinoma**, adenoma of
Graafian **vesicles/follicles**,
ovarian cylindroma

metastatic ovarian carcinoma,
Krukenberg's carcinoma

▌ Do you have any genital discharge?

Is the discharge profuse
(purulent, blood-stained,
smelly)?

Are you often troubled by
white discharge?

Do you have blood-streaked
discharge during sexual intercourse?

At what age did the menopau[s]
come on?

Do you have hot flushes of
the head (profuse sweating,
pains near your heart, undue
excitability)?

At what age did you have
your first menstrual period?

After what time did your
periods become regular?

Начало менструаций сопровождается значительными болями?

Do you have considerable pain at the start of each period?

Изменились ли менструации после начала половой жизни (абортов, родов)?

Was there any change in your periods after you first had sex (after abortions, births of children)?

У вас обильные (скудные, болезненные) менструации?

Are your periods heavy (scanty, painful)?

Сколько гигиенических подкладок требуется каждый день?

How many sanitary pads are required daily?

Через сколько дней бывают менструации?

At what intervals do your periods start?

Менструации регулярные (нерегулярные)?

Are your periods regular (irregular)?

Какова продолжительность менструаций?

What is the duration of each menstrual period?

Когда была последняя нормальная менструация?

When was your last normal menstruation?

Как вы себя чувствуете во время менструаций?

How do you feel during your menstrual periods?

Какой у вас менструальный цикл? Замечали ли вы какие-нибудь отклонения от нормы?

What is your menstrual cycle? Have you noticed any deviations from the norm?

Менструальный цикл нарушен (восстановился)?

Is your menstrual cycle disturbed? (Has your menstrual cycle returned to normal?)

У вас перед менструацией бывает нагрубание молочных желез (повышенная раздражительность, плаксивость)?

Do you have breast engorgement (undue irritability, tearfulness) before menstruation?

Сопровождаются ли менструации схваткообразными болями внизу живота (болями в области поясницы)?

Are your periods accompanied by menstrual cramps in the lower abdomen (low back pains)?

Какого цвета менструальные выделения? Темно-красного (ярко-красного)?

What colour is your menstrual discharge? Dark-red (bright-red)?

В менструальных выделениях есть сгустки крови?

Are there blood clots in your menstrual discharge?

У вас бывают кровотечения между менструациями?

Do you have bleeding between periods?

▲ У больной тяжелая форма климактерического синдрома

▲ The patient has a severe form of the climacteric syndrome

Рекомендуется одновременное применение эстрогенных и андрогенных препаратов

There is recommended administration both estrogenic and androgenic preparations

| | |
|---|---|
| У больной продолжительные менструации, но количество менструальных выделений скудное | The patient has a prolonged menstruation but with scanty flow |
| Больная теряет большое количество крови во время менструаций по сравнению с нормой | The patient has bleeding with the menstrual period in excess of the normal cyclic loss |
| У больной началось сильное маточное кровотечение | The patient has developed heavy uterine bleeding |
| Уложите больную в положение Тренделенбурга: приподнимите ножной конец кровати, переведите операционный стол в положение Тренделенбурга | Place the patient into the Trendelenburg position: elevate the foot end of the bed, tilt the table into the Trendelenburg position |
| Начните переливание крови. Примите меры для остановки кровотечения | Begin blood transfusion. Take steps to control bleeding |
| Сделайте диагностическое выскабливание матки (бимануальное исследование матки и придатков, пункцию через задний свод влагалища) | Do diagnostic uterine curettage (carry out bimanual investigation of the uterus and adnexa, do puncture through the posterior vaginal vault) |
| Матка болезненная, увеличенная, мягкой [нормальной] консистенции | The uterus is tender, enlarged, of soft [normal] consistency |
| Консистенция матки обычная (размягченная, плотная) | The uterine consistency is normal (softened, compact) |
| Поверхность матки гладкая (бугристая) | The uterine surface is smooth (tuberous) |
| Шейка матки сглажена (подвижная, чрезмерно подвижная, неподвижная, ограниченно подвижная) | The uterine neck is effaced (mobile, hypermobile, immobile, of limited mobility) |
| Матка легко подвижная во всех направлениях | The uterus is freely mobile in all directions |
| Матка больших размеров (обычных размеров, грушевидной формы, шаровидной формы, неправильной формы) | The uterus is of great size (of normal size, pear-shaped, sphere-shaped, of irregular configuration) |
| Обнаружен(а) загиб матки (фиброма матки, кистома яичника) | There is retroversion of the uterus (uterine fibroma, ovarian cystoma) |
| Левый (правый) яичник (не) увеличен | The left (right) ovary is (not) enlarged |
| Из канала шейки матки имеются обильные гнойные выделения | There is profuse purulent discharge from the uterine cervical canal |

| | |
|---|---|
| Трубы пальпируются, болезненные | The tubes are palpable, tender |
| У больной обострение хронического воспаления придатков матки (эндометрит, двусторонний гонорейный сальпингит) | The patient has exacerbated chronic adnexitis (endometritis, bilateral gonorrheal salpingitis) |
| У больной гидросальпинкс (пиосальпинкс) | The patient has hydrosalpinx (pyosalpinx) |
| Просвет маточных труб закрыт | The tubal lumen is closed |
| Наступление беременности невозможно | Pregnancy is impossible |
| Больная страдает бесплодием | The patient suffers from sterility |

# НЕРВНЫЕ БОЛЕЗНИ

# NERVOUS DISEASES

# НЕРВНЫЕ БОЛЕЗНИ

## ОБЩАЯ НЕВРОПАТОЛОГИЯ

### ГОЛОВНАЯ БОЛЬ, ЦЕФАЛГИЯ

I. диффузная/разлитая головная боль
локализованная головная боль
сильная головная боль
II. приступ головной боли

### ГОЛОВОКРУЖЕНИЕ, ВЕРТИГО

II. приступ головокружения
III. чувствовать головокружение

### ДВИГАТЕЛЬНАЯ ФУНКЦИЯ

С. движение(я), моторика
затруднение стояния, астазия
затруднение стояния и ходьбы, астазия-абазия
затруднение ходьбы, абазия
моторная неловкость
мышечный тонус
отставание поворачивания кистей, адиадохокинез

походка
расстройство целенаправленного действия, рассогласованность действия, апраксия

# NERVOUS DISEASES

## GENERAL NEUROPATHOLOGY

### HEADACHE, CEPHALALGIA

I. diffuse headache

local headache

severe/bad headache
II. headache attack

### DIZZINESS, GIDDINESS, VERTIGO

II. fit of giddiness, dizzy spell
III. to feel dizzy, to have giddiness/dizziness/vertigo

### MOTOR FUNCTION

S. movement(s)
difficulty in standing, astasia
astasia-abasia

difficulty in walking, abasia
motor awkwardness
muscular tonus
delay in turning wrists, adiadochokinesia, adiadochokinesis
gait
apraxia

феномен зубчатого колеса      cogwheel phenomenon

## АПРАКСИЯ

I. акинетическая/психомоторная апраксия
   амнестическая апраксия
   идеаторная апраксия
   идеокинетическая апраксия
   конструктивная апраксия
   моторная апраксия
   речевая/оральная апраксия

II. апраксия одевания

   апраксия ходьбы

## APRAXIA

I. akinetic apraxia

   amnestic apraxia
   ideatory apraxia
   ideokinetic apraxia
   constructive apraxia
   motor apraxia
   apraxia of speech, oral apraxia
II. apraxia of putting clothes on
   apraxia of walking

## ДВИЖЕНИЕ(Я)

I. активные движения
   координированные движения
   непроизвольные насильственные движения, гиперкинез
   содружественные непроизвольные движения, синкинезия
   пассивные движения
II. бедность движений, олигокинезия
   [за]медленность движений, брадикинезия
   заторможенность движений

   координация движений
      расстройство координации движений, атаксия
   неловкость движений

   неуклюжесть движений

   объем движений
   сила движений
   скованность движений

## MOVEMENT(S)

I. active movements
   coordinated movements
   involuntary forced movements, hyperkinesis
   concomitant involuntary movements, synkinesis, synkinesia
   passive movements
II. deficiency of movements, oligokinesia
   slowness of movements, bradykinesia
   **retardation/retardment** of movements, retarded movements
   coordination of movements
      disturbance of muscular coordination, ataxia
   awkwardness of movements, awkward movements
   clumsiness of movements, clumsy movements
   volume of movements
   strength of movements
   constrained movements

## АТАКСИЯ

I. алкогольная атаксия
   вестибулярная/лабиринтная атаксия
   динамическая/локомоторная атаксия
   истерическая атаксия
   мозжечковая атаксия
   рубральная атаксия
   сенситивная атаксия
   спинальная атаксия

## ATAXIA

I. alcoholic ataxia
   **vestibular/labyrinthine** ataxia
   **dynamic/locomotorial** ataxia

   hysteric[al] ataxia
   cerebellar ataxia
   rubrospinal ataxia
   sensitive ataxia
   spinal ataxia

| | |
|---|---|
| статическая атаксия, атаксия туловища | static ataxia |
| табетическая атаксия | tabetic ataxia |

I. атетоидный гиперкинез, атетоз
   истерический/функциональный гиперкинез
   подкорковый/экстрапирамидный гиперкинез
   хореический гиперкинез, хореический синдром
C. гемибаллизм
   дрожание, тремор
   миоклония
   параллизм
   судорога(и)
   тики
   торсионный спазм
   хореоатетоз
   хорея

I. athetoid hyperkinesis, athetosis
   **hysteric [al] /functional** hyperkinesis
   subcortical hyperkinesis

   choreic hyperkinesis, choreic syndrome
S. hemiballismus
   tremor
   myoclonia
   paraballismus
   cramps
   tics
   torsion spasm
   choreoathetosis
   chorea, St. Vitus's dance

## Судорога(и)

## Cramp(s), convulsion(s), spasm

I. аффективные судороги
   гипногогическая судорога

   инициальная судорога
   клонические судороги
   корковая судорога
   пароксизмальная судорога
   реперкуссивная/отраженная судорога
   рефлекторная судорога
   сальтаторная судорога
   скакательная судорога
   тетанические судороги
   тонические судороги

I. affect spasms
   **hypnogogic/hypnagogue convulsion/cramp**
   initial **convulsion/cramp**
   clonic cramps
   central **convulsion/cramp**
   paroxysmal **convulsion/cramp**
   repercussion **convulsion/ cramp**
   reflex **convulsion/cramp**
   saltatory **convulsion/cramp**
   **skip/jump** cramp
   tetany cramps
   tonic cramps

## Тремор, дрожание

## Tremor

I. алкогольный тремор
   интенционный/динамический/ кинетический тремор
   истерический тремор
   грубый тремор
   локализованный тремор
   мелкий тремор
   медленный (быстрый) тремор
   пароксизмальный тремор
   постоянный тремор
   ритмичный (неритмичный) тремор
   распространенный тремор

I. alcoholic tremor
   **intention/dynamic/ kinetic** tremor
   hysterical tremor
   coarse tremor
   localized tremor
   fine tremor
   slow (rapid) tremor
   paroxysmal tremor
   constant tremor
   rhythmic (non-rhythmic) tremor
   common tremor

| | |
|---|---|
| смешанный тремор | mixed tremor |
| статический тремор, тремор положения | static tremor |
| стойкий тремор | **persistent/continuous** tremor |
| эмоциональный тремор | emotional tremor |
| эссенциальный/идиопатический/наследственный/наследственно-семейный/врожденный тремор | **essential/idiopathic/hereditary/heredofamilial/congenital** tremor |

## МЫШЕЧНЫЙ ТОНУС

MUSCULAR TONUS, MUSCULAR TENSION, MUSCULAR TONE, MUSCULAR TONICITY

II. отсутствие мышечного тонуса, мышечная атония

II. muscular atony

повышение мышечного тонуса, мышечная гипертония

muscular hypertension

понижение мышечного тонуса, мышечная гипотония

muscular **hypotonia/hypotension**

C. ригидность мышц
спастическое сокращение мышц

S. muscular rigidity
spastic muscular contraction

## ПОХОДКА

### GAIT

I. асинергическая походка
атактическая походка
гемиплегическая/косящая/циркумдуцирующая походка
заторможенная походка
кукольная походка
манерно-вычурная походка
мозжечковая походка, походка пьяного
паретическая походка
перонеальная походка, степпаж

I. asynergic gait
ataxic gait
**hemiplegic/circumductive** gait
retarded gait
**doll's/puppet** gait
mannered-pretentious gait
cerebellar gait, **wobbly/tottering/reeling** gait
paretic gait
peroneal gait, steppage

спастическая походка

spastic gait

II. походка с насильственными движениями

II. gait with **forced/forcible** movements

## НЕРВНАЯ СИСТЕМА

## NERVOUS SYSTEM

I. периферическая нервная система

I. peripheral nervous system

центральная нервная система

central nervous system (CNS)

II. поражение нервной системы

II. nervous system **involvement/impairment/disturbance**

## ПАРАЛИЧ

## PARALYSIS, PALSY

I. альтернирующий паралич, альтернирующий гемипарез, альтернирующая гемиплегия

I. alternating **paralysis/hemiparesis**, alternating hemiplegia

бульбарный паралич
вялый/периферический/атонический/атрофический паралич
детский церебральный паралич

bulbar paralysis
**flaccid/peripheral/atonic/atrophic** paralysis
infantile cerebral paralysis

ишемический паралич
корковый паралич
костыльный паралич
неполный паралич, парез

органический паралич
перекрестный паралич
спастический/центральный/
пирамидный паралич
эклямптический паралич
II. паралич верхних и нижних
конечностей, тетраплегия

паралич верхних конечностей,
верхняя параплегия
паралич нижних конечностей,
нижняя параплегия
паралич одной конечности,
моноплегия
паралич [мышц] половины тела, гемиплегия

ischemic paralysis
central paralysis
crutch paralysis
incomplete paralysis, paresis
organic paralysis
crossed paralysis
**spastic/central/pyramidal**
paralysis
eclamptic paralysis
II. paralysis of the upper and
lower extremities, tetraple-
gia
paralysis of upper extre-
mities, upper paraplegia
paralysis of lower extre-
mities, lower paraplegia
paralysis of an extremity,
monoplegia
[muscular] paralysis of one
half of the body, hemiplegia

## РЕФЛЕКС(Ы)

## REFLEX(ES)

I. анальный рефлекс
ахиллов рефлекс
безусловный/врожденный
рефлекс
брюшные рефлексы
выпрямительный/установочный
рефлекс
глотательный рефлекс
губные рефлексы
защитный/оборонительный
рефлекс
зрачковый рефлекс
карпо-радиальный/лучевой
рефлекс
карпоульнарный рефлекс
кашлевой рефлекс
кожный рефлекс
коленный рефлекс
конъюнктивальный рефлекс
координированный рефлекс
кохлеарный рефлекс
кремастерный/яичковый рефлекс
надкостничный рефлекс
мандибулярный рефлекс
мигательный рефлекс
патологический рефлекс
периферический рефлекс
повышенный рефлекс
подбородочный рефлекс
подошвенный рефлекс
пониженный рефлекс
рвотный рефлекс

I. anal reflex
Achilles [tendon] reflex
**unconditioned/inborn/con-
genital** reflex
abdominal reflexes
**erector-spinal/righting**
reflex
swallowing reflex
lip reflexes
**defense/defensive** reflex.

pupillary reflex
**carporadial/radial** reflex

carpoulnar reflex
**cough/laryngeal** reflex
cutaneous reflex
knee [-jerk] reflex
conjunctival reflex
coordinated reflex
cochlear reflex
**cremasteric/testicular**
reflex
periosteal reflex
mandibular reflex
**wink/opticofacial** reflex
pathologic reflex
**peripheric/peripheral** reflex
**hyperactive/overactive** reflex
mental reflex
plantar reflex
**underactive/hypoactive** reflex
vomiting reflex

| | |
|---|---|
| роговичный/корнеальный рефлекс | corneal reflex |
| соматический рефлекс | somatic reflex |
| сосательный рефлекс | sucking reflex |
| сухожильный рефлекс | tendon [deep] reflex |
| тонический рефлекс | tonic reflex |
| условный/приобретенный рефлекс | **conditioned/acquired** reflex |
| хватательный рефлекс | grasp reflex |
| шаговый рефлекс, автоматическая ходьба | step reflex, automatic walking |
| II. выпадение/исчезновение/ отсутствие рефлекса, арефлексия | II. absence of a reflex, areflexia |
| повышение рефлекса, гиперрефлексия | reflex hyperactivity, reflex overactivity, hyperreflex |
| понижение рефлекса, гипорефлексия | hyporeflex |
| рефлекс Бабинского | Babinski's reflex |
| рефлекс Бехтерева | Behterew's reflex |
| рефлекс Оппенгейма | Oppenheim's reflex |
| рефлекс орального автоматизма | reflex of oral automatism |
| истощение рефлекса | extinction of a reflex |
| C. клонус коленной чашечки | S. **knee/patellar** clonus |
| клонус стопы | foot clonus |
| III.вызывать рефлекс (клонус) | III. to cause a reflex (to induce clonus) |

# РЕЧЬ

# SPEECH

| | |
|---|---|
| I. автоматизированная речь | I. automatic speech |
| взрывчатая/эксплозивная речь | explosive speech |
| замедленная речь, брадилалия | slow speech, bradylalia |
| манерная/вычурная речь | pretentious speech |
| монотонная речь | **monotonous/even-toned** speech |
| невыразительная речь | **flat/non-expressive** speech |
| неправильная речь | **incorrect/defective** speech |
| обстоятельная речь | circumstantial speech |
| олигофазическая речь | oligophase speech |
| парадоксальная речь | paradoxical speech |
| персеверативная речь | perseverant speech |
| письменная речь | writing |
| правильная речь | correct speech |
| пуэрильная речь | puerile speech |
| разговорная речь | oral speech, spoken language |
| рецептивная речь | receptive speech |
| рифмованная речь | rhymed speech |
| скандированная речь | **scanning/staccato** speech |
| слащавая речь | sugary speech |
| спонтанная речь | free speech |
| плавная спонтанная речь | flowing free speech |
| шёпотная речь, афония | whisper speech, aphony |
| экспрессивная/моторная речь | **expressive/motor** speech |
| эмоционально окрашенная речь | emotionally coloured speech, speech with inflection |

II. нарушение/расстройство речи, афазия
непонимание речи, сенсорная афазия
неспособность различать звуки речи, акустическая/слуховая агнозия
неспособность к активной речи и ее восприятию, алалия
персеверация речи
потеря речи, мутизм, мутацизм
телеграфный стиль речи

C. артикуляция
неспособность к членораздельной речи вследствие расстройства артикуляции, дизартрия, анартрия
заикание, логоневроз
замена звуков в словах, литеральная парафазия
замена одних слов другими, вербальная парафазия
неправильное согласование слов по временам, падежам, наклонениям, аграмматизм, аграммафазия
расстройство письма, аграфия, параграфия
расстройство счета, акалькулия, дискалькулия
расстройство чтения, вербальная/словесная слепота, алексия, паралексия
речевая спутанность/бессвязность
речевое возбуждение
речевое новообразование, неологизм
речевой напор

III. говорить спокойно (напряженно)
говорить неторопливо (быстро)
говорить уверенно
понимать разговорную речь
рассказывать
рассказывать прочитанное
составлять фразу
читать
читать вслух
читать про себя

II. speech disturbance, impaired speech, aphasia
incomprehension of speech, sensory aphasia
inability to discern speech sounds, **acoustic/auditory** agnosia
inability to speak and to perceive speech actively, alalia
perseveration of speech
loss of speech, speechlessness, mutism
telegraph style of speech

S. articulation
inability to pronounce distinctly as a result of disturbance of articulation, dysarthria, anarthria
stammering
substitution of sounds in words, literal paraphasia
substitution of words with otther words, verbal paraphasia
**faulty/incorrect** agreement of words by tenses, cases, moods, agrammatism

disturbance of writing, agraphia, paragraphia
disturbance of counting, acalculia
disturbance of reading, verbal blindness, alexia, paralexia
**confused speech/incoherence**

excited speech
neologism

pressure of speech

III. to speak calmly (under pressure)
to speak deliberately (rapidly)
to speak with assurance
to understand spoken language
to retell, to tell
to retell what has been read
to compile a phrase
to read
to read aloud
to read to oneself

**АФАЗИЯ**

I. амнестическая/номинативная афазия

**APHASIA**

I. amnesic aphasia

моторная/вербальная/экспрес-
сивная афазия
семантическая афазия
сенсорная афазия
тотальная афазия

**motor/verbal/expressive** aphasia
semantic aphasia
sensory aphasia
total aphasia

## СИМПТОМ(Ы)

II. симптом Аргайлла Робертсона

симптом Брудзинского
симптом Кернига
симптом Ласега
симптом Ромберга

## SYMPTOM(S), SIGN(S)

II. Argyll Robertson's **symptom/
sign**
Brudzinski's sign
Kernig's sign
Lasègue's sign
Romberg's **symptom/sign**

## СИНДРОМ

I. менингиальный синдром

## SYNDROME

I. meningeal syndrome

## СОЗНАНИЕ
## СОН

I. быстрый/парадоксальный сон
гипнотический/частичный сон
глубокий сон
медленный/ортодоксальный
сон
медикаментозный/наркоти-
ческий сон
поверхностный сон
пролонгированный сон
C. бессонница, агрипния, асомния, диссомния, инсомния
снохождение, сомнамбулизм
III. засыпать
быстро засыпать
засыпать с трудом

спать
страдать бессонницей

## CONSCIOUSNESS
## SLEEP

I. paradoxical sleep
**hypnotic/partial sleep**
deep sleep
**slow/orthodoxical** sleep

**medicamentous/narcotic** sleep

superficial sleep
prolonged sleep
S. insomnia, sleeplessness,
agrypnia, asomnia
sleep walking, somnambulism
III. to fall asleep
to fall asleep easily
to fall asleep with difficulty
to sleep
to suffer from insomnia, to
feel sleepless

## ЧЕРЕПНЫЕ НЕРВЫ

I. блуждающий нерв, X-ая
пара черепных нервов
блоковой нерв, IV-ая пара
черепных нервов
глазодвигательный нерв,
III-ья пара черепных нервов
добавочный нерв, XI-ая пара
черепных нервов
зрительный нерв, II-ая пара
черепных нервов
лицевой нерв, VII-ая пара
черепных нервов, промежу-
точно-лицевой нерв

## CRANIAL NERVES

I. vagus nerve, 10th cranial
nerve
trochlear nerve, 4th cranial
nerve
oculomotor nerve, 3d cranial
nerve
accessory nerve, 11th cranial
nerve
optic nerve, nerve of sight,
2nd cranial nerve
facial nerve, 7th cranial
nerve

| | |
|---|---|
| обонятельный нерв, I-ая пара черепных нервов | olfactory nerve, nerve of smell, 1st cranial nerve |
| отводящий нерв, VI-ая пара черепных нервов | abducent nerve, 6th cranial nerve |
| подъязычный нерв, XII-ая пара черепных нервов | hypoglossal nerve, 12th cranial nerve |
| преддверно-улитковый нерв, VIII-ая пара черепных нервов | auditory nerve, nerve of hearing, 8th cranial nerve |
| тройничный нерв, V-ая пара черепных нервов | trigeminal nerve, 5th cranial nerve |
| языкоглоточный нерв, IX-ая пара черепных нервов | glossopharyngeal nerve, 9th cranial nerve |

## ЧУВСТВИТЕЛЬНОСТЬ

## SENSITIVITY, SENSATION

| | |
|---|---|
| I. болевая/ноцицептивная чувствительность, алгезия | I. sensitivity to pain, algesia |
| вибрационная чувствительность | vibration sensation |
| висцеральная/интероцептивная чувствительность | **visceral/interoceptive** sensation |
| вкусовая чувствительность | sense of taste |
| глубокая/проприоцептивная чувствительность, батиэстезия | **deep/proprioceptive** sensation |
| дискриминационная чувствительность | discriminating sense |
| измененная чувствительность, парестезия | **pathologic/morbid** sensation, paresthesia |
| кожная чувствительность | cutaneous sensation |
| обонятельная чувствительность | olfactory sense |
| поверхностная/экстероцептивная чувствительность | exteroceptive sensation |
| повышенная чувствительность | hyperesthesia, hypersensitivity |
| пониженная чувствительность | hypoesthesia |
| сложная чувствительность | compound sense |
| тактильная чувствительность | tactile sensation |
| температурная чувствительность, термоэстезия | temperature sense, thermoesthesia |
| II. извращение чувствительности, дизестезия | II. perversion of sensation, dysesthesia |
| повышение чувствительности, гиперестезия | excessive sensitivity, hyperesthesia |
| потеря чувствительности | sensory loss, loss of sensation |
| полная потеря чувствительности, анестезия | complete loss of sensation, anesthesia |
| расстройство чувствительности, парестезия | disturbance of sensation, disturbed sensation, paresthesia |
| С. чувство, ощущение | S. sense, feeling, sensation |
| III.чувствовать, ощущать | III.to sense, to feel |

## БОЛЕВАЯ ЧУВСТВИТЕЛЬНОСТЬ

## SENSITIVITY TO PAIN

| | |
|---|---|
| I. повышенная болевая чувствительность, гипералгезия | I. increased sensitivity to pain, hyperalgesia |
| пониженная болевая чувствительность, гипоалгезия | decreased sensitivity to pain, hypoalgesia |

II. отсутствие болевой чувствительности, аналгезия

II. absence of sensitivity to pain, analgesia

## ЧУВСТВО, ОЩУЩЕНИЕ

## SENSE, FEELING, SENSATION

I. двумернопространственное/пространственное чувство
   мышечно-суставное чувство
   стереогностическое чувство, стереогноз
II. чувство дискриминации
   чувство жжения
   чувство локализации, топестезия
   чувство покалывания
   чувство ползания мурашек
   чувство онемения
   чувство царапания

I. **posture/spatial** sense

   muscular-articular sense
   stereognostic sense, stereognosis
II. sense of discrimination
   burning sensation
   sense of localization, topesthesia
   tingling sensation
   creeping sensation
   nembness sensation
   scratching sensation

# ЧАСТНАЯ НЕВРОПАТОЛОГИЯ

# SPECIFIC NEUROPATHOLOGY

## МОЗГ

## BRAIN

I. головной мозг
   спинной мозг
II. абсцесс головного (спинного) мозга
   водянка головного мозга, гидроцефалия
   водянка спинного мозга, гидромиелия
   воспаление головного и спинного мозга, энцефаломиелит

   воспаление головного мозга, энцефалит
   воспаление мозговых оболочек и спинного мозга, менингомиелит
   воспаление оболочек головного и спинного мозга, менингит
   воспаление мягких мозговых оболочек головного и спинного мозга с преимущественным поражением паутинной оболочки, арахноидит, наружный лептоменингит, арахноменингит
   воспаление серого вещества спинного мозга
   поражение клеток передних рогов спинного мозга, полиомиелит

I. cerebrum, brain
   spinal cord
II. cerebral abscess (spinal abscess)
   **dropsy/edema** of the brain, hydrocephalus
   dropsy of the spinal cord, hydromyelia
   inflammation of the brain and spinal cord, encephalomyelitis
   inflammation of the brain, encephalitis
   inflammation of the meninges and spinal cord, meningomyelitis
   inflammation of the meninges, meningitis

   inflammation of soft membranes of the brain and spinal cord with the arachnoid membrane inflammation prevailing, arachnoiditis, external leptomeningitis, arachnomeningitis
   inflammation of grey substance of spinal cord
   cellular affection of **anterior horns/cornu anterius,** poliomyelitis

| | |
|---|---|
| воспаление спинного мозга, миелит | inflammation of spinal cord, myelitis |
| воспаление клетчатки эпидурального пространства, эпидурит | inflammation of epidural space **fat/fatty tissue,** epiduritis |
| дегенеративные изменения в спинном мозгу, миелоз | degenerative changes in the spinal cord, myelosis |
| кровоизлияние в мозг, апоплексия мозга | cerebral effusion, cerebral extravasation of blood, cerebral apoplexy |
| опухоль головного (спинного) мозга | cerebral (spinal cord) growth |
| поражение головного (спинного) мозга | cerebral (spinal cord) **affection/lesion** |
| раздражение оболочек мозга, менингизм | irritation of the meninges, meningism |
| сдавление спинного мозга | cerebral compression |
| сотрясение головного мозга | cerebral concussion |
| ушиб головного мозга | cerebral contusion |
| цистицеркоз мозга | cerebral cysticercosis |
| эхинококкоз мозга | cerebral echinococcosis |
| C. боковой амиотрофический склероз | S. amyotrophic lateral sclerosis |
| болезнь Паркинсона, дрожательный паралич | Parkinson's disease, shaking palsy |
| гепатолентикулярная дегенерация, гепато-церебральная дистрофия, болезнь Вестфаля-Вильсона-Коновалова | hepatolenticular degeneration, hepato-cerebral dystrophy, Westphal-Wilson-Konovalov's disease |
| рассеянный склероз | disseminated sclerosis |
| расстройство/нарушение мозгового кровообращения | impairment of cerebral circulation |
| сирингомиелия | syringomyelia |
| фуникулярный миелоз | funicular myelosis |

## АРАХНОИДИТ

## ARACHNOIDITIS

| | |
|---|---|
| I. базальный арахноидит | I. basal arachnoiditis |
| диффузный арахноидит | diffuse arachnoiditis |
| кистозный арахноидит | cystic arachnoiditis |
| ограниченный арахноидит | **limited/circumscribed** arachnoiditis |
| оптико-хиазмальный/оптохиазмальный арахноидит | opticochiasmal arachnoiditis |
| ревматический арахноидит | rheumatic arachnoiditis |
| слипчивый арахноидит | adhesive arachnoiditis |
| спинальный арахноидит | spinal arachnoiditis |
| травматический арахноидит | traumatic arachnoiditis |
| церебральный арахноидит | cerebral arachnoiditis |
| II. арахноидит задней черепной ямки | II. arachnoiditis of posterior cranial fossa |
| арахноидит мосто-мозжечкового угла | arachnoiditis of cerebellopontine angle |

## МЕНИНГИТ

## MENINGITIS

| | |
|---|---|
| I. базальный менингит | I. **basilar/basal** meningitis |
| бактериальный менингит | bacterial meningitis |

| гнойный менингит | purulent meningitis |
| вирусный менингит | virus meningitis |
| отогенный травматический менингит | otitic traumatic meningitis |
| очаговый менингит | focal meningitis |
| пневмококковый менингит | pneumococcal meningitis |
| серозный менингит | serous meningitis |
| сифилитический менингит | syphilitic meningitis |
| стафилококковый менингит | staphilococcal meningitis |
| стрептококковый менингит | streptococcal meningitis |
| туберкулезный менингит | tuberculous meningitis |
| эпидемический цереброспинальный/менингококковый менингит | epidemic **cerebrospinal/ meningococcic** meningitis |

II. менингит при паротите
C. выбухание и напряжение родничков
симптом Мейтуса
симптом «треножника»

II. meningitis in parotitis
S. bulging and **tenseness/tension** of fontanelles
Meitus symptom
"tripod" symptom

**РАССТРОЙСТВО/НАРУШЕНИЕ МОЗГОВОГО КРОВООБРАЩЕНИЯ**

**IMPAIRMENT OF CEREBRAL CIRCULATION**

I. динамическое/преходящее/ транзиторное расстройство мозгового кровообращения
острое расстройство мозгового кровообращения, инсульт
C. атеросклероз мозговых сосудов
ишемия в бассейне задней (передней, средней) мозговой артерии
ишемия в бассейне задней мозжечковой артерии, синдром Валенберга-Захарченко

субарахноидальное кровоизлияние
эмболия сосудов головного мозга

I. **dynamic/transitory** cerebral circulation impairment

acute cerebral circulation impairment, insultus, insult
S. atherosclerosis of cerebral vessels
ischemia in the region of posterior (anterior, median) cerebral artery
ischemia in the region of posterior cerebellar artery, Wallenberg-Zakharchenko's syndrome
subarachnoid hemorrhage

embolism of cerebral vessels

ИНСУЛЬТ

INSULT

I. апоплектический/геморрагический инсульт, апоплектический удар, апоплексия мозга
ишемический инсульт
тромботический инсульт
эмболический инсульт

I. **apoplectic/hemorrhagic** insult, apoplectic stroke

ischemic insult
thrombotic insult
embolic insult

**ЭНЦЕФАЛИТ**

**ENCEPHALITIS**

I. аллергический энцефалит
весенне-летний клещевой/ таежный/дальневосточный энцефалит
вторичный энцефалит
гриппозный энцефалит

I. allergic encephalitis
[Russian] **tick-borne/taiga/ Far-Eastern** encephalitis

secondary encephalitis
grippal encephalitis

комариный/японский/летне-
осенний энцефалит
травматический энцефалит
эпидемический/сонный/летар-
гический энцефалит

**mosquito-borne/Japanese/sum-
mer-autumn** encephalitis
traumatic encephalitis
epidemic/sleepy, carotic/le-
thargic encephalitis, encephalitis epidemica

## НЕВРОЗ

## NEUROSIS

I. ангиотрофоневроз
   вегетативный невроз
II. невроз военной обстановки
C. акропарестезия
   болезнь Рейно
   глухонемота/сурдомутизм
   после контузии
   заикание
   истерическая немота, истерический мутизм
   истерический припадок
   истерия
   мигрень, гемикрания
      приступ мигрени
   неврастения
   ночное недержание мочи,
   энурез
   писчий спазм, писчая
   судорога
   тики
   эритромелалгия

I. angiotrophoneurosis
   vegetative neurosis
II. war neurosis
S. acroparesthesia
   Raynaud's disease
   deaf-mutism after bruise

   stammering
   hysterical dumbness, hysterical mutism
   **hysteria/conniption** fit
   hysteria
   migraine, hemicrania
      episode of migraine
   neurasthenia
   nocturnal incontinence of
   urine, enuresis
   spasm in writing, writer's
   cramp
   tics
   erythromelalgia

## НЕРВ(Ы)

## NERVE(S)

I. периферический нерв
   спинномозговой нерв
   черепной нерв
II. воспаление нерва, неврит

   заболевание корешков спин-
   номозговых нервов, радикулит
   множественное воспаление
   нервов, полиневрит
   приступ болей по ходу нерва,
   невралгия

I. peripheral nerve
   spinocerebral nerve
   cranial nerve
II. inflammation of a nerve,
    neuritis
    nerve root syndrome, radicu-
    litis

    multiple inflammation of
    nerves, polyneuritis
    attack of pains along the
    course of a nerve, neuralgia

### НЕВРАЛГИЯ

### NEURALGIA

I. вегетативная невралгия
   затылочная невралгия
   межреберная невралгия
      симптоматическая межре-
      берная невралгия
   травматическая невралгия
   упорная невралгия
II. невралгия затылочного нерва

I. vegetative neuralgia
   occipital neuralgia
   intercostal neuralgia
      symptomatic intercostal
      neuralgia
   traumatic neuralgia
   **persistent/stubborn** neuralgia
II. occipital neuralgia

невралгия лицевого нерва — facial neuralgia
невралгия седалищного нерва — sciatic neuralgia, sciatica
невралгия тройничного нерва, тригеминальная невралгия — trifacial neuralgia, trigeminal neuralgia
невралгия языкоглоточного нерва — glossopharyngeal neuralgia

C. боль по ходу седалищного нерва, ишиалгия — S. ischalgia
прострел, люмбаго — lumbago
плече-лопаточный периартрит — scapulohumeral periarthritis
симптом натяжения седалищного нерва, симптом Ласега — symptom of sciatic nerve compression, Lasègue's sign
симптом посадки, симптом Минора — Minor's sign

синдром передней лестничной мышцы — scalenus-anticus syndrome

## НЕВРИТ — NEURITIS

I. аксиальный неврит — I. axial neuritis
вегетативный неврит — vegetative neuritis
восходящий неврит — ascending neuritis
II. неврит бедренного нерва — II. femoral neuritis
неврит большеберцового нерва — tibial neuritis
неврит зрительного нерва — optic neuritis
неврит кожной ветви бедренного нерва, болезнь Рота — neuritis of the cutaneous branch of the femoral nerve, Roth's disease

неврит лицевого нерва — facial neuritis
неврит локтевого нерва — ulnar neuritis
неврит лучевого нерва — radial neuritis
неврит малоберцового нерва — fibular neuritis
неврит срединного нерва — median nerve neuritis

C. выпадение ахиллова рефлекса — S. Achilles reflex absence
вялое свисание кисти руки — flaccid drop of the hand
«когтистая кисть» — claw hand
«когтистая стопа» — claw foot
«конская стопа» — horse foot
лагофтальм — lagophthalmos
«обезьянья лапа» — monkey hand
плоская кисть — flat hand
полая стопа — hollow foot
сглаживание носогубной складки — smoothed down nasolabial fold
содружественное движение глазных яблок — concomitant movement of eyeballs
симптом ресниц — eyelash sign
уплощение кисти — flat hand

## РАДИКУЛИТ — RADICULITIS

I. грудной радикулит — I. thoracic radiculitis
дискогенный радикулит — discogenic radiculitis
компрессионный радикулит — compression radiculitis
пояснично-крестцовый радикулит — lumbosacral radiculitis
шейный радикулит — cervical radiculitis

НЕРВНОЕ СПЛЕТЕНИЕ

II. воспаление нервного сплете-
ния, плексит
С. боль в области плеча, брахи-
алгия
невралгия плечевого сплете-
ния, плечевой плексит

## МЫШЦА(Ы)

I. парализованная (непарали-
зованная) мышца
II. атрофия мышцы
воспаление мышцы, миозит

С. миастения
миотония Томсена

мышечная система
поражение мышечной системы
прогрессирующая мышечная
атрофия, миопатия

■ Бывают ли у вас головные
боли?

Как часто?

Какого они характера? Рас-
пирающие (давящие, захва-
тывают всю голову, лоб, затылок или часть головы)?

Сопровождается ли головная
боль рвотой?

Когда чаще болит голова?
После рабочего дня? Ночью
или после сна утром?

У вас частые головные боли
(постоянные головные боли,
приступообразные головные
боли)?

Какая часть головы болит?

В каком месте у вас сосредоточивается острая боль (в
висках, затылке, в глазах,
в одной половине головы)?

Что снимает приступ головной боли?

Головные боли с годами стали мучительнее?

NERVE PLEXUS, PLEXUS
NERVOSUS

II. inflammation of a nerve plexus, plexitis
S. pain in shoulder area,
brachialgia
neuralgia of the brachial
plexus, brachial plexitis

## MUSCLE(S)

I. paralysed (non-paralysed)
muscle
II. muscular atrophy
inflammation of a muscle,
myositis
S. myasthenia
Thomsen's disease, myotonia
congenita
muscular system
muscle impairment
progressive muscular atrophy,
myopathy

■ Do you have headaches?

How often?

What is the character of the
headaches? Are they arching
(pressing)? Do they spread all
over the head, forehead, back
of the head or some part of the
head?

Is the headache accompanied
by vomiting?

When are headaches more frequent? After work? At night
or in the morning after
sleep?

Do you have frequent headaches (constant headaches,
cramp-like headaches)?

What part of the head is in-
volved?

Where do you feel an acute
pain (in the temples, at the
back of the head, in the
eyes, in one half of the head)?

What relieves the attack of
headache?

Have the headaches become
more troublesome with age?

Головная боль острая (тупая, резкая, приступообразная)?

Is the pain acute (dull, sharp, cramp-like)?

У вас есть в голове ощущение пульсации (жжения, сдавления)?

Do you have a sensation of pulsation (burning, compression) in the head?

Что обычно вызывает приступ мигрени?

What usually causes an attack of migraine?

Головная боль сосредоточивается в одной половине головы и сопровождается рвотой и тошнотой?

Is your headache concentrated in one half of the head and is it accompanied by vomiting and nausea?

У вас бывают приступы головокружения, пошатывания в сторону? С чем вы их связываете?

Do you feel at times dizzy or unsteady? What do you attribute it to?

У вас трясутся, дрожат руки?

Do your hands shake, tremble?

У вас бывают непроизвольные повороты головы (периодические подергивания головы (плеч), движения резкими толчками, тики)?

Do you have involuntary turns of the head (periodic twitchings of the head (shoulders), abrupt movements, tics)?

Вы можете бегать (стоять устойчиво, идти с закрытыми глазами, танцевать)?

Can you run (stand steadily, walk with your eyes closed, dance)?

Вы сразу засыпаете?

Do you fall asleep at once?

Вы хорошо спите?

Do you sleep well?

Вы страдаете бессонницей?

Do you suffer from insomnia? Do you feel sleepless at night?

Принимаете ли вы на ночь снотворное?

Do you take sleeping pills at night [to fall asleep]?

Вы испытываете чувство ползания мурашек (онемения, жара, холода, покалывания, жжения)?

Do you experience a creeping sensation (sensation of numbness, hot spells, cold spells, a tingling sensation, a burning sensation)?

Вы одинаково чувствуете холод (тепло, давление) с обеих сторон?

Do you equally feel cold (heat, pressure) on both sides?

Вы чувствуете уколы (прикосновение, тепло, холод)? Тупо? Остро?

Do you feel pinpricks (touch, warmth, cold)? Dully? Acutely?

Когда у вас появилась слабость в ноге(ах), руке(ах), неустойчивая походка?

When was it that you first felt weakness in the leg (legs), in the arm (arms), unsteady gait?

С каких пор вы не можете захватывать предмет кистью (поднять стопу при ходьбе)?

Since when have you been unable to grasp an object with your hand (lift your foot on walking)?

| | |
|---|---|
| Вы можете ходить быстро, как раньше? | Can you walk as fast as you used to? |
| С какой дозы вы начали лечение леводопой? | What dose did you begin your levodopa treatment with? |
| Что вызывает приступ болей? Смех (разговор, прием пищи)? | What causes your pain to come on? Laughter (talking, eating)? |
| Бывает ли у вас повышение артериального давления? | Have you noticed a rise in your arterial pressure? |
| Возникает ли у вас ощущение слабости (повышенной утомляемости), сопровождающееся сердцебиением? | Do you have at times a feeling of weakness (being more easily fatigued) accompanied by a rapid heart beat? |
| Оскальте зубы! | Expose your teeth |
| Зажмурьте глаза! | Close your eyes tightly |
| Наморщите лоб! Нахмурьте брови! | Wrinkle your forehead. Lower your eyebrows |
| Надуйте щеки! | Puff out your cheeks |
| Высуньте язык! Вытяните губы трубочкой! | Put your tongue out. Purse your lips |
| Свистните! | Whistle |
| Поверните голову в сторону! | Turn your head to the side |
| Согните голову вперед! | Bend your head forward |
| Пожмите плечами! | Shrug your shoulders |
| Пройдитесь на носках и пятках! | Walk on your toes and heels |
| Сожмите мои руки! | Squeeze my hands |
| Указательным пальцем коснитесь кончика носа! | Touch your nose with your forefinger |
| Достаньте пяткой одной ноги колено другой! | Touch the knee of the leg with the heel of the other leg |
| Поставьте левую ногу впереди правой | Put the left leg in front of the right one |
| Поставьте ноги вместе. Закройте глаза. Вытяните руки вперед! | Put your feet together. Close your eyes. Extend your hands in front of you |
| Покажите как посолить хлеб, (зажечь спичку, закурить сигарету) | Show how to put salt on bread (to light a match, to light up a cigarette) |
| Покажите как поманить пальцем (послать воздушный поцелуй, пригрозить кулаком) | Show how to beckon with the finger (to blow kisses, to shake a fist) |
| ▲ Речь мало выразительная (монотонная, мало модулированная) | ▲ Speech is flat (even-toned, without normal modulation) |

| | |
|---|---|
| Речь громкая (ясная, эмоционально окрашенная, последовательная) | Speech is loud (clear, with inflection, coherent) |
| Высказывания больного(ой) адекватны, повествование подробное | The patient's speech is relevant, circumstantial |
| Речь замедленная, голос монотонен без эмоциональной окраски | Speech is slowed, the voice is monotonous without inflection |
| Как больной(ая) говорит и выражает свои мысли? | How does the patient speak and express himself (herself)? |
| Каким тоном говорит больной(ая)? | What is the patient's tone of voice? |
| Больной(ая) говорит спокойно (уверенно, напряженно, быстро, неторопливо) | The patient speaks calmly (with assurance, tensely, rapidly, deliberately) |
| Больной(ая) находит слова с трудом (ничего не может сказать, использует неологизмы) | Verbal production of the patient is slowed (is blocked). He (she) uses neologisms) |
| Больной(ая) говорит связно (последовательно, беспорядочно, бессвязно) | Conversation of the patient is coherent (easy to follow, rambling, incoherent) |
| Отмечается выраженный тремор конечностей (мелкий тремор, усиливающийся при непроизвольных движениях, мелкий и частый тремор, выраженный сильнее справа (слева) | There is a marked tremor of the limbs (fine tremor which increases with involuntary movements, fine and rapid tremor more pronounced on the right (left) |
| Наблюдается двигательное беспокойство (общее дрожание, хореформные подергивания) | There is motor anxiety (general trembling, choreiform twitching) |
| Пальце-носовую (колено-пяточную) пробу больной(ая) (не) выполняет | Finger-nose (heel-knee) test is negative (positive) |
| Атрофии мышц и тремора нет. Походка не изменена | There is no muscular atrophy, no tremor. Gait is normal |
| В позе Ромберга (не) устойчив(а) Захват и сила в руках нормальные | Romberg's sign is positive (negative) Hand and arm are strong |
| При обследовании выявлен(а) центральный паралич нижних конечностей (неврит бедренного нерва, невралгия тройничного нерва, рассеянный склероз) | Physical examination has revealed central lower limb paralysis (femoral neuritis, trigeminal neuralgia, disseminated sclerosis) |
| Рефлексы не изменены (повышены, оживлены, отсутствуют) | Reflexes are normal (hyperactive, increased, absent) |

Сухожильные рефлексы живые (выражены равномерно с обеих сторон, справа выше, чем слева, равномерно снижены, оживлены)

Tendon reflexes are brisk (equally marked on both sides, more hyperactive on the right than on the left, equally diminished, increased)

Зрачки (не) одинаковых размеров. Реакция на свет сохранена (отсутствует)

The pupils are (un)equal in size. The light reflex is retained (absent)

Отмечается повышение мышечного тонуса (сухожильных и надкостничных рефлексов парализованной конечности)

There is increased muscular tone (of tendon and periosteal reflexes of the paralysed limb)

Наблюдается выпадение коленного рефлекса (двусторонний клонус стоп, симптом Бабинского, симптом Оппенгейма)

There is absence of knee-jerk (bilateral foot clonus, Babinski's sign, Oppenheim's sign)

Подошвенные рефлексы не изменены. Движения мышц лица сохранены

Plantar reflexes are normal. Facial movements are retained

Болевая (кожная, температурная) чувствительность повышена (снижена, не изменена)

Algesthesia (cutaneous sensation, temperature sense) is increased (decreased, unchanged)

Со стороны черепных нервов патологии не обнаружено

No pathology has been found in the cranial nerves

Патологии со стороны неврологического статуса не определяется

The CNS is within normal limits

Отмечается нистагм (интенционный тремор, скандированная речь, отсутствие брюшных рефлексов, побледнение височных половин сосков зрительных нервов)

There is nystagmus (intention tremor, scanning speech, absence of abdominal reflexes, pallor of the temporal halves of the optic discs)

Больной(ая) жалуется на головную боль (головокружение, нарушение зрения, психические расстройства)

The patient complains of headache (dizziness, visual disturbances, mental disturbance)

Отмечаются болевые ощущения по ходу локтевого (лучевого, срединного) нерва

There are pains along the course of the ulnar (radial, median) nerve

Наблюдается сглаживание носогубной складки на стороне поражения (перекос лица в здоровую сторону, неполное смыкание губ, слюнотечение)

There is a smoothed down nasolabial fold on the affected side (distortion of face towards the unaffected side, incomplete closure of the lips, salivation)

Показан(а) алкоголизация нерва, нерв-экзерез, стереотаксический метод лечения

There is indicated alcohol injection of the nerve, nerve exeresis, stereotaxic method of treatment

# ПСИХИАТРИЯ

# PSYCHIATRY

# ПСИХИАТРИЯ

# PSYCHIATRY

## ОБЩАЯ ПСИХОПАТО-ЛОГИЯ

## GENERAL PSYCHOPA-THOLOGY

### БРЕД

### DELIRIUM, DELUSIONS

I. аффективный/голотимный бред
галлюцинаторный бред
ипохондрический бред, бред болезни, нозомания
конфабуляторный бред
любовный/эротический бред
нигилистический бред, ипо-хондрический бред Котара
остаточный/резидуальный бред
острый бред
паранойяльный бред
первичный/интерпретатив-ный/словесный бред, бред толкования
систематизированный бред
фантастический/парафрен-ный бред, бред воображения Дюпре
хронический бред Маньяна

чувственный/образный бред
экспансивный бред, бред ве-личия, мегаломания

I. affective delirium
hallucinatory delirium
hypochondriac delirium, no-somania
confabulatory delirium
**love/erotic** delirium
nihilistic delirium, Cotard's hypochondriac delirium
residual delirium
acute delirium
paranoid delirium
**primary/verbal** dilirium

systematized delirium
fantastic delirium, Dupré's delusions of imagination

chronic **delirium/delusions** of Magnan
imagery delirium
expansive delusions, delu-sions of grandeur, megalomania

II. бред богатства/величия
бред виновности
бред воздействия
бред высокого происхожде-
ния/иного происхождения/
чужих родителей
бред гениальности
бред греховности/самообвине-
ния/самоосуждения/самоуничи-
жения
бред изобретательства/от-
крытия
бред интерметаморфозы, ме-
таболический бред
бред обвинения
бред ограбления
бред особого значения
бред отношения
бред отравления
бред преследования, персе-
куторный бред
бред притязания
бред ревности/супружеской
неверности, бредовая рев-
ность
бред реформаторства
бред сутяжничества/кверу-
лянтов, сутяжное помеша-
тельство
бред ущерба
бред физического недостатка,
дисморфофобия
C. бредовая идея
одержимость бредовой идеей
подозрительность
предубежденность
предчувствие
сверхценная идея
III. бредить

II. delusions of **wealth/grandeur**
delusions of being guilty
delusions of affection
delusions of **high origin/
other origin/other parents**

delusions of genius
delusions of **being sinful/
self-condemnation/self-
humiliation**
delusions of **invention/
discovery**
delusions of intermetamorpho-
sis, metabolic delusions
delusions of accusation
delusions of robbery
delusions of special meaning
delusions of relation
delusions of poisoning
delusions of persecution,
persecutory delirium
delusions of claims
delusions of jealousy,
delirious jealousy

delusions of reforming
delusions of litigiousness

delusions of damage
delusions of bodily defect,
dysmorphophobia
S. delusion
obsession by a delusion
suspicion
prejudice, bias
presentiment
supervaluable idea
III. to be delirious

## ВНИМАНИЕ

I. ослабленное внимание
повышенное внимание
рассеянное внимание
сосредоточенное внимание
III. сосредоточивать внимание
фиксировать внимание

## ATTENTION

I. diminished attention
increased attention
distractable attention
concentrated attention
III. to concentrate attention
to fix attention

## ВОЛЕВАЯ АКТИВНОСТЬ

II. повышение волевой актив-
ности, гипербулия
понижение волевой активно-
сти, гипобулия
C. безволие, абулия
влечение

## WILL ACTIVITY

II. excessive wilfulness, hyper-
bulia
feebleness of will, hypobu-
lia
S. absence of will, ab[o]ulia
drive, attraction, desire

воля
импульсивные поступки
ослабление пищевого инстинкта
расстройство воли
стремление к движениям
стремление к действиям
усиление пищевого инстинкта

will, volition
impulsive **actions/behaviour**
diminished **food/nutritional** instinct
disturbance of **will/power**
striving for movement
striving for action
enhanced **food/nutritional** instinct

## ВЛЕЧЕНИЕ

## DRIVE, DESIRE, ATTRACTION

I. импульсивное влечение
контрастное влечение
навязчивое влечение
половое влечение
II. извращение влечения
извращение полового влечения
импульсное влечение к поджогам, пиромания
импульсное влечение к спиртным напиткам, истинный запой, дипсомания
импульсное влечение к кражам, клептомания
импульсное влечение к перемене мест, дромомания, пориомания
расстройство влечения

I. impulsive **desire/drive**
contrast **desire/drive**
annoying **desire/drive**
sexual **desire/drive**
II. perversion of drive
**sexual/sex** perversion
impulsive drive for arson, pyromania
impulsive drive for alcoholic drinks, true dipsomania, dipsomania
impulsive drive for theft, kleptomania
impulsive drive for roaming, dromomania, poriomania

disturbance of drive

## ИЗВРАЩЕНИЕ ПОЛОВОГО ВЛЕЧЕНИЯ

## SEXUAL PERVERSION, SEX PERVERSION

С. влечение к одноименному полу, гомосексуализм, гомоэротизм

желание испытывать боль во время полового акта, мазохизм
желание причинять боль во время полового акта, садизм
половое влечение к малым детям, педофилия

понижение полового влечения, гипосексуализм
скотоложство, содомия, зоофилия
стремление переодеваться в одежду и принимать облик противоположного пола, трансвестизм, транссексуализм
удовлетворение полового влечения в результате обнажения своих половых органов в присутствии лиц(а) противоположного пола, эксгибиционизм

S. sexual **attraction/drive** toward persons of the same sex, homosexuality, homoerotism
desire of pain during sexual activity, masochism
desire to cause pain during sexual activity, sadism
sexual **attraction/drive** toward little children, pedophilia
lessening of sexual drive, hyposexualism
sodomy, zoophilia, zoophilism
urge to wear clothes of the opposite sex and appear like persons of the opposite sex, transvestism, transsexualism
satisfying sexual desire by exposing the genitals in the presence of persons (a person) of the opposite sex, exhibitionism

РАССТРОЙСТВО ВЛЕЧЕНИЯ

C. мужская половая слабость,
импотенция
онанизм, мастурбация, ип-
сация, рукоблудие
повышение полового влечения,
гиперсексуализм
половая холодность женщин,
фригидность

## ГАЛЛЮЦИНАЦИИ, ИСТИН-
## НЫЕ ГАЛЛЮЦИНАЦИИ

I. аутоскопические/дейтеро-
скопические галлюцинации
вкусовые галлюцинации
гипнаготические галлюци-
нации
гипнопомпические галлюци-
нации
двигательные галлюцинации
зрительные/оптические галлюцинации
императивные/повелеваю-
щие/приказывающие гал-
люцинации
истинные галлюцинации, галлюцинации
ложные галлюцинации, псев-
догаллюцинации
макроптические галлюцина-
ции
микроптические галлюцина-
ции
нормоптические галлюцина-
ции
обонятельные галлюцинации
осязательные/тактильные
галлюцинации
простые галлюцинации
сложные/комплексные/син-
тетические галлюцинации
слуховые/акустические галлюцинации
II. галлюцинации общего чув-
ства
III. испытывать галлюцинации

## ИЛЛЮЗИИ

I. аффективные иллюзии
вербальные иллюзии
парэйдолические иллюзии
физиологические иллюзии
физические иллюзии

DISTURBANCE OF DRIVE

S. impotence

onanism, masturbation

excessive sexual drive, hy-
persexualism
female sexual coldness, fri-
gidity

## HALLUCINATIONS, TRUE
## HALLUCINATIONS

I. **autoscopic/deuteroscopic** hallucinations
gustatory hallucinations
hypnagogic hallucinations

hypnopompic hallucinations

motor hallucinations
**visual/optic** hallucinations

imperative hallucinations

true hallucinations, hallucinations
pseudohallucinations

macropsia hallucinations

micropsia hallucinations

normopsia hallucinations

olfactory hallucinations
tactile hallucinations

simple hallucinations
**complex/compound/synthetic**
hallucinations
**auditory/acoustic** hallucinations
II. hallucinations of general
feeling
III. to have hallucinations, to
suffer from hallucinations

## ILLUSIONS

I. affective illusions
verbal illusions
pareudolic [al] illusions
physiologic illusions
physical illusions

II. иллюзии привычного восприятия

## МЫШЛЕНИЕ

I. абстрактное мышление
амбивалентное мышление
архаическое мышление
аутистическое мышление
инфантильное/прелогическое
мышление
кататимное мышление
конкретное мышление
образное мышление
паралогическое мышление
скачкообразное мышление
шизофреническое мышление
II. бессвязность/инкогерент-
ность мышления, ассоциа-
тивная бессвязность
заторможенность мышления
вязкость/тугоподвижность
мышления
обстоятельность мышления
персеверация мышления
разорванность мышления
ускорение мышления
II. способность к мышлению,
интеллект
С. мысль
наплыв мыслей
обобщение, абстрагирование
обрывы мысли, ментизм
остановка мысли
склонность к бесплодным
суждениям, резонерство
суждение
умозаключение

## ИНТЕЛЛЕКТ

I. стойкое снижение интеллекта, слабоумие, деменция

## СЛАБОУМИЕ

I. алкогольное слабоумие
амнестическое слабоумие
апоплектическое/постин-
сультное слабоумие
атеросклеротическое слабоумие
врожденное слабоумие, ум-
ственная отсталость, оли-
гофрения
острое слабоумие
пресенильное слабоумие

II. illusions of habitual perception

## THINKING, THOUGHT

I. abstract thinking
ambivalent thinking
archaic thinking
autistic thinking
**infantile/prelogic** thinking

catathymic thinking
concrete thinking
**image/conception** thinking
paralogic thinking
intermittent thinking
schizophrenic thinking
II. incoherent thinking, incoherence of thinking, associative incoherence
**inhibited/retarded** thinking
stiff thinking, stiffness
of thinking
circumstantial thinking
perseveration of thinking
non-continuous thinking
rapidity of thought
II. intellect

S. thought, thinking
flow of thoughts
abstraction
breaks in thought, mentism
arrest of thought
disposition to futile judge-
ments, philosophizing
judgement
conclusion, deduction

## INTELLECT

II. mental deficiency, feeble-
mindedness, dementia

## FEEBLE-MINDEDNESS, DEMENTIA, MENTAL DEFICIENCY

I. alcoholic dementia
amnestic dementia
**apoplectic/postinsult** dementia
atherosclerotic dementia
congenital mental deficiency,
mental **deficiency/defective-
ness**, oligophrenia
acute dementia
presenile dementia

| приобретенное слабоумие, деменция | acquired feebleness of mind |
| прогредиентное/нарастающее слабоумие | progredient dementia |
| регредиентное/обратимое слабоумие | regredient dementia |
| тотальное слабоумие | total mental deficiency |
| частичное слабоумие | partial mental deficiency |
| шизофреническое слабоумие | schizophrenic dementia |
| II. глубокая степень врожденного слабоумия, идиотия | II. the most severe grade of congenital mental deficiency, idiocy |
| легкая степень врожденного слабоумия, дебильность | mild **degree/grade** of congenital mental deficiency, debility |
| средняя степень врожденного слабоумия, имбецильность | average grade of congenital deficiency, imbecility |
| C. болезнь Дауна | S. Down's disease, mongolism |
| синдром Дауна | Down's syndrome |
| синдром Клайнфельтера | Klinfelter's syndrome |
| синдром Тернера | Turner's syndrome |

## НАВЯЗЧИВОЕ СОСТОЯНИЕ

## ANNOYING STATE, FIXED STATE

| C. навязчивая боязнь, навязчивый страх | S. annoying fear |
| навязчивая боязнь боли, алгофобия | obsessive fear of pain, algophobia |
| навязчивая боязнь высоты, акрофобия | annoying fear of height, acrophobia |
| навязчивая боязнь женщин, гинекофобия | obsessive fear of women, gynecophobia |
| навязчивая боязнь острых предметов, оксифобия | obsessive fear of sharp objects, oxiphobia |
| навязчивая боязнь пищи, октофобия | obsessive fear of food, octophobia |
| навязчивая боязнь темноты, никтофобия | obsessive dread of dark [ness], nyctophobia |
| навязчивая боязнь тесноты, клаустрофобия | obsessive fear of **close/small** space [s], claustrophobia |
| навязчивая страсть совершать поджоги, пиромания | obsessive urge to start fires, pyromania |
| навязчивое мудрствование | annoying philosophizing |
| навязчивое стремление запоминать ненужные номера, аномитомания | annoying **desire/urge** to memorize unwanted numbers, anomitomania |
| навязчивое стремление крась, клептомания | obsessive urge to steal, kleptomania |
| навязчивое стремление лгать | obsessive urge to lie |
| навязчивое стремление считать ненужные предметы, аритмомания | annoying **desire/urge** to count unwanted objects, arithmomania |
| навязчивое стремление прыгнуть в воду, гидромания | obsessive urge to throw oneself into water, hydromania |
| навязчивые ритуалы | annoying rituals |

навязчивый страх головокружения, вертигофобия
навязчивый страх грома, молнии, астрофобия
навязчивый страх заболеть раком, канцерофобия
навязчивый страх заболеть сифилисом, сифилофобия
навязчивый страх крови, гематофобия
навязчивый страх открытых пространств, агорафобия
навязчивый страх рвоты, вомитофобия
навязчивый страх покраснеть, эрейтофобия
навязчивый страх смерти, танатофобия
навязчивый страх страхов, фобофобия
III. бояться кого-нибудь, чего-нибудь

obsessive fear of having vertigo, vertigophobia
obsessive fear of thunder, lightning, astrophobia
**obsessive/annoying** fear of cancer, cancerophobia
**obsessive/annoying** dread of syphilis, syphilophobia
obsessive fear of blood, hematophobia
obsessive fear of open spaces, agoraphobia
obsessive fear of having vomiting, vomitophobia
obsessive fear of blushing, ereuthophobia
obsessive dread of death, thanatophobia
obsessive dread of fear, phobophobia
III. to be afraid of somebody, something; to fear somebody, something

# НАСТРОЕНИЕ

# MOOD, SPIRITS

I. бредовое настроение
острое шизофреническое настроение
патологически приподнятое настроение, мания
плохое настроение
повышенное/приподнятое настроение
повышенно радостное настроение, эйфория
подавленное настроение, депрессия
угнетенное настроение с чувством недовольства, злобы, дисфория
хорошее настроение
II. перемена настроения
С. волнение
неадекватность эмоций
патологический аффект
страх
тревога
физиологический аффект
эмоциональная лабильность
эмоциональное безразличие
эмоция

I. delirious mood
acute schizophrenic mood
pathologically high spirits, mania
**bad/blue** mood, low spirits
high spirits

exaggeratedly merry mood, euphoria
blues, depression

depression with a feeling of discontent, **anger/spite**, dysphoria
good **mood/spirits**
II. change of mood
S. agitation, anxiety
inadequacy of emotions
pathological affect
fear, fright, phobia
alarm
physiological affect
emotional lability
emotional indifference, apathy
emotion

II. быть в хорошем (плохом) настроении
проявлять волнение, волноваться

III. to be in good (low) spirits

to display anxiety, to be anxious

I. ипохондрическая эйфория
конфабуляторная эйфория
непродуктивная эйфория
экзальтированная эйфория
II. эйфория бедности чувств

## ПАМЯТЬ

I. ассоциативная память
двигательная память
долговременная/длительная
память
зрительная память
кратковременная/короткая
память
логическая/смысловая па-
мять
механическая/непосредствен-
ная память
непроизвольная память
образная память
оперативная память
словесная память
слуховая память
эмоциональная память
II. искажение памяти, крипто-
мнезия
замещение провала памяти
вымыслом, конфабуляция

нарушение памяти
обман памяти, парамнезия

обострение/усиление памяти,
гипермнезия
потеря памяти, амнезия
провал памяти
снижение/ослабление памя-
ти, гипомнезия
С. воспоминание, репродукция
ошибки в хронологии воспо-
минаний, редублицирующие
воспоминания, эхомнезия
III. вспоминать
запоминать
помнить
учить наизусть

I. антероградная амнезия
антероретроградная амнезия
аутогипнотическая амнезия
истерическая амнезия
постгипнотическая амнезия

I. hypochondrical euphoria
confabulatory euphoria
non-productive euphoria
ecstatic euphoria
II. euphoria of poverty of
feelings

## MEMORY

I. associative memory
motor memory
prolonged memory

**eye**/**visual** memory
short memory

logical memory

**mechanical**/**immediate**/**direct**
memory
involuntary memory
**image**/**conception** memory
operative memory
verbal memory
aural memory
emotional memory
II. distortion of memory, cryp-
tomnesia
substitution of pitchy memory defect by **invention**/
**fiction**, confabulation
disturbance of memory
false recollection, paramne-
sia
extreme retentiveness of memory, hypermnesia
loss of memory, amnesia
**pitchy**/**spotty** memory defect
defective memory, hypomnesia

S. recollection
mistakes in the chronology
of recollections, echomne-
sia
III. to recollect, to recall
to memorise, to remember
to remember
to learn by heart

I. anterograde amnesia
anteroretrograde amnesia
autohypnotic amnesia
hysteric amnesia
posthypnotic amnesia

прогрессирующая амнезия
ретардированная амнезия
ретроградная амнезия
фиксационная амнезия
эпизодическая/периодичес-
кая амнезия

progressive amnesia
retarded amnesia
retrograde amnesia
fixation amnesia
episodic amnesia, periodic-
[al] amnesia

## ПСИХОНЕВРОЛОГИЧЕСКОЕ УЧРЕЖДЕНИЕ

## PSYCHONEUROLOGICAL ESTABLISHMENT, PSYCHONEU-ROLOGICAL INSTITUTION

C. вспомогательная школа для
умственно отсталых детей
институт судебно-психиат-
рической экспертизы
лечебно-производственные
мастерские
психиатрическая больница
психоневрологический дис-
пансер
психоневрологический интер-
нат

S. school for mentally retarded
children
institute for forensic psychiatric examination
medical industrial workshops

mental hospital
psychoneurologic dispensary

psychoneurologic boarding-
school

## ПСИХИАТРИЧЕСКАЯ БОЛЬ-НИЦА

## MENTAL HOSPITAL

II. беспокойное отделение психиатрической больницы
полубеспокойное отделение
психиатрической больницы
спокойное отделение психиатрической больницы
C. психически больной

II. violent mental patients' **de-
partment/unit**
semi-violent mental patients'
**department/unit**
quiet mental patients' **de-
partment/unit**
S. mental patient

## СИНДРОМ

## SYNDROME

I. амнестический синдром,
Корсаковский синдром
маниакальный синдром
неврастенический синдром
невротический синдром
параноидный/бредовый син-
дром
паранойяльный синдром
парафренный синдром
судорожный синдром
II. синдром деперсонализации
и дереализации
синдром Котара
синдром навязчивости

синдром нарушения сознания

синдром острого параноида
синдром психического авто-
матизма, синдром Кандин-
ского-Клерамбо

I. amnestic syndrome, Korsakoff's syndrome
maniacal syndrome
neurasthenic syndrome
neurotic syndrome
**paranoid/delirium** syndrome

paranoiac syndrome
paraphrenic syndrome
paraxysmal syndrome
II. syndrome of depersonaliza-
tion and derealisation
Cotard's syndrome
syndrome of obsession, ob-
sessional syndrome
syndrome of impaired con-
sciousness
syndrome of acute paranoid
syndrome of psychic automa-
tism, Kandinski-Clérambault's
syndrome

S. кататонический ступор
кататоническое возбуждение

**СИНДРОМ ДЕПЕРСОНАЛИЗА-
ЦИИ И ДЕРЕАЛИЗАЦИИ**

C. искажение формы и величины
окружающих предметов, ме-
таморфопсия
симптом «никогда не виденного»
симптом «уже виденного»
увеличение восприятия предмета, макропсия

уменьшение восприятия
предмета, микропсия


СОЗНАНИЕ

I. бредовое сознание
затуманенное/неясное со-
знание
суженное сознание
ясное сознание


II. помрачение сознания


потеря сознания
кратковременная потеря
сознания
расстройство сознания
спутанность сознания

глубокая степень спутан-
ности сознания, аменция,
аментивный синдром
C. бессознательное состояние

[дез]ориентировка во времени (в месте, в обстановке, в
окружающих лицах, в соб-
ственной личности)
делириозное состояние, делирий
коматозное состояние, кома
сновидное/онейроидное со-
стояние
снохождение, лунатизм, сомнамбулизм
сопорозное состояние, сопор
состояние оглушенности, ог-
лушение
легкая степень кратковре-
менного оглушения, обну-
биляция
сумеречное состояние

S. catatonic stupor
catatonic excitement

**SYNDROME OF DEPERSONA-
LIZATION AND DEREALISA-
TION**

S. distortion of form and size
of objects **around/looked at**,
metamorphopsia
symptom of "jamais vu"

symptom of "déjà vu"
perception of an object ap-
pearing larger than it is,
macropsia
perception of an object ap-
pearing smaller than it is,
micropsia


CONSCIOUSNESS

I. delirious consciousness
clouded consciousness

narrowed consciousness
clear consciousness, lucidi-
ty, being **lucid/rational**
II. **cloudiness/dullness** of consciousness
loss of consciousness
transient loss of consciousness, short fainting spell
disturbance of consciousness
[mental] confusion, con-
fused consciousness
severe degree of mental
confusion, amentia, amen-
tial syndrome
S. unconsciousness, irrational
state
[dis]orientation in time
(space, surroundings, surrounding persons, own
personality)
delirious state, delirium

comatose condition, coma
**dreamy/oneiroid** state

sleep walking, somnambulism

soporific state
torpor

clouded mental state, ob-
nubilation

twilight state

III. быть в бессознательном состоянии
быть в [ясном] сознании
приходить в сознание

терять сознание

## ДЕЛИРИЙ

I. алкогольный делирий, белая
горячка, тромомания
атропиновый делирий
гипнагогический делирий
инициальный делирий, ини-
циальный бред
инфекционный делирий
истерический делирий
онейроидный делирий
острый делирий
профессиональный делирий,
бред занятия
систематизированный делирий
старческий делирий
травматический делирий
фармакогенный делирий
эпилептический делирий

## СПЕЦИАЛЬНЫЕ МЕТОДЫ
## ИССЛЕДОВАНИЯ И ЛЕЧЕНИЯ

C. культуртерапия
лечение сном
психиатрическая экспертиза
психотерапия
реоэнцефалография (РЭГ)
спиномозговая пункция
терапия психотропными
средствами

трудовая терапия
социальная терапия
электромиография
электромиограф
электросудорожная терапия

электроэнцефалография
эхоэнцефалография

## ЛЕЧЕНИЕ СНОМ

C. медикаментозный сон
электросон

## ПСИХИАТРИЧЕСКАЯ ЭКСПЕР-
ТИЗА

I. военно-психиатрическая экспертиза

III. to be **unconscious/irratio-
nal**
to be **conscious/rational**
to **recover/gain consciousness**, to come to [consciousness]
to lose consciousness

## DELIRIUM

I. delirium tremens, alcoholic
delirium, tromomania
atropinic delirium
hypnagogic delirium
initial delirium

infectious delirium
hysteric delirium
**oneiric/oniric** delirium
acute delirium
occupational delirium

systematized delirium
senile delirium
traumatic delirium
pharmacogenic delirium
epileptic delirium

## SPECIAL METHODS OF IN-
## VESTIGATION AND MAN-
## AGEMENT/TREATMENT

S. culturetherapy
treatment by sleep
psychiatric examination
psychotherapy
rheoencephalography (REG)
**spinal/lumbar** puncture
therapy with the aid of psy-
chotropic remedies, drug
therapy
labour therapy
social therapy
electromyography
electromyograph
electroconvulsive therapy,
electric shock therapy
electroencephalography (EEG)
echoencephalography (Echo-EG)

## TREATMENT BY SLEEP

S. drug-induced sleep
electrosleep

## PSYCHIATRIC EXAMINATION

I. military psychiatric examination

судебно-психиатрическая экспертиза
III. провести оценку психического здоровья ребенка

провести психиатрическую экспертизу

## ПСИХОТЕРАПИЯ

II. психотерапия в состоянии гипнотического внушения, гипнотерапия
C. аутогенная тренировка внушение в состоянии бодрствования
наркогипноз, наркотерапия

## ЭЛЕКТРОЭНЦЕФАЛОГРАФИЯ

C. электроэнцефалограмма активный (биполярный, пассивный) электрод
альфа (бета, дельта, тета, гамма) ритм (волна)
замедление ритма
комплекс «пик-волна»
учащение ритма

электроэнцефалограф

## ЭХОЭНЦЕФАЛОГРАФИЯ (ЭХО-ЭГ)

C. конечный комплекс
начальный комплекс
М-эхо, средний сигнал

# ЧАСТНАЯ ПСИХОПАТОЛОГИЯ

## АЛКОГОЛИЗМ

I. привычный алкоголизм
симптоматический алкоголизм
хронический алкоголизм, алкогольная болезнь, алкогольная токсикомания, этилизм
C. алкогольная деменция
алкогольная депрессия
алкогольная интоксикация
алкогольная эпилепсия
алкогольная энцефалопатия
алкогольное опьянение
алкогольные напитки
алкогольный бред ревности

forensic psychiatric examination
III. to make assessment of the mental development of a child
to **carry out/do** psychiatric examination

## PSYCHOTHERAPY

II. psychotherapy in the state of hypnotic suggestion, hypnotherapy
S. autogenous training
suggestion in the state of waking
narcohypnosis

## ELECTROENCEPHALOGRAPHY

S. electroencephalogram
active (bipolar, passive) electrode
alpha (beta, delta, theta, gamma) rhythm (wave)
slowed rhythm
"peak-wave" complex
acceleration of rhythm, rapid rhythm
electroencephalograph

## ECHOENCEPHALOGRAPHY (ECHO-EG)

S. terminal complex
initial complex
M-echo signal, moderate signal

# SPECIFIC PSYCHOPATHOLOGY

## ALCOHOLISM

I. habitual alcoholism
symptomatic alcoholism
chronic alcoholism, alcoholic disease, ethylism, alcoholic tox[ic]omania
S. alcoholic dementia
alcoholic depression
alcoholic intoxication
alcoholic epilepsy
alcoholic encephalopathy
drunkenness
alcoholic drinks
alcoholic delirium of jealousy

алкогольный галлюциноз
алкогольный делирий, белая
горячка, тромомания
алкогольный бредовый психоз

алкогольный псевдопаралич
амнезия опьянения

бессонница алкоголиков,
агрипния
воздержание от употребления
алкогольных напитков, аб-
стиненция
патологическое опьянение

похмельное состояние
эпизодическое чрезмерное
пьянство, дипсомания, запой

III. злоупотреблять алкогольны-
ми напитками
употреблять алкогольные напитки

alcoholic hallucinosis
delirium tremens (d.t.),
tromomania
alcoholic delirium psychosis
alcoholic pseudoparalysis
amnesia of alcoholic intoxication
insomnia of alcoholics,
agrypnia
abstinence from alcohol,
abstinence

pathological alcoholic intoxication
hangover
episodic [al] excessive hard
drinking, dipsomania, drinking **bout/period**
III. to abuse **alcohol/
alcoholic drinks**
to use alcoholic drinks

## АЛКОГОЛЬНАЯ ИНТОКСИКАЦИЯ

I. острая алкогольная интоксикация, алкогольное опьянение
систематическая алкогольная
интоксикация
хроническая алкогольная
интоксикация

## ALCOHOLIC INTOXICATION

I. acute alcoholic intoxication, drunkenness
systematic alcoholic in-
toxication
chronic alcoholic intoxication

## НАРКОМАНИЯ

C. гашишизм
кокаинизм
морфинизм
наркоман
наркотик

## NARCOMANIA

S. hashishism
cocainism
morphinism
addict, narcomaniac
narcotic

## ПСИХАСТЕНИЯ

C. психастеник

## PSYCHASTENIA

S. psychasthenic, asthenic,
psychopath

## ПСИХОЗ

I. алкогольный психоз
инволюционный/пресениль-
ный психоз
интоксикационный психоз
кардиогенный психоз
корсаковский психоз
маниакально-депрессивный
психоз
послеоперационный психоз

## PSYCHOSIS

I. alcoholic psychosis
**involutional/presenile** psychosis
toxic psychosis
cardiogenic psychosis
Korsakoff's psychosis
maniacal-depressive psychosis
postoperative psychosis

послеродовый психоз

посттравматический психоз
реактивный психоз

старческий психоз, сениль-
ная деменция

postnatal/puerperal psychosis
post-traumatic psychosis
**reactive/psychogenic** psychosis
senile psychosis, senile
dementia

## ПСИХОПАТИЯ

I. агрессивно-параноидная психопатия
астеническая психопатия
бесчувственная психопатия
гипотимическая психопатия
дистимическая психопатия
истерическая психопатия
органическая психопатия
паранойяльная психопатия
реактивно-лабильная психопатия
сенситивная психопатия
сутяжная психопатия
циклотимическая/циклоидная
психопатия
шизоидная психопатия
эпилептоидная психопатия
C. астенический психопат
возбудимый психопат
истерический психопат
паранойяльный психопат
психопат-гипертимик
психопат-гипотимик

## PSYCHOPATHY

I. aggressively-paranoid psychopathy
asthenic psychopathy
insensible psychopathy
hypothymic psychopathy
dysthymic psychopathy
hysterical psychopathy
organic psychopathy
paranoic psychopathy
reactively labile psycho-
pathy
sensitive psychopathy
litigious psychopathy
**cyclothymic/cycloid** psychopathy
schizoid psychopathy
epileptoid psychopathy
S. asthenic psychopath
excitable psychopath
hysterical psychopath
paranoic psychopath
hyperthymic psychopath
hypothymic psychopath

## ШИЗОФРЕНИЯ

I. амбулаторная шизофрения
гебоидная шизофрения,
гебоидофрения
гипертоксическая шизофрения
кататоническая шизофрения
медленнотекущая/малопрогре-
диентная шизофрения
непрерывно-прогредиентная
шизофрения
острая шизофрения
параноидная шизофрения
парафренная шизофрения
периодическая/рекуррентная
шизофрения
приступообразно-прогредиент-
ная/шубообразная шизофрения
простая шизофрения
скрытая/латентная шизофрения
циркуляторная шизофрения
ядерная/галопирующая шизофрения

## SCHIZOPHRENIA

I. ambulatory schizophrenia
heboid schizophrenia, hebo-
idophrenia
hypertoxic schizophrenia
catatonic schizophrenia
**slow/slightly** progredient
schizophrenia
continuously progredient
schizophrenia
acute schizophrenia
paranoid schizophrenia
paraphrenic schizophrenia
**periodic [al]/recurrent**
schizophrenia
paroxysmal progredient schizophrenia
simple schizophrenia
latent schizophrenia
circulatory schizophrenia
**nuclear/galloping** schizophrenia

| | |
|---|---|
| С. больной шизофренией испытывать одновременно противоречивые чувства к близким, амбивалентность | S. schizophrenic to experience simultaneously contradictory feelings towards relatives, ambivalence |
| острый шизофренический эпизод | acute schizophrenic episode |

## ЭПИЛЕПСИЯ

## EPILEPSY

| | |
|---|---|
| I. абдоминальная эпилепсия алкогольная эпилепсия большая эпилепсия височная эпилепсия детская/инфантильная эпилепсия | I. abdominal epilepsy alcoholic epilepsy big epilepsy temporal epilepsy infantile epilepsy |
| джексоновская эпилепсия диэнцефальная эпилепсия дневная эпилепсия инсулярная эпилепсия кожевниковская эпилепсия, эпилепсия Кожевникова | **jacksonian/cortical** epilepsy diencephalic epilepsy day epilepsy insular epilepsy Kojevnikov epilepsy |
| криптогенная/генуинная/ эссенциальная эпилепсия «малая эпилепсия» мягкая эпилепсия ночная эпилепсия посттравматическая эпилепсия психическая/бессудорожная/ ларвированная/скрытая/эпилепсия | **cryptogenic/genuine/essential** epilepsy "minor epilepsy" soft epilepsy night/nocturnal epilepsy post-traumatic epilepsy **psychic/nonconvulsion/larval/latent** epilepsy |
| рефлекторная/сенсорная эпилепсия семейная эпилепсия симптоматическая эпилепсия тяжелая эпилепсия утренняя эпилепсия функциональная эпилепсия | **reflectory/sensory** epilepsy family epilepsy symptomatic epilepsy severe epilepsy morning epilepsy functional epilepsy |
| II. больной эпилепсией | II. epileptic |
| С. большой судорожный припадок | S. major spasmodic **seizure/fit/attack** |
| кратковременный приступ расстройства сознания, длящийся секунды без судорожного компонента, абсанс малый припадок судорога(и) клонические (тонические) судороги | short-term disturbance of consciousness lasting [for] some seconds without fits, epileptic absence minor seizure, petit mal contraction(s) clonic (tonic) contractions |
| эпилептический автоматизм эпилептический припадок предчувствие эпилептического припадка, аура эпилептический статус | epileptic automatism epileptic seizure foreboding of an epileptic seizure, aura epileptic status, status epilepticus |

## АУРА

## AURA

| | |
|---|---|
| I. акустическая/слуховая аура вегетативная аура | I. **acoustic/auditory** aura vegetative aura |

| | |
|---|---|
| вестибулярная аура | vestibular aura |
| зрительная аура | visual aura |
| кардиальная аура | cardial aura |
| моторная/двигательная аура | motor aura |
| обонятельная аура | olfactory aura |
| психическая аура | psychic aura |
| речедвигательная аура | speechlocomotive aura |
| сенситивная аура | sensitive aura |
| сенсорная аура | sensory aura |
| эпигастральная аура | epigastric aura |

■ Где вы находитесь?

■ Where are you?

Какой сегодня день недели, какое время года?

What day of the week is it today, what season?

У вас бывают(ет) приступы (припадки) с потерей сознания (кратковременная потеря сознания)?

Do you have fits with loss of consciousness (short fainting spells)?

Страдаете ли вы эпилептическими припадками?

Do you suffer from epileptic seizures?

Как часто они возникают, сопровождаются ли судорогами?

How often do they come on? Are they accompanied by contractions?

Во время припадков у вас бывает(ют) потеря сознания (судороги, непроизвольное мочеиспускание, стул, пена изо рта)? Вы прикусываете язык?

During seizures do you have at times loss of consciousness (contractions, involuntary urination, defecation, foaming at the mouth)? Do you bite your tongue?

Управление автотранспортом больным эпилепсией запрещено законом

Epileptics are forbidden by law to drive cars

Не было ли у вас когда-нибудь явлений, похожих на сновидения, в то время когда вы не спали?

Did you ever have experiences like dreams while you were not asleep?

Не было ли у вас переживаний, которые можно было бы назвать видениями?

Did you ever have emotional experiences which you could regard as visions?

Не случалось ли вам слышать человеческий голос в комнате, когда там не было людей?

Did you ever hear a human voice in the room when there were no people in it?

Слышите ли вы какие-то внутренние голоса, голоса извне, когда вы один(на)?

Do you hear any inner voices, voices from outside, when alone?

Это только ваши мысли или вы ясно воспринимаете это как шум, звук, или даже голос?

Are they just thoughts or do you actually experience something such as noise, a sound or even a voice?

Вы говорите, что это голоса, которые разговаривают с ва-

You say these are voices that speak to you. Can you tell me

ми. Можете вы сказать мне, что они говорят?

what they say?

Голос слышится снаружи или в голове?

Is the voice heard from the outside or in the head?

Голос мужской (женский), знакомый (незнакомый)?

Does the voice belong to a male (female)? Is it familiar (strange)?

Вы узнаете, чей это голос?

Do you recognize the voice?

Они говорят вам, что делать?

Do they tell you what to do?

Что они заставляют вас делать?

What do they make you do?

Бывает ли у вас ощущение, когда окружающие вас предметы кажутся вам искаженными (странными, непохожими на себя, расположенными на более дальнем расстоянии от вас или совсем незнакомыми)?

Do things seem unreal at times (strange, different, distant or quite unfamiliar to you)?

Не кажется ли вам, что форма предметов необычная (уменьшенная, увеличенная)?

Does it seem to you that objects take strange shapes (are diminished, are greater in size)?

Беспокоят ли вас неприятные (навязчивые) мысли или побуждения?

Do unpleasant (annoying) thoughts or urges trouble you?

Бывают ли у вас мысли о том, что вы можете сказать или сделать что-то против своей воли, ударить кого-нибудь (ударить по какому-нибудь предмету), выкрикнуть какую-нибудь непристойность (ругательство)?

Do you ever have the thought that you may say or do something contrary to your wishes: strike someone (strike an object), shout a rude word?

Чего или кого вы боитесь (избегаете)?

What or whom are you afraid of? (What or whom do you avoid?)

Вы боитесь темноты (высоты, полетов на самолете, толпы, небольших ограниченных пространств)?

Are you afraid of the dark (heights, flying, crowds, small confined spaces)?

Возникает ли у вас чувство неловкости в толпе?

Do you feel uncomfortable in crowds?

Не кажется ли вам, что за вами следят (что о вас разговаривают, что вас преследуют)?

Does it seem to you that you are followed (are being talked about, are being pursued)?

Вы чувствуете, что ваша жизнь в опасности, что имеется заговор против вас?

Do you feel your life is in danger, that there might be a plot to get you?

Как вы расцениваете отношения в вашей семье (отношения сотрудников на работе к вам)?

How do you consider relationships between members of your family (relation of people at your work to you)?

| | |
|---|---|
| Какое у вас настроение? | What mood are you in? |
| У вас всегда хорошее настроение? | Are you always in good spirits? |
| Вы легко поддаетесь переменам настроения (впадаете в депрессию)? | Are you a moody person? (Do you get easily depressed?) |
| У вас часто бывает плохое настроение? | Are you often in a bad mood? |
| Вы говорите, что у вас упадок настроения. Вы чувствуете, что сделали что-то не так? | You say you feel discouraged. Do you feel you have done something wrong? |
| Насколько сильно вы чувствуете это? | How strongly do you feel about this? |
| Вы часто плачете (впадаете в гнев)? | Do you often cry (get furious)? |
| Вы часто волнуетесь? Почему? | Are you often anxious? Why? |
| Вы всегда такой(ая) вялый (ая)? | Are you always as listless as you are now? |
| Как вы представляете свое будущее? | What do you see for yourself in the future? |
| Бывают ли у вас мысли, что жить не стоит (что вам лучше бы умереть, покончить жизнь самоубийством)? | Do you ever think that life isn't worth living (that you would be better dead, to commit suicide)? |
| Если бы вы умерли, что должно было случиться после этого? | What would happen after you were dead? |
| Вам трудно вставать по утрам? | Is it hard for you to get up in the morning? |
| За последнее время у вас половое влечение стало меньше? | Has your sexual drive decreased lately? |
| Бывает ли у вас иногда ощущение, что вы не можете продолжать половой акт (что вы не хотите его продолжать)? | Do you feel at times that you cannot continue sexual intercourse (that you do not wish to continue sexual intercourse)? |
| Было ли у вас желание когда-нибудь заснуть и не проснуться? | Have you ever wished you could go to sleep and not wake up? |
| У вас хорошая (плохая) память? | Do you have a good (poor) memory? |
| Вы хорошо запоминаете прочитанное (заучиваете наизусть)? | Do you memorise what you read well? (Do you learn by heart easily?) |
| Вы помните мое имя? | Do you remember my name? |
| Если вы не возражаете, я бы | If you don't mind I would |

хотел(а) предложить вам несколько простых тестов, чтобы посмотреть, как вы с ними справитесь

like to give you a few simple tests to see how well you can do them

Повторяйте за мной: 641, теперь — 6542

Repeat after me: 641 (six hundred and forty one), now — 6542 (six thousand five hundred and forty two)

Вы можете сказать, сколько времени находитесь в больнице?

Can you tell me how long you have been in the hospital?

Какое сегодня число?

What is the date today?

Что вас в жизни больше всего занимает?

What most interests you in life?

Не случилось ли с вами в последнее время что-либо необычное (труднообъяснимое)?

Has anything unusual (hard to account for) occurred to you lately?

О чем вы в основном сейчас думаете?

What do you mainly think about now?

У вас есть какие-нибудь нарушения памяти?

Do you have any disturbances of memory?

Как часто вы употребляете алкогольные напитки?

How often do you take alcoholic drinks?

Вы страдаете запоями?

Do you suffer from alcoholic bouts?

Вы быстро пьянеете?

Do you get drunk quickly?

Не волнуйтесь! Успокойтесь!

Don't worry. Calm down

▲ Сознание ясное (сохранено, оглушенное)

▲ Consciousness is clear (retained, torpid)

Больной(ая) (дез)ориентирован(а) во времени и месте

The patient is (dis)oriented in time and space

Больной(ая) находится в коматозном состоянии (ступорозном состоянии, в бессознательном состоянии)

The patient is comatose (stuporous, unconscious)

У больного(ой) зрительные (обонятельные, слуховые) галлюцинации

The patient has visual (olfactory, auditory) hallucinations

Больной(ая) находится в депрессивном состоянии (патологически приподнятом настроении, нормально приподнятом настроении)

The patient is emotionally depressed (in pathologically high spirits, in high spirits)

Как больной(ая) ведет себя?

How does the patient present himself (herself)?

Он (она) общительный(ая) (доброжелательный(ая), озлобленный(ая), подозрительный(ая)

He (she) is cooperative (friendly, resentful, suspicious)

| | |
|---|---|
| Психически здоров(а) | Psyche is not changed |
| Больной(ая) возбужден(а), но легко вступает в контакт | The patient is excited but cooperative |
| Больной(ая) безразличен(а) к своему состоянию (эмоционально устойчив(а), сильно взволнован(а) | The patient is indifferent to his state of health (emotionally stable, greatly agitated) |
| Больной(ая) встревожен(а) (взволнован(а), чего-то боится) | The patient is apprehensive (anxious, fearful) |
| Как одет больной(ая)? | How is the patient dressed? |
| Он (она) одет(а) опрятно (по моде, соответственно общепринятым нормам, неряшливо) | He (she) is dressed neatly (according to fashion, according to generally accepted norms, untidily) |
| Соответствуют ли переживания больного(ой) его (ее) обычному образу мыслей (сложившейся у него (нее) жизненной ситуации)? | Are the patient's feelings appropriate (consonant with his (her) life situation)? |
| Больной(ая) страдает хроническим алкоголизмом (шизофренией, травматической энцефалопатией) | The patient suffers from chronic alcoholism (schizophrenia, traumatic encephalopathy) |
| У больного(ой) алкогольный делирий (истерический припадок, синдром похмелья) | The patient has delirium tremens (a hysterical fit, hangover syndrome) |
| На ЭЭГ отмечаются некоторые отклонения от нормы | The EEG reveals some deviations from the normal |
| На ЭЭГ наблюдается(ются) высокой амплитуды комплекс «пик-медленная волна» (четкая межполушарная асимметрия, грубые дельта волны высокой амплитуды, острые волны) | The EEG shows "peak slow wave" complex of high amplitude (distinct intersphere asymmetry, coarse delta-waves of high amplitude, pointed waves) |

# ИНФЕКЦИОННЫЕ БОЛЕЗНИ

# INFECTIOUS DISEASES

# ИНФЕКЦИОННЫЕ БОЛЕЗНИ

# INFECTIOUS DISEASES

## ОБЩАЯ ЧАСТЬ

## GENERAL

## ДЕЗИНСЕКЦИЯ

I. влажная дезинсекция
камерная дезинсекция
профилактическая дезинсекция

С. дезинсицирующие/дезинсекционные средства
инсектицид(ы), инсектицидные вещества

III. окуривать инсектицидами
опрыскивать инсектицидами
опылять инсектицидами
уничтожать блох (вшей, клещей, комаров, москитов, мух)

## ДЕЗИНФЕКЦИЯ

I. биологическая дезинфекция
заключительная дезинфекция
влажная дезинфекция
механическая дезинфекция
профилактическая дезинфекция

текущая дезинфекция
физическая дезинфекция
химическая дезинфекция

II. дезинфекция в эпидемическом очаге

С. дезинфекционная камера
дезинфицирующие/дезинфекционные средства

## ДЕЗОДОРАЦИЯ

С. дезодорирующее средство

## ИММУНИТЕТ

I. активный иммунитет
наследственный/врожденный/естественный/видовой/конституциональный иммунитет,
естественная резистентность
нестерильный/инфекционный иммунитет
пассивный иммунитет
прививочный/поствакцинный иммунитет
приобретенный/искусственный иммунитет
противовирусный иммунитет
специфический иммунитет
стерильный иммунитет

III. приобретать иммунитет

## DISINSECTION

I. wet disinsection
chamber disinsection
prophylactic disinsection

S. **disinsecting/disinsectant**
remedies
insecticide(s)

III. to fumigate with insecticides
to spray with insecticides
to dust insecticides
to exterminate fleas (lice, ticks, gnats, mosquitoes, flies)

## DISINFECTION

I. biological disinfection
terminal disinfection
wet disinfection
mechanical disinfection
prophylactic disinfection

current disinfection
physical disinfection
chemical disinfection

II. disinfection in an epidemic **focus/centre**

S. disinfection chamber
disinfectants

## DEODORIZATION

S. deodorant

## IMMUNITY

I. active immunity
**hereditary/congenital/natural/constitutional** immunity, natural resistance

non-sterile/infective immunity
passive immunity
postvaccinal immunity

**acquired/artificial** immunity

antiviral immunity
specific immunity
sterile immunity

III. to acquire immunity [to a disease]

## ИММУНИЗАЦИЯ, ПРЕДОХ-
## РАНИТЕЛЬНЫЕ / ПРОФИЛАК-
## ТИЧЕСКИЕ ПРИВИВКИ

I. активная иммунизация
   пассивная иммунизация
   пассивно-активная иммунизация
   профилактическая иммунизация

II. иммунизация анатоксином

   иммунизация вакциной, вакцинация
   иммунизация гамма-глобули-
   ном, гаммаглобулинопрофи-
   лактика.
   иммунизация интерфероном
   иммунизация по эпизоотиче-
   ским показаниям
   иммунизация сывороткой

C. анафилактический шок
   бактериофаг
   (де)сенсибилизация организма

   иммуноглобулины, гамма-гло-
   булины направленного действия, специфические гамма-
   глобулины
   сыворотка
   фагопрофилактика

III. делать прививку против...

## ВАКЦИНАЦИЯ

I. аэрозольная/ингаляционная
   вакцинация
   внутрикожная вакцинация
   внутриносовая/интраназаль-
   ная вакцинация
   комбинированная вакцинация
   конъюнктивальная вакцинация
   накожная вакцинация
   подкожная вакцинация
   энтеральная/пероральная
   вакцинация

C. вакцина
   вакцинопрофилактика

III. проводить вакцинацию в пла-
   новом порядке
   проводить вакцинацию по
   эпидемическим показаниям

ВАКЦИНА

I. адсорбированная вакцина

## IMMUNIZATION, PROPHY-
## LACTIC INOCULATIONS

I. active immunization
   passive immunization
   passive-active immunization
   prophylactic immunization

II. immunization with an anti-
   toxin
   immunization with a vaccine,
   inoculation
   immunization with a gamma-
   globulin, gammaglobulino-
   prophylaxis
   immunization with interferon
   immunization according to
   epizootic indications
   immunization with a serum

S. anaphylactic shock
   bacteriophage
   (de)sensitization of the or-
   ganism
   immune gamma-globulins,
   specific gamma-globulins

   serum
   phagoprophylaxis, phago-in-
   duced immunity

III. to inoculate against...

## INOCULATION,
## IMMUNIZATION

I. aerosolic inoculation

   intradermal inoculation
   intranasal inoculation

   combined inoculation
   conjunctival inoculation
   epicutaneous inoculation
   subcutaneous inoculation
   **enteric/peroral** inoculation

S. vaccine
   vaccinal prevention

III. to inoculate according to a
   plan
   to inoculate according to
   epidemic indications

VACCINE

I. adsorbed vaccine

ассоциированная/комбиниро-
ванная/комплексная вакци-
на, поливакцина
дивакцина
живая вакцина
комбинированная вакцина
моновакцина
поливалентная вакцина
сухая вакцина
убитая вакцина
формализированная вакцина
химическая вакцина

III. вводить вакцину
вводить вакцину повторно,
ревакцинировать

associated/complex vaccine,
polyvaccine

divaccine
live vaccine
combined vaccine
monovaccine
polyvalent vaccine
dry vaccine
inactivated vaccine
formolated vaccine
chemical vaccine

III. to administer vaccine
to administer vaccine **again**/
**for another time**, to reino-
culate

**СЫВОРОТКА**

I. антибактериальная сыворотка
антивирусная сыворотка
антитоксическая сыворотка
иммунная сыворотка
C. серопрофилактика
серотерапия

**SERUM**

I. antibacterial serum
antiviral serum
antitoxic serum
immune serum
S. seroimmunity
serotherapy

# ИНФЕКЦИОННАЯ БОЛЕЗНЬ

# INFECTIOUS DISEASE, COMMUNICABLE DISEASE

II. возбудитель инфекционной
болезни
заражение инфекционной болезнью
внутрибольничное заражение
инфекционной болезнью
пандемия инфекционной бо-
лезни
период инфекционной болезни

эпидемическая вспышка инфекционной болезни
эпидемический очаг инфек-
ционной болезни
III. заражать (*инфекционной
болезнью*)
заражаться (*инфекционной
болезнью*)

II. infecting agent, disease-
producing germ
**infection/contamination**
with an infectious disease
intrahospital infection
with an infectious disease
pandemic of an infectious
disease
period of an infectious
disease
epidemic outbreak of
an infectious disease
epidemic **focus/centre** of
an infectious disease
III. to infect, to contaminate

to **get/become** infected, to
contract (*an infectious
disease*)

**ВОЗБУДИТЕЛЬ(И) ИНФЕК-
ЦИОННОЙ БОЛЕЗНИ**

**INFECTING AGENT(S), DIS-
EASE-PRODUCING GERM(S)**

C. актиномицеты
бактерия(и)
вирус(ы)
гриб(ы)
простейшие
риккетсии

S. actinomyces
bacterium (bacteria)
virus (viruses)
fungus (fungi)
protozoa
rickettsia

спирохета(ы)          spirochete (spirochetes)

I. лихорадочный период инфекционной болезни
продромальный период/период предвестников инфекционной болезни
скрытый/инкубационный период инфекционной болезни

## НОСИТЕЛЬ ВОЗБУДИТЕЛЯ ИНФЕКЦИИ

C. бактерионоситель
бациллоноситель
вирусоноситель
паразитоноситель
цистоноситель

## ОБСЕРВАЦИЯ

■ У вас был прямой контакт с [инфекционным] больным (лихорадящим больным)?
Вы должны обследоваться на носительство возбудителя инфекции

Вы привиты против столбняка (кори)?

Когда вам делали прививки?

Это инфекционное заболевание

Избегайте контакта с инфекционным больным. Вы можете заразиться

У вас есть иммунитет против...

Эта вакцина вызывает иммунитет против...

Повторная вакцинация должна быть проведена через...
год(а), месяц(а, ев)

▲ Инкубационный период болезни длится... дней

Больного(ую) надо изолировать (госпитализировать, положить в бокс для контагиозных больных)

Эта вакцина (не)эффективна при...

I. febrile period of an infectious disease
prodromal period of an infectious disease

latent/incubation period of an infectious disease

## HOST OF AN INFECTING AGENT, CARRIER OF AN INFECTING AGENT

S. bacterium carrier
bacillus carrier
virus carrier
parasite carrier
cyst carrier

## OBSERVATION

■ Have you had direct contact with a sick infected person (a feverish patient)?
You must be examined to see if you are a carrier of an infecting agent

Have you been inoculated against tetanus (measles)?

When were you inoculated?

This is an infectious disease

Avoid contact with an infected patient. You may get infected

You have immunity against...

This vaccine confers immunity against...

Revaccination must be done in [a]... year [s], month [s]

▲ The incubation period of the disease lasts for... days

The patient must be isolated (hospitalized, taken to a ward for contagious patients)

This vaccine is (not) effective in...

| | |
|---|---|
| Зафиксируйте дату прививки, серию и дозу введенной вакцины | Record the date of vaccination, series and dose of the administered vaccine |
| Вы провели профилактическую дезинфекцию (дезинсекцию)? | Have you carried out prophylactic disinfection (disinsection)? |
| Проведите влажную уборку помещения | Do wet cleaning |
| Протрите стены, пол, прикроватный столик, подоконники дезинфицирующим раствором (1% раствором хлорамина) | Wipe the walls, the floor, the bed table, the windowsills using disinfectant (1% chloramine) solution |
| Произведите обеззараживание выделений больного(ой) | Decontaminate the patient's discharge |
| Засыпьте выделения больного(ой) сухой хлорной известью (залейте дезинфицирующим раствором) | Cover the patient's discharge with dry lime chloride (pour it over with a disinfectant solution) |
| Вещи больного(ой) отправьте в дезинфекционную камеру | Send the patient's clothes to the disinfection chamber |
| Сожгите использованный перевязочный материал | Burn dressing material after use |
| Посуду из-под выделений больного(ой) (*подкладное судно, мочеприемник*) обдайте кипятком и погрузите в дезинфицирующий раствор | Pour over vessels used for the patient's discharge (*bedpan, the urinal*) with boiling water and plunge them into a disinfectant solution |
| Прокипятите (замочите) белье больного(ой) в дезинфицирующем растворе | Boil (soak) the patient's washing in a disinfectant solution |
| Обработайте волосы больного(ой) противопаразитарными средствами | Treat the patient's hair with antiparasitic remedies |
| Эпидемический очаг ликвидирован. Эпидемия (пандемия) стихла | The epidemic centre has been liquidated. The epidemic (pandemic) has abated |

# СПЕЦИАЛЬНАЯ ЧАСТЬ

# SPECIAL

## АКТИНОМИКОЗ, ЛУЧИСТО-ГРИБКОВАЯ БОЛЕЗНЬ

## ACTINOMYCOSIS

I. абдоминальный актиномикоз
атипический актиномикоз, нокардиоз, стрептотрихоз, кладотрихоз
торакальный актиномикоз
шейно-челюстно-лицевой актиномикоз
II. актиномикоз кожи (костей,

I. abdominal actinomycosis
atypical actinomycosis, nocardiosis, streptotrichosis, cladotrichosis
thoracic actinomycosis
cervicognathic and facial actinomycosis
II. actinomycosis of skin (bones,

легких, лица, роговицы)
C. актинолизат
актиномикотическая гранулема, актиномикома
актиномикотические друзы

S. actinolizat
actinomycotic granuloma, actinomycoma
actinomycotic druses

## АМЕБИАЗ, АМЕБНАЯ ДИЗЕНТЕРИЯ

## AMEBIASIS, AMEBIC DYSENTERY

II. амебиаз кишечника
амебиаз кожи
C. амебный абсцесс печени
амебный гепатит
амебный менингоэнцефалит
амебома
стул в виде малинового желе

II. intestinal amebiasis
dermal amebiasis
S. amebic hepatic abscess
amebic hepatitis
amebic meningoencephalitis
ameboma
raspberry-jelly feces

## БЕШЕНСТВО

## RABIES

I. паралитическое/«тихое» бешенство
C. антирабическая сухая вакцина
антирабический гамма-глобулин

обильное слюнотечение, сиалорея, гиперсаливация, птиализм

приступ акузофобии
приступ аэрофобии
приступ гидрофобии/водобоязни

I. paralytic rabies, "quiet rabies"
S. antirabies dry vaccine

antirabies gamma-globulin

profuse salivation, sialorrhea, ptyalism

attack of acousophobia
attack of aerophobia
attack of hydrophobia

## БОЛЕЗНЬ ОТ КОШАЧЬИХ ЦАРАПИН, ЛИХОРАДКА ОТ КОШАЧЬИХ ЦАРАПИН

## CAT-SCRATCH DISEASE, CAT-SCRATCH FEVER

## БОТУЛИЗМ, АЛЛАНТИАЗИС, ИХТИИЗМ

## BOTULISM, ALLANTIASIS, ICHTHYISM [US]

I. раневой ботулизм
C. анизокория
асфиксия
афония
двоение, двойное зрение, диплопия
диспептический синдром
запор
затруднение дыхания
метеоризм
одышка
опущение/птоз верхнего века
«острая дальнозоркость»
охриплость
ощущение «замирания сердца»
противоботулиническая сыворотка

I. wound botulism
S. anisocoria
asphyxia
aphonia
double vision, diplopia

dyspeptic syndrome
constipation
difficult breathing
meteorism
dyspnea
ptosis of the upper lid
"acute longsightedness"
hoarseness
sensation of a "thumping heart"
antibotulinus serum

| | |
|---|---|
| расстройство глотания | disturbance of swallowing |
| расширение зрачков, мидриаз | dilatation of pupils, mydriasis |
| слабость в руках (ногах) | weakness in arms (legs) |
| страбизм | strabismus, squint |
| чувство стеснения в груди | sense of **tightness/oppression** in the chest |

| | |
|---|---|
| **БРУЦЕЛЛЕЗ, БОЛЕЗНЬ БАНГА, БОЛЕЗНЬ БРЮСА, МАЛЬТИЙСКАЯ / ГИБРАЛТАРСКАЯ / УНДУЛИРУЮЩАЯ ЛИХОРАДКА, МЕЛИТОКОККОЗ** | **BRUCELLOSIS, BANG'S DISEASE, BRUCE'S DISEASE, MALTA FEVER, GIBRALTAR FEVER, UNDULANT FEVER, MELITOCOCCOSIS** |
| I. нейробруцеллез | I. neurobrucellosis |
| острый бруцеллез | acute brucellosis |
| подострый бруцеллез | subacute brucellosis |
| хронический бруцеллез | chronic brucellosis |
| II. бруцеллез козье-овечьего типа | II. brucella melitensis |
| бруцеллез коровьего типа | brucella abortus |
| бруцеллез свиного типа | brucella sius |
| C. аборт | S. abortion |
| артрит | arthritis |
| артралгия | pain in the joints, arthralgia |
| бронхит | bronchitis |
| бруцеллезная гранулема, гранулема Банга | Bang's granuloma |
| бурсит | bursitis |
| дисменорея | dysmenorrhea |
| метрит | metritis |
| миозит | myositis |
| неврит | neuritis |
| плексит | plexitis |
| оофорит | oophoritis |
| орхит | orchitis |
| радикулит | radiculitis, nerve root syndrome |
| сальпингит | salpingitis |
| спондилит | spondylitis |
| спондилоартрит | spondyloarthritis |
| увеличение печени, гепатомегалия | enlargement of liver, hepatomegaly |
| увеличение селезенки, спленомегалия | enlargement of spleen, splenomegaly |
| фиброзит | fibrositis |
| эпидидимит | epididymitis |

| | |
|---|---|
| **БРЮШНОЙ ТИФ, ИЛЕОТИФ** | **TYPHOID[FEVER], ABDOMINAL TYPHOID, ENTERIC FEVER, ILEOTYPHOID** |
| I. абортивный брюшной тиф | I. abortive typhoid [fever] |
| (не)осложненный брюшной тиф | (non-)complicated typhoid [fever] |
| II. брюшной тиф привитых | II. typhoid fever of the inoculated |

| | |
|---|---|
| брюшной тиф средней тяжести | typhoid of moderate severity |
| геморрагическая форма брюшного тифа | hemorrhagic form of typhoid |
| гиперпиректическая форма брюшного тифа | hyperpyretic form of typhoid fever |
| легкая форма брюшного тифа | mild form of enteric fever |
| легчайшая форма брюшного тифа | mildest form of typhoid |
| тяжелая форма брюшного тифа | severe form of abdominal typhoid |

| | |
|---|---|
| С. адинамия | S. adynamia |
| ангина Дюге | Duguet's angina |
| апатия | apathy |
| бессонница | insomnia |
| бред | delirium |
| брюшнотифозная язва | typhoid fever ulcer |
| галлюцинации | hallucinations |
| головная боль | headache |
| интоксикация | intoxication |
|   выраженная интоксикация |   marked intoxication |
| кишечное кровотечение | intestinal bleeding |
| колитиф | colityphoid |
| менинготиф | meningotyphoid |
| метеоризм | meteorism |
| перитонит | peritonitis |
| пневмотиф | pneumotyphoid |
| потеря сознания | loss of consciousness |
| розеолезно-папулезная сыпь | roseolous papular rash |
| симптом относительной брадикардии | relative bradycardia sign |
| стул в виде горохового супа | pea-soup feces, feces in the form of pea-soup |
| «тифозный статус» | "typhoid status" |
| тифозный язык | typhoid tongue |
| урчание в животе и укорочение перкуторного звука, симптом Падалки | stomach murmurs and shortening of **percutaneous/percussion** sound, Padalka's symptom |
| феномен «подсыпания» | phenomenon of "pouring in addition" |

# ВЕТРЯНАЯ ОСПА

# CHICKENPOX, VARICELLA

| | |
|---|---|
| I. гангренозная ветряная оспа | I. gangrenous chickenpox |
| генерализованная ветряная оспа | generalized chickenpox |
| геморрагическая ветряная оспа | hemorrhagic chickenpox |

| | |
|---|---|
| С. буллезная стрептодермия | S. bullous streptodermia |
| ветряночный круп | chickenpox croup |
| везикулезная сыпь | vesicular rash |
| высыпание продромальной сыпи, реш | eruption of prodromal rash, rash |
| корочка | crust |
| папулезная сыпь | papular rash |

# ВИРУСНЫЙ ГЕПАТИТ

# VIRUS HEPATITIS

| | |
|---|---|
| С. безжелтушный гепатит | S. anicteric hepatitis |

гепатит А, болезнь Боткина,
вирусная желтуха, инфекци-
онный/эпидемический гепатит
гепатит Б, инокуляционный/
сывороточный/посттрансфу-
зионный/прививочный гепа-
тит, прививочная желтуха,
шприцевая желтуха
дистрофия печени

желтуха
быстро нарастающая
желтуха
желтушный период
моча цвета пива
острый гепатит
обесцвеченный кал
печеночная кома
преджелтушный период
хронический гепатит
феномен «печеночных ладоней»
феномен «сосудистых звездо-
чек»
цирроз печени

hepatitis A, Botkin's disease, viral jaundice, **infec-
tious/epidemic** hepatitis
hepatitis B, **inoculation/se-
rum/[post] transfusion/inocu-
lation** hepatitis, inoculation jaundice, syringe jaundice
distrophia of the liver,
hepatic dystrophia
jaundice, icterus
rapidly progressing
jaundice
icteric period
urine of beer colour
acute hepatitis
discoloured stool
hepatic coma
preicteric period
chronic hepatitis
phenomenon of "liver palms"
phenomenon of "spider naevi"

hepatic cirrhosis

# ВОЗВРАТНЫЙ ТИФ, ВОЗ-
# ВРАТНАЯ ЛИХОРАДКА

# RELAPSING FEVER, RECUR-
# RENT FEVER

I. эндемический [клещевой] воз-
вратный тиф
эпидемический [вшивый] воз-
вратный тиф

I. endemic [tick-borne] recurrent fever
epidemic [louse-borne] relaps-
ing fever

# ВОЛЫНСКАЯ/ПЯТИДНЕВНАЯ
# ПАРОКСИЗМАЛЬНАЯ/ОКОП-
# НАЯ ЛИХОРАДКА

# WOLHYNIAN FEVER, QUINTAN
# FEVER, TRENCH FEVER

# ГЕМОРРАГИЧЕСКАЯ ЛИХО-
# РАДКА

# HEMORRHAGIC FEVER

I. аргентинская геморрагическая
лихорадка
боливийская геморрагическая
лихорадка
крымская геморрагическая
лихорадка
омская геморрагическая лихорадка
церкопитековская геморрагическая лихорадка, марбург-
вирусная болезнь
II. геморрагическая лихорадка
денге
геморрагическая лихорадка
Ласса
геморрагическая лихорадка
с почечным синдромом, гемор-

I. Argentinian hemorrhagic
fever
Bolivian hemorrhagic fever

Crimean hemorrhagic fever

Omsk hemorrhagic fever

cercopithecus hemorrhagic
fever, Marburg's-virus disease
II. dengue hemorrhagic fever

Lassa hemorrhagic fever

hemorrhagic fever [associat-
ed] with renal syndrome,

рагический нефрозо-нефрит
C. болезнь Кьясанурского леса,
   кьясанурская лесная болезнь
   геморрагический диатез
   геморрагическая сыпь
   инъекция сосудов склеры
   симптом «удара хлыста»

hemorrhagic nephrosonephritis
S. disease of Kyasanur Forest,
   Kyasanur Forest disease
   hemorrhagic diathesis
   hemorrhagic rash
   injection of scleral vessels
   "whip-lash" **sign/symptom**

## ГРИПП, ЭПИДЕМИЧЕСКИЙ ГРИПП, ИНФЛЮЭНЦА

## GRIPPE, INFLUENZA, FLU

I. неосложненный грипп
   осложненный грипп
II. грипп типа А
    грипп типа Б
    легкая (тяжелая) форма
    гриппа
C. боли в области надбровных
   дуг
   головная боль
   головокружение
   заложенность за грудиной

   катар верхних дыхательных
   путей
   кашель
   лихорадка
   мышечные боли
   общая слабость
   озноб
   пневмония
   ринит
   разбитость
   сонливость
   суставные боли
   трахеит
   фарингит
   чихание

I. non-complicated grippe
   complicated grippe
II. A type flu
    B type flu
    mild (severe) form of grippe

S. pains in the superciliary
   arches area
   headache
   dizziness, giddiness
   stuffed up chest, substernal
   stuffiness
   catarrh of the upper respiratory tract
   cough
   fever
   muscular pains
   general weakness
   chills
   pneumonia
   rhinitis
   general malaise
   drowsiness, sleepiness
   articular pains
   tracheitis
   pharyngitis
   sneezing

## ДИЗЕНТЕРИЯ, БАКТЕРИ-АЛЬНАЯ ДИЗЕНТЕРИЯ

## DYSENTERY, BACTERIAL DYSENTERY

I. гастроэнтероколитическая
   дизентерия
   гипертоксическая дизентерия
   колитическая дизентерия
   непрерывная/затяжная дизентерия
   острая дизентерия
   рецидивирующая дизентерия
   стертая дизентерия
   субклиническая дизентерия
   хроническая дизентерия
II. дизентерия Григорьева-Шиги
    дизентерия Зонне
    дизентерия Флекснера

C. бактерионосительство

I. gastroenterocolitic dysentery
   hypertoxic dysentery
   colitic dysentery
   protracted dysentery

   acute dysentery
   **recurrent/relapsing** dysentery
   obliterated dysentery
   subclinical dysentery
   chronic dysentery
II. Grigoriev-Shiga's dysentery
    Sonne's dysentery
    Flexner's dysentery

S. bacteria carrying

| | |
|---|---|
| зияние ануса/заднего прохода | anus gaping, yawning anus |
| испражнения в виде ректаль-<br>ного плевка, стул в виде<br>плевка слизи | rectal spit, stool in the<br>form of a spit mucus |
| ложные позывы на дефекацию<br>/на стул | false urge to defecate |
| мучительные, тянущие боли<br>в прямой кишке, болезнен-<br>ные позывы на дефекацию,<br>тенезмы | excruciating, pulling rectal<br>pains, painful desire to de-<br>fecate, tenesmus |
| парез сфинктера заднего про-<br>хода | anal sphincter paresis |
| «саговые комочки слизи»<br>стул с примесью крови и<br>слизи | "saga boluses of mucus"<br>bloodstained and mucous<br>**feces/stool** [s] |

## ДИФТЕРИЯ

## DIPHTHERIA

| | |
|---|---|
| I. токсическая дифтерия | I. toxic diphtheria |
| II. дифтерия глаз, дифтерийный<br>конъюнктивит | II. ocular diphtheria, diphthe-<br>rial conjunctivitis |
| дифтерия гортани | laryngeal diphtheria |
| дифтерия зева | diphtheria of fauces |
| дифтерия кожи | dermal diphtheria |
| дифтерия наружных половых<br>органов, дифтерия вульвы | diphtheria of external gen-<br>itals, diphtheria of vulva |
| дифтерия носа, дифтерийный<br>ринит | nasal diphtheria, diphtheri-<br>al rhinitis |
| дифтерия раны | diphtheria of a wound |
| C. асфиксия | S. asphyxia |
| дифтерийная антитоксическая<br>сыворотка | diphtheritic antitoxic serum |
| дифтерийный анатоксин | diphtheritic antitoxin |
| дифтерийный круп | diphtheritic croup |
| нисходящий дифтерийный<br>круп | descending diphtheritic<br>croup |
| кровотечение из носа (горла) | nosebleed, epistaxis (throat<br>bleeding) |
| миокардит | myocarditis |
| неврит | neuritis |
| паралич нерва | nerve paralysis |
| пленчатые налеты на слизи-<br>стой оболочке | membranous coats on mucosa |
| пневмония | pneumonia |
| полиневрит | polyneuritis |
| стеноз дыхательных путей | stenosis of the respiratory<br>tract |
| III. делать трахеотомию | III. to **perform/do** tracheotomy |
| интубировать больного(ую) | to intubate a patient |

## ИНФЕКЦИОННЫЙ МОНОНУ-<br>КЛЕОЗ, БОЛЕЗНЬ ПФЕЙФФЕ-<br>РА, ЖЕЛЕЗИСТАЯ ЛИХОРАД-<br>КА, МОНОЦИТАРНАЯ АНГИНА

## INFECTIOUS MONONUCLEO-<br>SIS, PFEIFFER'S DISEASE,<br>GLANDULAR FEVER, MONO-<br>CYTE ANGINA

| | |
|---|---|
| I. острый инфекционный моно-<br>нуклеоз | I. acute infectious mononucleo-<br>sis |

подострый инфекционный мононуклеоз

рецидивирующий инфекционный мононуклеоз

C. ангина

увеличение лимфатических узлов

увеличение печени, гепатомегалия

увеличение селезенки, спленомегалия

fubacute infectious mononucleosis

recurrent infectious mononucleosis

S. angina

lymph node enlargement, enlarged lymph nodes

hepatomegaly

splenomegaly

# КЛЕЩЕВОЙ ЭНЦЕФАЛИТ

# RUSSIAN TICK-BORNE ENCEPHALITIS

C. боль в глазных яблоках
гиперестезия
головная боль
корешковые боли
лихорадка
нарушение сна
менингиальный синдром
очаговый энцефалит
повышенная утомляемость
светобоязнь
укус клеща
энцефалитический синдром

S. pain in the eye-balls
hyperesthesia
headache
root pains
fever
disturbed sleep
meningism
focal encephalitis
easy fatiguability
photophobia
tick bite
encephalitic syndrome

# КОКЛЮШ

# WHOOPING COUGH

C. бронхопневмония
кашель
судорожный кашель
при вдохе
сухой короткий кашель
приступ судорожного кашля
коклюшная вакцина
коклюшно-дифтерийно-столбнячная вакцина, АКДС-вакцина

першение в горле

противококлюшный гамма-глобулин
реприз

S. bronchopneumonia
cough
inspiratory convulsive whoop
dry barking cough
convulsive cough attack
whooping cough vaccine
whooping cough-diphtheria-tetanus vaccine

scratchy feeling in the throat
anti-whooping cough gamma-globulin
reprise

# КОРЬ

# MEASLES

I. врожденная корь
митигированная/ослабленная корь

I. congenital measles
mitigated measles

C. катаральный период
коревой/ложный круп
колит
ларингит
отит
период высыпания
период пигментации

S. catarrhal period
**measles/false** croup
colitis
laryngitis
otitis
period of eruption
period of pigmentation

пятна Бельского-Коплика-
Филатова
стоматит
энцефалит

Belski-Koplick-Fylatov's **ma-cules/spots**
stomatitis
encephalitis

## КРЫСИНЫЙ СЫПНОЙ/ ЭНДЕМИЧЕСКИЙ БЛОШИ-НЫЙ/ЭНДЕМИЧЕСКИЙ СЫП-НОЙ ТИФ

## [ENDEMIC] FLEA BORNE, ENDEMIC FEVER, FLEA BORNE FEVER, RAT-BORNE TY-PHUS, ENDEMIC FLEA BORNE FEVER, ENDEMIC TYPHUS

C. болезнь Брилла, болезнь
Брилла-Цинссера, рецидиви-рующий/спорадический тиф

S. **Brill's/Brill-Zinsser** dis-ease, **recurrent/sporadic**
typhus

## ЛЕЙШМАНИОЗ

## LEISHMANIASIS

I. американский лейшманиоз,
кожный лейшманиоз Нового
Света
висцеральный/внутренний
лейшманиоз, болезнь
Лейшмана-Донована, кахек-тическая лихорадка, тропи-ческая спленомегалия
восточно-африканский
висцеральный лейшманиоз
индийский висцеральный
лейшманиоз, кала-азар,
лихорадка дум-дум
средиземноморско-среднеази-атский висцеральный лейш-маниоз, детский средиземномор-ский кала-азар
кожно-слизистый лейшманиоз,
лейшманиоз слизистых оболо-чек
бразильский кожно-слизистый
лейшманиоз, эспундия
кожный лейшманиоз
антропонозный/городской/
поздноизъязвляющийся кож-ный лейшманиоз
зоонозный/некротизирующийся
/сельский кожный лейшманиоз
люпоидный/туберкулоидный
кожный лейшманиоз, пара-лейшманиоз, металейшманиоз

кожный лейшманиоз Старого
Света, болезнь Боровского,
восточная/ашхабадская/
делийская/пендинская язва,
алеппский прыщ

I. American leishmaniasis,
dermal leishmaniasis of the
New World
visceral leishmaniasis,
Leishman-Donovan's disease,
tropical splenomegaly
East-African visceral
leishmaniasis
Indian visceral leishmania-sis, kala-azar,
dumdum fever
Mediterranean Central-Asiatic visceral leishma-niasis, children's medi-terranean kala-azar
mucocutaneous leishmaniasis,
mucosal leishmaniasis
Brazilian mucocutaneous
leishmaniasis, espundia
dermal leishmaniasis
**anthroponous/urban/late
ulcerative** dermal leish-maniasis
**zoonosal/necrotizing/
rural** dermal leishmaniasis
**lupoid/tuberculoid** dermal
leishmaniasis, paraleish-maniasis, metaleishmania-sis
dermal leishmaniasis of
the Old World, Borovski
disease, Pendjdeh ulcer

C. гепатомегалия
кахексия
лейшманиома

S. hepatomegaly
cachexia
leishmanioma

лихорадка
    перемежающаяся малярие-
    подобная лихорадка
небный крест эспундии

нос тапира
спленомегалия
укус москита

fever
    intermittent malaria-like
    fever
**palatine/palatal** cross of
espundia
nose of tapir
splenomegaly
mosquito bite

## [ЛИХОРАДКА] ДЕНГЕ, КОС-ТОЛОМНАЯ/СУСТАВНАЯ ЛИ-ХОРАДКА, ЛИХОРАДКА «ЖИ-РАФОВ»

## DENGUE [FEVER], BREAK-BONE FEVER, ARTICULAR FEVER, FEVER OF "GIRAFFES"

C. артралгия
    лихорадка
    миалгия
    полиаденит
    экзантема

S. arthralgia
    fever
    myalgia
    polyadenitis
    exanthem, exanthesis

## ЛИХОРАДКА ПАППАТАЧИ, ФЛЕБОТОМНАЯ ЛИХОРАДКА

## PAPPATACI FEVER

C. симптом Пика
    симптом Тауссига

S. Pick's symptom
    Taussig's symptom

## МАЛЯРИЯ

## MALARIA

I. алгидная малярия
врожденная малярия
малярия овале, малярия,
вызванная Plasmodium ovale
перициозная малярия
прививная/трансфузионная
малярия
смешанная малярия
трехдневная малярия

    молниеносная трехдневная
    тропическая малярия
четырехдневная малярия
II. приступ малярии
C. герпетические высыпания
головная боль
жар
лихорадочный бред
малярийная кома
малярийный алгид
малярийный гепатит
малярийный нефроз
мышечная боль
потрясающий озноб
профузное потоотделение

увеличение печени, гепатомегалия
увеличение селезенки, спленомегалия

I. algid malaria, malarial algid
congenital malaria
ovale malaria, malaria [fe-
ver] by Plasmodium ovale
pernicious malaria
**inoculated/transfusional**
malaria
mixed malaria
tertian fever, benign
tertian malaria
    **fulminating tertian tropical/
    malignant tertian** malaria
quartan **fever/malaria**
II. malarial attack
S. herpetic eruptions
headache
fever, pyrexia
feverish delirium
malarial coma
malarial algid
malarial hepatitis
malarial nephrosis
muscular pain
shaking chill
profuse **perspiration/
sweating**
hepatomegaly

splenomegaly

укус комара
черноводная/гемоглобину-
рийная лихорадка, малярийная гемоглобинурия

mosquito bite
**blackwater/haemoglobinuric**
fever, malarial haemoglo-
binuria

## [НАТУРАЛЬНАЯ] ОСПА

## SMALLPOX, VARIOLA

## ОРНИТОЗ, ПСИТТАКОЗ, ПО-
## ПУГАЙНАЯ БОЛЕЗНЬ

## ORNITHOSIS, PSITTACOSIS,
## PARROT FEVER

I. бессимптомный орнитоз
С. менингопневмония
орнитозная пневмония
орнитозный менингит

I. asymptomatic ornithosis
S. meningopneumonia
ornithosis pneumonia
ornithosis meningitis

## ПИЩЕВАЯ ТОКСИКОИНФЕК-
## ЦИЯ

## FOOD POISONING

С. головная боль
головокружение
диарея
рвота
изнуряющая рвота
многократная рвота
мучительная рвота
слабость

S. headache
dizziness, giddiness
diarrhea
vomiting
emaciating vomiting
recurrent vomiting
excruciating vomiting
weakness

## РИККЕТСИОЗ

## RICKETTSIOSIS

I. австралийский клещевой
риккетсиоз, квинслендский
клещевой тиф
везикулезный риккетсиоз

пароксизмальный клещевой
риккетсиоз
североазиатский клещевой
риккетсиоз, сибирский клещевой тиф
С. бразильский сыпной тиф
восточноафриканская/кений-
ская клещевая лихорадка
Ку-лихорадка, Ку-риккетси-
оз, балканский грипп
марсельская лихорадка
макулезно-папулезная сыпь
оспоподобная сыпь
первичный аффект
пятнистая лихорадка Скали-
стых гор, горная/черная лихорадка, голубая болезнь
цуцугамуши, тропический/
кустарниковый тиф, японская
речная лихорадка, лихорадка
Кедани

I. Australian tick-borne
rickettsiosis, Queensland
tick typhus
**vesiculous/vesicular** rickettsiosis
paroxysmal tick-borne
rickettsiosis
North-Asian tick-borne rickettsiosis, Siberian tick
typhus
S. Brazilian tick-borne typhus
**East-African/Kenya** tick
fever
Q-fever, Q-rickettsiosis,
Balkan grippe
Marseilles fever
maculo-papular **eruption/rash**
pox-like eruption
primary affect
Rocky Mountain spotted fever,
**mountain/black** fever, light
blue disease
tsutsugamushi, tropical typhus,
bush typhus, Japanese river
fever, Kedani fever

## РОЖА

I. блуждающая/мигрирующая рожа

булезная/пузырчатая рожа

вторичная рожа
гангренозная рожа
первичная рожа
рецидивирующая/привычная
рожа
флегмонозная рожа
эритематозная рожа
эритематозно-булезная рожа
С. гиперкератоз
лимфостаз
слоновость, элефантиаз
чувство напряжения кожи

## ERYSIPELAS

I. **wandering/migrating** erysipelas
**bullous/pemphigious** erysipelas
secondary erysipelas
gangrenous erysipelas
primary erysipelas
**relapsing/recurrent/ordinary**
erysipelas
phlegmonous erysipelas
erythematous erysipelas
erythemato-bullous erysipelas
S. hyperkeratosis
lymphostasis
elephantiasis
sense of **tense/tight** skin

## САЛЬМОНЕЛЛЕЗ

II. генерализованный/тифопо-
добный сальмонеллез
локализованный/гастро-ин-
тестинальный сальмонеллез
септический сальмонеллез
субклинический сальмонеллез
С. боли в животе
водянистый стул
зловонный стул
обильный стул
пенистый стул
стул с примесью крови

стул с примесью слизи

## SALMONELLOSIS

II. **generalized/typhoid-like**
salmonellosis
**localized/gastro-intestinal**
salmonellosis
septic salmonellosis
subclinical salmonellosis
S. abdominal pains
watery stool
foul-smelling stool
profuse stool
foamy stool
stool with admixture of
blood
stool with admixture of
mucus

## СКАРЛАТИНА

I. молниеносная/гипертоксичес-
кая скарлатина
послеожоговая скарлатина
пуэрперальная скарлатина
раневая скарлатина
септическая скарлатина
токсико-септическая скарлатина
токсическая скарлатина
экстрафарингеальная/экстра-
буккальная скарлатина
С. бледный носогубный тре-
угольник
красная гусиная кожа
нефрит
мелкоточечная сыпь

скарлатинозное сердце

## SCARLET FEVER, SCARLATINA

I. **fulminating/hypertoxic** scarlet fever
postburn scarlet fever
puerperal scarlet fever
wound scarlet fever
septic scarlet fever
toxicoseptic scarlet fever

toxic scarlet fever
**extrapharyngeal/extrabuccal**
scarlet fever
S. pale nasolabial triangle

red goose-flesh
nephritis
[micro]punctate **eruption/
rash**
scarlet fever heart

| | |
|---|---|
| скарлатинозный/малиновый язык | strawberry tongue |
| увеличение лимфатических узлов | enlargement of lymph nodes, enlarged lymph nodes |
| шелушение кожи | skin peeling |
| крупночешуйчатое/пластинчатое шелушение кожи | macroscaling, laminar scaling |

## СИБИРСКАЯ ЯЗВА / ANTHRAX

| | |
|---|---|
| II. желудочно-кишечная форма сибирской язвы | II. gastro-intestinal anthrax |
| кожная форма сибирской язвы | cutaneous anthrax |
| легочная форма сибирской язвы | pulmonary anthrax |
| респираторная форма сибирской язвы | respiratory anthrax |
| септическая форма сибирской язвы | septic anthrax |
| C. безболезненный отек вокруг карбункула | S. **painless/non-tender** edema around the carbuncle |
| злокачественная пустула | malignant pustule |
| сибиреязвенный карбункул | anthracic carbuncle |
| сибиреязвенная септицемия | anthracic septicemia |
| симптом студневидного дрожания, симптом Стефанского | symptom of jelly-like fremitus, Stefansky's symptom |

**СПИД, синдром приобретенного иммунодефицита** — **AIDS, Acquired Immune Deficiency Syndrome**

## СТОЛБНЯК / TETANUS

| | |
|---|---|
| C. опистотонус | S. opisthotonus |
| остановка дыхания | respiratory arrest |
| прививка против столбняка | inoculation against tetanus |
| противостолбнячная сыворотка | antitetanic serum (ATS) |
| противостолбнячный анатоксин | tetanus antitoxin (ATA) |
| сардоническая улыбка | sardonic smile, risus sardonicus |
| судороги | convulsions, cramps |
| челюстной тризм, судорожное сокращение жевательных мышц | spasmodic contraction of the masseter muscles |

## СЫПНОЙ ТИФ, ЭПИДЕМИЧЕСКИЙ/ЕВРОПЕЙСКИЙ/ВШИВЫЙ СЫПНОЙ ТИФ / TYPHUS [EPIDEMIC], EPIDEMIC/EUROPEAN/LOUSE-BORNE TYPHUS

| | |
|---|---|
| C. геморрагическая сыпь | S. hemorrhagic rash |
| головная боль | headache |
| сильная головная боль | **severe/bad** headache |
| делирий | delirium |
| завшивленность, педикулез | pediculosis |
| конъюнктивальная энантема, симптом Киари-Авцина | conjunctival enanthem, Chiari-Awtsine's symptom |

505

| «кроличьи глаза», симптом Говорова-Годелье | "rabbit's eyes", Goworov-Godelye's symptom |
| обильное носовое кровотечение | profuse nosebleed |
| розеолезно-петехиальная сыпь | roseolus-petechial eruption |

## ТУЛЯРЕМИЯ, КРОЛИЧЬЯ ЛИХОРАДКА, ЛИХОРАДКА ОЛЕНЬЕЙ МУХИ, МАЛАЯ ЧУМА

## TULAREMIA, RABBIT FEVER, DEERFLY FEVER, SMALL PLAGUE

| II. ангинозно-бубонная туляремия | II. anginose bubonic tularemia |
| бубонная туляремия | bubonic tularemia |
| генерализованная/септическая/тифоидная туляремия | **generalized/septic/typhoid** tularemia |
| глазо-бубонная/железистая туляремия | **oculobubonic/oculoglandular** tularemia |
| кишечная/абдоминальная туляремия | **intestinal/abdominal** tularemia |
| легочная туляремия | pulmonary tularemia |
| C. инфекционный психоз | S. infective psychosis |
| розеолезная сыпь | roseolus rash |
| туляремийная пневмония | tularemic pneumonia |
| туляремийный менингит | tularemic meningitis |
| увеличение лимфатических узлов | enlargement of lymph nodes, enlarged lymph nodes |
| увеличение печени, гепатомегалия | hepatomegaly |

## ХОЛЕРА, АЗИАТСКАЯ ХОЛЕРА

## CHOLERA, ASIAN CHOLERA, ASIATIC CHOLERA

| I. молниеносная/сухая холера | I. fulminating cholera, cholera fulminans, dry cholera, cholera sicca |
| II. холера Эль-тор | II. cholera el-tor |
| C. гипотермия | S. hypothermia |
| клонико-тонические судороги | clonic [o] tonic cramps |
| обезвоживание, дегидратация | dehydratation |
| выраженное обезвоживание | marked dehydratation |
| симптом «темных очков» | "dark glasses" symptom |
| стул в виде рисового отвара | rice-water stool |
| холерный алгид | choleric algid |
| холерный гастроэнтерит | choleric gastroenteritis |
| холерная кома | choleric coma |

## ЧУМА

## PLAGUE, BLACK DEATH, PEST

| I. бубонная чума | I. bubonic plague |
| вторично-септическая чума | secondary septic plague |
| кожно-бубонная чума | bubocutaneous plague |
| легочная чума | pulmonary plague |
| первичная (вторичная) легочная чума | primary (secondary) pulmonary plague |
| первично-септическая чума | primary septic plague |

С. головная боль
   интоксикация
      выраженная интоксикация
   «меловой язык»
   озноб
   фациес пестика
   чумная пневмония
   чумной бубон
   чумной карбункул

S. headache
   intoxication
      severe intoxication
   "chalk-like" tongue
   chills
   facies pestica, plague face
   plague pneumonia
   plague bubo
   plague carbuncle

## ЭПИДЕМИЧЕСКИЙ/ИНФЕКЦИОННЫЙ ПАРОТИТ, СВИНКА

## EPIDEMIC PAROTITIS, MUMPS, INFECTIOUS PAROTITIS

С. паротидный менингоэнцефалит
   паротидный орхит
   паротидный панкреатит
   увеличение околоушной железы

S. parotid meningo-encephalitis
   parotid orchitis
   parotid pancreatitis
   parotid gland enlargement

## ЭРИЗИПЕЛОИД, РОЖА СВИНЕЙ

## ЯЩУР

## ERYSIPELOID, SWINE ERYSIPELAS

## EPIDEMIC STOMATITIS, APHTHOUS FEVER

II. желудочно-кишечная форма ящура

   кожно-слизистая форма ящура

   легочная форма ящура

   печеночная форма ящура

   сердечная форма ящура

II. gastrointestinal form of epidemic stomatitis

   dermomucous form of epidemic stomatitis
   pulmonary form of epidemic stomatitis
   hepatic form of epidemic stomatitis
   cardiac form of epidemic stomatitis

С. афтозные высыпания, эпизоотические афты
   жжение (боль) во рту
   обильное слюнотечение
   эпизоотический стоматит

S. aphthous ulcers, epizootic aphthae
   burning (pain) in the mouth
   profuse salivation
   epizootic stomatitis

■ Вас укусила домашняя (бездомная) собака?

■ Has a domestic (stray) dog bitten you?

Вам нужно сделать прививку против столбняка (бешенства)

You must be inoculated against tetanus (rabies)

Вот направление на пастеровский пункт (станцию)

Here is an appointment for the Pasteur station

Вы употребляли в пищу грибы, консервы [домашнего приготовления], ветчину, колбасу, красную рыбу?

Have you eaten mushrooms, canned food [home-made], ham, sausage, red fish?

Вы работали в животноводстве (ветеринаром, дояркой (дояром), скотником, зоотехни-

Were you engaged in animal husbandry (as a veterinary officer, milkmaid (milkman),

ком, заготовителем (шерсти, кожевенного сырья)?

cattle-yard worker, animal technician, wool (leather) merchant)?

У вас в хозяйстве есть животные больные бруцеллезом?

Do you have in your care animals with brucellosis?

Вы не работаете на мясокомбинате?

Do you work at a meat-packing plant?

Вы живете в городе или сельской местности?

Do you live in a city or in a rural area?

У вас есть домашние животные?

Do you keep domestic animals?

Вы употребляете молочные продукты из магазина или покупаете их на рынке?

Do you use dairy produce from a shop or buy them in the market?

Вы кипятите молоко? Вы употребляете молочные продукты из пастеризованного молока?

Do you boil milk? Do you use dairy produce from pasteurized milk?

Перед употреблением обязательно кипятите молоко

Have your milk boiled before use, without fail

У вас есть насморк (першение в горле, боль при глотании)?

Do you have a cold in the head (a scratchy feeling in the throat, pain on swallowing)?

Стул частый? Сколько раз в сутки (в день)?

Do you have frequent bowel motions? How many every 24 hours (a day)?

Кал с примесью крови, гноя?

Do your feces contain blood, pus?

Позывы на низ сопровождаются мучительными болями в прямой кишке?

Are urges to defecate accompanied by excruciating rectal pains?

Кашель становится сильнее и чаще ночью?

Does your cough become more severe and frequent at night?

Приступы лихорадки повторяются ежедневно, через день (два дня)?

Do the attacks of fever recur daily, every other day (every two days)?

Приступы сопровождаются повышением температуры, обильными потами?

Are the attacks accompanied by elevation of temperature, profuse sweating?

У вас есть резкие боли в икроножных мышцах (в спине, в крестце, при движении глазных яблок)?

Do you have sharp pains in the gastrocnemius muscles (spine, sacrum, on moving the eyeballs)?

Вы содержите дома птиц (голубей)?

Do you keep birds (pigeons) at home?

Вы работаете на птицефабрике (на птицеферме, в зоологическом магазине, в зоологическом саду)?

Do you work at a poultry factory (poultry farm, animal shop, zoo)?

Вам делали когда-нибудь прививку против столбняка?

Have you ever been inoculated against tetanus?

Болезнь началась остро?

Did the disease start acutely?

У вас были ознобы (проливные поты) после приступа лихорадки?

Did you have chills (profuse sweating) after the fever attack?

С чем вы связываете появление этих явлений?

What do you attribute these phenomena to?

Вы употребляли недоброкачественную пищу, консервированные продукты?

Did you eat spoiled food, canned food?

Какую и когда?

What namely and when?

Что вы ели вчера вечером (сегодня утром, два дня назад)?

What did you eat yesterday evening (this morning, two days ago)?

Вы ели мясо (колбасу, ветчину, рыбу, творог, пирожное, консервы, грибы)?

Did you eat meat (sausage, ham, fish, curds, a cake, canned food, mushrooms)?

С чего началось заболевание?

How did your illness begin?

Что вы считаете причиной вашего заболевания?

What do you consider to be the reason for your illness?

Какими инфекционными болезнями вы болели раньше?

What infectious diseases have you had before?

Какие лекарства (антибиотики) принимали?

What drugs (antibiotics) did you take?

Как вы себя чувствуете после приема лекарства?

How do you feel after taking the drug?

Снижалась или не снижалась температура?

Did your temperature fall or not?

▲ У больного(ой) отмечается мышечная слабость (сухость слизистых оболочек рта, затруднение глотания, птоз верхнего века, мидриаз, диплопия) Больной(ая) оглушен(а) (безразличен(а) к окружающим, контакт с ним (ней) затруднен, бредит)

▲ In the patient there is myasthenia (oral mucosal dryness, difficulty in swallowing, ptosis of the upper eyelid, mydriasis, diplopia) The patient is torporous (indifferent to the people who surround him (her), contact with him (her) is difficult, he (she) is delirious)

Лицо гиперемировано. Склеры инъецированы

The face is reddened. The sclerae are injected

Аппетит отсутствует. Жажда повышена

Appetite is absent. The patient is very thirsty

Симптом жгута и щипка положительные

Bandage sign and pinch sign are positive

Температурная кривая постоянная (ремитирующая, интермитирующая)

The temperature curve is constant (remitting, intermittent)

| | |
|---|---|
| Больной(ая) жалуется на легкое недомогание (познабливание, ломоту в суставах и боль в мышцах) | The patient complains of slight malaise (chills, rheumatic pains in joints and muscular pain) |
| Слизистая оболочка зева гиперемирована | The mucous membrane of the fauces is hyperemic |
| Задняя стенка глотки и миндалины покрыты серой пленкой | The back of the mouth and tonsils are covered with a grey film |
| Жевание и глотание затруднено | Mastication and swallowing are difficult |
| Наладьте парентеральное кормление | Give parenteral feeding |
| Для прекращения судорог и спазма мышц введите хлорпромазин | To control cramps and muscular spasms administer chlorpromazine |
| Введите 3000 ед. противостолбнячной сыворотки подкожно по схеме | Administer 3,000 units of ATS (antitetanus serum) subcutaneously according to plan |

# СТОМАТОЛОГИЯ     STOMATOLOGY

# СТОМАТОЛОГИЯ

# STOMATOLOGY

## ОБЩАЯ ЧАСТЬ

## GENERAL

### ИНСТРУМЕНТАРИЙ. ОБОРУДОВАНИЕ

### [DENTAL] INSTRUMENTS. [DENTAL] APPLIANCES

C. бормашина

S. dental drilling **engine/machine**, dental engine

ватные валики
высокооборотная воздушная турбина

cotton swabs
high-speed air turbine

гладилка
долото
зубная ложечка
зубоврачебный пинцет
зубоврачебное/стоматологическое кресло
инструменты для удаления зубного камня

smoother
chisel
dental spoon
dental plier [s]
dentist's chair

instruments to remove **tartar [of the teeth]/dental calculus/salivary calculus/ odontolith**

искусственный дентин
иглодержатель
корневая игла

artificial dentin
needle-holder
root needle

| | |
|---|---|
| ключ Леклюза | Lecluse key |
| крючок для оттягивания губ и щек | labial and buccal **retractor/ hook** |
| костные кусачки | bone forceps |
| марлевые валики | gauze swabs |
| марлевые тампоны | gauze tampons |
| марлевая турунда | gauze turunda |
| молоток | hammer, mallet |
| ножницы | scissors |
| осветитель | illuminator |
| плевательница | spittoon |
| пульпоэкстрактор | extractor of pulp, pulp extractor |
| скальпель | scalpel, knife |
| лоток | tray |
| распатор | [stomatological] raspatory |
| слюноотсос | **saliva/salivary** ejector |
| стоматологический бор | dental **bur/drill**, dentist's **borer/bur** |
| стоматологический зонд | dental **probe/explorer** |
| прямой стоматологический зонд | straight dental explorer |
| стоматологический зонд под углом | angular probe |
| стоматологическая ложка | dental spoon |
| стоматологическая пила | disk saw |
| стоматологический светильник | dental illuminator |
| стоматологическая щетка | dental brush |
| стоматологическое зеркало | dental mirror |
| стоматологический экскаватор | hatchet [excavator], hoe excavator |
| универсальная стоматологическая установка | universal dental **unit/set** |
| устройство для подачи воды (воздуха) | water (air) supplying device |
| штопфер | stopfer, plugger |
| шприц | syringe |
| щипцы для удаления зубов | dental forceps, denticeps |
| элеватор, подъемник | elevator, screw elevator |

| | |
|---|---|
| **СТОМАТОЛОГИЧЕСКИЙ(ИЕ) БОР(Ы)** | **DENTAL BUR(S), DENTAL DRILL(S), DENTIST'S BORER(S), DENTIST'S BUR(S)** |
| I. алмазный бор | I. diamond dental drill |
| колесовидные боры | wheel-shaped dental drills |
| круглые/шаровидные боры | spherical dental drills |
| обратноконусовидные/конусовидные боры | **inverted-conical/conical** dental drills |
| твердосплавной бор | hard-alloy dental drill |
| фиссурный/цилиндрический бор | **fissural/cylindrical** dental drill |
| I. бор для прямого наконечника | II. dental drill for a straight handpiece |
| бор для углового наконечника | dental drill for an angular handpiece |

I. клювовидные щипцы
клювовидные щипцы со сходящимися щечками
клювовидные щипцы с широкими щечками
коронковые клювовидные
щипцы

II. прямые щипцы для удаления
резцов и клыков
щипцы для удаления третьего
верхнего моляра
щипцы с S-образно-изогнутыми ручками для удаления премоляров
щипцы с S-образно-изогнутыми ручками для удаления моляров
штыковидные щипцы

**ЭЛЕВАТОР(Ы), ПОДЪЕМНИК(И)**

I. боковые элеваторы
прямой элеватор
Т-образный элеватор
штыковидный элеватор

# СПЕЦИАЛЬНЫЕ МЕТОДЫ ИССЛЕДОВАНИЯ

С. искусственное контрастирование кистозных полостей,
цистография
искусственное контрастирование свищевых ходов, фистулография
искусственное контрастирование слюнных желез, сиалография
лицевая ангиография
внутриротовой снимок зубов и
челюстей вприкус
внутриротовой контактный снимок зубов и челюстей
морфологические исследования
радиологическое исследование
рентгенография (см. гл. IV)

электрорентгенография

томография лицевого черепа
ортопантомография
электроодонтодиагностика
(ЭОД)

I. beak[-shaped] forceps
beak-shaped forceps with
converging grips
beak-shaped forceps with
wide grips
crown beak-shaped forceps

II. straight forceps to extract
incisors and **cuspids/canines**
forceps to extract the upper
third molar
forceps with S-shaped, curved handles to extract premolars
forceps with S-shaped, curved handles to extract molars

bayonet-shaped forceps

**ELEVATOR(S), SCREW
ELEVATOR(S)**

I. lateral elevators
straight elevator
T-shaped elevator
bayonet-shaped elevator

# SPECIAL METHODS OF INVESTIGATION

S. artificial contrast study
of cystic cavities, cystography
artificial contrast study of
fistulous passages, fistulography
artificial contrast study
of salivary glands, sialography

facial angiography
intra-oral X-ray of teeth
and jaws in occlusion
intra-oral contact X-ray of
teeth and jaws
morphologic[al] investigations
radiologic[al] investigation

**roentgenography/radiography**
(see ch. IV)
electroroentgenography,
electroradiography
facial skull tomography
orthopantomography
electroodontodiagnosis

## СТОМАТОЛОГИЧЕСКАЯ ПОЛИКЛИНИКА

## STOMATOLOGICAL POLYCLINIC

С. диспансерное наблюдение стоматологических больных

S. dispensary **observation/control** of stomatological patients

зубной врач
зубоврачебное обслуживание
зубоврачебная практика

dentist
Dental Health Service
dental practice treatment, dentistry

зубопротезная лаборатория
кабинет хирургической (терапевтической, ортопедической) стоматологии
отделение хирургической (терапевтической, ортопедической) стоматологии
стоматологический больной

Dental Orthopedics Laboratory
**dentist's/dental** surgery **(dentist's/dental** room, dental orthopedics room)
Dental Surgery Department (Dental Therapy Department, Dental Orthopedics Department)
dental patient

## СПЕЦИАЛЬНАЯ ЧАСТЬ

## SPECIAL

### ГУБА(Ы) РТА

### LIP(S) OF THE MOUTH, LABIUM ORIS (LABIA ORIS)

I. верхняя губа
выпяченные губы, прохейлия
двойная губа
запавшие губы, опистохейлия

I. upper lip
protruding lips, procheilia
double lip
retracted lips, opisthocheilia

нижняя губа
прямые губы, ортохейлия
II. губы тапира
II[a]. величина губ
выстояние губы

lower lip
straight lips, orthocheilia
II. tapir's lips
II[a]. size of lips
lip protrusion; protruded lip

карбункул губы
кератоакантома губы
киста губы
  ретенционная киста губы
кожа губы
конфигурация губ

labial carbuncle
labial keratoacanthoma
labial cyst
  retention [al] labial cyst
labial skin
labial configuration, configuration of lips

опухоль губы

labial tumour, tumour in the lip

отвисание губы
отсутствие губ, ахейлия
отек губы
пластика губы

pendulous lip
absence of lips, acheilia
labial edema, edematous lip
labial plastics, plastics of the lip

патологическое увеличение губ, макрохейлия
повреждение губы

pathological enlargement of lips, macrocheilia
injury to the lip, labial injury

рак губы

cancer of the lip, labial cancer

расщелина/незаращение губы
врожденная расщелина верхней губы, заячья губа, хейлосхизис
ранение губы
размер губы
слизистая оболочка губы

спайка губ
срастание боковых отделов губы, синхейлия
трещина губы
туберкулез губы
уздечка губы
укорочение уздечки верхней губы
утолщение уздечки верхней губы
укорочение средней части верхней губы, брахихейлия

форма губы
цвет губ
фурункул губы
C. красная кайма
воспаление красной каймы, хейлит

дуга Купидона
ротовая(ое) щель/отверстие
ротовая полость

labial cleft
congenital cleft of the upper lip, cleft lip, cheiloschisis
labial injury
labial size, size of a lip
labial mucosa, mucous membrane
labial commissure
adhesion of lateral portions of the lip, synch[e]ilia
labial fissure
labial tuberculosis
labial frenulum
shortening of the upper lip frenulum
thickening of the upper lip frenulum
shortening of the middle portion of the upper lip, brachycheilia
labial form
labial colour
labial furuncle
S. red border
red border inflammation, inflamed red border, ch[e]ilitis
Cupid's bow
oral **slit/fissure/opening**
oral cavity

# ДЕСНА (ДЕСНЫ)

I. краевая/свободная десна, десневой край
II. болезненность десны

воспаление слизистой оболочки десны, гингивит

изъязвление десны
кровоизлияние в десне

кровоточивость десны(ен)

повреждение десны

разрастание десны

фиброматозное разрастание десны, фиброматоз десны

разрыв десны
участок десны

# GUM(S), GINGIVA (GINGIVAE)

I. **marginous/free** gum, **gingival/gum** margin
II. gingival tenderness, painful gum
inflammation of gingival **mucous membrane/mucosa**, gingivitis
**gingival/gum** ulceration
gingival hemorrhage, bleeding in the gum
stomatorrhagia, gingival hemorrhage, hemorrhage from the mouth
gingival injury, injury to the gum
gingival **accretion/enlargement**
fibromatous accretion of the gum, gingival fibromatous accretion, gingival fibromatosis
gingival rupture
gingival area

отек десны
фиброма десны
эпителий десны
C. десневая борозда
десневой край
десневой/межзубной сосочек
эпулис, наддесневик

gingival edema
gingival fibroma
gingival epithelium
S. gingival sulcus
**gingival/gum** margin
**gingival/interdental** papilla
epulis

## ГИНГИВИТ

I. атрофический гингивит
висмутовый гингивит
гангренозный гингивит
геморрагический гингивит
гипертрофический гингивит
десквамативный гингивит
диабетический гингивит
дисменорейный/дизовариаль-
ный гингивит
диффузный гингивит
катаральный гингивит
краевой/маргинальный гингивит
лейкемический гингивит
ртутный гингивит
свинцовый гингивит
скорбутический гингивит
хронический гингивит
юношеский гингивит, гингивит подростков
язвенный/язвенно-мембраноз-
ный/язвенно-некротический
гингивит
II. гингивит беременных

## GINGIVITIS

I. atrophic gingivitis
bismuth gingivitis
gangrenous gingivitis
hemorrhagic gingivitis
hyperthrophic gingivitis
desquamative gingivitis
diabetic gingivitis
**dysmenorrheal/dysovarian**
gingivitis
diffuse gingivitis
catarrhal gingivitis
marginal gingivitis

leukemic gingivitis
mercuric gingivitis
lead gingivitis
scorbutic gingivitis
chronic gingivitis
juvenile gingivitis

**ulcerative/ulcerative-memb-
ranous/ulcerative-necrotic**
gingivitis
II. gingivitis in pregnancy

### ДЕСНЕВОЙ КРАЙ

II. альтерация десневого края


атрофия десневого края

некроз десневого края

### GINGIVAL MARGIN, GUM MARGIN

II. alteration of the gum margin, gingival margin alteration
atrophy of the gum margin,
gingival margin atrophy
necrosis of the gum margin,
gingival margin necrosis

## ЗУБ(Ы)

I. артикулирующие зубы
боковые зубы
больной/пораженный зуб
большой коренной зуб, моляр
верхние зубы
врожденные зубы
выпадающие/молочные/сменяе-
мые зубы
двукорневой зуб
живой зуб

## TOOTH (TEETH)

I. articulating teeth
lateral teeth
**bad/affected** tooth
molar, grinder
upper teeth
congenital teeth
**deciduous/milk** teeth


**double-rooted/birooted** tooth
live tooth

| | |
|---|---|
| естественные зубы | natural teeth |
| замещающие зубы | replacing teeth |
| запломбированный зуб | **filled/stopped** tooth |
| здоровый/интактный зуб | **sound/healthy/intact** tooth |
| искусственные/вставные зубы | **artificial/false** teeth, dentures |
| кариозный зуб | carious tooth |
| конвергирующие зубы | convergent teeth |
| крупные зубы | **large/big** teeth |
| малый коренной зуб, премоляр | bicuspid, premolar |
| мелкие зубы | small teeth |
| мертвый зуб | dead tooth |
| многокорневой зуб | multi-rooted tooth |
| нижние зубы | lower teeth |
| одиночный зуб | single tooth |
| одноименные зубы | homonymous teeth |
| однокорневой зуб | single-rooted tooth |
| опорные зубы | abutment teeth, retainers |
| передние/фронтальные зубы | **frontal/anterior** teeth |
| первые зубы | first teeth |
| перекрученные зубы | screwdriver teeth |
| «плохой» зуб | "bad" tooth |
| постоянные зубы | permanent teeth |
| [не]прорезавшийся зуб | **nonerupted/unerupted** tooth |
| причинный зуб | causative tooth |
| прорезавшийся зуб | erupted tooth |
| прорезывающийся зуб | erupting tooth |
| резцовый/передний зуб, резец | incisor, front tooth, cutter |
| сверхкомплектные зубы | **accessory/supplementary/additional/multiple** teeth |
| | |
| слившиеся зубы | fused teeth |
| текодонтовые зубы | thecodont teeth |
| треснувший зуб | **cracked/fractured** tooth |
| трехкорневой зуб | triple-rooted tooth |
| шиповидные зубы | spinous teeth |
| штифтовый зуб | pivot crown tooth |
| II. зуб мудрости, третий моляр | II. wisdom tooth, the third molar |
| зуб Пфлюгера | Pflüger's tooth |
| зубы-антагонисты | tooth-antagonists |
| зубы Гетчинсона | Hutchinson's teeth |
| зубы верхней (нижней) челюсти | teeth of the upper (lower) jaw |
| зубы вне дуги/неправильное прорезывание зуба | buck teeth, maleruption of a tooth |
| II<sup>a</sup>. альвеола/луночка зуба, зубная альвеола, зубная ячейка | II<sup>a</sup>. alveolus, tooth socket |
| аномалия зубов | dental **anomaly/abnormality** |
| артикуляция зубов | dental articulation, articulation of teeth |
| | |
| боль в зубе, зубная боль | toothache, dentalgia |
| величина зуба | size of tooth |
| вколачивание зуба | dental impaction, impaction of the tooth |
| | |
| выведение/извлечение зуба | **removal/extraction** of a tooth |
| вывих зуба | dental dislocation |
| выпадение зуба | falling out of a tooth |
| выталкивание зуба из лунки | expelling of a tooth from its socket |

| | |
|---|---|
| гемисекция зуба | dental hemisection, hemisection of the tooth |
| гиперестезия [эмали] зуба | dentinal hyperesthesia, hyperesthesia of the tooth enamel |
| гипоплазия [эмали] зуба | dentinal hypoplasia, hypoplasia of the tooth enamel |
| деформация зубов | dental deformity, deformity of teeth |
| заболевание зубов | dental **disorder/illness** |
| закладка зубов | odontogeny |
| иннервация зуба | dental innervation, innervation of a tooth |
| исследование зубов | dental examination, inspection of the teeth |
| кариес зуба | dental caries, caries of a tooth |
| корень зуба | root of a tooth, dental root |
| коронка зуба | dental crown, crown of a tooth |
| кровоснабжение пульпы зуба | blood supply of the dental pulp, dental pulp blood supply |
| лечение зубов | treatment of teeth, dental **treatment/therapy/care** |
| люксация зубов | dental luxation |
| наличие зубов | presence of teeth |
| окклюзия/смыкание/контакт зубов | dental occlusion/contact, occlusion of the teeth |
| острие зуба, острый край зуба | sharp **end/edge** of a tooth, cusp |
| ось зуба | axis of a tooth, dental axis |
| отбеливание зубов | bleaching of teeth, dental bleaching |
| перелом зуба | dental fracture, fracture of a tooth |
| перкуссия/постукивание по зубу | **percussion/tapping** on a tooth |
| пломбирование зуба | **filling/stopping** of a tooth |
| поверхность зуба | surface of a tooth, tooth surface, dental surface |
| повреждение зуба | injury to a tooth, dental injury, injured tooth |
| покрытие зуба лаком | covering of a tooth with lacquer, tooth lacquering |
| положение зубов | position of teeth, dental position |
| полость в зубе | **hole/cavity** in a tooth, tooth hole |
| полость зуба, зубная полость | pulp **chamber/cavity**, cavum dentis |
| потеря зуба | loss of a tooth |
| препарирование зубов под искусственные коронки | preparation of teeth for crowning |
| прикрепление зубов к челюсти | attachment of teeth to the jaw |
| прорезывание зубов | eruption of a tooth, dental eruption |
| просвечивание/трансиллюминация зубов | dental transillumination, transillumination of teeth |

пульпа зуба, зубная мякоть
развитие зубов

расположение зубов
расшатывание зуба, патологическая подвижность зуба

рентгенография зубов

реплантация зуба

ретенция/задержка зуба

санация зуба

связочный аппарат зуба
скрежетание зубами
слепок с зубов

смена зубов
смещение зуба

снимок зуба
состояние зубов
сосочек зуба
стираемость зубов
   патологическая стираемость зубов
строение зуба

ткани зуба
транспозиция зуба
травма зуба
трепанация/вскрытие полости зуба
удаление/экстракция зуба

уход за зубами

флюороз зубов

форма зуба

функционирование зубов

цвет зуба

число зубов
чувствительность зуба

шейка зуба
C. дентин
   диастема
   зубная дуга
   зубной камень

pulp of a tooth, dental pulp
dentification, development of teeth, dental development
position of teeth, dentition
loosening of a tooth, dental loosening, pathological mobility of a tooth
dental **roentgenography/radiography**
dental **replantation/reimplantation**
retention of a tooth, dental retention
sanation of a tooth, dental sanation
dental ligamentous apparatus
teeth-grinding
cast model from the teeth, dental model
second dentition
**dislodgement/misplacement/ displacement** of a tooth
dental X-ray
dental health
dental **papilla/bulb**
dental abrasion
   pathological dental abrasion

dental structure, structure of a tooth
dental tissue
dental transposition
dental trauma
**trepanation/opening** of the pulp cavity
**removal/extraction/pulling out** of a tooth, dental extraction
dental care, care of the teeth
fluorosis of teeth, dental fluorosis
the form of a tooth, dental form
function of teeth, dental function
colour of a tooth, dental colour
the number of teeth
sensitivity of a tooth, dental sensitivity
neck of a tooth, dental neck
S. dentin [e], dental ivory
diastema
dental **arch/curve**
dental **calculus/tartar**, salivary calculus, odontolith

зубной налет  
зубной ряд  
зубная формула  
зубная эмаль  
клык  
периодонт  

цемент [зуба]  

III. болеть (*о зубах*)  
восстанавливать форму зуба  

вскрывать полость зуба  
«выбить» зуб  
выпадать (*о зубе*)  
дезинфицировать полость зуба  

лечить зубы  

осматривать зубы  
потерять зуб(ы) (*разг.*)  
препарировать зуб  
прорезываться (*о зубах*)  
сохранить зуб  

удалить, вырвать (*разг.*) зуб  

устанавливать зуб в правильном положении  
чистить зубы  

**ДЕНТИН**  

I. вторичный/иррегулярный дентин  
заместительный дентин  
интерглобулярный дентин, интерглобулярные пространства  
околопульпарный дентин  
первичный дентин  
перитубулярный дентин, оболочка Нейманна  
пигментированный дентин  
плащевой дентин  
прозрачный дентин  
размягченный дентин  
II. вещество дентина  
слои дентина  
элементы дентина  
С. дентинные канальцы, зубные канальцы  
дентинные пластинки  
дентинные шары  

dental deposit  
dentition  
dental formula  
dental enamel, enamelum  
cuspid, pointed tooth, canine  
periodontal membrane, periodontium  
cement, tooth cement, cementum  

III. to ache (*of teeth*)  
to restore the form of a tooth  
to open the pulp cavity  
to knock a tooth out  
to fall out (*of a tooth*)  
to disinfect a dental **hole/cavity**  
to receive dental treatment, to have the teeth attended to (*of a patient*)), to provide dental treatment, to attend to the teeth (*of a dentist*)  
to **examine/inspect** the teeth  
to lose a tooth (teeth)  
to prepare a tooth  
to erupt (*of teeth*)  
to save a tooth, to leave a tooth in place  
to have a tooth **out/extracted** (*of a patient*), to **extract/remove** a tooth (*of a surgeon*)  
to **place/replant** a tooth in the correct position  
to clean the teeth  

**DENTIN[E]**  

I. **secondary/irregular** dentin  

replacing dentin  
interglobular dentin, interglobular spaces  
parapulpar dentin  
primary dentin  
peritubular dentin, Neumann's membrane  
pigmented dentin  
mantle dentin  
transparent dentin  
softened dentin  
II. dental substance  
dentinal layers  
dentinal elements  
S. dentinal tubules, dental tubules  
dentinal laminae  
dentinal globes

II. гиперестезия зубной эмали

гипоплазия зубной эмали

дефект зубной эмали

резистентность зубной эмали

реминерализация зубной эмали

узуры зубной эмали

**КАРИЕС ЗУБА**

I. вторичный/рецидивный кариес зуба
генерализованный/множественный/системный кариес зуба, кариозная болезнь
глубокий кариес зуба

контактный/проксимальный кариес зуба
лучевой кариес зуба

осложненный кариес зуба
поверхностный кариес зуба, кариес эмали

приостановившийся кариес зуба
пришеечный кариес зуба
прогрессирующий/острый кариес зуба

простой/неосложненный кариес зуба
средний кариес зуба

фиссурный кариес зуба

хронический кариес зуба

циркулярный кариес зуба

II. кариес зуба в стадии пятна
клиническая картина кариеса зуба
локализация кариеса зуба
предупреждение/профилактика кариеса зуба
распространенность кариеса зуба

**TOOTH ENAMEL**

II. hyperesthesia of the tooth enamel, enamel hyperesthesia
hypoplasia of the enamel, enamel hypoplasia
defect of the enamel, enamel defect
resistance of the enamel, enamel resistance
remineralization of the enamel, enamel remineralization
**usuras/attrition** of tooth enamel, tooth enamel **usuras/attrition**

**DENTAL CARIES, CARIES OF A TOOTH**

I. **secondary/recurrent** dental caries
**generalized/multiple/systemic** dental caries, caries disease
deep dental caries, deep caries of a tooth
**contact/proximal** dental caries
radial dental caries, radial caries of a tooth
complicated caries of a tooth
superficial caries of a tooth, superficial dental caries, caries of enamel
arrested dental caries, stopped caries of a tooth
precervical dental caries
progressive dental caries, caries progrediens, acute dental caries
**simple/uncomplicated** dental caries
median **caries of a tooth/dental caries**
fissural **caries of a tooth/dental caries**
chronic **caries of a tooth/dental caries**
circular **caries of a tooth/dental caries**

II. dental caries in the "stain" stage
clinical picture of dental caries
localization of dental caries
**prevention/prophylaxis** of dental caries
spread of dental caries, dental caries extension

развитие кариеса зуба
течение кариеса зуба
С. кариес зубной эмали
кариес цемента

dental caries development
the course of dental caries
S. caries of dental enamel
caries of **cement/tooth cement/cementum**

## КОРОНКА ЗУБА

**CROWN OF A TOOTH, TOOTH CROWN, DENTAL CROWN, CORONA DENTIS**

I. жакетная коронка зуба

защитная коронка зуба
искусственная коронка зуба

культевая коронка зуба
наперстковая коронка зуба
направляющая коронка Катца
провизорная коронка зуба
телескопическая коронка зуба
экваторная коронка зуба
плохо (хорошо) пригнанная коронка зуба
II. коронка зуба Ричмонда, штифтовой зуб Ричмонда
фиксация коронки на зубе
отломок коронки зуба

моделирование коронки по форме естественного зуба

протез коронки зуба
III. пригнать коронку зуба
ставить коронку на зуб

трескаться (*о коронке*)
С. коронкосниматель

I. jacket crown of a tooth, dental jacket crown
veneer crown
artificial **crown of a tooth/ dental crown**
stump crown
thimble crown
Katz directing crown
pharmaceutical crown
telescopic crown
equator crown
poorly (well) fitted crown

II. Richmond's crown, Richmond's **sprig/pin** crown
fixing of a crown on a tooth
**fragment/piece** of a dental crown
modelling of a crown according to the form of the natural tooth
**prosthesis/denture** of a crown
III. to fit a crown
to crown a tooth, to place a crown on a tooth
to fracture (*of a crown*)
S. crown hook

## КОРЕНЬ ЗУБА

**ROOT OF A TOOTH, TOOTH ROOT**

II. верхушка корня зуба

рассасывание/резорбция верхушки корня зуба
резекция верхушки корня зуба
гранулема корня зуба
канал корня зуба

оголение корня зуба
рассасывание/резорбция корня зуба
поверхность корня зуба
С. периодонтальная щель
III. запломбировать корневые каналы

II. apex of the tooth root, tooth root apex
resorption of a tooth root apex, root apex resorption
resection of a root apex, root apex resection
root granuloma
root canal [of a tooth], canalis radicis dentis
exposed root
root resorption

root surface
S. periodontal fissure
III. to fill root canals

## ОККЛЮЗИЯ/СМЫКАНИЕ/КОНТАКТ ЗУБОВ

I. вертикальная/центральная окклюзия
патологическая окклюзия
сагиттальная/передняя окклюзия
трансверзальная/боковая окклюзия
травматическая окклюзия
физиологическая окклюзия
C. окклюзионная плоскость
окклюзионное поле
сагиттальная окклюзионная
кривая
трансверзальная окклюзионная
кривая

## ПЕРИОДОНТ, КОРНЕВАЯ ОБОЛОЧКА, ПЕРИЦЕМЕНТ

II. воспаление периодонта, периодонтит

## ПЕРИОДОНТИТ, АМФОДОНТИТ, ПЕРИЦЕМЕНТИТ

I. верхушечный периодонтит

гнойно-некротический периодонтит
гранулематозный периодонтит

гранулирующий периодонтит
краевой/маргинальный периодонтит
медикаментозный периодонтит
серозный периодонтит
фиброзный периодонтит
II. периодонтит молочных зубов

## ПЛОМБИРОВАНИЕ ЗУБА

C. зубная пломба

## ПЛОМБА

I. временная пломба
корневая пломба
постоянная пломба
III. пломбировать зуб, ставить
пломбу
полировать зубную пломбу

## OCCLUSION OF TEETH, DENTAL OCCLUSION, TOOTH OCCLUSION, CONTACT OF TEETH

I. **vertical/central** occlusion

pathological occlusion
**sagittal/front** occlusion

**transversal/lateral** occlusion

traumatic occlusion
physiological occlusion
S. occlusal plane
occlusal field
sagittal occlusal curve

transversal occlusal curve

## PERIODONTAL MEMBRANE, PERIODONTIUM, ROOT MEMBRANE, PERICEMENT, PERICEMENTUM

II. inflammation of periodontium,
inflamed periodontium, periodontitis

## PERIODONTITIS, AMPHODONTITIS, PERICEMENTITIS

I. apical **periodontitis/perice-
mentitis**
purulo-necrotic periodontitis

granulomatous **periodontitis/
pericementitis**
granulating periodontitis
marginal periodontitis

drug-induced periodontitis
serous periodontitis
fibrous periodontitis
II. periodontitis of **deciduous/
milk** teeth

## FILLING OF A TOOTH, STOPPING OF A TOOTH

S. tooth filling, dental stopping

## FILLING, STOPPING

I. temporary filling
root filling
permanent filling
III. to fill, to stop; to **put in/
place/insert** a filling
to polish a filling

C. амальгамы
пломбировочные материалы
цементы

S. amalgams
filling materials
cements

## ПОВЕРХНОСТЬ ЗУБА

## SURFACE OF A TOOH, TOOTH SURFACE

I. вестибулярная/лицевая поверхность зуба
контактная поверхность зуба
жевательная поверхность зуба
язычная поверхность зуба
II. поверхность смыкания зубов

I. **vestibular/facial** surface
of a tooth
contact surface
masticatory surface
**lingual/glossal** surface
II. surface of dental occlusion,
occlusal surface of teeth

## ПРОРЕЗЫВАНИЕ ЗУБА

## ERUPTION OF A TOOTH, TOOTH ERUPTION, DENTAL ERUPTION

I. запоздалое прорезывание зуба
затрудненное прорезывание
зуба
преждевременное прорезывание
зуба

I. delayed tooth eruption
difficult tooth eruption

premature tooth eruption

## ПУЛЬПА ЗУБА

## PULP OF A TOOTH, DENTAL PULP

I. корневая пульпа зуба
коронковая пульпа зуба
II. девитация пульпы

кровоснабжение пульпы

воспаление пульпы зуба, пульпит

нервы пульпы

сосуды пульпы

петрификация пульпы

удаление/экстирпация пульпы
зуба, депульпирование
некроз пульпы зуба

I. root pulp
**crown/coronal** pulp
II. devitation of the pulp, pulp
devitation
blood supply of the pulp,
pulp blood supply
inflammation of the pulp,
pulp inflammation, inflamed
pulp, pulpitis
nerves of the pulp, pulp
nerves
vessels of the pulp, pulp
vessels
**petrifaction/calcification**
of the pulp, pulp
**petrifaction/calcification**
**removal/extraction** of pulp,
depulpation
necrosis of the pulp, pulp
necrosis

## ПУЛЬПИТ

## PULPITIS

I. восходящий пульпит
гангренозный хронический
пульпит
гипертрофический пульпит
гнойный пульпит
закрытый пульпит
конкрементозный пульпит

корневой пульпит

I. ascending pulpitis
gangrenous chronic pulpitis

hypertrophic pulpitis
**suppurative/purulent** pulpitis
closed pulpitis
**concrementous/calculus** pulpitis
root pulpitis

открытый пульпит
простой пульпит
фиброзный пульпит
язвенный пульпит

open pulpitis
**simple/plain** pulpitis
fibrous pulpitis
ulcerative pulpitis

## ТКАНИ ЗУБА

I. твердые ткани зуба

клиновидный дефект твердых тканей зуба
эрозия твердых тканей зуба

II. недоразвитие тканей зуба

## TOOTH TISSUE, DENTAL TISSUE, TISSUE OF A TOOTH

I. hard tooth tissue, hard tissue of a tooth
**sphenoidal/clinoid** defect of the hard tooth tissue
erosion of the hard tooth tissue
II. underdevelopment of the tooth tissue, underdeveloped tooth tissue, tooth tissue **hypoplasia/atresia**

## ЦЕМЕНТ [ЗУБА]

I. избыточное образование цемента на поверхности корня зуба, гиперцементоз

## CEMENT, TOOTH CEMENT, CEMENTUM

II. excessive cement on the tooth root surface, hypercementosis

## ПОЛОСТЬ РТА, РОТОВАЯ ПОЛОСТЬ, РОТ

I. беззубый рот
II. дно ротовой полости

железы рта

санация полости рта

слизистая оболочка полости рта

воспаление слизистой оболочки полости рта, стоматит

C. мягкое небо
твердое небо
щека
ротовая щель/отверстие, рот

III. открывать рот
полоскать рот

## MOUTH CAVITY, ORAL CAVITY, MOUTH, CAVUM ORIS

I. **edentulous/toothless** mouth
II. the mouth floor, floor of the mouth
glands of the mouth, oral glands
sanation of the mouth cavity, oral cavity sanation
mucous membrane of the mouth cavity, oral cavity mucous membrane, mucosa
inflammation of the mouth mucous membrane, inflamed mucous membrane of the mouth, stomatitis
S. soft palate
hard palate
cheek, bucca
mouth **slit/fissure/opening**, mouth
III. to open the mouth
to **rinse/wash** out the mouth

## ЖЕЛЕЗЫ РТА

I. губные железы
молярные железы
небные железы
околоушная железа

## GLANDS OF THE ORAL CAVITY, MOUTH CAVITY GLANDS, GLANDS OF THE MOUTH, ORAL GLANDS

I. labial glands
molar glands
palatal glands
parotid gland

воспаление околоушной же-
лезы, паротит

поднижнечелюстная железа
подъязычная железа
щечные железы
язычные железы
II. паренхима железы
проток железы
C. слюна
слюновыделение

ПАРОТИТ

I. гангренозный паротит
ложный паротит
острый серозный паротит
неэпидемический серозный паротит, сиаладенит
интерстициальный хронический паротит
паренхиматозный хронический
паротит
рецидивирующий хронический/
эссенциальный паротит, эпидемический саливогландулез
эпидемический паротит

СТОМАТИТ

I. катаральный стоматит

медикаментозный стоматит

афтозный стоматит
язвенный стоматит

## ПАРОДОНТ, АМФОДОНТ, ПАРАДЕНЦИУМ

I. болезнь пародонта, пародон-
топатия, пародентопатия
опухоль пародонта, пародон-
тома
C. пародонтограмма, амфодонто-
грамма, одонтопародонтограм-
ма
десна
периодонт
костная ткань альвеолы

## ПАРОДОНТОЗ, АМФОДОНТОЗ

C¹. преждевременная атрофия
альвеол, парадентит, парадон-

inflammation of the paro-
tid gland, inflamed parotid
gland, parotitis
submandibular gland
sublingual gland
buccal glands
lingual glands
II. glandular parenchyma
glandular duct
S. saliva
salivation

PAROTITIS

I. gangrenous parotitis
false parotitis
acute serous parotitis
nonepidemic serous parotitis,
sialadenitis
interstitial chronic parotitis
parenchymatous chronic parotitis
recurrent **chronic/essential**
parotitis, epidemic salivo-
glandulosis
epidemic parotitis

STOMATITIS, SORE MOUTH

I. catarrhal stomatitis, stomatitis simplex
drug-induced stomatitis, stomatitis medicamentosa
aphthous stomatitis
ulcerative stomatitis

## PARODONT, PARODONTIUM, AMPHODONT, DENTAL PERIOSTEUM, PARADENTIUM

II. parodontal disease, parodon-
topathy, parodentopatia
parodontal tumour, parodon-
toma
S. parodontogram, amphodonto-
gram, odontoparodontogram

gum, gingiva
periodont [i] um
**bony/osseous** tissue of the
alveolus

## PARODONTOSIS, AMPHO-DONTOSIS

S¹. premature atrophy of the
alveoli, paradentitis, paro-

токлазия, периодонтоз, перио-
донтолизис, альвеолярная пио-
рея, полиальвеолиз, болезнь
Фошара
C². альвеолярные абсцессы
воспаление десен

гноетечение из зубодесневых
карманов

патологические зубодесневые
карманы
прогрессирующая резорбция
костной ткани зубных альвеол
расшатывание зубов

dontoclasia, periodontosis,
periodontolysis, alveolar
pyorrhea, polialveolysis,
Fauchard's disease
S². alveolar abscesses
inflammation of the gum, inflamed gum, gingival inflammation
purulent discharge from the
dental pockets, suppurating
dental pockets
pathological dental pockets

progressive resorption of
alveolar osseous tissue
loosening of teeth

## ПРИКУС

I. бипрогнатический прикус
глубокий прикус
  блокирующий глубокий прикус
  крышеобразный глубокий
  прикус
молочный прикус
ортогенический/прямой прикус
ортогнатический прикус
открытый прикус
патологический/аномальный
прикус

  выраженный патологический
  прикус
перекрестный/латеральный
прикус
  двусторонний перекрестный
  прикус
  односторонний перекрестный
  прикус
постоянный прикус
принужденный прикус
прогенический/антериальный/
мезиальный прикус, прогения
прогнатический/дистальный/
постериальный прикус, прогна-
тия
сменный/смешанный прикус
снижающий прикус
физиологический/нормальный
прикус
II. аномалия прикуса

вид прикуса
высота прикуса

исправление/коррекция
прикуса

## OCCLUSION, BITE

I. biprognathic **occlusion/bite**
deep **occlusion/bite**
  blocking deep occlusion
  roof-like deep occlusion

milk occlusion
**orthogenic/direct** occlusion
orthognatic occlusion
open bite
pathological occlusion, malocclusion, abnormal occlusion
  marked malocclusion

cross bite, lateral occlusion

  bilateral cross bite

  unilateral cross bite

permanent occlusion
forced occlusion
**progenic/anterior/mesial** occlusion, progenia
**prognathic/distal/posterior**
occlusion, prognathia

mixed occlusion
descending occlusion
**physiological/normal** occlusion
II. **anomaly/abnormality** of occlusion, malocclusion
kind of occlusion
height of occlusion, occlusal vertical dimension
correction of **bite/occlusi-
on**, occlusal rehabilitation

| | |
|---|---|
| лечение прикуса | treatment of malocclusion |
| нарушение прикуса | disturbance of occlusion, disturbed occlusion |
| отклонение прикуса | deviation of occlusion |
| C. деформация зубных рядов | S. deformity of dentitions, deformed dentitions |
| накусочная пластинка | bite plate |
| смыкание зубов | coming together, joining (*of teeth*) |
| неартикулирующие зубы | nonarticulating teeth |
| физиологическая прогнатия | physiological prognathia |

## ЧЕЛЮСТЬ

## JAW, GNATHOS

| | |
|---|---|
| I. беззубая челюсть | I. edentulous jaw |
| верхняя челюсть | upper jaw, maxilla |
| нижняя челюсть | lower jaw, mandible |
| II. анкилоз челюсти | II. ankylosis of the jaw |
| адамантинома челюсти | adamantinoma of the jaw |
| вывих нижней челюсти | mandibular dislocation |
| движение челюсти | movement of the jaw |
| декортикация челюсти | decortication of the jaw |
| киста челюсти | cyst of the jaw, gnathic cyst |
| кортикальная пластинка челюсти | cortical lamina of the jaw, jaw cortical lamina |
| контрактура челюсти | contracture of the jaw, jaw contracture, mandibular contracture |
| остеомиэлит челюсти | osteomyelitis of the jaw |
| остеотомия челюсти | osteotomy of the jaw |
| компакт-остеотомия челюсти | compact-osteotomy of the jaw |
| опухоль челюсти | tumour of the jaw, **gnathic/ jaw** tumour |
| перелом челюсти | fracture of the jaw, jaw fracture |
| периостит челюсти | periost[e]itis of the jaw, jaw periost[e]itis |
| ранение челюсти | injury **to/of** the jaw, jaw injury |
| огнестрельное ранение челюсти | gunshot injury to the jaw |
| рак челюсти | cancer of the jaw, jaw cancer |
| C. альвеолярная дуга | S. alveolar arch, arcus alveolaris |
| альвеолярный отросток | alveolar process, processus alveolaris |
| височно-нижнечелюстной сустав | temporo-mandibular articulation, mandibular joint, articulatio temporomandibularis |
| зубные альвеолы | tooth sockets, alveoli dentales |
| челюстно-лицевая область | maxillofacial area |

## ПЕРЕЛОМ ЧЕЛЮСТИ

## FRACTURE OF THE JAW, JAW FRACTURE

| | |
|---|---|
| II. перелом в области клыка | II. fracture in the cuspid area |
| перелом в области угла | fracture in the area of the |

нижней челюсти
перелом нижней челюсти по
средней линии подбородка
перелом суставного отростка
нижней челюсти
С. транспортная иммобилизация
отломков
лигатурная повязка по Айви

проволочная шина

## ЯЗЫК

II. воспаление языка, глоссит

mandibular angle
mandibular fracture along
the middle chin line
fracture of the mandibular
articular process
S. transport immobilization of
fragments
ligature bandage according
to Aīvi
wire splint

## TONGUE

II. inflammation of the tongue,
inflamed tongue, glossal
inflammation, glossitis

# ОРТОДОНТИЧЕСКИЕ И ОРТОПЕДИЧЕСКИЕ МЕТОДЫ ЛЕЧЕНИЯ

## ЗУБНОЙ(ЫЕ) ПРОТЕЗ(Ы)

# ORTHODONTIC AND ORTHOPEDIC [METHODS OF] TREATMENT

## DENTAL PROSTHESIS, [ARTIFICIAL] DENTURE (DENTAL PROSTHESES, DENTAL PLATE(S), DENTURES)

I. бюгельный зубной протез
детские протезы
зубо-челюстно-лицевой протез
комбинированный протез
мостовидный зубной протез

непосредственный зубной протез, иммедиат-протез
несъемный зубной протез
паяные протезы
пластиночный зубной протез

пластмассовые протезы
профессиональный зубной протез
цельнолитые протезы
съемный зубной протез
шарнирный протез
II. базис протеза

конструкция протеза
коррекция протеза
опора протеза
привыкание к протезу

С. зубные вкладки/вставки
зубные кламмеры
искусственные коронки
протезное ложе
шинирование подвижных протезов

I. clasp [dental] prosthesis
children's prostheses
dentomaxillofacial prosthesis
combined prosthesis
dental **bridge/pontic**, bridge
prosthesis
immediate **denture/prosthesis**

fixed prosthesis/denture
soldered prostheses
laminar dental **prosthesis/
denture**
plastic prostheses
professional dental prosthesis, professional denture
whole piece prostheses
removable denture
rocking denture
II. prosthetic basis, basis of a
denture
prosthetic construction
correction of the prosthesis
prosthetic abutment
becoming accustomed to wearing a prosthesis
S. dental inlays
dental **clammers/clamps**
artificial crowns
prosthetic bed
splinting of mobile prostheses

III. изготавливать зубной протез

протезировать зубы

удалять протез
укреплять протез на зубах

III. to construct a **denture/
dental prosthesis**
to make a- prosthetic appliance for the teeth
to remove dentures
to fix dentures on the teeth

## ОРТОДОНТИЧЕСКИЕ МЕТОДЫ ЛЕЧЕНИЯ

## ORTHODONTIC [METHODS OF] TREATMENT

C. миотерапия
исправление положения зуба/
зубов
ортодонтические аппараты

оперативное лечение
перемещение зубов/зубных ря-
дов нижней челюсти
раздвигание/сепарация зубов

расширение зубных рядов/зуб-
ной дуги

S. myotherapy
**correction/rectification** of
the tooth position
orthodontic **apparatus/appli-
ances**
operative treatment
migration of the **teeth/man-
dibular dentitions**
separation of the teeth,
tooth separation
expansion of **dentitions/den-
tal arch**

### ОРТОДОНТИЧЕСКИЕ АППАРАТЫ

### ORTHODONTIC APPLIANCES, ORTHODONTIC APPARATUS

I. лечебные ортодонтические аппараты
профилактические ортодонтические аппараты
ретенционные ортодонтические
аппараты

I. **therapeutic/curative** orthodontic appliances
preventive orthodontic appliances
retentional orthodontic appliances

### ЛЕЧЕБНЫЕ ОРТОДОНТИЧЕСКИЕ АППАРАТЫ

### THERAPEUTIC ORTHODONTIC APPLIANCES

I. внеротовые ортодонтические
лечебные аппараты
внутриротовые ортодонтические лечебные аппараты
комбинированные ортодонтические лечебные аппараты
несъемные ортодонтические
аппараты
съемные ортодонтические
лечебные аппараты
C. активатор Андресена-Хойпля
аппарат Бегга
аппарат Брюкля
аппарат Мершона
аппарат Энгла
аппарат Эйнсуорта
двойная пластинка Шварца
накусочная пластинка Катца
расширяющие пластинки
функциональные регуляторы
Френкеля

I. extra-oral curative orthodontic appliances
intra-oral therapeutic orthodontic appliances
combined therapeutic orthodontic appliances
fixed curative orthodontic
appliances
removable therapeutic orthodontic appliances
S. Andresen-Häuple's activator
Begg's appliance
Brükl's appliance
Marschon's appliance
Angle's appliance
Ainsworth appliance
Schwarz double plate
Katz bite plate
expansion plates
Fränkel's functional regula-
tors

| | |
|---|---|
| ■ На что жалуетесь? | ■ What's the trouble? |
| Садитесь в это кресло, пожалуйста | Sit here, please |
| У вас болят зубы? | Do you have a toothache? |
| Откройте рот (шире) | Open your mouth (wider) |
| Что, по вашему мнению, послужило причиной появления болей? | What did you think caused the pain? |
| Боль возникает самопроизвольно, от раздражителя? | Does the pain start on its own? Does something set it off? |
| Боль возникает при движении языка, глотании, открывании рта? | Does it hurt when you move your tongue, swallow, open your mouth? |
| Боль сильная, слабая, кратковременная, длительная, постоянная, пульсирующая, локализованная, разлитая, ноющая, тупая, жгучая, рвущая, режущая? | Is the pain severe, mild, brief, protracted, persistent, throbbing, localized, diffuse, aching, dull, burning, tearing, acute? |
| Боль приступообразная, самопроизвольная, иррадиирует в глаз, висок, ухо, затылок, вверх, вниз? | Does the pain come in waves, start on its own? Does it extend into the eye, temple, ear, back of the head, upwards, downwards? |
| Боль возникает (усиливается) от горячего, холодного? | Does heat, cold set the pain off (make it worse)? |
| Боль нарастает, стала острой, без светлых промежутков? | Is the pain getting worse? Has it become acute, without any periods of relief? |
| Боль проходит после прекращения воздействия раздражителя или от холода? | When the irritant is removed or cold applied does the pain go away? |
| В какое время суток появляется боль, усиливается боль? | At what time of the day or night does the pain start (get worse)? |
| Боль усиливается после приема горячей, холодной пищи? | Does the pain get worse when you eat hot (cold) food? |
| Боли появляются при накусывании на этот зуб (при жевании)? | Does it hurt when you bite on the tooth (chew)? |
| От холода болит сильнее? | Does cold make it worse? |
| У вас есть искусственные зубы? | Do you wear dentures? |
| Зубные протезы и мост подходят хорошо? Пользуетесь ли вы ими? | Do your dentures and bridge fit well? Do you wear them? |
| Вы хорошо следите за состоянием зубов (протезов)? | Do you take good care of your teeth (dentures)? |

Когда вы были последний раз у зубного врача?

When did you last visit your dentist?

У вас бывает воспаление во рту?

Have you ever had an inflammation of the mouth?

Прополощите рот дезинфицирующим раствором

Rinse your mouth out with a disinfectant solution, please

Сплюньте

Spit it out, please

Стисните челюсти. Закройте рот, как обычно

Bring your jaws together. Close your mouth as normally

Прижмите зубами марлевый валик. Накусите на валик

Bite the swab

При постукивании по зубу боль усиливается?

Does the pain get worse when I tap the tooth?

Боли периодически обостряются? Как часто?
Вот больной зуб. Вам его надо удалить

Does the pain get worse periodically? How often?
This is the bad tooth. It will have to come out

Я вам удалю зуб под местной (проводниковой) анестезией

I shall remove the tooth under a local (conduction) anesthetic

Это антисептическое полоскание будет полезно для вас

The antiseptic gargle will do you good

Для того, чтобы защитить зубы от разрушения, вы должны чистить их зубным порошком (фтористой пастой)

To protect your teeth from decay clean them with toothpowder (fluoride tooth paste)

Вам надо запломбировать зуб

The tooth needs filling

Зубы полностью залечены

The dental treatment has been completed

При болях, возникающих при накусывании, нельзя применять грелку. Можно применять только лекарственные полоскания (отвары ромашки, шалфея, эвкалипта, дубовой коры)

When biting causes pain, hot water bottles should not be applied. Only medicinal gargles are advisable (decoctions of camomile, sage, eucalyptus, oak-bark)

Соблюдайте гигиену полости рта. Обращайтесь к зубному врачу каждые полгода

Follow oral hygiene. Go to your dentist every six months

▲ Вскройте полость зуба. Произведите некротомию

▲ Open the pulp cavity. Perform necrotomy

Удалите бором из кариозной полости остатки пищи (патологически измененные ткани зуба, дентин, коронковую и корневую пульпу)

Remove food debris (pathologically changed dental tissue, dentine, crown and root pulp) from the carious cavity with the aid of a bur

Проведите антисептическую обработку каналов и полости зуба

Treat the [root] canals and the pulp cavity with antiseptics

| | |
|---|---|
| Заполните канал бактерицидной пастой (фосфат-цементом) | Fill the [root] canal with a bactericidal paste (phosphate-cement) |
| Сформируйте кариозную полость | Prepare the carious cavity |
| В полость положите маленький (со спичечную головку) ватный тампон, пропитанный раствором камфорфенола (3% раствором карболовой кислоты) | Place a small (match-head size) cotton-wool tampon dipped in camphor-phenol solution (3 per cent carbolic acid solution) into the cavity |
| Предварительно добавьте к карболовой кислоте порошок кокаина (новокаина, тримекаина) | First add some cocaine powder (novocain, trimecaine hydrochloride) to the carbolic acid |
| Закройте кариозную полость ватным шариком, смоченным в коллодиуме или вазелине | Close the carious cavity with a cotton ball dipped in collodium or vaseline |
| Для девитализации пульпы на дно кариозной полости наложите мышьяковистую пасту | To devitalize the pulp, place some arsenic paste at the bottom of the carious cavity |
| На дно кариозной полости наложите лекарственную прокладку (пасту с тимолом, риванолом, гидроокисью кальция) | Place a drug inlay at the bottom of the carious cavity (paste with thymol, rivanol, calcium hydroxide) |
| Произведите медикаментозную обработку кариозной полости | Treat the carious cavity with drugs |
| Запломбируйте каналы и полость зуба | Fill the root-canals and pulp cavity |
| Необходимо создать отток для серозного (гнойного) экссудата через канал зуба | It is imperative to ensure that the serous (purulent) exudate exits via the tooth canal |
| Каналы зуба непроходимы | The tooth canals are impassable |
| Удалите зуб | Extract the tooth |
| Осмотрите полость рта больного(ой) | Examine the patient's mouth cavity |
| При осмотре обнаружена кариозная полость, но зуб больного(ую) не беспокоит | The examination revealed a carious cavity, but the tooth does not cause the patient any pain |
| При пальпации зуба определяется (не)значительная подвижность | Palpation of the tooth reveals slight (considerable) mobility |
| Перкуссия зуба (без)болезненна | Tooth percussion is (not) painful |
| При контакте с зубом-антагонистом боль усиливается | On contact with the tooth-antagonist, the pain increases |

Контакт с зубом-антагонистом резко болезненен

Contact with the tooth-antagonist is extremely painful

При осмотре определяется коллатеральный отек десны вокруг второго верхнего моляра справа

Dental examination reveals a collateral edema of the gum about the second upper molar on the right

Коронка его резко болезненна

Its crown is extremely tender

Больной жалуется на интенсивную постоянную локальную боль в зубе (на чувство «выросшего зуба», на боль в правой половине лица)

The patient complains of an intense, persistent local tooth pain (of the feeling of "grown tooth", of pain in the right side of the face)

С помощью стоматологического зонда проведите зондирование между зубом и десной

Probe between the tooth and the gum using a dental probe

Выявлены патологические десневые карманы

There are pathological gingival pockets

Из десневого кармана выделяется гноевидная жидкость

A purulent liquid discharges from the gingival pocket

На рентгенограмме в области верхушки второго моляра верхней челюсти справа определяется зона разрежения кости

An area of bone rarefaction is seen on the X-ray around the apex of the second right maxillar molar

При осмотре полости рта определяется свищ с незначительным гнойным отделяемым в месте проекции корня второго моляра нижней челюсти справа (кариозная полость в пришеечной области)

Examination of the oral cavity reveals a fistula with a slight (considerable) purulent discharge at the site of root projection of the second mandibular molar on the right (carious cavity in the pericervical area)

Для предупреждения развития абсцесса (флегмоны) удалите зуб

To prevent an abscess (phlegmone), extract the tooth

Произведите выскабливание грануляций из лунки

Carry out curettage of granulating tissue from the tooth socket

Корень зуба искривлен (облитерирован)

The tooth root is twisted (obliterated)

Произведите операцию резекции верхушки корня

Resect the apex of the root

На рентгенограмме отмечается расширение периодонтальной щели верхнего первого моляра слева

The X-ray shows an expanded periodontal fissure of the first upper left molar

Сделайте внутриротовой [интраоральный] снимок

Make an intraoral X-ray

Слизистая оболочка губ, щек, альвеолярного отростка, твердого и мягкого неба, языка,

The mucous membrane of the lips, cheeks, the alveolar branch, the hard and soft pa-

подъязычной области бледно-
розового цвета, влажная

late, the tongue, the sublingual area is pale pink in
colour, moist

Высыпаний, изъязвлений, отеч-
ности, новообразований, руб-
цов нет

There are no eruptions, ulce-
rations, edema, neoplasms,
cicatrices

Прикус: прямой (ортогнатический, прогенический, бипрогнатический)

Occlusion is direct (ortho-
gnathic, progenic, biprognathic)

Произведите тугую тампонаду
лунки йодоформной марлей

Pack the tooth socket tightly
with iodoform gauze

Заполните лунку гемостатичес-
кой губкой

Fill the socket with a hemostatic sponge

Удалите острой костной ложечкой распадающийся сгусток

Remove the decaying clot with
a sharp bone spoon

Промойте лунку 3% раствором
перекиси водорода

Irrigate the socket with a 3
per cent hydrogen peroxide
solution

Введите в лунку тампон, смо-
ченный в 96% спирте с анес-
тезином

Treat the socket with a tampon dipped in 96 per cent
spirit containing anesthe-
sin

Произведите кюретаж лунки

Carry out curettage of the
socket

Удалите оставшуюся грануля-
ционную ткань

Remove the remaining granular
tissue

Поверх тампона наложите марлевый валик

Place a gauze swab on top of
the tampon

Сделайте рентгеновский снимок, чтобы проверить, запло́м-
бирован ли канал корня зуба

Do an X-ray to see if the
root canal has been filled

Проведите пробу на жизнеспо-
собность пульпы

Have the pulp tested for vi-
tality

Необходимо вскрыть полость в
зубе и дренировать гнойное
содержимое

It is imperative to open the
pulp cavity and drain its purulent contents

Губы: цвет нормальный. Тре-
щин, опухолей нет

Lips: the colour is normal.
No fissures, no tumours

В каком состоянии зубы больного?

In what condition are the patient's teeth?

Больной(ая) жалуется на не-
определенную боль в зубе от
холодного (от горячего, при
жевании)

The patient complains of
some non-specific toothache
from cold (heat, chewing)

Больной(ая) не может локализовать боль

The patient cannot locate the
pain

Постучите по зубам больно-
го(ой). Это поможет ему (ей)
локализовать боль

Tap the patient's teeth. It
will help him (her) to locate
the pain

| | |
|---|---|
| У больного(ой) отложение десневого камня (десневое кровотечение) | The patient has a tartar deposit (gingival hemorrhage) |
| У больного(ой) эпителиома дна полости рта | The patient has epithelioma on the floor of his oral cavity |
| Больной(ая) не может полностью открыть рот | The patient cannot open his (her) mouth completely |
| Рот: слизистые розовые. Десны без патологии (здоровы) | Mouth: mucosa is pink. Gums are free from pathology (intact) |
| Постукивание по оси зуба, жевательная нагрузка вызывает у больного(ой) боли | Tapping along the tooth axis and mastication load cause the patient pain |
| Для эвакуации слюны (крови) положите под язык ватный шарик | Place a cotton-wool sponge under the tongue to evacuate the saliva (blood) |
| Перкуссия зуба безболезненна (положительная, отрицательная) | Tooth percussion is painless (positive, negative) |
| При зондировании дно кариозной полости размягчено (безболезненно) | Probing shows the bottom of the carious cavity to be softened (painless) |
| Кариозная полость (не) вскрыта | The carious cavity is (not) open |
| При осмотре зубов определяется дефект эмали, глубокая кариозная полость, дефект в пределах эмали и дентина зуба | Dental examination reveals an enamel defect, a deep carious cavity, a defect in the dental enamel and dentine |
| Необходимо произвести рентгенографию пораженного зуба (челюсти) | An X-ray of the affected tooth (jaw) is imperative |
| Слизистая оболочка десен, альвеолярных отростков не изменена (гиперемирована, отечна) | The mucous membrane of the gum, of the alveolar branches is unchanged (reddened, swollen) |
| Отмечается гиперемия и отечность слизистой десны и переходной складки в области пораженного зуба, а также болезненность при пальпации | The gingival mucosa and transitory fold in the affected tooth area are red and swollen, and there is tenderness on palpation |
| После некротомии дно кариозной полости умеренно болезненно, реакция на холод быстро проходящая | After necrotomy, the floor of the carious cavity is moderately tender, the reaction to cold passes quickly |
| Отмечается асимметрия лица за счет отечности мягких тканей, резкая положительная реакция на перкуссию в области второго моляра нижней челю- | There is facial asymmetry on account of swollen soft tissue, an extremely positive reaction to percussion in the area of the second right |

| | |
|---|---|
| сти справа, сглаженность и болезненность переходной складки слизистой, температура свыше 38 °C | mandibular molar, a smooth and tender transitory fold of mucosa, a temperature above 38 °C |
| Открывание рта болезненно | To open the mouth causes pain |
| Жалобы на сильные боли от горячего, проходящие после приема холодного | Complaints include acute pains after eating hot food, which pass if something cold is taken |

# ЭНДОКРИНОЛОГИЯ    ENDOCRINOLOGY

# ЭНДОКРИНОЛОГИЯ

## ОБЩАЯ ЧАСТЬ

### ГОРМОН(Ы)

I. адренокортикотропный гормон, адренокортикотропин, кортикотропин, кортикотрофин
анаболические гормоны
антидиуретический гормон, адиуретин, вазопрессин, АДГ
белково-пептидные гормоны
глюкокортикоидные гормоны, глюкокортикоиды, гликокортикоиды
гонадотропный гормон, гонадотропин
кортикостероидные гормоны, кортикостероиды, адренокортикостероиды, адреностероиды, кортикоиды
кринотропные гормоны, тропные гормоны гипофиза

лактогенный гормон, пролактин, лютеотропный гормон, ЛТГ

# ENDOCRINOLOGY

## GENERAL

### HORMONE(S)

I. adrenocorticotrop[h]ic hormone (ACTH), adrenocorticotrop[h]in, corticotrop[h]in

anabolic hormones
antidiuretic hormone, vasopressin, ADH
proteinpeptide hormones
gluco-corticoid hormones, gluco-corticoids, glyco-corticoids
gonadotrop[h]ic hormone, gonadotrop[h]in
corticosteroid hormones, corticosteroids, adrenocorticosteroids, adrenosteroids, corticoids
crinotrop[h]ic hormones, tropic hormones of hypophysis
lactogenic hormone, prolactin, luteotrop[h]ic hormone, LTH

лактосоматотропный хорионический гормон
лютеинизирующий гормон,
пролан Б, ЛГ
меланоцитостимулирующий/ме-
ланоформный/хроматотрофный
гормон, интермедин, мелатонин
минералокортикоидные гормоны, минералокортикоиды
овариальные гормоны
паратиреоидный гормон, парат-
гормон
половые гормоны
  женские половые гормоны,
  эстрогены, эстрогенные
  гормоны
  мужские половые гормоны,
  андрогены, андрогенные
  гормоны
соматотропный гормон, гормон
роста, соматотропин, СТГ
стероидные гормоны
тиреотропный гормон, тирео-
стимулирующий гормон, тирео-
трофин, ТТГ
фолликулостимулирующий гормон, пролан А
I ᵃ. меченный гормон
нейрогормон
очищенный гормон
рилизинг-гормоны, рили-
зинг-факторы
свободный гормон
II. антитела к гормонам
выделение гормона с мочой

выработка гормона
гиперпродукция гормонов
гормон-стандарт
инактивация гормонов
йодирование гормонов
лечение гормонами

недостаточность гормонов

«полупериод жизни» гормона
получение гормона
препарат гормона
продукция гормона
Cᴵ. железы внутренней секреции
Cᴵᴵ. адреналин
альдостерон
глюкагон
инсулин
  свободный инсулин
  связанный инсулин
интермедин, мелатонин

lactosomatotrop[h]ic chorionic hormone
luteinizing hormone, LH

**melanocyto-stimulating/mela-
nophore/chromatotrophic** hormone, intermedin, melatonin
mineralocorticoid hormones,
mineralocorticoids
ovarian hormones, estrins
parathyroid hormone, parat-
hormone
sex hormones
  female [sex] hormones,
  estrogens, estrogenic
  hormones
  male [sex] hormones, andro-
  gens, androgenic hormones

somatotrop[h]ic hormone,
growth hormone, somatotrop[h]in
steroid hormones
thyrotropic hormone, thyroid-
stimulating hormone, thyro-
trophin, TSH
follicle-stimulating hormone,
FSH, prolan A
I ᵃ. labeled hormone
neurohormone
**purified/cleaned** hormone
releasing hormones, releasing factors
free hormone
II. antibodies to hormones
**release/secretion** of a hormone with the urine
production of a hormone
hyperproduction of hormones
hormone-standard
inactivation of hormones
iodizing of a hormone
**treatment/management** with
hormones, hormonal therapy
insufficiency of hormones,
hormone insufficiency
half-life of a hormone
obtaining a hormone
hormone preparation
production of a hormone
Sᴵ. endocrine glands
Sᴵᴵ. adrenaline, epinephrine
aldosterone
glucagon
insulin
  free insulin
  combined insulin
intermedin, melatonin

кортикостерон
вазопрессин
окситоцин
норадреналин
гидрокортизон, кортизол, 17-оксикортикостерон
прогестерон
пролактин
синэстрол
тестостерон
трийодтиронин
тирокальцитонин
тироксин
фолликулин

III. вводить гормон куда-либо

лечить гормонами
определять гормон в чем-либо

corticosterone
vasopressin
oxytocin
noradrenaline, norepinephrine
hydrocortisone, cortifan,
17-hydroxycorticosterone
progesterone
prolactin
hexestrol
testosterone
triiodothyronine
thyrocalcitonin
thyroxin
folliculin

III. to **inject/administer** a hormone somewhere
to treat with hormones
to detect a hormone in something

## СПЕЦИАЛЬНЫЕ МЕТОДЫ ИССЛЕДОВАНИЯ

C. инсулиновая проба
глюкозо-кортикоидная проба
исследование полового хроматина
исследование хромосомного комплекса
определение кетоновых тел в крови
определение основного обмена
определение ацетона в моче
определение сахара в моче
определение 17-оксикортикостероидов в суточной моче
определение сахара в крови по методу Хагедорна-Иенсена (Нильсона-Сомоджи)
ортотолуидиновый метод
проба на чувствительность к преднизолону
проба с гистамином
проба с дексаметазоном
проба с метапироном
проба с голоданием
проба с рилизинг-фактором лютеинизирующего гормона
проба с тиреотропин-рилизинг-гормоном
проба с АКТГ, проба Торна
проба с нагрузкой глюкозой
проба с тиреотропным гормоном
проба с тропафеном
проба с хорионическим гонадотропином
радиоизотопные тесты
радиойоддиагностика
сканирование

## SPECIAL METHODS OF INVESTIGATION

S. insulin test
glucose-corticoid test
test for sex chromatin

chromosomal complex study

test for ketonic bodies
[in the blood]
basal metabolism rate, BMR
test for acetone in the urine
test for sugar in the urine
test for 17-oxycorticosteroids in the daily urine
blood sugar test according to Hagedorn-Jensen (Nilson-Somogyi)
orthotoluidine method
prednisolone sensitivity test

histamine test
dexamethasone test
metapyron test
**starvation/fasting** test
test with the releasing factor of luteinizing hormone
thyrotrop[h]in-releasing-hormone test
ACTH test, Thorn's test
glucose tolerance test
thyrotropic hormone test
thropaphen test
chorionic gonadotrop[h]in test
radioisotopic tests
radioiodine diagnosis
scanning

C. адиурекрин
адебид


анорексигенные препараты
антиструмин
букарбан

вентрикулостомия
галантамин
гамма-терапия
гормонотерапия
заместительная гормоно-
терапия
диетотерапия
декомпрессивная трепанация
черепа
инсулинотерапия
лекарственная терапия
лечебная физкультура
люмбальная пункция
мерказолил
метилтиоурацил
мочегонные препараты
метилтестостерон
оперативное лечение
паратиреоидин
питуитрин
преднизолон
прозерин
препараты йода
рентгенотерапия
синэстрол
тестостерон
тиреостатические препараты
тиреоидин
трийодтиронин гидрохлорид

фолликулин
хорионический гонадотропин
эстрогенные препараты

S. adiurecrine
adebit, silubin, krebon,
gliporal, buformini hydro-
chloridum
anorexigenic preparations
antistrumin
bucarban, nadisan, invenol,
midosal, oranil
ventriculostomy
galantamine
gamma therapy
**hormone/hormonal** therapy
substitution hormone the-
rapy
diet therapy
decompressive trepanation
of the skull
insulinotherapy
**drug/medicinal** therapy
exercise therapy
lumbar puncture
mercazol[il]
methylthiouracil
diuretics
methyltestosterone
**operation/operative** treatment
parathyroidin
pituitrin, hypophysin
prednisolone
neostigmine methylsulfate
iodine preparations
roentgenotherapy, radiography
hexestrol
testosterone
thyreostatic preparations
thyroidin
triiodothyronine hydrochloride
folliculin
chorionic gonadotrop[h]in
estrogenic preparations

# ЧАСТНАЯ ЭНДОКРИНО-
ЛОГИЯ

# SPECIAL ENDOCRINO-
LOGY

## ВИЛОЧКОВАЯ ЖЕЛЕЗА,
ТИМУС, ЗОБНАЯ ЖЕЛЕЗА

## THYMUS [GLAND]

II. гиперплазия вилочковой железы

опухоль вилочковой железы,
тимома
C. миастения
тимико-лимфатический статус

II. hyperplasia of the thymus,
thymal hyperplasia
thymial tumour, thymoma

S. myasthenia
thymicolymphatic status

МИАСТЕНИЯ, БОЛЕЗНЬ
ЭРБА-ГОЛЬДФЛАМА

MYASTHENIA, ERB-GOLDFLAM
DISEASE

I. злокачественная миастения
C. резкая мышечная слабость
быстрая утомляемость

I. malignant myasthenia
S. acute muscular weakness
easy fatiguability, rapid
fatigue

миастеническая проба
миастеническая реакция
прозерин

myasthenic test
myasthenic reaction
neostigmine methylsulfate

ГЕРМАФРОДИТИЗМ, АМБИ-
СЕКСУАЛЬНОСТЬ, АНДРОГЕ-
НИЯ, БИСЕКСУАЛИЗМ, ДВУ-
ПОЛОСТЬ, ИНТЕРСЕКСУА-
ЛИЗМ, ИНТЕРСЕКСУАЛЬ-
НОСТЬ

HERMAPHRODITISM, AMBI-
SEXUALITY, ANDROGYNY, BI-
SEXUALISM, BISEXUALITY,
INTERSEXUALISM, INTER-
SEXUALITY

I. истинный гермафродитизм
ложный гермафродитизм
женский ложный герма-
фродитизм
мужской ложный гермафро-
дитизм
C. хромосомная аномалия

I. true hermaphroditism
false hermaphroditism
female false hermaphrodi-
tism
male false hermaphroditism

S. chromosomal anomaly

ГИПОТАЛАМО-ГИПОФИЗАР-
НАЯ СИСТЕМА

HYPOTHALAMO-HYPOPHYSIAL
SYSTEM

C. адипозогенитальная дистрофия
акромегалия
болезнь Иценко-Кушинга
гипергидропексический синдром
гипоталамус
гипофиз

S. adiposogenital dystrophy
acromegaly, acromegalia
Itzenko-Cushing's disease
hyperhydropectic syndrome

hypothalamus
hypophysis, pituitary, pituitary gland
hypophysial dwarfism
hypophysial cachexia
diabetes insipidus
Morgagni-Stewart-Morel's
syndrome
Chiari-Frommel's syndrome

гипофизарная карликовость
гипофизарная кахексия
несахарный диабет
синдром Морганьи-Стюарта-
Мореля
синдром Чиари-Фроммеля

АДИПОЗОГЕНИТАЛЬНАЯ ДИ-
СТРОФИЯ, ГИПОФИЗАРНЫЙ
ЕВНУХОИДИЗМ, ГИПОФИЗАР-
НОЕ ОЖИРЕНИЕ, СИНДРОМ
ПЕХКРАНЦА-БАБИНСКОГО-
ФРЕЛИХА, БОЛЕЗНЬ ФРЕЛИ-
ХА, СИНДРОМ ФРЕЛИХА

ADIPOSOGENITAL DYSTRO-
PHY, HYPOPHYSIAL EUNU-
CHOIDISM, HYPOPHYSIAL
EUNUCHISM, HYPOPHYSIAL
OBESITY, PEKHKRANTZ-BA-
BINSKI-FRÖHLICH'S SYND-
ROME, FRÖHLICH DISEASE,
FRÖHLICH'S SYNDROME

C. аденома гипофиза
аплазия (гипоплазия) гонад
водянка третьего желудочка

S. hypophysial adenoma
gonadal aplasia (hypoplasia)
dropsy of the **third ventricle
[of the brain]/ventriculus
tertius**

гинекомастия
нарушение полового созревания
родовая травма

gynecomasty, gynecomastia
**impairment/disturbance** of puberty, impaired puberty
birth injury

## АКРОМЕГАЛИЯ, СИНДРОМ МАРИ, СИНДРОМ МАРИ-ЛЕРИ

I. частичная/парциальная акромегалия
II. акромегалия беременных
С. деформация турецкого седла


избыточное развитие волосяного покрова, гипертрихоз
повышенное потоотделение, гипергидроз
увеличение внутренних органов, спланхномегалия


увеличение печени, гепатомегалия


увеличение размеров кисти (стоп, нижней челюсти), акромегалия
увеличение сердца, кардиомегалия


увеличение языка, макроглоссия

## ACROMEGALY, ACROMEGALIA, MARIE'S SYNDROME, MARIE-LÉRI'S SYNDROME

I. partial **acromegaly/acromegalia**
II. acromegalia of pregnancy
S. deformity of **Turkish saddle/ sella turcica**, deformed Turkish saddle
excessive hairiness, hypertrichosis
excessive sweating, hyperhidrosis
enlargement of the **viscera/ internal organs**, splanchnomegaly, splanchnomegalia
enlargement of the liver, enlarged liver, hepatomegaly, hepatomegalia
enlarged hand (feet, mandible), acromegaly


enlarged heart, hypertrophy of the heart, cardiomegaly, cardiomegalia
enlarged tongue, hypertrophy of the tongue, macroglossia

## БОЛЕЗНЬ ИЦЕНКО-КУШИНГА, БОЛЕЗНЬ КУШИНГА, ГИПОФИЗАРНЫЙ БАЗОФИЛИЗМ

С. аменорея
гиперкортицизм


избыточный рост волос (у девочек) по мужскому типу, гирсутизм
нарушение трофики кожи


ожирение
разрежение/рарефикация кости, остеопороз
понижение полового влечения/ либидо


снижение памяти
половая слабость
артериальная гипертензия
стрии

## ITZENKO-CUSHING'S DISEASE, CUSHING'S DISEASE, PITUITARY BASOPHILISM

S. amenorrhea
hypercorticoidism, hypercortisonism
excessive growth of hair (in girls) as in men, hirsutism
impaired **trophicity/trophism** of the skin, impairment of skin trophism
obesity, fatness, liposis
rarefaction of the bone, osteoporosis
diminished **sexual desire/ libido**, decreased sexual drive
defective memory, hypomnesia
impotence, impotency
arterial hypertension
striae (*sing.* stria)

18-2343

феминизация

feminization

## ГИПЕРГИДРОПЕКСИЧЕСКИЙ СИНДРОМ, СИНДРОМ ПАРХОНА, ГИДРОПЕКСИЧЕСКИЙ СИНДРОМ

## HYPERHYDROPECTIC SYNDROME, PARHON'S SYNDROME, HYDROPECTIC SYNDROME

C. отеки
отсутствие жажды
повышение содержания натрия в плазме крови, гипернатриемия
повышение содержания хлоридов в сыворотке крови, гиперхлоремия
повышение содержания холестерина в сыворотке крови, гиперхолестеринемия
уменьшение выделения мочи, олигурия

S. edema, dropsy, swelling
absence of thirst
excess sodium in the blood plasma, hypernatremia

excess chlorides in the blood serum, hyperchloremia

excess cholesterol in the blood serum, hypercholesterolemia
deficient secretion of urine, oliguria

## ГИПОТАЛАМУС, ГИПОТАЛАМИЧЕСКАЯ ОБЛАСТЬ, ПОДБУГОРЬЕ

## HYPOTHALAMUS, HYPOTHALAMIC AREA

II. гормоны гипоталамуса
опухоль гипоталамуса
повреждение гипоталамуса

II. hypothalamic hormones
hypothalamic tumour
injury **to/of** the hypothalamus, hypothalamic injury

### ГИПОФИЗ, ПИТУИТАРНАЯ ЖЕЛЕЗА, МОЗГОВОЙ ПРИДАТОК, ПРИДАТОК МОЗГА

### HYPOPHYSIS, PITUITARY GLAND, PITUITARY CEREBRI, HYPOPHYSIS CEREBRI

I. аденогипофиз
глоточный гипофиз
зародышевый гипофиз

нейрогипофиз
нервный гипофиз
передний гипофиз
II. аденома гипофиза
атрофия гипофиза

воспаление гипофиза, гипофизит

вес гипофиза
доля гипофиза

передняя доля гипофиза

задняя доля гипофиза

гипоплазия гипофиза
гиперплазия гипофиза
заболевание гипофиза
кровоизлияние в гипофиз

I. adenohypophysis
pharyngeal hypophysis
**germinal/embrionic** hypophysis
neurohypophysis
nerve hypophysis
anterior hypophysis
II. hypophysial adenoma
hypophysial **atrophy/atrophia**
hypophysial inflammation, inflamed hypophysis, hypophysitis
weight of hypophysis
lobe of hypophysis, hypophysial lobe
anterior lobe of hypophysis, anterior pituitary
posterior lobe of hypophysis, posterior pituitary
hypophysial hypoplasia
hypophysial hyperplasia
hypophysial disease
hemorrhage into the hypophysis

клетки гипофиза
  ацидофильные клетки гипофиза
  базофильные клетки гипофиза
  секреторные клетки гипофиза
иннервация гипофиза
кровоснабжение гипофиза
некроз гипофиза
опухоль гипофиза
паренхима гипофиза
поражение гипофиза

размеры гипофиза
разрушение гипофиза
удаление гипофиза, гипофизэктомия
функция гипофиза

hypophysial cells
  acidophil [e] cells of hypophysis
  basophil [e] cells of hypophysis
  secretory cells of hypophysis
hypophysial innervation
hypophysial blood supply
hypophysial necrosis
hypophysial tumour
hypophysial parenchyma
hypophysial **injury/lesion**, affected hypophysis
size of hypophysis
hypophysial destruction
removal of hypophysis, hypophysectomy
hypophysial function

## ГИПОФИЗАРНАЯ КАРЛИКОВОСТЬ, ГИПОФИЗАРНЫЙ НАНИЗМ/ИНФАНТИЛИЗМ, ЦЕРЕБРАЛЬНО-ГИПОФИЗАРНАЯ КАРЛИКОВОСТЬ

## HYPOPHYSIAL DWARFISM, HYPOPHYSIAL NANISM, HYPOPHYSIAL INFANTILISM, CEREBROHYPOPHYSIAL DWARFISM

C. недостаточность гормона роста
  недоразвитие половой системы

S. insufficiency of growth hormone
  underdeveloped genital system, hypogenitalism

### ГИПОФИЗАРНАЯ/ДИЭНЦЕФАЛЬНО-ГИПОФИЗАРНАЯ КАХЕКСИЯ, ПАНГИПОПИТУИТАРИЗМ, БОЛЕЗНЬ СИММОНДСА/СИММОНДСА-ГЛИНСКОГО

### HYPOPHYSIAL CACHEXIA, DIENCEPHALOHYPOPHYSIAL CACHEXIA, PANHYPOPITUITARISM, SIMMOND'S DISEASE, SIMMOND-GLINSKY'S DISEASE

C. апатия
  отвращение к пище
  преждевременное старение
  прогрессирующее истощение
  расстройство менструального цикла

S. apathy
  aversion to food
  premature ag [e] ing
  progressive cachexia
  disordered menstrual cycle

### НЕСАХАРНЫЙ ДИАБЕТ, НЕСАХАРНОЕ МОЧЕИЗНУРЕНИЕ

### DIABETES INSIPIDUS, SUGAR-FREE DIABETES

I. нейрогипофизарный несахарный диабет
  почечный/неврогенный вазопрессинрезистентный несахарный диабет
  физиологический несахарный диабет
C. бессонница
  головная боль
  запоры
  зябкость
  ночное недержание мочи

I. neurohypophysial diabetes insipidus
  **renal/neurogenic** vasopressin resistant diabetes insipidus

  physiological diabetes insipidus
S. sleeplessness, insomnia
  headache, migraine
  constipation
  chilliness
  nocturnal urinary incontinence

повышенное выделение мочи, полиурия

high urine flow, polyuria

патологическое усиление жажды, полидипсия

excessive thirst, polydipsia

проба с питуитрином

**pituitrin/hypophysin** test

снижение аппетита

lack of appetite, suppressed appetite

## СИНДРОМ МОРГАНЬИ-СТЮАРТА-МОРЕЛЯ

## MORGAGNI-STEWART-MOREL'S SYNDROME

С. акроцианоз
бессонница
депрессия
нарушение менструального цикла
ожирение
патологическое оволосение, гипертрихоз
пиодермия
трофические язвы
фронтальный гиперостоз

S. acrocyanosis
sleeplessness, insomnia
depression
disordered menstrual cycle

obesity
pathological hairiness, hypertrichosis, hypertrichiasis
pyodermia, pyoderma
trophic ulcers
frontal hyperostosis

## СИНДРОМ ЧИАРИ-ФРОММЕЛЯ

## CHIARI-FROMMEL'S SYNDROME

С. аменорея
истощение
несахарный диабет
ожирение
патологическая персистирующая лактация

S. amenorrhea
emaciation, cachexia
diabetes insipidus
obesity
pathological persisting lactation

## НАДПОЧЕЧНИК(И), НАДПОЧЕЧНАЯ ЖЕЛЕЗА

## ADRENAL(S), ADRENAL GLAND, SUPRARENAL GLAND

I. левый (правый) надпочечник
гиперфункционирующий надпочечник
добавочный надпочечник
первично-сморщенный надпочечник
увеличенный надпочечник
эпителиальный надпочечник
II. аплазия надпочечника
вес надпочечника

дистопия надпочечника
длина надпочечника

корковое вещество, кора надпочечника
масса надпочечника
мозговое вещество надпочечника
размеры надпочечника

удвоение надпочечника
рак надпочечника
опухоль надпочечника

I. left (right) adrenal
hyperfunctioning adrenal

accessory adrenal
primarily **shrunken/shrivelled** adrenal
enlarged adrenal
epithelial adrenal
II. adrenal aplasia
adrenal weight, weight of an adrenal
adrenal dystopia
adrenal length, length of an adrenal
adrenal cortex

adrenal mass
adrenal medulla

adrenal size, size of an adrenal
adrenal doubling
adrenal **cancer/carcinoma**
adrenal tumour

ширина надпочечника

функция надпочечника
экстирпация надпочечника

С. болезнь Аддисона
гиперкортицизм

adrenal width, width of
an adrenal
adrenal function
extirpation of an adrenal,
adrenal extirpation

S. Addison's disease
hypercorticoidism, hypercortisonism

## БОЛЕЗНЬ АДДИСОНА, БРОНЗОВАЯ БОЛЕЗНЬ, ГИПОКОРТИЦИЗМ

## ADDISON'S DISEASE, BRONZE DISEASE, HYPOCORTICOIDISM

С. аддисонический криз
артериальная гипотензия
гиперпигментация кожи (слизистых оболочек)
похудание
нарушение водно-солевого обмена

снижение содержания натрия в
плазме крови, гипонатриемия
снижение содержания хлоридов
в сыворотке крови, гипохло-
ремия
повышение содержания калия в
плазме крови, гиперкалиемия

S. addisonic crisis
arterial hypotension
hyperpigmentation of the
skin (mucous membranes)
loss of weight
**impairment/disturbance** of water-salt metabolism, impaired water-salt metabolism
deficient sodium in the
blood plasma, hyponatremia
drop in the chloride content
of the blood serum, hypochlo-
remia
excess[ive] potassium in the
blood plasma, **hyperkal[i]e-
mia/hyperpotassemia**

## ГИПЕРКОРТИЦИЗМ

## HYPERCORTICOIDISM

I. лекарственный гиперкортицизм

первичный гиперкортицизм
II. гиперкортицизм пубертатного
возраста
С. альдостерома
андростерома
болезнь Иценко-Кушинга
глюкостерома
кортикостерома
феохромоцитома

I. drug-induced hypercorticoidism
primary hypercorticoidism
II. hypercorticoidism in puberty

S. aldosteroma
androsteroma
Itzenko-Cushing's disease
glucosteroma
corticosteroma
pheochromocytoma

## ОЖИРЕНИЕ

## OBESITY, FATNESS, LIPOSIS

I. алиментарное ожирение
диэнцефальное/гипоталамичес-
кое/церебральное ожирение,
псевдофрелиховский тип ожи-
рения
конституциональное ожирение
гипофизарное ожирение, адипозогенитальная дистрофия
болезненное ожирение, болезненный липоматоз, болезнь
Деркума, синдром Деркума,
адипозалгия, липалгия

I. alimentary obesity
**diencephalic/hypothalamic/
cerebral** obesity, pseudo-
frelikhovsky type of obe-
sity
constitutional obesity
hypophysial obesity, adi-
posogenital dystrophy
painful obesity, painful
lipomatosis, Dercum's disease, Dercum's syndrome,
adiposalgia, lipalgia

пубертатное ожирение, юношеский/препубертатный базофилизм, пубертатный диспитуитаризм

C. гиперинсулизм
гипогонадизм
гипотиреоз
синдром Кушинга
травма головного мозга

чрезмерное развитие подкожножировой клетчатки
энцефалит

## ОКОЛОЩИТОВИДНЫЕ/ПАРАЩИТОВИДНЫЕ/ПАРАТИРЕОИДНЫЕ ЖЕЛЕЗЫ, ЭПИТЕЛИАЛЬНЫЕ ТЕЛЬЦА

I. верхние (нижние) паращитовидные железы
добавочные паращитовидные железы
II. аденома паращитовидной железы
функция паращитовидных желез
недостаточность функции паращитовидных желез, гипопаратиреоз
повышенная функция паращитовидных желез, гиперпаратиреоз

### ГИПЕРПАРАТИРЕОЗ, ГИПЕРПАРАТИРЕОИДИЗМ

I. висцеропатический гиперпаратиреоз
костный гиперпаратиреоз

острый гиперпаратиреоз
смешанный гиперпаратиреоз
хронический гиперпаратиреоз
C. деформация скелета
остеопороз
выделение мочи постоянно низкого удельного веса, гипостенурия
патологическое усиление жажды, полидипсия
паратиреоидный криз
повышенное содержание кальция в плазме крови, гиперкальциемия
паратиреоидная остеодистрофия, генерализованная фиброзная остеодистрофия, болезнь

pubertal obesity, **juvenile/prepubertal** basophilism, pubertal dyspituitarism

S. hyperinsulinism
hypogonadism
hypothyrosis
Cushing's syndrome
brain injury, injury to the brain
excessively developed subcutaneous fatty tissue
encephalitis

## PARATHYROID GLANDS, EPITHELIAL BODIES

I. **upper/superior (lower/inferior)** parathyroid glands
accessory parathyroid glands
II. adenoma of the parathyroid gland
function of the **parathyroid glands/parathyroids**
insufficient function of the parathyroids, hypoparathyrosis, hypoparathyroidism
excessive function of parathyroids, **hyperparathyrosis/hyperparathyroidism**

### HYPERPARATHYROSIS, HYPERPARATHYROIDISM

I. visceropathic hyperparathyrosis
**bony/osteal/osseous** hyperparathyrosis
acute hyperparathyrosis
mixed hyperparathyrosis
chronic hyperparathyrosis
S. skeletal deformity
osteoporosis
excretion of urine with a constantly low specific gravity, hyposthenuria
excessive thirst, polydipsia
parathyroid crisis
excess [of] calcium in the blood plasma, hypercalcemia

parathyroid osteodystrophy, generalized fibrous osteodystrophy, Recklinghausen's

Реклингаузена, болезнь Энгеля-Реклингаузена

disease, Engel-Recklinghausen's disease

полиурия, повышенное выделение мочи

polyuria, high urine flow

олигурия, уменьшенное выделение мочи

oliguria, low urine flow

## ГИПОПАРАТИРЕОЗ

## HYPOPARATHYROSIS

I. идиопатический гипопаратиреоз

I. idiopathic hypoparathyrosis

послеоперационный гипопаратиреоз

postoperative hypoparathyrosis

псевдогипопаратиреоз

pseudohypoparathyrosis

C. понижение содержания кальция в плазме крови, гипокальциемия

S. diminished calcium in the blood plasma, hypocalcemia

повышенное содержание фосфатов в плазме крови, гиперфосфатемия

excess of phosphates in the blood plasma, hyperphosphatemia

ларингоспазм
опистотонус
судороги
тетания
тризм
«рука акушера»

laryngospasm
opisthotonos
cramps
tetany
trismus, lockjaw
"obstetrician's hand", accousheur's hand

повышенная возбудимость
симптом Труссо
симптом Хвостека
симптом Эрба

excessive excitability
Trousseau symptom
Chvostek's symptom
Erb's symptom

# ПОДЖЕЛУДОЧНАЯ ЖЕЛЕЗА
*см. стр. 306*

# PANCREAS *see p. 306*

см. стр. 306

see p. 306

C. аденома островковой ткани, инсулома, незидиобластома

S. adenoma of the **islands/islets** of Langerhans/of the islet tissue, insuloma, nesidioblastoma

альфа-клетки

alpha-cells, acidophile cells of the pancreas

бета-клетки

beta cells, basophile cells of the pancreas

глюкагон
инсулин
нарушение углеводного обмена

glucagon
insulin
**impairment/disturbance** of carbohydrate metabolism, **impaired/disturbed** carbohydrate metabolism

гиперинсулинизм
сахарный диабет

hyperinsulinism
diabetes mellitus

## ГИПЕРИНСУЛИНИЗМ

## HYPERINSULINISM

C. нарушение психики
повышенный аппетит
повышенное содержание инсулина в крови, гиперинсулинемия

S. mental disturbance
excessive appetite
excessive insulin in the blood, hyperinsulinemia, hyperinsulinism

| | |
|---|---|
| пониженное содержание глюкозы в крови, гипогликемия | diminished glucose in the blood, hypoglycemia |
| потливость | sweating, hidrosis |
| слабость | weakness |
| судороги | cramps |
| тахикардия | tachycardia |

**САХАРНЫЙ ДИАБЕТ, САХАРНАЯ БОЛЕЗНЬ, САХАРНОЕ МОЧЕИЗНУРЕНИЕ** — **DIABETES MELLITUS, SUGAR DISEASE**

| | |
|---|---|
| I. (де)компенсированный сахарный диабет транзиторный сахарный диабет новорожденных, физиологический сахарный диабет, глюкозурия новорожденных, мелитурия новорожденных, псевдодиабет, синдром сахарного диабета | I. (de)compensated diabetes mellitus transitory diabetes mellitus in the **newborn/infants,** physiological diabetes mellitus, glucosuria of infants, mel[l]ituria of the newborn, pseudodiabetes, diabetes mellitus syndrome |
| II. предрасположенность к сахарному диабету | II. predisposition to diabetes mellitus |
| C¹. внепанкреатический диабет инсулиннезависимый диабет, стабильный диабет, диабет взрослых | S¹. extrapancreatic diabetes insulin-independent diabetes, stable diabetes, diabetes of the **adults/grown-ups** |
| лабильный диабет | labile diabetes |
| панкреатический диабет | pancreatic diabetes |
| послеоперационный диабет | postoperative diabetes |
| потенциальный диабет, предиабет | potential diabetes, prediabetes |
| скрытый/латентный/асимптоматический/субклинический/химический диабет | **masked/latent/asymptomatic/ subclinical/chemical** diabetes |
| старческий диабет | senile diabetes |
| стероидный диабет | steroid diabetes |
| тиреогенный диабет | thyrogenic diabetes |
| ювенильный/юношеский диабет | juvenile diabetes |
| C¹¹. диабетид | S¹¹. diabetid |
| диабетогенные факторы | diabetogenic factors |
| дегидратация кожи | dehydration of the skin, **skin/cutaneous** dehydration |
| диабетическая амиотрофия | diabetic amyotrophy |
| ацидоз | acidosis, oxyosis |
| диабетический гломерулосклероз | diabetic glomerulosclerosis |
| диабетическая нефропатия | diabetic nephropathy |
| диабетическая кома | diabetic coma |
| диабетическая ретинопатия | diabetic retinopathy |
| запах ацетона изо рта | oral acetone odour, acetone breath |
| инсулинотерапия | insulinization, insulin therapy |
| ночное недержание мочи | nocturnal urinary incontinence |
| остеопороз | osteoporosis |
| остеолиз | osteolysis |
| плохое заживление ран | poor healing of wounds |
| патологическое усиление жажды, полидипсия | excessive thirst, polydipsia |

| повышенное выделение мочи, полиурия | high urine flow, polyuria |
| повышенное содержание глюкозы в крови, гипергликемия | excessive blood glucose, hyperglycemia |
| повышенное выделение кетоновых тел с мочой, ацетонурия | excessive elimination of ketones with the urine, acetonuria |
| наличие в крови кетоновых тел, ацетонемия | ketones in the blood, acetonemia |
| повышенное содержание сахара в моче, гликозурия | excessive urinary sugar content, glycosuria |
| похудание | loss of weight |
| сахаропонижающие препараты | hypoglycemic **agents/preparations**, preparations to lower blood sugar levels |
| синдром диабетической полиневропатии | diabetic polyneuropathy syndrome |
| синдром острой (хронической) энцефалопатии | acute (chronic) encephalopathy syndrome |

## СИНДРОМ КЛАЙНФЕЛЬТЕРА

## КLINEFELTER'S SYNDROME

## СИНДРОМ ТЕСТИКУЛЯРНОЙ ФЕМИНИЗАЦИИ

## TESTICULAR FEMINIZATION SYNDROME

## СИНДРОМ ТРИСОМИИ-X

## TRISOMY-X SYNDROME

## СИНДРОМ ШЕРЕШЕВСКОГО-ТЕРНЕРА, ДИСГЕНЕЗИЯ ГОНАД

## CHERECHEWSKI-TURNER SYNDROME, DYSGENESIS OF THE GONADS, DYSGENESIA OF THE GONADS

| C. деформация лучезапястного сустава типа Маделунга | S. Madelung type deformity of the **wrist joint/radiocarpal articulation** |
| низкое расположение ушных раковин | low-sited ear auricles |
| короткая шея с крыловидными кожными складками | short neck with wing-shaped **skin folds/cutaneous plicae** (*sing.* plica) |
| низкая граница роста волос на шее | low-sited hairiness on the neck |
| отсутствие полового хроматина | absence of sex chromatin, absent sex chromatin |
| синдактилия | syndactyly, syndactylia, syndactylism |
| стеноз перешейка аорты | stenosis of **aortal isthmus/isthmus aortae** |

## ШИШКОВИДНАЯ ЖЕЛЕЗА, ШИШКОВИДНОЕ ТЕЛО, ЭПИФИЗ

## PINEAL GLAND, PINEAL BODY, CORPUS PINEALE, EPIPHYSIS

| II. инволюция шишковидной железы | II. involution of the pineal gland, epiphysial[-seal] involution |
| масса шишковидной железы | epiphysial mass |
| опухоль шишковидной железы | epiphysial tumour |
| паренхима шишковидной железы | epiphysial parenchyma |

строма шишковидной железы
С. ранняя макрогенитосомия

epiphysial stroma
S. early macrogenitosomia

**РАННЯЯ МАКРОГЕНИТОСОМИЯ**

**EARLY MACROGENITOSOMIA**

С. низкорослость
повышенная сексуальная возбудимость
раннее появление менструации
раннее появление сперматоге-
неза
сонливость
чрезмерное увеличение размеров тела (половых органов)
у детей

S. dwarfism, undersized stature
excessive sexual excitability
early menstruation
early **spermatogeny/sperma-
togenesis**
drowsiness, sleepiness
excessive body size (size
of genitals) in children

# ЩИТОВИДНАЯ ЖЕЛЕЗА

# THYROID [GLAND], CLANDULA THYROIDEA

I. добавочная/аберрантная щитовидная железа
медиастинальная щитовидная
железа
патологически увеличенная щитовидная железа, зоб, струма

II. воспаление щитовидной железы, тиреоидит

гипоплазия щитовидной железы
доля щитовидной железы

левая (правая) доля щито-
видной железы
капсула щитовидной железы
консистенция изитовидной железы
опухоль щитовидной железы
перешеек щитовидной железы

размеры щитовидной железы

строма щитовидной железы

смещаемость щитовидной железы
рак щитовидной железы

увеличение щитовидной железы

форма щитовидной железы

функция щитовидной железы

недостаточность функции щитовидной железы, гипотиреоз

I. **accessory/aberrant** thyroid [gland]
mediastinal thyroid
gland
pathologically enlarged
thyroid gland, goiter,
struma

II. inflammation of the thyroid gland, inflamed thyro-
id, thyroiditis
thyroid hypoplasia
thyroid lobe, lobe of the
thyroid gland
left (right) thyroid lobe

thyroid capsule
consistency of the thyroid
gland, thyroid consistency
thyroid tumour
the isthmus of the thyroid
gland, thyroid isthmus
size of the thyroid gland,
thyroid size
stroma of the thyroid
[gland], thyroid stroma
**displacement/shifting** of the
thyroid, thyroid displacement
**cancer/carcinoma** of the thyroid, thyroid cancer
enlargement of the thyroid,
enlarged thyroid gland, thyroid enlargement
[the] form of the thyroid,
thyroid form
function of the thyroid,
thyroid function
diminished thyroid func-
tion, hypothyroidism,
hypothyrosis

ГИПОТИРЕОЗ, ГИПОТИРЕОИДИЗМ,
БОЛЕЗНЬ ГАЛЛА

I. врожденный гипотиреоз, кре-
тинизм, болезнь Фагге
вторичный гипотиреоз
первичный гипотиреоз
послеоперационный гипотиреоз
С. апатия
брадикардия
вялость
гипотиреоидная кома
психоз
снижение интеллекта

сонливость
снижение основного обмена
отеки лица (конечностей, туловища)
тиреоидные препараты

ЗОБ, СТРУМА

I. аберрантный/добавочный/экто-
пический зоб
аденоматозный/узловой зоб

висячий зоб

внутригрудной/загрудинный
зоб
внутритрахеальный/интратрахе-
альный зоб
врожденный зоб
диффузно-узловой/смешанный
зоб
диффузный зоб
диффузный токсический зоб
кистозный зоб
коллоидный зоб
макро-микрофолликулярный зоб
макрофолликулярный зоб
непролиферирующий зоб
ныряющий/скрытый зоб
паренхиматозный зоб
подъязычный зоб
позадиглоточный зоб
позадипищеводный зоб
пролиферирующий зоб
ретротрахеальный зоб
сосудистый зоб
трабекулярный зоб
тубулярный зоб
узловой/аденоматозный зоб
геморрагический узловой зоб
обызвествленный узловой зоб
эпителиальный зоб
эутиреоидный зоб
язычный зоб, зоб корня языка

HYPOTHYROSIS, HYPOTHYROIDISM,
GULL'S DISEASE

I. congenital hypothyrosis,
cretinism, Fagge's disease
secondary hypothyrosis
primary hypothyroidism
postoperative hypothyrosis
S. apathy
bradycardia
flabbiness, flaccidity
thyroid coma
psychosis
loss of intellect, diminished intellect
drowsiness
decreased basal metabolism
**edematous/swollen** face (extremities, trunk)
thyroid **agents/preparations**

GOITER, STRUMA

I. **aberrant/accessory/ectopic**
goiter
**adenomatous/nodular** goiter,
struma nodosa
wandering goiter, diver
goiter
**intrathoracic/retrosternal/**
**substernal** goiter
intratracheal **goiter/**
**struma**
congenital **goiter/struma**
**diffuse-nodular/mixed goit-**
**er/struma**
diffuse goiter
diffuse toxic goiter
cystic goiter
colloid goiter
macro-microfollicular goiter
macrofollicular goiter
nonproliferating goiter
**diving/plunging** goiter
parenchymatous goiter
sublingual goiter
retropharyngeal goiter
retroesophageal goiter
proliferating goiter
retrotracheal goiter
vascular goiter
trabecular goiter
tubular goiter
**nodular/adenomatous** goiter
hemorrhagic nodular goiter
calcified nodular goiter
epithelial goiter
euthyroid goiter
lingual goiter

каменный/фиброзный зоб, струма Риделя
лимфоматозный зоб, зоб Хашимото
злокачественный зоб

эндемический зоб
эпидемический зоб

**ДИФФУЗНЫЙ ТОКСИЧЕСКИЙ/ДИФФУЗНЫЙ ТИРЕОТОКСИЧЕСКИЙ/ТОКСИЧЕСКИЙ ЗОБ, БАЗЕДОВА БОЛЕЗНЬ, БОЛЕЗНЬ ГРЕЙВСА, БОЛЕЗНЬ ПАРРИ, БОЛЕЗНЬ ФЛАЯНИ**

C. антитиреоидные препараты

дрожание, тремор
мерцательная аритмия

неустойчивый стул
повышение основного обмена
пучеглазие, экзофтальм

сердцебиение

сканирование щитовидной железы
похудание
отеки
субтотальная субфасциальная резекция щитовидной железы,
тиреоидэктомия
тахикардия
радиоактивный йод
тиреотоксический криз
тиреостатические препараты

тиреотоксический психоз

**ТИРЕОИДИТ**

I. аутоиммунный тиреоидит, лимфоматозный зоб, зоб Хашимото

острый тиреоидит
острый гнойный тиреоидит
подострый/гранулематозный/гигантоклеточный тиреоидит, тиреоидит де Кервена
хронический фиброзный тиреоидит, зоб Риделя

**ЯИЧНИК** *см. стр. 441*

II. недостаточность яичников, гипогонадизм, гипогенитализм

---

fibrous goiter, Riedel's struma
lymphomatous goiter, Hashimoto's goiter
malignant goiter, struma maligna
endemic goiter
epidemic goiter

**DIFFUSE TOXIC GOITER, DIFFUSE THYROTOXIC GOITER, TOXIC GOITER, BASEDOW'S DISEASE, GRAVES DISEASE, PARRY'S DISEASE, FLAJANI'S DISEASE**

S. antithyroid **preparations/agents**
tremor, trembling, shaking
cardiac fibrillation, complete arrhythmia
unstable stool
increased basal metabolism
eye bulging, exophthalmos, exophthalmus
heart beating, [rapid] heart beat, palpitation
thyroid scanning

loss of weight
edema [s], swelling
subtotal subfascial resection of the thyroid, thyroidectomy
tachycardia
radioactive iodine
thyrotoxic crisis
thyrostatic **preparations/agents**
thyrotoxic psychosis

**THYROIDITIS**

I. autoimmune thyroiditis, lymphomatous goiter, Hashimoto's goiter
acute thyroiditis
acute suppurative thyroiditis
subacute/granulomatous/gigantocellular thyroiditis, de Quervin's thyroiditis
chronic **fibrous/ligneous** thyroiditis, Riedel's **goiter/disease**

**OVARY, OVARIUM** *see p. 441*

II. deficient activity of the ovaries, hypogonadism, hypogenitalism

опухоль яичника
склерокистоз яичников, синдром Штейна-Левенталя
С. аменорея
климакс

раннее половое созревание

# ЯИЧКО(И)

С. недостаточность функции яичек, гипогонадизм
дисгенезия семенных канальцев
мужской климакс
ослабление (усиление) полового влечения

■ Вы похудели (прибавили в весе)?

На сколько килограммов и за какой период?

У вас хороший (плохой) аппетит?

Есть отвращение к пище?

Вы склонны к полноте?

Вы быстро похудели?

Когда вы отметили появление слабости, снижение аппетита?

У вас есть тошнота, рвота, понос

У вас бывает рвота, тошнота, не связанные с приемом пищи?

Вы раздражительны?

Страдаете бессонницей?

Вы часто впадаете в плохое настроение?
У вас часто меняется настроение (бывает плохое настроение)?

Вы хорошо спите?

У вас есть (сильные) головные боли?

Приступы головной боли сопровождаются тошнотой (рвотой, головокружением)?

ovarian **mass/tumour**
ovarian sclerocystitis,
Stein-Leventhal's syndrome
S. amenorrhea
[female] climacteric, menopause
early sexual puberty

# TESTICLE(S), TESTIS (TESTES)

S. deficient activity of the testes, hypogonadism
**dysgenesia/malformation** of the seminiferous tubules
male climacteric
diminished (excessive) sexual desire

■ Have you been losing (gaining) any weight?

How many kilogrammes have you lost (gained) and over what period of time?

Is your appetite good (poor)?

Do you feel an aversion to food?
Are you inclined to put on weight?

Have you lost weight quickly?

When did you first notice this weakness, loss of appetite?

Are you suffering from nausea, vomiting, diarrhea?

Do you ever vomit, or feel sick without any connection to your food intake?

Are you irritable?

Do you suffer from insomnia?

Do you often have bad moods?

Do you experience frequent changes of moods? (Are you often in a bad mood?)

Do you sleep well?

Do you suffer from (bad) headaches?

Are the headaches accompanied by nausea (vomiting, dizziness)?

| Расслабьте кисти! | Relax your wrists |
|---|---|
| Вытяните руки! | Extend your arms |
| Раздвиньте пальцы! | Open your fingers |
| У вас дрожат руки? | Do your hands tremble? |
| Вы ощущаете слабость в ногах при ходьбе (при подъеме по лестнице)? | Do you feel any weakness in your legs when you walk (go upstairs)? |
| У вас бывает задержка менструации? | Do you have delayed periods? |
| У вас были выкидыши? | Have you had any miscarriages? |
| Менструации регулярные (отсутствуют)? | Are your periods regular (absent)? |
| С какого возраста? | Since what age? |
| Половое влечение снижено? | Is sexual desire diminished? |
| У вас бывают приливы (чувство жара)? | Do you have (hot) flushes? |
| Вас беспокоят сердцебиения (колющие боли в области сердца, одышка)? | Are you troubled by your heart beating (a piercing pain near your heart, shortage of breath)? |
| У вас нарушен менструальный цикл? | Is your menstrual cycle disrupted? |
| У вас были преждевременные роды (самопроизвольные аборты, мертворождения)? | Did you have premature labour (spontaneous abortions)? Have you ever given birth to a still-born child? |
| У вас плохая (хорошая) память? | Is your memory bad (good)? |
| У вас плохое зрение? | Is your sight poor? |
| У вас есть ощущение песка в глазах (двоение, слезоточивость)? | Do you have a gritty feeling in your eyes? (Do you see double? Are you troubled by persistent eyewatering?) |
| У вас есть боль в мышцах? | Do you feel pain in your muscles? |
| Волосы ломкие (сухие, усиленно выпадают)? | Is your hair brittle (dry)? Does your hair fall out a lot? |
| У вас есть зуд кожи? | Does your skin itch? |
| Вы часто спотыкаетесь при ходьбе? | Do you often stumble when you walk? |
| У вас часто бывают переломы? | Do you often suffer from fractures? |
| Переломы возникают самопроизвольно (безболезненны, длительно заживают)? | Do fractures arise spontaneously? (Are they painless? Do they take a long time to heal?) |
| У вас бывают приступы болей в животе? | Do you have abdominal pains? |

У вас усилено выпадение волос на лобке (под мышками)?

Does your pubic (underarm) hair fall out intensively?

У вас бывают приступы удушья (сухой кашель), затруднение при проглатывании пищи, охриплость?

Do you have choking attacks (a dry cough), difficulty in swallowing food? Do you suffer from hoarseness?

Боль возникает остро (при глотании, поворотах головы, кашле)?

Does the pain become acute (when you swallow, turn your head, cough)?

Боль отдает в нижнюю челюсть, уши, затылок?

Does the pain extend into the lower jaw, ears, back of the head?

Наклоните слегка голову вперед!

Bend your head slightly forward.

У вас есть чувство кома (давления, утолщения) на передней поверхности шеи?

Do you have a sensation of a lump (pressure, thickening) at the front of the neck?

В рационе резко ограничьте мясо

Cut down sharply on the amount of meat you eat

Исключите из рациона горох, бобы, орехи, бананы, печеный картофель, какао и другие продукты, содержащие большое количество калия

Cut out peas, beans, nuts, bananas, baked potatoes, cocoa and other foodstuffs from your diet with a high potassium content

Стул оформленный (жидкий, неустойчивый)?

Is your stool formed (loose, unstable)?

▲ Половое развитие нормальное, (несколько) задержано

▲ Sex [ual development] is normal, (somewhat) delayed

Половая система недоразвита

The sexual system is underdeveloped

Вторичные половые признаки отсутствуют

Secondary sexual signs are absent

Половое влечение ослаблено (усилено)

Sexual desire is diminished (increased)

Отмечается гинекомастия, малые размеры мошонки (полового члена, яичек), крипторхизм

There is gynecomastia, [a] small scrotum (penis, testes), cryptorchism

Кожа сухая (влажная, морщинистая, бледная, атрофичная, толстая, грубая, пастозная, землистого (желтого) оттенка, с повышенной функцией сальных желез)

The skin is dry (moist, wrinkled, pale, atrophic, thick, rough, pasty, earth (yellow)-coloured with excessive activity of the sebaceous glands)

Тургор кожи снижен

Turgor of the skin is diminished

Волосы редкие (отсутствуют)

The hair is thin (absent)

Подкожно-жировой слой выражен слабо (полностью утрачен)

Subcutaneous fat is poorly developed (completely used up)

| | |
|---|---|
| Отмечается резкое истощение (преждевременное старение) | There is marked cachexia (premature ageing) |
| Отмечается недоразвитие молочных желез (матки, яичников), гипертрофия клитора, отсутствие менструации Рост волос на лобке по мужскому типу | There is atresia of the mammary glands (uterus, ovaries), a hypertrophic clitoris, amenorrhea Growth of pubic hair as in men |
| Для установления генетического пола исследуйте половой хроматин | To establish genetic sex, have the sex chromatin tested |
| Половой хроматин положительный (отсутствует) | The sex chromatin is positive (is absent) |
| Телосложение мужское (женское) | Male (female) constitution |
| Телосложение пропорционально | The body is well-proportioned |
| Созревание скелета отстает от «паспортного возраста» | The skeletal development lags behind the actual age |
| Отмечается непропорциональная задержка роста | There is a non-proportional delay of growth |
| Наблюдается увеличение надбровных дуг (скуловых костей, ушных раковин, носа, губ, языка, кистей, стоп, пяточных костей) | There are (is) enlarged superciliary arches (zygomatic bones, ear auricles, nose, lips, tongue, wrists, feet, heel bones) |
| Больной(ая) жалуется на снижение памяти, апатию, сонливость | The patient complains of a bad memory, apathy, drowsiness |
| Жалобы на прибавку в весе (похудание) | The complaints include weight gain (loss) |
| Умственное и физическое развитие задержано | Mental and physical development is retarded |
| Функция щитовидной железы не нарушена (повышена, понижена) | Thyroid gland function is not disturbed (excessive, diminished) |
| Щитовидная железа мягкой (умеренно плотной) консистенции, подвижная, не спаянная с подлежащими тканями) | The thyroid is of soft (moderately compact) consistency, mobile, not fused with underlying tissue |
| В щитовидной железе определяются плотные узлы | There are compact nodes in the thyroid gland |
| Щитовидная железа резко болезненная при пальпации (увеличена в размере) | The thyroid is markedly tender on palpation (enlarged in size) |
| Щитовидная железа каменной плотности с гладкой поверхностью | The thyroid is of fibrous density with a smooth surface |
| Основной обмен повышен (понижен) | The **BMR/Basal Metabolism Rate** is raised (lowered) |

Поглощение радиоактивного йода щитовидной железой уменьшено (повышено, в пределах нормы)

Radioactive iodine uptake is decreased (increased, within the normal limits)

**FBS/Fasting Blood Sugar**
is within normal limits (below normal limits, above normal limits)

Содержание сахара в крови натощак в пределах нормы (ниже нормы, повышено)

Лицо гиперемировано. Кожа влажная

The face is reddened. The skin is moist

Тонус мышц повышен

Muscular tone is heightened

Наблюдаются судороги, обильное потоотделение

There are cramps, profuse sweating

Сухожильные и периостальные рефлексы повышены

Tendon and periosteal reflexes are hyperactive

Симптом Бабинского положительный

Babynsky's symptom is positive

Больной потерял сознание

The patient lost consciousness

Отмечается арефлексия, понижение температуры тела, брадикардия, поверхностное дыхание

There is areflexia, low body temperature, bradycardia, shallow breathing

У больного(ой) приступ гипогликемии

The patient has an attack of hypoglycemia

Введите внутривенно 20-200 мл 40% глюкозы

Administer 20-200 ml of 40 per cent glucose intravenously

После введения глюкозы приступ купировался

After the administration of glucose, the attack stopped

Содержание свободного (связанного) инсулина в крови нормальное (повышено)

The content of free (combined) insulin in the blood is normal (excessive)

Определите содержание сахара в суточном количестве мочи

Determine the sugar content in the daily urine

Произведена инсулиномэктомия

Insulomectomy has been performed

Отмечается: широкие багровые стрии на коже живота (плеч, бедер), высокие показатели артериального давления, нарушение углеводного обмена

There are: broad crimson striae on the skin of the abdomen (shoulders, thighs), high arterial pressure, disturbance of the carbohydrate metabolism

Развитие подкожно-жировой клетчатки по женскому типу

Development of subcutaneous fat as in women

Лицо округлое (лунообразное, безжизненное, маскообразное)

The face is round (moonlike, lifeless, masklike)

Жалобы на утомляемость, сонливость, резкую прибавку в весе, снижение работоспособности

Complaints include fatigue, drowsiness, considerable weight gain, reduced capacity for work

Уровень йода, связанного с белками плазмы, на нижней границе нормы (ниже нормы)

PBI/Protein-Bound-Iodine is at the lower limit of normal (below normal)

Основной обмен понижен (повышен)

The BMR/Basal Metabolism Rate is low (high)

Турецкое седло уменьшено (нормальное, увеличено)

Turkish saddle is diminished (normal, enlarged)

Отмечается деструкция стенок турецкого седла (изменение формы турецкого седла)

There is destruction of the Turkish saddle walls (some change in the form of the Turkish saddle)

Интеллект сохранен (снижен)

Intellect is retained (diminished)

Жалобы на расстройство менструального цикла, выделение молока из молочных желез, не связанное с беременностью и кормлением ребенка, снижение остроты зрения

Complaints include an irregular menstrual cycle, production of milk from the mammary glands not related to pregnancy and nursing, diminished vision

Содержание сахара в крови на нижней границе нормы

Blood sugar content is at the lower limit of normal

Экскреция с мочой 17-КС и 17-ОКС снижена (нормальная)

Excretion of 17-corticosteroids and 17-oxycorticosteroids in the urine is diminished (normal)

Отмечается гиперплазия небных миндалин, лимфатических узлов, слюнотечение

There is hyperplasia of the palatine tonsils, lymph nodes, hypersalivation

Жевание и глотание затруднено

Mastication and swallowing are difficult

Наблюдается изъязвление слизистых оболочек желудочно-кишечного тракта, хронический гастрит

There is mucosal ulceration of the gastrointestinal tract, chronic gastritis

Внутриглазное давление понижено

Intraocular pressure is reduced

Отмечаются клонические судороги

There are clonic cramps

Сознание сохранено (отсутствует)

Consciousness is retained (absent)

Отмечается запах ацетона изо рта

There is a smell of acetone on the breath

Проба Торна отрицательная (положительная)

Thorn's test is negative (positive)

Индекс водной пробы меньше 25 (выше 30)

The water test index is below 25 (above 30)

Содержание АКТГ в плазме крови повышено (понижено)

The ACTH content in the blood plasma is high (low)

У больного(ой) аддисонический криз

The patient is suffering an addisonic crisis

| | |
|---|---|
| Введите внутривенно капельно 2-3 л 5% раствора глюкозы на изотоническом растворе хлорида натрия с добавлением 100-300 мг гидрокортизона | Administer 2-3 l of 5 per cent glucose solution containing isotonic sodium chloride solution with the addition of 100-300 mg of hydrocortisone, intravenously drop by drop |
| Артериальное давление резко снижено. Добавьте в капельницу 1-3 мл адреналина (норадреналина, мезатона) | Arterial pressure is markedly lowered. Add 1-3 ml of adrenalin (norepinephrine, phenylephrine hydrochloride) to the dropper |
| Больной жалуется на головную боль, одышку, сильные боли в животе, рвоту, понос | The patient complains of headaches, dyspnea, severe abdominal pains, vomiting, diarrhea |
| Отмечается резкое нервное возбуждение, судороги, озноб, цианоз, высокая температура, обширные кожные петехиальные кровоизлияния | There is marked nervous excitement, cramps, chills, cyanosis, a high temperature, extensive dermal petechial hemorrhage |
| Жалобы на приступы мышечной слабости, судороги, обильное и частое мочеиспускание, одышку, сердцебиение | The complaints include attacks of muscular weakness, cramps, profuse and frequent micturition, dyspnea, palpitations |
| Симптомы Хвостека и Труссо положительные | The Chvostek and Trousseau symptoms are positive |
| Содержание альдостерона в крови повышено | The aldosterone content in the blood is increased |
| Активность ренина плазмы снижена | The activity of plasma renin is diminished |
| Проведите пробу с введением альдактона | Carry out the test with the administration of spironolactone |
| Альдостерома удалена | Aldosteroma has been removed |
| Назначьте заместительную терапию | Order substitution therapy |
| Уровень в крови тестостерона повышен, эстрогенов снижен | The testosterone level in the blood is high, that of estrogens is low |
| Облысение по мужскому типу | Alopecia develops as in men |
| Психика женская | The psyche is female |
| Яичники отсутствуют | There are no ovaries |
| На пневмогинекограммах обнаружена гипоплазия полового аппарата | Pneumogynecograms show hypoplasia of the apparatus genitalis |
| Содержание катехоламинов в моче повышено | The catecholamine content in the urine is increased |
| Жалобы на расстройство менструального цикла, бесплодие, | The complaints include an irregular menstrual |

повышенный аппетит, наклонность к запорам, апатию сонливость, вялость, выраженную прибавку в весе

cycle, sterility, excessive appetite, a tendency to constipation, apathy, drowsiness, flaccidity, a pronounced weight gain

# ПРИЛОЖЕНИЕ
## APPENDIX

# ИЛЛЮСТРАЦИИ
## ILLUSTRATIONS

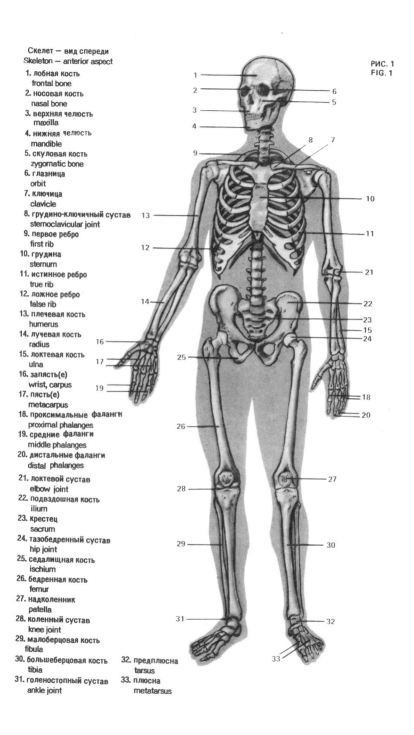

Скелет — вид спереди
Skeleton — anterior aspect

1. лобная кость
   frontal bone
2. носовая кость
   nasal bone
3. верхняя челюсть
   maxilla
4. нижняя челюсть
   mandible
5. скуловая кость
   zygomatic bone
6. глазница
   orbit
7. ключица
   clavicle
8. грудино-ключичный сустав
   sternoclavicular joint
9. первое ребро
   first rib
10. грудина
    sternum
11. истинное ребро
    true rib
12. ложное ребро
    false rib
13. плечевая кость
    humerus
14. лучевая кость
    radius
15. локтевая кость
    ulna
16. запясть(е)
    wrist, carpus
17. пясть(е)
    metacarpus
18. проксимальные фаланги
    proximal phalanges
19. средние фаланги
    middle phalanges
20. дистальные фаланги
    distal phalanges
21. локтевой сустав
    elbow joint
22. подвздошная кость
    ilium
23. крестец
    sacrum
24. тазобедренный сустав
    hip joint
25. седалищная кость
    ischium
26. бедренная кость
    femur
27. надколенник
    patella
28. коленный сустав
    knee joint
29. малоберцовая кость
    fibula
30. большеберцовая кость
    tibia
31. голеностопный сустав
    ankle joint
32. предплюсна
    tarsus
33. плюсна
    metatarsus

РИС. 1
FIG. 1

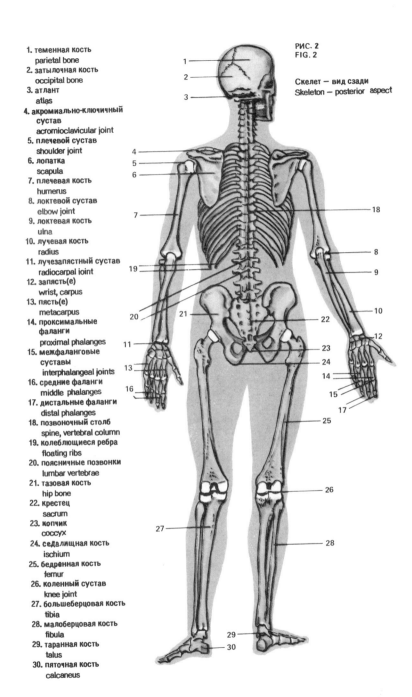

1. теменная кость
   parietal bone
2. затылочная кость
   occipital bone
3. атлант
   atlas
4. акромиально-ключичный
   сустав
   acromioclavicular joint
5. плечевой сустав
   shoulder joint
6. лопатка
   scapula
7. плечевая кость
   humerus
8. локтевой сустав
   elbow joint
9. локтевая кость
   ulna
10. лучевая кость
    radius
11. лучезапястный сустав
    radiocarpal joint
12. запясть(е)
    wrist, carpus
13. пясть(е)
    metacarpus
14. проксимальные
    фаланги
    proximal phalanges
15. межфаланговые
    суставы
    interphalangeal joints
16. средние фаланги
    middle phalanges
17. дистальные фаланги
    distal phalanges
18. позвоночный столб
    spine, vertebral column
19. колеблющиеся ребра
    floating ribs
20. поясничные позвонки
    lumbar vertebrae
21. тазовая кость
    hip bone
22. крестец
    sacrum
23. копчик
    соссух
24. седалищная кость
    ischium
25. бедренная кость
    femur
26. коленный сустав
    knee joint
27. большеберцовая кость
    tibia
28. малоберцовая кость
    fibula
29. таранная кость
    talus
30. пяточная кость
    calcaneus

РИС. 2
FIG. 2

Скелет — вид сзади
Skeleton — posterior aspect

РИС. 3
FIG. 3

**Мышцы — вид спереди**
**Muscles — anterior aspect**

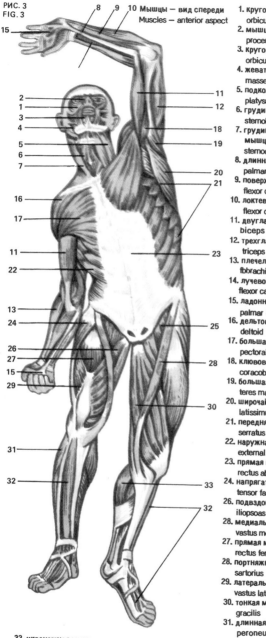

1. круговая мышца глаза
   orbicularis oculi
2. мышца гордецов
   procerus
3. круговая мышца рта
   orbicularis oris
4. жевательная мышца
   masseter
5. подкожная мышца шеи
   platysma
6. грудино-подъязычная мышца
   sternohyoid
7. грудино-ключично-сосцевидная
   мышца
   sternocleidomastoid
8. длинная ладонная мышца
   palmaris longus
9. поверхностный сгибатель пальцев
   flexor digitorum superficialis
10. локтевой сгибатель запястья
    flexor carpi ulnaris
11. двуглавая мышца плеча
    biceps
12. трехглавая мышца плеча
    triceps
13. плечелучевая мышца
    fbbrachioradialis
14. лучевой сгибатель запястья
    flexor carpi radialis
15. ладонный апоневроз
    palmar aponeurosis
16. дельтовидная мышца
    deltoid
17. большая грудная мышца
    pectoralis major
18. клювовидно-плечевая мышца
    coracobrachialis
19. большая круглая мышца
    teres major
20. широчайшая мышца спины
    latissimus dorsi
21. передняя зубчатая мышца
    serratus anterior
22. наружная косая мышца живота
    external oblique of    abdomen
23. прямая мышца живота
    rectus abdominis
24. напрягатель широкой фасции
    tensor facial latae
26. подвздошно-поясничная мышца
    iliopsoas
28. медиальная широкая мышца бедра
    vastus mediales
27. прямая мышца бедра
    rectus femoris
28. портняжная мышца
    sartorius
29. латеральная широкая мышца бедра
    vastus lateralis
30. тонкая мышца
    gracilis
31. длинная малоберцовая мышца
    peroneus longus
32. передняя большеберцовая мышца
    tibialis anterior

33. икроножная мышца
    gastrocnemius

РИС. 4
FIG. 4

Мышцы — вид сзади
Muscles — posterior aspect

1. затылочное брюшко
   затылочно-лобной мышцы
   occipitalis
2. ременная мышца головы
   splenius capitis
   грудино-ключично-сосцевидная мышца
   sternocleidomastoid

4. удерживатель разгибателей
   extensor retinaculum
5. двуглавая мышца плеча
   biceps
6. трехглавая мышца плеча
   triceps
7. дельтовидная мышца
   deltoid
8. длинный лучевой разгибатель запястья
   extensor carpi radialis longus
9. разгибатель пальцев
   extensor digitorum
10. большая круглая мышца
    teres major
11. малая круглая мышца
    teres minor
12. большая ромбовидная мышца
    rhomboid major
13. широчайшая мышца спины
    latissimus dorsi
14. напрягатель широкой фасции
    tensor fascial latae
15. большая ягодичная мышца
    gluteus maximus
16. двуглавая мышца бедра
    biceps femoris
17. полуперепончатая мышца
    semimembranosus
18. длинная малоберцовая мышца
    peroneus longus
19. икроножная мышца
    gastrocnemius
20. камбаловидная мышца
    soleus
21. пяточное (ахиллово) сухожилие
    tendo calcaneus
22. длинный разгибатель пальцев
    extensor digitorum lonngus

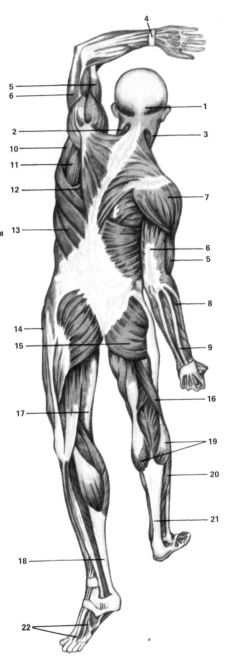

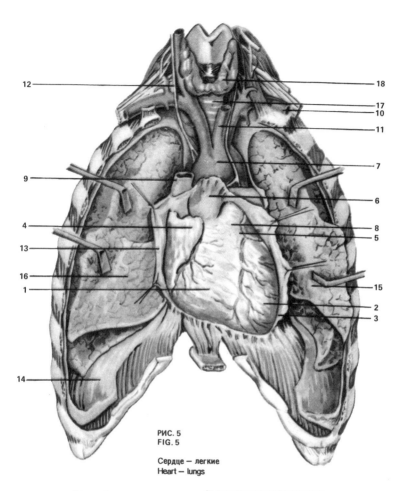

РИС. 5
FIG. 5

Сердце — легкие
Heart — lungs

1. правый желудочек
   right ventricle
2. левый желудочек
   left ventricle
3. верхушка сердца
   apex of the heart
4. правое ушко сердца
   right auricle
5. левое ушко сердца
   left auricle
6. восходящая аорта
   ascending aorta
7. дуга аорты
   aortic arch
8. легочный ствол
   pulmonary trunk
9. верхняя полая вена
   superior vena cava

10. левая подключичная артерия
    left subclavian artery
11. левая общая сонная артерия
    left common carotid artery
12. блуждающий нерв
    nervus vagus
13. перикард
    pericardium
14. диафрагмальная плевра
    diaphragmal pleura
15. левое легкое
    left lung
16. правое легкое
    right lung
17. трахея
    trachea
18. щитовидная железа
    thyroid gland

РИС. 6
FIG. 6

Кровеносная система (общая схема)
Circulatory system (general plan)

1. дуга аорты
   aortic arch
2. нисходящая аорта
   descending aorta
3. нижняя полая вена
   inferior vena cava
4. подключичная вена
   subclavian vein
5. лицевая артерия
   facial artery
6. лучевая артерия
   radial artery
7. локтевая артерия
   ulnar artery
8. общая подвздошная артерия
   common iliac artery
9. бедренная артерия
   femoral artery
10. воротная вена
    portal vein
11. передняя большеберцовая
    артерия
    anterior tibial (artery)
12. бедренная вена
    femoral vein
13. тыльная артерия стопы
    dorsalis pedis
14. плечевая артерия
    brachial artery
15. подколенная артерия
    popliteal artery
16. большая подкожная
    вена ноги
    great saphenous vein

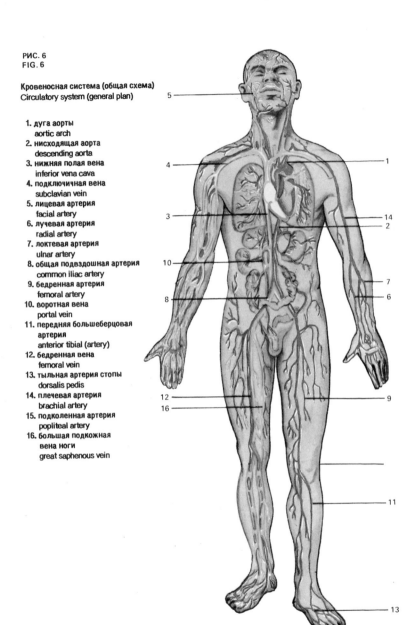

РИС. 7
FIG. 7

Нервная система
Nervous system

1. головной мозг
   cerebrum
2. мозжечок
   cerebellum
3. лобная доля
   frontal lobe
4. теменная доля
   parietal lobe
5. затылочная доля
   occipital lobe
6. височная доля
   temporal lobe
7. спинной мозг
   spinal cord
8. мост
   pons
9. шейное сплетение
   cervical plexus
10. плечевое сплетение
    brachial plexus
11. поясничное сплетение
    lumbar plexus
12. крестцовое сплетение
    sacral plexus
13. межреберные нервы
    intercostal nerves
14. симпатический ствол
    sympathetic trunk
15. срединный нерв
    median nerve
16. локтевой нерв
    ulnar nerve
17. лучевой нерв
    radial nerve
18. бедренный нерв
    femoral nerve
19. седалищный нерв
    sciatic nerve
20. подкожный нерв
    saphenous nerve
21. большеберцовый нерв
    tibial nerve
22. общий малоберцовый нерв
    common peroneal nerve

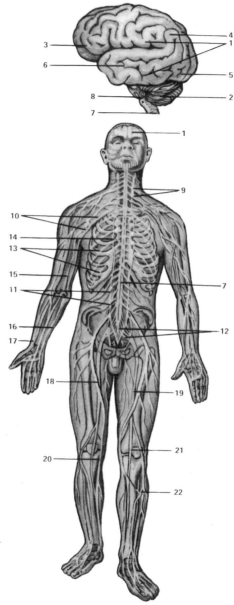

РИС. 8
FIG. 8

**Пищеварительная система**
**Digestive system**

1. полость рта
   mouth/oral cavity
2. верхняя губа
   upper lip
3. околоушная железа
   parotid gland
4. язык
   tongue
5. глотка
   pharynx
6. пищевод
   esophagus
7. желудок
   stomach
7. печень
   liver
9. желчный пузырь
   gall bladder
10. привратник (пилорус)
    pylorus
11. поджелудочная железа
    pancreas
12. головка поджелудочной
    железы
    the head of the pancreas
13. тело поджелудочной
    железы
    the body of the pancreas
14. хвост поджелудочной
    железы
    the tail of the pancreas
15. двенадцатиперстная
    кишка
    duodenum
16. тонкая кишка
    small intestine
17. поперечно-ободочная
    кишка
    transverse colon
18. восходящая ободочная
    кишка
    ascending colon

19. слепая кишка
    cecum/blind gut
20. червеобразный отросток
    (аппендикс)
    appendix
21. нисходящая ободочная
    кишка
    descending colon
22. сигмовидная ободочная
    кишка
    sigmoid colon
23. прямая кишка
    rectum
24. наружный сфинктер зад-
    него прохода
    external sphincter ani

25. селезенка
    spleen
26. аорта
    aorta
27. нижняя полая вена
    inferior vena cava
28. селезеночная артерия
    splenic artery

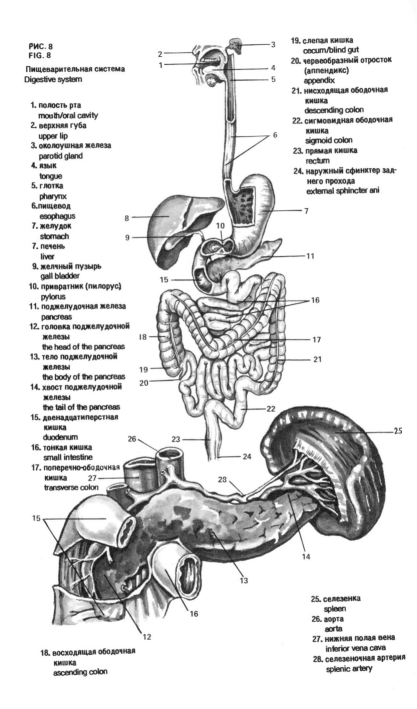

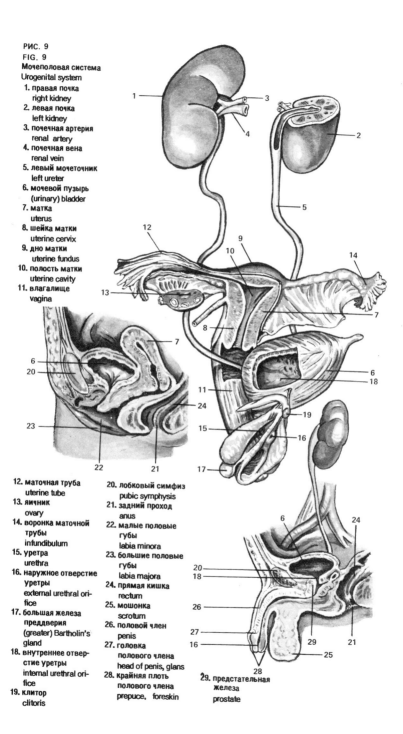

РИС. 9
FIG. 9

**Мочеполовая система**
**Urogenital system**

1. правая почка
   right kidney
2. левая почка
   left kidney
3. почечная артерия
   renal artery
4. почечная вена
   renal vein
5. левый мочеточник
   left ureter
6. мочевой пузырь
   (urinary) bladder
7. матка
   uterus
8. шейка матки
   uterine cervix
9. дно матки
   uterine fundus
10. полость матки
    uterine cavity
11. влагалище
    vagina

12. маточная труба
    uterine tube
13. яичник
    ovary
14. воронка маточной
    трубы
    infundibulum
15. уретра
    urethra
16. наружное отверстие
    уретры
    external urethral ori-
    fice
17. большая железа
    преддверия
    (greater) Bartholin's
    gland
18. внутреннее отвер-
    стие уретры
    internal urethral ori-
    fice
19. клитор
    clitoris

20. лобковый симфиз
    pubic symphysis
21. задний проход
    anus
22. малые половые
    губы
    labia minora
23. большие половые
    губы
    labia majora
24. прямая кишка
    rectum
25. мошонка
    scrotum
26. половой член
    penis
27. головка
    полового члена
    head of penis, glans
28. крайняя плоть
    полового члена
    prepuce, foreskin

29. предстательная
    железа
    prostate

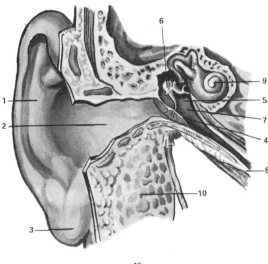

РИС. 10
FIG. 10

Ухо, горло, нос
Ear, throat, nose

1. ушная раковина
   pinna/ear auricle
2. наружный слуховой
   проход
   external acoustic meatus
3. долька ушной
   раковины (мочка)
   (ear) lobule
4. барабанная перепонка
   tympanic membrane
5. барабанная полость
   tympanic cavity
6. слуховые косточки
   auditory ossicles
7. среднее ухо
   middle ear
8. слуховая труба
   auditory tube
9. улитка
   cochlea
10. околоушная железа
    parotid gland
11. ноздри
    nostrils
12. верхня носовая
    раковина
    superior concha
13. средня носовая
    раковина
    middle concha
14. нижняя носовая
    раковина
    inferior concha
15. лобная пазуха
    frontal sinus
16. клиновидная пазуха
    sphenoidal sinus
17. полость рта
    mouth/oral cavity
18. глоточное отверстие
    слуховой трубы
    opening of auditory
    tude
19. глоточная
    (аденоидная)
    миндалина
    pharyngeal tonsil
20. небная миндалина
    palatine tonsil
21. мягкое небо
    (небная занавеска)
    soft palate
22. надгортанник
    epiglottis
23. полость гортани
    cavity of the larynx
24. трахея
    trachea
25. пищевод
    esophagus
26. нижняя челюсть
    mandible

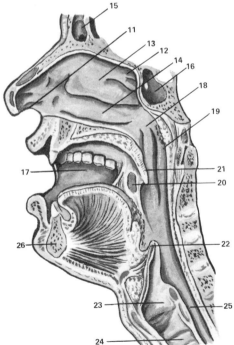

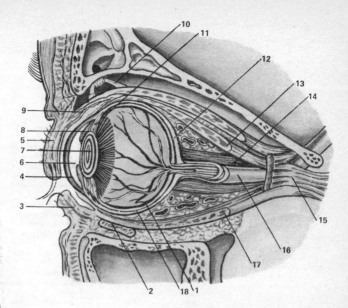

РИС. 11
FIG. 11

Глаз
Eye

1. сетчатка
   retina

2. нижняя косая мышца
   inferior oblique

3. нижнее веко
   lower lid

4. роговица
   cornea

5. верхнее веко
   upper lid

6. передняя камера глаз-
   ного яблока
   anterior chamber

7. хрусталик
   (crystalline) lens

8. радужка
   iris

9. конъюнктива
   conjunctiva

10. верхняя косая мышца
    superior oblique

11. ресничное тело
    ciliary body

12. сосудистая оболочка глаз-
    ного яблока
    choroid

13. верхняя прямая мышца
    superior rectus

14. медиальная прямая мыш-
    ца
    medial rectus

15. латеральная прямая мыш-
    ца
    lateral rectus

16. зрительный нерв
    optic nerve

17. нижняя прямая мышца
    inferior rectus

18. склера
    sclera

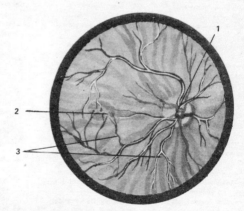

РИС. 11ᵃ
FIG. 11ᵃ

Глазное дно
Fundus of the eye

1. диск зрительного нерва
   optic disc

2. пятно
   macula

3. сосуды
   vessels

РИС. 12  Хирургический инструментарий

FIG. 12  Surgical instruments

1. брюшистый скальпель
   bellied scalpel, general operating knife
2. остроконечный скальпель
   sharp-pointed scalpel
3. ампутационный нож
   amputating knife
4. брюшистый резекционный нож
   bellied excision knife
5. прямые остроконечные ножницы
   straight pointed scissors
6. тупоконечные ножницы
   blunt scissors
7. ножницы изогнутые по оси (Рихтера)
   Richter's scissors
8. ножницы изогнутые по плоскости (Купера)
   Cooper's scissors
9. сосудистые ножницы
   blood vessel scissors
10. хирургический пинцет
    (dressing) thumb forceps
11. лапчатый пинцет
    tenaculum forceps
12. анатомический пинцет
    surgical forceps
13. прямой зажим с длинными губками без зубцов, прямой зажим Бильрота
    straight Billroth's hemostatic forceps
14. изогнутый зажим с длинными губками без зубцов, изогнутый зажим Бильрота
    curved Billroth's hemostatic forceps
15. прямой зубчатый зажим, прямой зажим Кохера
    straight Kocher's clamp
16. изогнутый зубчатый зажим, изогнутый зажим Кохера
    curved Kocher's clamp

17. прямой зажим типа „москит"
    straight hemostatic „mosquito" forceps
18. изогнутый зажим типа „москит"
    curved hemostatic „mosquito" forceps
19. пуговчатые зонды
    bulbous-end probes
20. желобоватый зонд
    grooved probe
21. пластинчатый хирургический крючок (Фарабефа)
    S-shaped laminar surgical hook by Farabef; plate surgical retractor
22. острый четырехзубый крючок
    sharp four-toothed retractor
23. зажимы для операционного белья
    towel clips
24. зажим Микулича
    Mikulicz clamp
25. кожные хирургические иглы
    skin suture needles
26. кишечные хирургические иглы
    intestinal suture needles
27. лигатурная игла Дешана
    Deschamp's needle
28. иглодержатель с изогнутыми ручками (Матье)
    Matye's needle-holder
29. иглодержатель с прямыми кольцевыми ручками (Гегара)
    Hegar's needle-holder
30. ручной трепан с набором фрез
    manual/hand trepan with cutters
31. кусачки Дальгрена
    Dalgren's forceps
32. автоматический ранорасширитель Адсона
    automatic dila(ta)tor by Adson
33. проволочная пила
    wire file

34. нейрохирургические ножницы
    neurosurgical scissors
35. нейрохирургический пинцет
    brain forceps
36. окончатый пинцет для удаления опухоли
    fenestrated forceps for tumour removal
37. мозговой шпатель
    neurosurgical spatula
38. реберный распатор Дуайена
    Duaen's rib rasp
39. реберные ножницы
    rib-cutting shears
40. ранорасширители
    retractors
41. проволочное зеркало
    wire speculum
42. окончатый зажим Люэра
    Luer's clamp/forceps
43. зеркало для брюшной стенки
    abdominal retractor
44. зеркало для отведения печени
    liver retractor
45. эластический кишечный зажим
    non-crushing clamp, spring intestinal clamp
46. жесткий кишечный зажим
    stiff intestinal clamp
47. раздавливающий кишечный жом, жом Пайра
    Payer clamp
48. зажим для желчного пузыря
    gall-bladder forceps
49. ложки для удаления желчных камней
    gall stone scoops
50. троакары
    troc(h)ars
51. ректальное зеркало
    rectal speculum
52. геморроидальные окончатые щипцы
    fenestrated hemorrhoidal forceps

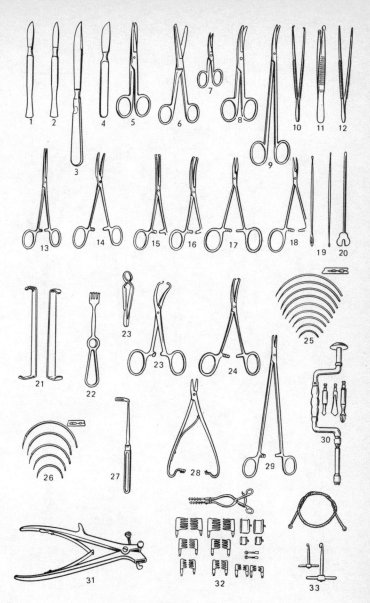

РИС. 12

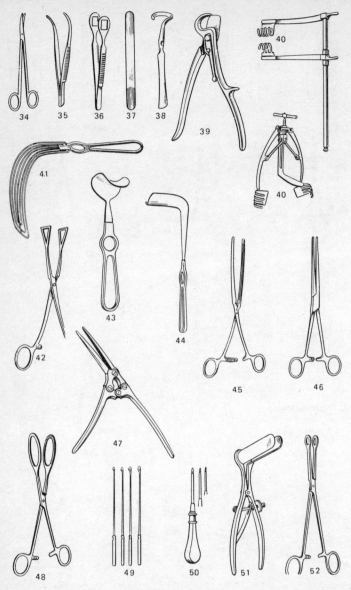

РИС. 12

РИС. 13   Повязки
FIG. 13   Bandages

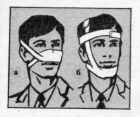

Рис. 1. Пращевидная повязка
Fig. 1. Four tailed bandage

а. на нос
б. на подбородок
а. for nose
б. for chin

в. на затылок
г. на темя
в. for occiput
г. for vertex

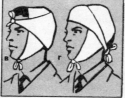

Рис. 2. Возвращающаяся повязка головы
Fig. 2. Recurrent bandage for head

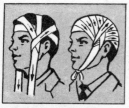

Рис. 3. Повязка-чепец
Fig. 3. Capeline bandage, head bandage

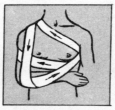

Рис. 4. Повязка Дезо
Fig. 4. Desault's bandage

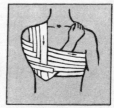

Рис. 5. Повязка Вельпо
Fig. 5. Velpeau's bandage

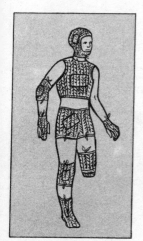

Рис. 6. Трикотажные сетчатые повязки
Fig. 6. Knitted net bandages

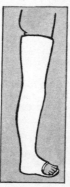

Рис. 7. Циркулярная гипсовая повязка
Fig. 7. Circular plaster bandage

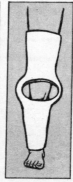

Рис. 8. Мостовидная гипсовая повязка
Fig. 8. Bridged plaster bandage

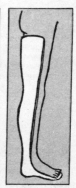

Рис. 9. Шинная открытая гипсовая повязка
Fig. 9. Open plaster splint bandage

## РИС. 14 Аппендэктомия
## FIG. 14 Appendectomy

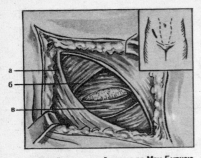

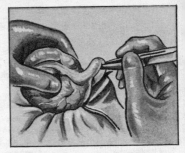

1. Косой переменный разрез по Мак Бурнею
   Mac Burney's oblique alternating incision
   а) наружная косая мышца живота
      external oblique abdominal muscle
   б) внутренняя косая мышца живота
      internal oblique abdominal muscle
   в) поперечная мышца живота
      transverse abdominal muscle

2. Выведение в рану слепой кишки с червеобразным отростком
   Delivery (of) the cecum with the appendix
   into the wound

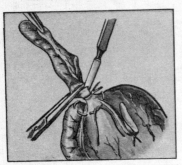

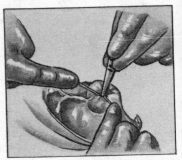

3. Пересечение отростка между лигатурои
   и зажимом
   Transection of the appendix between the
   ligature and forceps

4. Погружение культи отростка кисетным
   швом
   Plunging (of) the appendicular stump by
   applying a purse-string suture

## РИС. 15 Трахеостомия
## FIG. 15 Tracheostomy

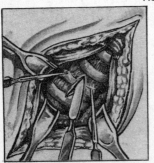

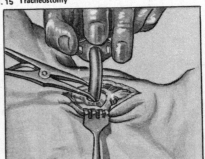

1. Рассечение колец трахеи
   Dissection of tracheal rings

2. Введение трахеостомической трубки
   Introduction of a tracheotomy tube

# УКАЗАТЕЛЬ НА РУССКОМ ЯЗЫКЕ

## А

абазия 447
абластика 240
аборт 418,419
абстиненция 479
абсцесс 141, 308
агглютинация 111, 110
агенезия 253
агнозия 453
агония 99
агорофобия 473
аграмматизм 453
аграфия 453
агрипния 479
адамантобластома 235
аденоиды 353
аденокарцинома 235, 374
аденолимфоцеле 348
аденома 235, 407, 551, 544
аденофиброма 237
адиадохокинез 447
адинамия 496
аднексит 433, 440
азигография 71
азооспермия 408
азотурия 65
айнгум 341, 342
акалькулия 453
акне 334
акропарестезия 459
акрофобия 472
актиномикоз 305, 487, 493, 330
акузофобия 494
акуметрия 364
алалия 453
алгофобия 472
алексия 453
алкалоз 62
алкоголизм 477, 467, 478
аллантиазис 494
алопеция 323, 338
альбинизм 326
альвеококкоз 256
альвеола 527

альвеолит 258
альгодисменорея 435
альгоменорея 435
амальгамы 525
амбулатория 19, 24
амебиаз 487, 494
амелия 226
амелобластома 235
аменорея 433, 436, 545
аменция 476
амилаза 312
аминокислота
амнезия 29, 32, 466, 474
ампутация 137, 146
~ матки 439
амфодонтит 524
амфодонтоз 527
аналгезия 86, 91, 456
анализ 51, 52
анамнез 29, 39
анастомоз 143, 147, 137
ангина 351, 353
ангиография 69, 71, 73
ангиоретикулез 236
ангиотрофоневроз 459
аневризма 245, 269
анемия 110, 114, 308
анестезия 86, 91
анизокория 494
аниридия 382
анкилоблефарон 375
анорхия 408
аносмия 357
антибиотик 412
антибластика 240
антиметаболиты 240
антракоз 256
антропометрия 174
анурия 392, 395
анус 302
аньюм 342
аорта 245, 268
аортография 71
аплазия 544
апноэ 93
апоплексия мозга 458
~ яичника 441
аппарат 110
~ дистракционно-

компрессионный 211
~ слуховой 363
аппараты ортодонтические 512, 531
аппендицит 286
аппендэктомия 138, 148
аппетит 285, 287, 313
апраксия 446, 447
аптека 159, 166
арахноидит 447, 457
арахноменингит 456
ареолит 248
аритмия 245, 272
аритмомания 472
арренобластома 235, 441
арренома 235
артикуляция 453
артрит 495, 337
аскомикоз 345
асомния 454
аспергиллез 254
аспирация 93
астазия 447
астигматизм 367, 372
астма бронхиальная 255, 44, 263
астрофобия 473
асфиксия 93, 422
асцит 285, 291, 314
ателектаз 244, 258
атерокоронаросклероз 273
атеросклероз 273
атетоз 449
атрихоз 323
аудиометрия 364
аура 467, 481
аускультация 30, 45
аутогемотрансфузия 113
аутореинфузия 113
афазия 446, 453
афакия 383
афония 452, 494
афты 507
ахалазия 305
ахейлия 515
ацидоз 62
аэрофобия 494

# Б

базалиома 235
базофил 63
базофилизм 545
бак промывочный 74
бак проявочный 74
бактерионоситель 492
бактериофаг 490
бактерия 491
баланит 403
баланопостит 403
баланс водно-электро-
    литный 64
баляш 347
бандаж 320
банки 175
барокамера 188
баротравма 190
бароцентр 188
бартолинит 438
батиэстезия 455
бациллоноситель 492
беджель 341, 346, 347
безоар 294
бели 433, 434
бельмс 379
беременность 418, 420
бесплодие 433, 434
бессонница 479
бешенство 487, 494
билирубин 51, 62, 63
бильгарциоз 349
бинт 194, 196
биомикроскопия 373
биопсия 233
бисексуализм 544
бластома 234
бластомикоз 341, 345
блефарит 367, 374, 375
блефароспазм 367, 375
блефарофимоз 376
блефарохалазис 375
близорукость 367, 372
блок операционный 120
блок родовой 419
блокада сердца 245, 272
бляшка 324
болезнь 29, 30
    ~ Аддисона 549
    ~ алкогольная 478
    ~ Банга 495
    ~ беджеля 346
    ~ Берманна 346
    ~ Боткина 497
    ~ Боровского 501
    ~ бронзовая 549

~ Брюса 495
~ Вестфаля-Виль-
сона-Коновалова 457
~ Галла 555
~ геморрагических
пузырей 344
~ Грейвса 556
~ Дарлинга 346
~ Дауна 472
~ Деркума 549
~ индийская 346
~ Иценко-Кушинга
549
~ Каррионе 344
~ кьясанурского ле-
са 498
~ Лобо 345
~ лучисто-грибко-
вая 493
~ Лютцера-Сплен-
дера-Альмейда 345
~ мадуры 346
~ марбург-вирусная
497
~ Миньера 361
~ Паркинсона 457
~ Парри 556
~ Педрозо-Гомеза
345
~ попугайная 503
~ Посады-Вернике
346
~ Пфейффера 499
~ Рейно 459
~ Реклингаузена 551
~ Рота 460
~ сахарная 552
~ Симмондса 547
~ Симмондса-Глин-
ского 547
~ Фагге 555
~ Флаяни 556
~ Фонсека 345
~ Энгеля-Реклин-
гаузена 551
~ Эрба-Гольдфлама
544
боль 29, 34
больница 19
бормашина 512
бородавка 321, 328
    ~ перуанская 341,
344
ботулизм 487, 494
брадикардия 275
брадикинезия 448
брадипноэ 251

брахихейлия 516
бред 466, 467
бронх 244, 253
бронхаденит 244, 255,
    254
бронхоблокатор 86, 87,
    88
бронхография 71
бронходержатель 129
бронхолит 254
бронхолитиаз 254
бронхомаляция 254
бронхоскопия 253
бронхоспазм 254
бронхоспирография 253
бронхофония 45
бронхоэктаз 244, 254,
    255
бруцеллез 487, 495
брюшина 285, 289
бубон 507
бугорок 325
буж 121, 131, 129
бужирование 174, 286
булимия 287
булла 325
бурсит 495

# В

вагинит 437
ваготомия 138, 149
вазография 71
вазопрессин 542
вакуум-экстракция 428
вакцина 490
вакцинация 490
вакцинопрофилактика
    490
валики ватные 512
ванна 159, 171
варикоцеле 407
вариометр 188
вегетации 325, 336
    ~ аденоидные 353
везикула 325
везикулит 407
везикулография 71
везикулопустулез 332
веко 367, 374
векторкардиография
    267
вена 144
венепункция 174, 137,
    144
венография 71
венокавография 71

вентиляция 87
~ легких искусственная 87
~ приточно-вытяжная 189
вентрикулография 71
вертиго 447
веснушки 326
взвешивание 174
вирус 491
вирусоноситель 492
витамин(ы) 180, 184
витилиго 326
витропрессия 327
влагалище 241, 433, 437
власоглав 60
влечение 466, 469
вмешательство оперативное 139
внимание 466, 468
вода грыжевая 317
водобоязнь 494
водянка 408
воздуховод 87
волдырь 325
волновод 134
волос(ы) 321, 322
волчанка красная 322, 330
воля 469
воронка 54
воспаление 407, 412
~ легких 257
восторг глубинный 190
впадина глазная 386
вправление 198, 201
впрыскивание 175
врач 19, 22
вскрытие
~ абсцесса 137, 141
вульва 433
вульвит 438
вульвовагинит 433, 438
вухерериоз 348
вывих 200
выделения 339
~ больного 493
выздоровление 162, 163
выкидыш 419, 431
высыпание 324, 335
вытяжение 198, 208

**Г**

газоотведение 174
гайморит 351, 358

галлюцинации 466, 470
гамма-глобулин 490
гамма-терапия 543
гангоза 347
гангрена 350, 342
гансениаз 343
гансеноз 343
гастрит 285, 295
гастродуоденостомия 150
гастропексия 148
гастростомия 148
гашишизм 479
гельминты 60
гемангиосаркома 235
гематокрит 62
гематома 102, 104
гематомезис 103
гематофобия 473
гематурия 392, 395, 344
гемибаллизм 449
гемиколэктомия 138, 149
гемикрания 459
гемиплегия 451
гемодиализ 407
гемодинамика 264
гемометр Сали 54
гемоперикард 103
гемоперитонеум 103
геморрои 286, 301
гемосорбция 407
гемоспермия 408
гемоторакс 103
гемотрансфузия 110
гемофтальм 383
гепатикостомия 147
гепатит 286, 304
гепатомегалия 495, 500, 501, 502
гермафродитизм 539, 544
герниотомия 317
герпес
~ Мансона 345
гестоз 421
гетеротропия 377
гибернация искусственная 91
гибернома 235
гидраденит 332
гидрокаликоз 406
гидромания 472
гидромиелия 456
гидронефроз 393, 406
гидросальпинкс 441
гидротубация 436
гидрофобия 494

гидроцеле 393, 408
гидроцефалия 456
гимен 438
гимнастика 161, 212
гингивит 511, 517
гинекомастия 247, 545
гиперазотурия 65
гипералгезия 455
гипербулия 468
гипергидроз 545
гиперемия 324
гиперестезия 455
гиперинсулинемия 551
гиперинсулинизм 550
гиперкалиемия 549
гиперкератоз 342
гиперкинез 449
гиперкортицизм 539, 549
гипермастия 247
гиперменорея 434, 436
гипермнезия 474
гипернатриемия 546
гиперосмия 357
гиперостоз 548
гиперпаратиреоз 539, 550
гиперпаратиреоидизм 550
гиперплазия 543
гиперрефлексия 452
гиперсексуализм 470
гипертензия 245, 246, 265
гипертония
~ артериальная 245, 265, 392, 545
~ мышечная 450
~ нефрогенная 402
гипертрихоз 548, 545
гипертропия 378
гиперфосфатемия 551
гиперхлоремия 546
гиперхолестеринемия 546
гиперцементоз 526
гипнотерапия 478
гипоалгезия 455
гипобулия 468
гипогликемия 552
гипогонадизм 550
гипокортицизм 549
гипомастия 247
гипоменорея 436
гипомнезия 474
гипонатриемия 549
гипопион 377
гипорефлексия 452

фрамбезия 341, 347
франклинизация 173
фригидность 470
фронтит 357
фуникулит 407
фуникулоцеле 407

**X**

халазион 375
хейлит 516
хемоз 384
хилурия 348
химиотерапия 240
хоана 356
ход
~ носовой 356
холевид 75
холеграфия 69, 72, 74
холедохостомия 147
холедохотомия 147
холера 506
холестеатома 361
холецистография 69, 74
холецистостомия 147
холецистэктомия 151
хондробластома 237
хондродистрофия 230
хондроматоз 230
хореатетоз 449
хорея 449
хориокарцинома 237
хорионэпителиома 237
хрипы 244, 253
хрусталик 368, 383

**Ц**

цветоощущение 369
цекостомия 151
целиакография 73
центр
~ ожоговый 201
центрифуга 55
цепень вооруженный 60
цепень невооруженный 60
цикл менструальный 435
циклит 381
циркумцизия 403
цирроз 304
цистография 73
цистоноситель 492

цистоскоп 132
цитоплазма 53
цуцугамуши 503

**Ч**

чаши Клойбера 77
челюсть 529
червь гвинейский 343
чесотка 349
член половой 393, 403
чревосечение 147
чувствительность 446, 455
чума 506

**Ш**

шанкр 322, 337, 342
шелушение 321, 324
шизофрения 480
шинирование 198, 211
шистозомоз 342, 349
шов 137, 143
~ стреловидный 422
шок 87, 98
шприц 120, 126
шум(ы)
~ дыхательные 251
~ кишечный 314
~ сердца 246, 276

**Щ**

щека 526
щель
~ глазная 375
~ голосовая 355
~ ротовая 526
~ суставная 78

**Э**

эвисцерация 429
эзофагит 306
эйфория 473
экзартикуляция 145
экзема 335
экзофтальм 374
эксгибиционизм 469
экскориация 325
экскременты 60
экссудат 366

экстравазат 104
эксцеребрация 429
эктима 333, 338
эктропион 375
электрокардиография 267
электрокоагуляция 105, 440
электролечение 172
электромиография 477
электроофтальмоскоп 373
электрорентгенография 71
электросон 477
электроэнцефалография 477
элефантиаз 403, 402
эмболия 423
эмбриотомия 429
эмметропия 371
эмпиема 260
эмфизема 257
эндокардит 337
эндометрий 439
энофтальм 374
энурез 459
энцефалит 338, 550
энцефаломиелит 456
эозинофил 63
эпидемия 493
эпидермис 336
эпидермомикоз Центральной Америки 347
эпидидимит 408
эпидурит 457
эпикантус 375
эпилепсия 481
эписпадия 399
эпителиома 537
эпифиз 553
эпицистостомия 146
эпулис 517
эрейтофобия 473
эрекция 417
эризипелоид 335, 488, 507
эритема 335, 325
эритромелалгия 459
эритроплазия 403
эритроцит 64
эрозия 440, 325
эспундия 501
этилизм 478
этмоидит 357
эхинококкоз 263
эхомнезия 474

эхоофтальмометрия 373
эхоэнцефалография 477
эякуляция 417

# Я

язва
~ джунглевая 347
~ кастеллани 348
~ коралловая 341, 348
~ мадагаскарская 347
~ мицетомная пустынь 348
~ оазисов 348
~ песчаная 348
~ септическая 348
~ сибирская 488, 505
~ степная 348
~ тропикалоидная 342, 348
~ тропическая 341, 347
~ тропическая фагеденическая 347
~ цейлонская 347
язык 280, 309
яичко 393, 408
яичник 433, 441
яйцеклетка 442
ячмень 375
ящур 488, 507

СПРАВОЧНОЕ ИЗДАНИЕ

Владимир Иванович
ПЕТРОВ

Валентина Сергеевна
ЧУПЯТОВА

Светлана Иосифовна
КОРН

**РУССКО-АНГЛИЙСКИЙ
МЕДИЦИНСКИЙ
СЛОВАРЬ-РАЗГОВОРНИК**

Редакторы
Т. М. НИКИТИНА
Л. В. РЫСЕВА
М. Ю. КИЛОСАНИДЗЕ
Художник
А. А. КОРНЕЕВ (графика)
Художественный редактор
И. В. ТЫРТЫЧНЫЙ
Технический редактор
М. Н. КУРОЧКИНА
Корректор
Л. А. НАБАТОВА

ИБ № 9935

Подписано в печать 09.12.92. Формат 84x108/32.
Бумага офсетная № 2. Гарнитура таймс. Печать
офсетная (фотоофсет). Усл. печ. л.31,92. Усл. кр.-отт.
36,96. Уч.-изд. л. 37,23. Тираж 30060 экз. Заказ
№ 2343.    . С 011.

Издательство „Русский язык" Министерства печати и информации Российской Федерации.
103012 Москва, Старопанский пер., 1/5.

Можайский полиграфкомбинат Министерства
печати и информации Российской Федерации.
143200 Можайск, ул. Мира, 93.

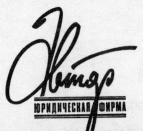

ЮРИДИЧЕСКАЯ ФИРМА „АВТОР"
ПРЕДЛАГАЕТ ОРГАНИЗАЦИЯМ И АВТОРАМ
СЛЕДУЮЩИЕ ВИДЫ УСЛУГ:

**1.**

КОНСУЛЬТАЦИИ ПО ВОПРОСАМ, СВЯЗАННЫМ С
СОЗДАНИЕМ И ИСПОЛЬЗОВАНИЕМ ПРОИЗВЕДЕНИЙ НАУКИ,
ЛИТЕРАТУРЫ И ИСКУССТВА.

**2.**

ПРЕДСТАВИТЕЛЬСТВО ИНТЕРЕСОВ АВТОРОВ И
ОРГАНИЗАЦИЙ, В ТОМ ЧИСЛЕ И В СУДЕБНЫХ ОРГАНАХ.

**3.**

СОСТАВЛЕНИЕ ПРАВОВЫХ ДОКУМЕНТОВ, СВЯЗАННЫХ С
СОЗДАНИЕМ И ИСПОЛЬЗОВАНИЕМ ПРОИЗВЕДЕНИЙ НАУКИ,
ЛИТЕРАТУРЫ И ИСКУССТВА.

**4.**

РЕГИСТРАЦИЯ (ФИКСАЦИЯ) НЕОПУБЛИКОВАННЫХ
ПРОИЗВЕДЕНИЙ.

**5.**

ОБСЛУЖИВАНИЕ ОРГАНИЗАЦИЙ.

**6.**

ПОДГОТОВКА ПАКЕТА УЧРЕДИТЕЛЬНЫХ ДОКУМЕНТОВ ДЛЯ
ВНОВЬ СОЗДАЮЩИХСЯ ОРГАНИЗАЦИЙ.

———————————

НАШ ТЕЛЕФОН: 200-53-19

# ДЛЯ ЗАМЕТОК

# ДЛЯ ЗАМЕТОК

# ДЛЯ ЗАМЕТОК

# ДЛЯ ЗАМЕТОК

# ДЛЯ ЗАМЕТОК

# ДЛЯ ЗАМЕТОК

ДЛЯ ЗАМЕТОК

ДЛЯ ЗАМЕТОК

**ДЛЯ ЗАМЕТОК**

# ДЛЯ ЗАМЕТОК